Einführung in die Röntgendiagnostik

5. Auflage

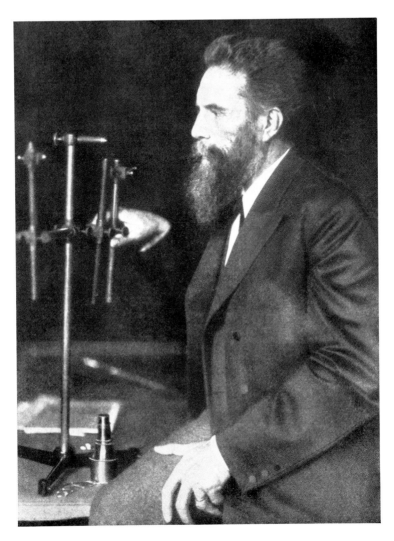

WILHELM CONRAD RÖNTGEN
geb. 27. März 1845 in Lennep, gest. 10. Februar 1923 in München

Einführung in die Röntgendiagnostik

Von Peter Thurn
und Egon Bücheler

5., neubearbeitete und
erweiterte Auflage
597 Abbildungen in 970 Einzeldarstellungen, 14 Tabellen

1977
Georg Thieme Verlag
Stuttgart

Prof. Dr. Peter Thurn
Direktor der Radiologischen Klinik der Universität Bonn

Prof. Dr. Egon Bücheler
Direktor der Abteilung Röntgendiagnostik der Radiologischen Klinik der Universität Hamburg

CIP-Kurztitelaufnahme der Deutschen Bibliothek

Thurn, Peter
Einführung in die Röntgendiagnostik / von Peter Thurn u. Egon Bücheler. — 5., neubearb. u. erw. Aufl. — Stuttgart : Thieme, 1977.
   ISBN 3-13-316005-2
NE: Bücheler, Egon:

1. Auflage 1959
1. spanische Auflage 1962   } von U. Cocci, P. Thurn
2. Auflage 1967
1. italienische Auflage 1970
3. Auflage 1971   von U. Cocci, P. Thurn, E. Bücheler
4. Auflage 1974   } von P. Thurn, E. Bücheler
4. Auflage, 1. Nachdruck 1976

Geschützte Warennamen (Warenzeichen) werden *nicht* besonders kenntlich gemacht. Aus dem Fehlen eines solchen Hinweises kann also nicht geschlossen werden, daß es sich um einen freien Warennamen handele.
Alle Rechte, insbesondere das Recht der Vervielfältigung und Verbreitung sowie der Übersetzung, vorbehalten. Kein Teil des Werkes darf in irgendeiner Form (durch Photokopie, Mikrofilm oder ein anderes Verfahren) ohne schriftliche Genehmigung des Verlages reproduziert oder unter Verwendung elektronischer Systeme verarbeitet, vervielfältigt oder verbreitet werden.
© 1959, 1977 Georg Thieme Verlag, D-7000 Stuttgart 1, Herdweg 63, Postfach 732 — Printed in Germany —
Satz: Allgäuer Zeitungsverlag, Kempten. Druck: Grammlich, Pliezhausen
ISBN: 3 13 316005 2

Vorwort zur 5. Auflage

Mit der 4. Auflage hatten Verlag und Herausgeber durch die Reproduktion der Abbildungen als Negative der Tatsache Rechnung getragen, daß dem Anfänger das Umdenken in die positive Wiedergabe Schwierigkeiten bereitet. Damit wurde technisches Neuland betreten, und die Qualität mancher Abbildungen ließ in der alten Auflage zu wünschen übrig. Die mancherseits geübte und von uns erwartete Kritik an der Qualität der Bildwiedergaben veranlaßten Herausgeber und Verlag, nicht nur von den meisten Abbildungen neue Druckvorlagen anzufertigen, sondern auch zahlreiche Abbildungen durch bessere Originale zu ersetzen und weitere Abbildungen hinzuzufügen. Wir hoffen, daß mit der 5. Auflage eine Qualitätsverbesserung der Abbildungen erreicht werden konnte.

An der Grundkonzeption des Buches, nämlich als Einführung in die Röntgendiagnostik ein Basiswissen für Studenten und junge Ärzte zu vermitteln und Grundlagen der Röntgenbildanalyse darzulegen, haben wir auch in der 5. Auflage unverändert festgehalten. Demzufolge liegt auch jetzt der Schwerpunkt dieser Einführung nach wie vor auf der konventionellen Röntgendiagnostik. Die Verfasser haben dort, wo es ihnen notwendig erschien und unter Berücksichtigung sachlicher Kritik, spezielle Untersuchungsverfahren in den verschiedenen Körperregionen stärker hervorgehoben. Neuere Untersuchungsergebnisse wurden in den verschiedenen Kapiteln stärker berücksichtigt, einzelne Abschnitte neu überarbeitet. Xeroradiographie und Computertomographie als neue radiologische Untersuchungsverfahren fanden Berücksichtigung.

Trotz der Fülle des Stoffes hoffen wir, daß auch mit dieser 5. überarbeiteten und erweiterten Auflage der Charakter einer Einführung in die Röntgendiagnostik erhalten werden konnte.

Für die Hilfe bei den Korrekturen und bei der Erstellung des Sachregisters danken wir: Fräulein Dr. BOLDT, den Herren Dr. GERLACH und Dr. GROTH, Radiologische Klinik Bonn, den Herren Dr. BUURMAN und Dr. GÜRTLER, Radiologische Klinik Hamburg. Frau E. DISPUT, Fotografin der Radiologischen Klinik Bonn, hat wiederum in bewährter Weise die neuen Bildvorlagen erstellt.

Herrn Dr. med. h. c. GÜNTHER HAUFF und seinem Mitarbeiter Herrn G. KRÜGER vom Thieme Verlag danken wir für den Einsatz bei der Verbesserung der Bildqualität und die reibungslose Zusammenarbeit bei der Erstellung dieser Auflage.

Bonn/Hamburg, im Januar 1977 *Die Verfasser*

Vorwort zur 4. Auflage

Erfahrungsgemäß führt beim Anfänger das Umdenken vom Negativ der Originalröntgenaufnahme auf ihre positive Wiedergabe in Lehrbüchern zu Interpretationsschwierigkeiten. Darauf haben uns wiederholt Assistenten und Studenten hingewiesen. Es scheint uns daher aus didaktischen Gründen vorteilhaft, Röntgenbilder in einem Lehrbuch, das der Einführung in die Röntgendiagnostik dient, als Negative abzubilden. Bei der grundsätzlichen Umstellung der Bildproduktion in der 4. Auflage wurde ein Teil der früheren Abbildungen ersetzt, zahlreiche neue Aufnahmen, vor allem im Bereich der inneren Organe, wurden eingefügt. Hierdurch sollte der Text besser illustriert und der Informationsgehalt des Buches gesteigert werden.

Die Kapitel über die Leber, das Pankreas und die Mamma wurden entsprechend dem röntgendiagnostischen Fortschritt im Bereich dieser Organe neu gefaßt. Sachliche Kritik und Hinweise von erfahrenen Radiologen und Vertretern anderer Fachdisziplinen haben uns veranlaßt, bei der Überarbeitung der einzelnen Kapitel moderne Untersuchungsmethoden deutlicher hervorzuheben. So wurde die Angiographie, die heute als Routinemethode anzusehen ist, insbesondere im Bereich des Herzens und der Oberbauchorgane durch ein erweitertes Bildmaterial stärker dokumentiert. Die Fülle neuer spezieller Untersuchungsverfahren macht die Entscheidung schwierig, welche Methoden und in welchem Ausmaß sie besprochen werden müssen. Es kann jedoch nach unserer Meinung nicht Aufgabe einer Einführung in die Röntgendiagnostik sein, alle Spezialmethoden eingehend zu erörtern und durch entsprechendes Bildmaterial zu belegen. Der Schwerpunkt dieser Einführung soll nach wie vor auf der konventionellen Röntgendiagnostik liegen. Es war und bleibt unser Ziel, Studenten und jungen Ärzten das Basiswissen zur Beurteilung des gewöhnlichen Röntgenbildes zu vermitteln. Erst aus der Synopsis von Anamnese, klinischen Befunden und Ergebnissen der konventionellen Röntgenuntersuchung ergibt sich die Indikation zu speziellen röntgenologischen Untersuchungsmethoden. Der umgekehrte Weg ist falsch und schadet letztlich nur dem Patienten. Wir hoffen, daß wir auch in der 4. Auflage diese Forderung erfüllt haben.

Den Mitarbeitern der Radiologischen Klinik Bonn, Frl. Dr. BOLDT, Frau Dr. SCHIRMER, den Herren Dr. GERLACH, Dr. GROTH, Dr. HERMANUTZ und Dr. THELEN, danken wir für die Hilfe bei den Korrekturarbeiten und bei der Erstellung des Sachregisters. Frau E. DISPUT – Fotografin der Radiologischen Klinik Bonn – danken wir für die Anfertigung der Bildvorlagen.

Herrn Dr. med. h. c. GÜNTHER HAUFF danken wir, daß er unseren Wünschen, das Bildmaterial auf eine Negativreproduktion umzustellen, sofort gefolgt ist, und seinen Mitarbeitern für die gute und bewährte Zusammenarbeit auch bei der Erstellung dieser Auflage.

Bonn, im Januar 1974 *Die Verfasser*

Inhaltsverzeichnis

Geschichte der Röntgendiagnostik 1

Technisch-physikalische Grundlagen 7

Erzeugung der Röntgenstrahlen in der Röntgenapparatur 7
   Röntgenröhren 8
   Röntgenapparate und Schaltungen 13
   Gleichrichter 13
   Schalttisch 14
Wesen und Eigenschaften der Röntgenstrahlen 17
Untersuchungsgeräte 19
Röntgenbild 24
Röntgenuntersuchung 27
   Röntgendurchleuchtung 27
   Röntgenaufnahme 28
Nuklearmedizinische Diagnostik 28
Xeroradiographie 33
Röntgen-Computer-Tomographie 33
   Prinzip 33
   Indikationen 34
Strahlenschutz und Strahlenschäden 36

Röntgendiagnostik der Knochen und Gelenke 44

Allgemeine Röntgensymptomatik des gesunden Knochens 44
Allgemeine Röntgensymptomatik des kranken Knochens 48
   Knochenatrophie 48
   Knochendystrophie 48
   Knochennekrose 49
   Knochenhypertrophie 50
   Störungen des Knochenwachstums 51
   Akzessorische Knochen 51
   Generalisierte ossäre Dysplasien 55
   Metabolische und verwandte Knochenerkrankungen 59
      Hormonelle Osteoporosen 59
      Vitaminöse und stoffwechselbedingte Osteoporosen 62
      Hyperparathyreoidismus 63
   Toxische Osteopathien 64
   Traumatologie 65
      Frakturen 66
      Luxationen 72
      Knochenbruchheilung 72
   Frakturen und Luxationen in speziellen Regionen 77
      Traumatische Veränderung des Schädels 77
      Frakturen und Luxationen der Wirbelsäule 84
      Traumatische Veränderungen des Beckens und der Extremitäten 88
   Knochentumoren 92
      Gutartige osteogene Geschwülste . . . 94
      Semimaligne osteogene Geschwülste . . 95
      Maligne osteogene Tumoren 97
      Medullogene Tumoren 100
      Hämoblastosen 101
      Retikuloendotheliale Geschwülste . . . 102
      Karzinom- und Sarkommetastasen . . 102
      Seltene Tumorformen 109
      Ostitis deformans Paget 109
   Spezielle Röntgensymptomatik des kranken Knochens 112
      Schädel 112
         Schädeldach 112
         Physiologische Verkalkungen 112
         Variationen und kongenitale Anomalien 112
         Entzündliche Veränderungen 115
         Intrakranielle Veränderungen 116
         Hirndrucksteigerung 116
         Verkalkungen als diagnostische Anhaltspunkte 118

Diagnostische Spezialmethoden 118
Gesichtschädel 124
    Nasennebenhöhlen 124
    Orbita und Augen 127
    Zähne 127
    Speicheldrüsen 132
    Schläfenbein 133
Wirbelsäule 135
    Anomalien 136
    Assimilationsvorgänge 137
    Aseptische Nekrosen 139
    Entzündliche Erkrankungen 142
    Degenerative Wirbelsäulenveränderungen 144
Canalis vertebralis 145

Bandscheibenhernie 147
Tumoren 147
Knöchernes Becken und Hüftgelenke . . . 149
    Anatomie 149
    Anomalien und Fehlbildungen 149
    Aseptische Knochennekrose 150
    Hüftgelenkentzündungen 151
    Degenerative Hüftgelenkveränderungen 152
Extremitäten 154
    Anomalien 154
    Aseptische Nekrosen 156
    Entzündliche Knochenveränderungen . 156
    Entzündliche Gelenkveränderung . . . 162
    Degenerative Gelenkveränderungen . . 164

Röntgendiagnostik der inneren Organe 170

Thoraxorgane 170
    Lunge und Pleura 170
        Methoden 170
        Betrachtung der Lungenaufnahme . . . 171
        Rippen 172
        Thoraxtrauma 174
        Röntgenanatomie der Lunge 175
    Abnorme Lungenveränderungen 183
        Vermehrter Luftgehalt 184
        Emphysem 184
        Pneumothorax 186
        Verminderter Luftgehalt 186
    Lungenverschattungen – Lungenverdichtungen 186
    Flächenhafte Lungenverschattungen . . . 187
        Infiltration, Atelektase, Pleuraerguß . . 187
    Infiltrationen 194
        Pneumonie 195
        Tuberkulose 199
        Lungeninfarkt 200
    Atelektase 203
        Zentrales Bronchialkarzinom 207
        Andere Bronchusstenosen 211
    Pleuraerguß 211
    Herdförmige Lungenverschattungen . . . 218
        Tuberkulose 218
        Bronchopneumonie 219
        Pneumokoniosen 219
        Lungenmetastasen 219
    Miliare Lungenherde 219
    Lungenrundherde 220
    Ringschatten 222
    Streifenschatten 223
        Lungenstauung 223
        Lungenfibrosen 225
        Bronchiektasen 226
        Intraalveoläre Erkrankungen 227

    Interstitielle Erkrankungen 227
    Hilusvergrößerungen 228
    Mediastinum 237
    Zwerchfell 247
        Pneumoperitoneum 248
        Zwerchfellhochstand 249
        Zwerchfelltiefstand 250
        Zwerchfellhernien 250
    Herz und Gefäße 254
        Methoden der Röntgenuntersuchung . 254
        Topographie der Herzhöhlen im gewöhnlichen Röntgenbild 260
        Vergrößerung der einzelnen Herzhöhlen 264
    Erworbene Herzklappenfehler 269
        Aortenklappenfehler 269
        Mitralklappenfehler 271
        Trikuspidalklappenfehler 275
    Angeborene Herzfehler 276
    Angeborene Herzfehler ohne Zyanose . . 278
        Isthmusstenose der Aorta (Coarctatio aortae) 278
        Pulmonalstenose 279
        Ventrikelseptumdefekt 280
        Ductus arteriosus apertus 282
        Fehleinmündung der Lungenvenen . . 283
    Angeborene Herzfehler mit Zyanose . . . 283
        Fallot-Tetralogie 285
        Fallot-Trilogie 285
        Atresie der Trikuspidalklappen . . . 286
        Ebstein-Anomalie der Trikuspidalklappen 287
        Truncus bzw. Pseudotruncus arteriosus 288
        Transposition der großen Gefäße . . . 288
    Differentialdiagnose der angeborenen Herzfehler 288
    Aortenanomalien 291
    Dextrokardie 293

Myokarderkrankungen 294	Kaskadenmagen, Volvulus 356
Perikarderkrankungen 298	Der operierte Magen 356
Cor pulmonale 303	Duodenum 363
Aorta 304	Dünndarmerkrankungen 373
Thorakale Aorta 304	Dickdarmerkrankungen 380
Abdominelle Aorta 312	Gallensystem 394
Periphere Gefäße 313	Pankreas 405
Arterien 313	Übrige Abdominalorgane 415
Venen 313	Leber 415
Verdauungstraktus 313	Milz 421
Hypopharynx 313	Urogenitalsystem 422
Ösophagus 316	Nieren und Ureteren 424
Mißbildungen 318	Röntgenanatomie 424
Karzinom 319	Mißbildungen 425
Achalasie 323	Zysten 428
Refluxkrankheit 324	Tumoren 432
Divertikel 324	Nephroureterolithiasis 433
Varizen 326	Pyelonephritis 439
Magen-Darm-Trakt 327	Tuberkulose 441
Röntgenanatomie des Magens 328	Vaskuläre Nierenveränderungen . . . 442
Untersuchungsgang 329	Harnblase und Urethra 445
Erkrankungen des Magens 343	Konkremente 446
Gastritis 343	Tumoren 454
Ulcus ventriculi 343	Prostatavergrößerung 455
Magenkarzinom 348	Nebennieren 458
Andere Magenveränderungen 353	Retroperitonealraum 461
Gutartige Tumoren 353	Lymphographie 463
Magenausgangsstenose 355	

Röntgendiagnostik in Geburtshilfe und Gynäkologie 465

Röntgendiagnostik in der Geburtshilfe . . . 465   Röntgendiagnostik in der Gynäkologie . . . 465

Kontrastmitteluntersuchung und -zwischenfälle 471

Weichteile 474

Mamma 474	Weichteilverkalkungen 480
Mammographie 474	
Normale Mamma 476	Literatur zur fachlichen Weiterbildung . . . 482
Mammaerkrankungen 476	Sachverzeichnis 484

Zur Geschichte der Röntgendiagnostik

Arzt und Laien erscheint heutzutage die Verwendung der Röntgenstrahlen in der Medizin als etwas ganz Selbstverständliches, obgleich die Röntgenologie gerade erst etwas mehr als 80 Jahre alt ist. Sie hat sich in diesen Jahren zu einem umfassenden Wissensgebiet entwickelt. Die Entdeckung dieser neuen, bis dahin unbekannten Strahlen durch WILHELM CONRAD RÖNTGEN am 8. November 1895 im Physikalischen Institut der Universität Würzburg stellt ein denkwürdiges Ereignis dar, da sie den Beginn einer neuen Epoche in der Medizin und Physik bildet. Sie eröffnete einerseits mit der Röntgendiagnostik neue Wege zur Erforschung des Baues und der Funktion des menschlichen Körpers im normalen und pathologischen Zustand und andererseits mit der Röntgentherapie neue Wege in der Behandlung krankhafter Veränderungen, vor allem der bösartigen Geschwülste. Außerdem ermöglichte sie der Technik, sich ihrer zu „diagnostischen" Zwecken für Werkstoffprüfungen zu bedienen (technische Röntgenologie), ferner wird sie für die Kristallforschung verwendet und ebenso auch für die Gemäldeforschung.

Die erste Mitteilung über die grundlegenden Untersuchungen erschien am 28. Dezember desselben Jahres im Sitzungsbericht der Physikalisch-medicinischen Gesellschaft zu Würzburg (Abb. 1). Hierin wurde dargelegt, daß in Gasentladungsröhren aller Art, wie in der HITTORF-Röhre (JOHANN WILHELM HITTORF, Physiker, 1824–1914), CROOKES-Röhre (WILLIAM CROOKES, Physiker und Chemiker, 1832–1919) oder in der LENARD-Röhre (PHILIPP LENARD, Physiker, 1862–1947, Nobelpreisträger), beim Anlegen einer hohen elektrischen Spannung durch Auftreffen von Kathodenstrahlen auf ein Hindernis, wie es die Glaswand der Röhre darstellt, neue Strahlen erzeugt werden, sogenannte „X-Strahlen", die sich anders als die Kathodenstrahlen und andere bisher bekannte Strahlen verhalten.

Als wesentliche Eigenschaften hob RÖNTGEN hervor, daß alle Körper für die neuen Strahlen mehr oder weniger durchlässig sind, wobei sich die Körper allerdings in ihrer Absorption erheblich voneinander unterscheiden, ferner, daß die Intensität der Strahlung mit dem Quadrat der Entfernung vom Entstehungsort abnimmt, daß sie beim Auftreffen auf Leuchtstoffe, wie z. B. auf einen mit Bariumplatincyanür angestrichenen Papierschirm, Fluoreszenz erregt, daß sie chlorsilberhaltige photographische Schichten schwärzt, sich geradlinig ausbreitet, weder zurückgeworfen noch gebrochen wird und daß sie von einem Magneten oder elektrischen Feld nicht abgelenkt wird.

Diese Eigenschaften wurden aber kurz darauf auch an einigen Elementen in der Natur festgestellt, und zwar 1896 von dem Entdecker der Radioaktivität, dem französischen Physiker und Nobelpreisträger HENRI A. BECQUEREL (1852–1908) am Uran und 1898 von dem Ehepaar und den Nobelpreisträgern PIERRE (1859–1906) und MARIE CURIE-SKLODOWSKA (1867–1934) am Thorium, Polonium und Radium.

Auf Vorschlag des Anatomen ALBERT VON KÖLLIKER (1817–1905) wurden in der denkwürdigen Sitzung der Physikalisch-medicinischen Gesellschaft vom 23. Januar 1896, in der RÖNTGEN einen Vortrag mit Demonstrationen über die X-Strahlen hielt, diese in „RÖNTGENsche Strahlen" umgetauft.

Eine Schilderung der Ionisation von Gasen durch die neuen Strahlen sowie der Abhängigkeit der Intensität der erzeugten Röntgenstrahlen unter sonst gleichen Bedingungen vom Stoff der Antikathode findet sich in einer zweiten Mitteilung vom 9. März 1896. In einer dritten Mitteilung vom 3. Mai 1897 wies RÖNTGEN nach, daß die erzeugte Röntgenstrahlung keine homogene Strahlung ist, sondern ein Strahlengemisch, und daß die Eigenschaft dieser Strahlung von der Geschwindigkeit der Kathodenstrahlen und somit von der elektrischen Spannung an der Röntgenröhre abhängig ist.

In diesen drei klassisch gewordenen Abhandlungen hat RÖNTGEN somit das Wesentliche über die Eigenschaften der Röntgenstrahlung gesagt. 1901 erhielt RÖNTGEN für diese Großtat als erster den Nobelpreis für Physik.

Sitzungs-Berichte
der
Physikalisch-medicinischen Gesellschaft
zu
WÜRZBURG.

| Jahrgang 1895. | Der Abonnementspreis pro Jahrgang beträgt ℳ 4.—. Die Nummern werden einzeln nicht abgegeben. Grössere Beiträge erscheinen in Sonderdrucken. | No. 9. |

Verlag der Stahel'schen k. Hof- und Universitäts-Buch- und Kunsthandlung in Würzburg.

Inhalt. *Konrad Rieger*: Demonstration des sogenannten „Vogelkopfknaben" Dúbos Janos aus Battonya in Ungarn (Fortsetzung), pag. 129. — *W. C. Röntgen*: Ueber eine neue Art von Strahlen, pag. 132. — *Wilhelm Wislicenus*: 46. Jahresbericht der physikalisch-medicinischen Gesellschaft zu Würzburg, pag. 142. — Mitglieder-Verzeichniss, pag. 146.

Am 28. Dezember wurde als Beitrag eingereicht:

W. C. Röntgen: Ueber eine neue Art von Strahlen.

(Vorläufige Mittheilung.)

1. Lässt man durch eine *Hittorf*'sche Vacuumröhre, oder einen genügend evacuirten *Lenard*'schen, *Crookes*'schen oder ähnlichen Apparat die Entladungen eines grösseren *Ruhmkorff*'s gehen und bedeckt die Röhre mit einem ziemlich eng anliegenden Mantel aus dünnem, schwarzem Carton, so sieht man in dem vollständig verdunkelten Zimmer einen in die Nähe des Apparates gebrachten, mit Bariumplatincyanür angestrichenen Papierschirm bei jeder Entladung hell aufleuchten, fluoresciren, gleichgültig ob die angestrichene oder die andere Seite des Schirmes dem Entladungsapparat zugewendet ist. Die Fluorescenz ist noch in 2 m Entfernung vom Apparat bemerkbar.

Man überzeugt sich leicht, dass die Ursache der Fluorescenz vom Entladungsapparat und von keiner anderen Stelle der Leitung ausgeht.

2. Das an dieser Erscheinung zunächst Auffallende ist, dass durch die schwarze Cartonhülse, welche keine sichtbaren oder ultravioletten Strahlen des Sonnen- oder des elektrischen Bogenlichtes durchlässt, ein Agens hindurchgeht, das im Stande ist, lebhafte Fluorescenz zu erzeugen, und man wird deshalb wohl zuerst untersuchen, ob auch andere Körper diese Eigenschaft besitzen.

Man findet bald, dass alle Körper für dasselbe durchlässig sind, aber in sehr verschiedenem Grade. Einige Beispiele führe ich an. Papier ist sehr durchlässig:[1] hinter einem eingebun-

---

[1] Mit „Durchlässigkeit" eines Körpers bezeichne ich das Verhältniss der Helligkeit eines dicht hinter dem Körper gehaltenen Fluorescenzschirmes zu derjenigen Helligkeit des Schirmes, welcher dieser unter denselben Verhältnissen aber ohne Zwischenschaltung des Körpers zeigt.

Abb. 1a

Abb. 1 a u. b. Anfang der ersten Veröffentlichung von W. C. Röntgen über die X-Strahlen

Röntgen Ueber eine neue Art von Strahlen.

denen Buch von ca. 1000 Seiten sah ich den Fluorescenzschirm noch deutlich leuchten; die Druckerschwärze bietet kein merkliches Hinderniss. Ebenso zeigte sich Fluorescenz hinter einem doppelten Whistspiel; eine einzelne Karte zwischen Apparat und Schirm gehalten macht sich dem Auge fast gar nicht bemerkbar. — Auch ein einfaches Blatt Stanniol ist kaum wahrzunehmen; erst nachdem mehrere Lagen über einander gelegt sind, sieht man ihren Schatten deutlich auf dem Schirm. — Dicke Holzblöcke sind noch durchlässig; zwei bis drei cm dicke Bretter aus Tannenholz absorbiren nur sehr wenig. — Eine ca. 15 mm dicke Aluminiumschicht schwächte die Wirkung recht beträchtlich, war aber nicht im Stande, die Fluorescenz ganz zum Verschwinden zu bringen — Mehrere cm dicke Hartgummischeiben lassen noch Strahlen[1] hindurch. — Glasplatten gleicher Dicke verhalten sich verschieden, je nachdem sie bleihaltig sind (Flintglas) oder nicht; erstere sind viel weniger durchlässig, als letztere. — Hält man die Hand zwischen den Entladungsapparat und den Schirm, so sieht man die dunkleren Schatten der Handknochen in dem nur wenig dunklen Schattenbild der Hand. — Wasser, Schwefelkohlenstoff und verschiedene andere Flüssigkeiten erweisen sich in Glimmergefässen untersucht als sehr durchlässig. — Dass Wasserstoff wesentlich durchlässiger wäre als Luft habe ich nicht finden können. — Hinter Platten aus Kupfer, resp. Silber, Blei, Gold, Platin ist die Fluorescenz noch deutlich zu erkennen, doch nur dann, wenn die Plattendicke nicht zu bedeutend ist. Platin von 0,2 mm Dicke ist noch durchlässig; die Silber- und Kupferplatten können schon stärker sein. Blei in 1.5 mm Dicke ist so gut wie undurchlässig und wurde deshalb häufig wegen dieser Eigenschaft verwendet. — Ein Holzstab mit quadratischem Querschnitt (20 × 20 mm), dessen eine Seite mit Bleifarbe weiss angestrichen ist, verhält sich verschieden, je nachdem er zwischen Apparat und Schirm gehalten wird; fast vollständig wirkungslos, wenn die X-Strahlen parallel der angestrichenen Seite durchgehen, entwirft der Stab einen dunklen Schatten, wenn die Strahlen die Anstrichfarbe durchsetzen müssen. — In eine ähnliche Reihe, wie die Metalle, lassen sich ihre Salze, fest oder in Lösung, in Bezug auf ihre Durchlässigkeit ordnen.

Die Fluorescenz des Bariumplatincyanürs ist nicht die einzige erkennbare Wirkung der X-Strahlen. Zunächst ist zu erwähnen, dass auch andere Körper fluoresciren; so z. B. die als Phosphore bekannten Calciumverbindungen, dann Uranglas, gewöhnliches Glas, Kalkspath, Steinsalz etc.

Von besonderer Bedeutung in mancher Hinsicht ist die Thatsache, dass photographische Trockenplatten sich als empfindlich für die X-Strahlen erwiesen haben. Man ist im Stande manche Erscheinung zu fixiren, wodurch Täuschungen leichter ausgeschlossen werden; und ich habe, wo es irgend anging, jede wichtigere Beobachtung, die ich mit dem Auge am Fluorescenzschirm machte, durch eine photographische Aufnahme controllirt.

[1] Der Kürze halber möchte ich den Ausdruck „Strahlen" und zwar zur Unterscheidung von anderen den Namen „X-Strahlen" gebrauchen. Vergl. u. p. 140.

Abb. 1 b

Zur Geschichte der Röntgendiagnostik

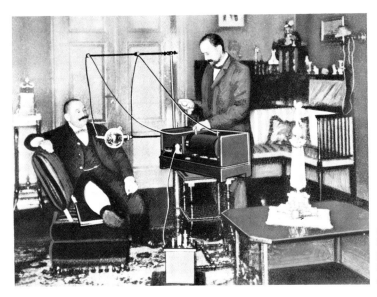

Abb. 2. Röntgenaufnahme eines verletzten Beines mit einer transportablen Röntgeneinrichtung um die Jahrhundertwende (Archiv der Siemens-Aktiengesellschaft)

Einen weiteren Fortschritt bedeutet dann die Entdeckung der Polarisation der Röntgenstrahlen 1905 durch den englischen Physiker und Nobelpreisträger CHARLES G. BARKLA (1877–1944) und 1912 der Nachweis der Beugung und Interferenz beim Durchstrahlen von Kristallen durch die Physiker MAX VON LAUE (1879–1960), PAUL KNIPPING (1883–1935) und WALTHER FRIEDRICH (geb. 1883). Dadurch wurde einerseits die Existenz der Raumgitterstruktur der Kristalle bestätigt und andererseits die Wellennatur der Röntgenstrahlung. Diese Strahlen sind also genauso *elektromagnetische Schwingungen* wie das sichtbare, ultraviolette oder ultrarote Licht, die Gammastrahlen der radioaktiven Substanzen und die Wellen der drahtlosen Nachrichtentechnik; sie unterscheiden sich voneinander nur durch ihre Wellenlängenbereiche.

Von den Ärzten der ganzen Welt wurde die Entdeckung der Röntgenstrahlen sofort mit großem Interesse aufgenommen, und schon sechs Monate später, im Mai 1896, erschien – neben zahlreichen Mitteilungen in fast jeder Nummer der medizinischen Zeitschriften über persönliche Beobachtungen – in London die erste Nummer der ersten röntgenologischen Fachzeitschrift „Archives of Skiagraphy". Nach weiteren einundhalb Jahren kam auch in Deutschland – im September 1897 in Hamburg – die erste Nummer der „Fortschritte auf dem Gebiete der Röntgenstrahlen" (Herausgeber GEORG DEYKKE und HEINRICH ERNST ALBERS-SCHÖNBERG, 1865–1921) mit Veröffentlichungen aus dem Gebiete der Röntgendiagnostik und der ersten röntgentherapeutischen Resultate heraus.

Sogleich begannen auch die ersten Versuche zur Verbesserung der Untersuchungstechnik, sei es in apparatetechnischer Hinsicht (Abb. 2), sei es durch Einführung von Kontrastmitteln in die Hohlorgane des Körpers. Oft sind diese erst das Ergebnis jahrelanger Versuche verschiedener Forscher, wobei die einen mitunter auf den vorangegangenen Versuch anderer weiter aufgebaut haben oder zwei oder mehrere unabhängig voneinander zu gleichen oder ähnlichen Resultaten gelangten. Ein derartiges Ereignis stellt schon zu Beginn der Röntgenära der erste große Fortschritt in der Technik der Röntgenröhre dar, die Schaffung der sogenannten „Fokusröhre". Bei dieser neuen Röhre trafen die Kathodenstrahlen nicht mehr auf die gläserne Röhrenwand auf, sondern auf einen Aluminiumhohl-

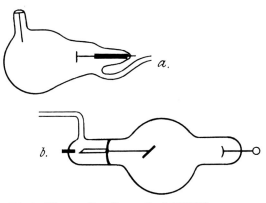

Abb. 3. Röntgenröhre (Ionenröhre) 1895/96
a) Hittorf-Crookes-Röhre
b) Fokusröhre

spiegel, der mit einem Platinblechbelag versehen war. Dieser Hohlspiegel, die *Antikathode*, stand erst senkrecht zum Kathodenstrahlbündel, bald darauf in einem Winkel von 45° zum Strahlenbündel (Abb. 3). Entwickelt wurde diese Röhre fast gleichzeitig und unabhängig voneinander von dem Frankfurter Physiker WALTER KÖNIG (1859–1936) und den Engländern CAMPBELL SWINTON und R. JACKSON.

Im Rahmen dieser Einführung kann allerdings nicht näher auf weitere Einzelheiten eingegangen werden. Die wichtigsten Fortschritte sollen hier nur kurz in chronologischer Reihenfolge aufgeführt werden.

1896 Erste Gefäßdarstellung an Leichenhänden durch Haschek und Lindenthal.
1896 Vorführung des ersten röntgenkinematographischen Filmes durch J. MacIntyre in Glasgow.
1898 Einführung von Wismutsalzen als Kontrastmittel für Magen- und Darmuntersuchungen, anfangs in Kapselform durch J. Boas und Max Levy-Dorn in Berlin; weite Verbreitung fanden die Wismutkontraste erst durch die
1904 von Hermann Rieder in München eingeführte breiige Rieder-Mahlzeit.
1905 entwickelten Voelcker und A. von Lichtenberg die Methodik der aszendierenden Pyelographie (Kontrastmittel anfangs Wismutaufschwemmung, bald darauf Collargol) und der Zystographie,
ferner Alban Köhler in Wiesbaden die Teleröntgenographie
sowie J. Robinsohn und Werndorff die Sauerstoffeinblasung in das Kniegelenk (Arthrographie).
Außerdem führten P. Krause, C. Bachem und H. Günther in München das Bariumsulfat als Kontrastmittel in die Magen-Darm-Diagnostik ein.
1910 entwickelten Cunningham (USA) die Urethrographie
und W. Rindfleisch die Darstellung des Cavum uteri (Hysterographie) mittels eines wäßrigen Wismutbreies,
1911 B. Sabat in Lemberg und 1912 Th. Gött und Josef Rosenthal die Herz-(Schlitz-)Kymographie.
1912 Entwicklung der intraperitonealen Gasfüllung (Pneumoperitoneum) durch A. Lorey (Hamburg), 1914 durch E. Rautenberg und 1918/19 durch Otto Goetze.
1913 Entwicklung der Hochvakuumröhre mit Glühkathode durch den Amerikaner W. D. Coolidge, der beweglichen Streustrahlenblende durch den Berliner Röntgenologen G. Bucky,
der Sialographie durch Arcelin (Kontrastmittel Wismutaufschwemmung),
1918 der Bronchographie durch Chevalier Jackson (USA) mittels Einblasen von Wismutpulver in die Trachea,
1918/19 der Ventrikulographie durch W. A. Dandy (USA) mittels direkter Insufflation von Luft in die Hirnventrikel,
1919 der Enzephalographie (indirekte Insufflation durch den Wirbelkanal), ebenfalls durch Dandy, ferner

1921 der perirenalen Gasfüllung durch den Urologen A. Rosenstein in Berlin und gleichzeitig, aber unabhängig voneinander, durch H. H. Carelli in Argentinien,
1922 der Bronchographie unter Verwendung von Lipiodol durch J. A. Sicard und J. E. Forestier und der Venographie durch dieselben Forscher,
1923 der Myelographie mittels Lipiodol durch Sicard und Forestier,
1924 der Kontrastmittelfüllung der Gallenblase mit Tetrajodphenolphthalein durch E. A. Graham und W. H. Cole (USA).
1924 Entwicklung der Hartstrahltechnik von J. Gortan sowie 1925 von E. Weber und F. Zacher.
1925 Einführung der Sialographie mittels Lipiodol durch Barsony,
1927 der Kontrastmitteldarstellung der Hirngefäße durch die Portugiesen Egas Moniz und A. Lima,
1927/30 der Röntgenuntersuchung der Brust durch Kleinschmidt (1927) und Warren (1930), basierend auf Röntgenuntersuchungen von Operationspräparaten durch Salomon (1913),
1928/30 der intravenösen Urographie durch Lichtwitz, A. Roseno, A. von Lichtenberg und M. Swick mittels Uroselectan.
1929 Entwicklung der Flächenkymographie durch P. Stumpf in München
und der abdominalen Aortographie mit Abrodil durch den portugiesischen Urologen J. C. Dos Santos zusammen mit A. C. Lamas und J. P. Caldas,
1930 der Drehanodenröhre durch den Holländer A. Bouwers,
der Tomographie durch A. Vallebona in Genua sowie der Mastographie durch den Amerikaner S. L. Warren,
1931 der arteriellen Kontrastmittelfüllung der unteren Extremität durch Dos Santos, Lamas und Caldas und der Angiokardiographie durch den deutschen Chirurgen Werner Forssmann (Nobelpreis 1956), praktisch angewandt durch Egas Moniz, L. de Carvalho und A. Lima.
1936 Einführung der Schirmbildmethode zur praktischen Verwendung durch M. de Abreu in Brasilien, nachdem die Grundlagen für die Aufnahmen des Leuchtschirmbildes schon 1896 von Batelli und Galasso in Italien und unabhängig von diesen von Bleyer in den USA entdeckt wurden und später zahlreiche Forscher (z. B. Janker) an der Weiterentwicklung gearbeitet haben.

1941 Einführung der retrograden abdominalen Aortographie durch Fariñas.
1947/48 Entwicklung der retroperitonealen Gasfüllung: Pneumoretroperitoneum durch den Spanier M. Ruiz Rivas und 1949 durch de Gennes und Mitarbeiter (Paris),
1949 der portalen Phlebographie oder Portographie durch Einführung des Kontrastmittels intra operationem in die V. portae durch A. de Souza Pereira,
1950/51 Entwicklung der Xeroradiographie als Röntgenaufnahmeverfahren durch McMaster und Schaffert,
1951 der Splenoportographie mittels Injektion des Kontrastmittels in das Milzparenchym durch Abbatici und Campi (Italien) am Tier und die Belgier B. Boulvin und Mitarbeiter und bald auch andere Forscher am Menschen.
1952 Einführung der Lymphographie durch Kinmonth (England) am Menschen.
Verwendung der Röntgenkinematographie zur Beobachtung schnell verlaufender Kontrastpassagen durch den Ösophagus und die Kardia im Bild (Bandspeichergerät).
1953 Modifizierung der perkutanen Aorto- und Arteriographie von Seldinger (Schweden) durch Einführen einer Kanüle mit eingeschliffenem Mandrin und stumpfer Spitze in die A. femoralis.
1972 Einführung der Röntgen-Computer-Tomometrie des Schädels durch G. N. Houndsfield.

Wie diese kurze Übersicht zeigt, sind bis heute, 80 Jahre nach dem Beginn der Verwendung von Röntgenstrahlen zu diagnostischen Zwecken, die meisten Körperorgane praktisch einer röntgenologischen Untersuchung zugänglich gemacht worden.

Die Forschung kennt jedoch keinen Stillstand. Ständig wird auch heute noch weiterhin an Verbesserungen der Apparate und Verfeinerungen der Untersuchungsmethoden gearbeitet.

Technisch-physikalische Grundlagen

Erzeugung der Röntgenstrahlen in der Röntgenapparatur

Zur Durchführung von Röntgenuntersuchungen ist es notwendig, einerseits *Röntgenstrahlen zu erzeugen* und mit diesen das zu untersuchende Objekt zu durchdringen und andererseits die in den einzelnen Teilen des Objektes unterschiedlich geschwächten, unsichtbaren Röntgenstrahlen im *Röntgenbild* für unser Auge sichtbar werden zu lassen. Die Röntgenstrahlen werden in der *Röntgenröhre* erzeugt, zu deren Betrieb der *Röntgenapparat* dient, der aus Schaltpult, Hochspannungstransformator, Heiztransformator für Ventil- und Röntgenröhre und Ventilröhre besteht. Außerdem haben wir noch das zur Lagerung des Patienten dienende *Untersuchungsgerät* und zur Wiedergabe des Röntgenbildes Leuchtschirme, Filme, Bildverstärker mit Fernseheinheiten oder Spiegelkameras.

Zum Betrieb einer Röntgenanlage werden Ströme und Spannungen verschiedener Art, Wechsel- und Gleichströme, und von verschiedenem Betrag benötigt, d.h. verschieden starke Ströme (gemessen in Ampere) und verschieden hohe Spannungen (gemessen in Volt). Als Energiequelle steht das Kraftnetz des stromliefernden Elektrizitätswerkes zur Verfügung, das jedoch nur Wechselströme unterschiedlicher Stärke und einer bestimmten Spannung liefert. Diese Wechselströme ändern zeitlich ihre Stromrichtung zweimal pro Periode und besitzen 50 Perioden pro Sekunde (in USA 60 Perioden). Dies entspricht einer Frequenz von 50 Hertz (Hz). Die Elektrizitätswerke liefern außerdem *Zweiphasen-Wechselstrom* mit zwei stromführenden Leitern (Abb. 4a) auch *Drehstrom* mit drei stromführenden Leitern (Phasen). Je zwei der drei Leiter des Drehstromnetzes führen einen Wechselstrom; gegeneinander sind die drei Wechselströme um je 1/3 Periode verschoben (Abb. 4b). Die Verwendung von Drehstrom hat den Vorteil, daß die Strombelastung des Netzes bei gleicher Verbraucherleistung geringer ist als bei Zweiphasen-Wechselstrom. Der Drehstrom kommt deshalb für Hochleistungsapparate in Frage. Beide Wechselstromarten lassen sich durch *Transformation* praktisch verlustfrei in Ströme und Spannungen eines anderen Betrages umwandeln. Pulsierende

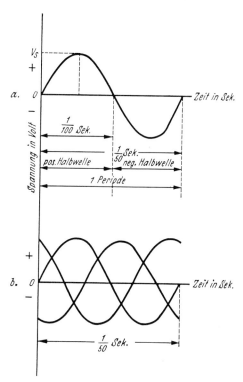

Abb. 4.

a) Sinusförmiger Zweiphasen-Wechselstrom Spannungskurve mit Scheitelwert V^s; V^{eff} (effektiver Wert der Spannung) = 71 % von V^s; Dauer der Periode 1/50 Sekunde.

b) Drehstrom. Spannungskurve mit Scheitelwert V^s; V^{eff} = 96% von V^s; drei Spannungen um je 1/3 Periode gegeneinander versetzt

Technisch-physikalische Grundlagen

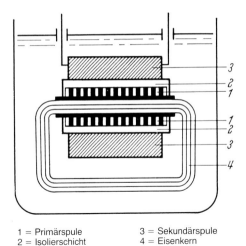

1 = Primärspule 3 = Sekundärspule
2 = Isolierschicht 4 = Eisenkern

Abb. 5. Hochspannungstransformator in mit Öl gefülltem Kessel

und konstante Gleichspannungen und Gleichströme, die also nur in einer Richtung fließen, erhält man durch nachfolgende *Gleichrichtung* und *Glättung*.

Ein *Transformator* (Abb. 5) besteht im Prinzip aus einer Primärwicklung und aus einer Sekundärwicklung; beide sind über einen gemeinsamen lamellierten Eisenkern gelegt. Das Verhältnis der Windungszahlen der beiden Wicklungen, das sogenannte Übersetzungsverhältnis ü, ist maßgebend für die Spannungs- und Stromtransformation. Besitzt die Primärwicklung weniger Windungen als die Sekundärwicklung (ü größer als 1), so wird die an die Primärwicklung angelegte Spannung um den ü-fachen Betrag herauftransformiert, während der Sekundärstrom auf den ü-ten Teil des Primärstromes heruntertransformiert wird. Weiterhin hängt die Größe des Sekundärstromes vom Drahtdurchmesser der Sekundärwicklung ab. Im obigen Fall besitzt daher die Primärwicklung wenige Windungen dicken Drahtes (siehe Hochspannungstransformator). Will man eine Spannung heruntertransformieren resp. einen Strom herauftransformieren, so ist das Übersetzungsverhältnis ü kleiner als 1; in diesem Fall besitzt die Primärwicklung mehr Windungen dünnen Drahtes und die Sekundärwicklung weniger Windungen dicken Drahtes (siehe Heiztransformator).

Röntgenröhren

Als Strahlenquelle dient die *Röntgenröhre*, die anfangs aus einer Glaskugel (Abb. 2) bestand, später jedoch mehr die Form einer Röhre annahm (Abb. 6). In die Glasröhre sind eine *Glühkathode* in Form einer kleinen Drahtspirale aus hitzebeständigem Draht aus Wolfram-Thorium und eine *Anode* eingeschmolzen. Wird die Kathode auf etwa 2000°C geheizt, so treten aus ihrer Oberfläche Millionen von kleinsten, negativ geladenen Masseteilchen, *Elektronen*, aus. Ist die Röhre auf ein *Hochvakuum* von 10^{-5} mm Hg leergepumpt, so daß die Elektronen nicht mit Luftmolekülen zusammenstoßen können, und wird zwischen Anode und Kathode eine *Hochspannung* angelegt, so daß die Anode positiv und die Kathode negativ ist, so werden die Elektronen mit großer Geschwindigkeit von der Anode angezogen. Beim Aufprallen auf die Anode werden die Elektronen abgebremst und erzeugen dabei *Röntgenstrahlen*. Den durch die Röhre fließenden Elektronenstrom nennt man *Röhrenstrom*, dessen Stärke in Milliampere (mA) gemessen wird. Der Ausgangspunkt der neuen

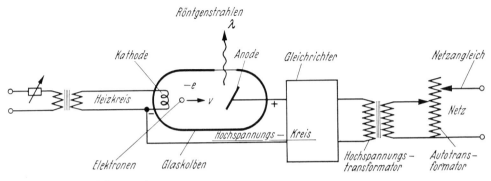

Abb. 6. Schema einer Röntgenanlage

Die Röntgenröhre wird durch den Heizkreis geheizt, so daß die Kathode Elektronen emittiert, welche durch die Hochspannung an die Anode gezogen werden und dort bei ihrem Aufprall Röntgenstrahlen auslösen. Erzeugung der Hochspannung und Heizspannung aus dem Ortsnetz

Strahlen, der Röntgenstrahlen, auf der Anode wird *Fokus* oder *Brennfleck* genannt.

Für die Erzeugung der Röntgenstrahlen in einer Röntgenröhre sind also zwei Voraussetzungen zu erfüllen: die Heizung der Kathode durch den *Heizkreis* und die Erzeugung der Hochspannung zwischen Anode und Kathode durch den *Hochspannungskreis* (Abb. 6). Zur Heizung dient der *Heiztransformator* mit Sekundärspannungen von 6–12 Volt und zur Erzeugung der Hochspannung der *Hochspannungstransformator* mit oder ohne Hochspannungsgleichrichter und Sekundärspannungen für röntgendiagnostische Anlagen bis zu 150 000 Volt (150 kV). Die Primärspannungen des Heiztransformators und des Hochspannungstransformators werden im Schaltpult reguliert, wodurch *Röhrenstrom (Strahlenquantität)* und *Hochspannung (Strahlenqualität)* an der Röntgenröhre praktisch unabhängig voneinander auf den gewünschten Betrag eingestellt werden können.

Früher verwendete man anstelle der heutigen *Hochvakuumröhren*, welche 1913 von dem amerikanischen Physiker WILLIAM DAVID COOLIDGE entwickelt wurden, die gashaltigen *„Ionenröhren"*. Diese besaßen keine Kathodenheizung, sondern das in der Röhre vorhandene Gas wurde beim Anlegen der Hochspannung durch Stoßionisation in Elektronen und Gasionen aufgespalten; die positiven Gasionen wurden dabei an die Kathode gezogen, während die negativen Elektronen beim Aufprall auf die Anode die Röntgenstrahlen auslösten. Diese Röhren hatten den Nachteil, daß Röhrenstrom und Röhrenspannung miteinander verkoppelt waren und durch Veränderung des Gasinhaltes sich die Strahlenqualität und die Strahlenquantität änderten.

Die Bewegungsenergie der Elektronen beim Aufprall auf die Anode wird durch die an die Röntgenröhre angelegte Hochspannung bestimmt. Sie wird in Elektronen-Volt (eV) angegeben. Von der Geschwindigkeit des Elektrons ist die *Durchdringungsfähigkeit* der Röntgenstrahlen abhängig, d. h., je höher die Anodenspannung ist, um so tiefer dringen die erzeugten Röntgenstrahlen in das Gewebe ein. Energiereiche Strahlen werden auch „harte" Strahlen genannt, energiearme „weiche" Strahlen (Tab. 1).

Tabelle 1 Bezeichnung der Härte der Röntgenstrahlung bei verschiedenen Spannungen in der Röntgendiagnostik

5– 20 kV:	überweiche Strahlung
20– 60 kV:	weiche Strahlung
60–100 kV:	mittelharte Strahlung
100–250 kV:	harte Strahlung (diagnostische Hartstrahlentechnik: 100–150 kV)
über 250 kV:	ultraharte Strahlung

Beim Aufprall der Elektronen auf die Anode wird ihre Bewegungsenergie aber nicht nur in Röntgenstrahlen umgesetzt, sondern zum größten Teil, und zwar zu über 99%, in Wärme. Dies bedingt die Verwendung von besonderen *Anodenmaterialien*, die einen hohen Schmelzpunkt, gute Wärmeleitfähigkeit und kleinen Gasdruck besitzen, um eine Verdampfung des Materials bei den hohen Betriebstemperaturen von annähernd 2000°C zu verhüten. Um möglichst viele Röntgenstrahlen erzeugen zu können, kommen hierfür nur Elemente hoher Ordnungszahlen in Frage; diesen Anforderungen entspricht für die medizinische Radiologie am besten das Wolfram mit der Ordnungszahl 74 und einem Schmelzpunkt von 3382°C. Zur Verhütung des Schmelzens der Wolframanode muß diese außerdem durch Wärmeabstrahlung oder

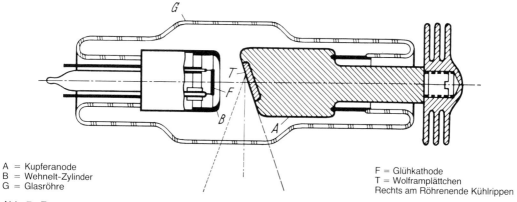

A = Kupferanode
B = Wehnelt-Zylinder
G = Glasröhre

F = Glühkathode
T = Wolframplättchen
Rechts am Röhrenende Kühlrippen

Abb. 7. Festanodenröhre

Wärmeableitung gekühlt werden. Bei *Festanodenröhren* wird zur Verbesserung der Wärmeableitung ein Wolframplättchen in einem abgeschrägten Kupferzylinder eingelegt (Abb. 7).
Für die Diagnostikröhre sind die Form und Größe des in der Anode befindlichen Brennfleckes von großer Bedeutung, da dieser für die Bildschärfe der Röntgenaufnahme mitbestimmend ist. Jedes Röntgenbild ist eine *Zentralprojektion* der vom Brennfleck auf der Anode ausgehenden Röntgenstrahlen. Das vom Objekt erzeugte „Schattenbild" wird um so unschärfer (geometrische Unschärfe), je größer die Fokusfläche ist, während das Bild um so schärfer wird, je kleiner der Brennfleck ist. Bei zu kleiner Fläche des Brennfleckes, der nur wenige mm² betragen darf, besteht die Gefahr, daß die Anode schmilzt, zumal bei gewissen Aufnahmen, zum Beispiel von Organen wie Herz und Magen, welche sich dauernd in Bewegung befinden, zur Vermeidung der *Bewegungsunschärfe* sehr kurze Belichtungszeiten und hohe Röhrenströme erforderlich sind.
Um auf der Anode einen kleinen Fokus erzeugen zu können, ist es notwendig, die Kathode als kleine, enggewickelte Drahtspirale auszubilden. Die von ihr ausgehenden Elektronen werden zu einem feinen Strahl mit Hilfe des *Wehnelt-Zylinders* gebündelt, der die Kathode als elektronenoptischer Reflektor umgibt (Abb. 7). OTTO GOETZE konstruierte zu diesem Zweck 1922 die *Strichfokusröhre*, bei der die Anodenfläche mit einem schmalen, rechteckigen, „effektiven" *Brennfleck* belegt wird und dessen Fläche so gegen die Röhrenachse geneigt wird, daß die Projektion in Richtung des *Zentralstrahles* als *optischer Brennfleck* ein Quadrat ergibt (Abb. 8). Damit erzielt man eine größere, höher belastbare Fokusfläche, ohne die geometrische Unschärfe zu vergrößern.
Bei der *Doppelfokusröhre* werden nebeneinander zwei verschieden große Glühspiralen als Kathode in der Röhre angeordnet. Sie können vom Schaltpult aus wahlweise eingeschaltet werden. Der kleinen Glühspirale entspricht auf der Anode ein kleiner, scharf zeichnender Fokus von geringer Belastbarkeit, z. B. für Durchleuchtungen und Aufnahmen dünner Objekte, während der größeren Spirale ein größerer, stärker belastbarer Fokus von mittlerer Zeichenschärfe entspricht, z. B. für die Aufnahme dicker oder bewegter Objekte.
Eine weitere Erhöhung der Belastungsfähigkeit von Röntgenröhren gestattet die 1930 entwickelte *Drehanodenröhre* (Abb. 9), bei der, wie der Name sagt, die Anode aus Wolfram als motorisch angetriebener Drehteller ausgebildet ist. Das von der feststehenden, exzentrisch angeordneten Kathode

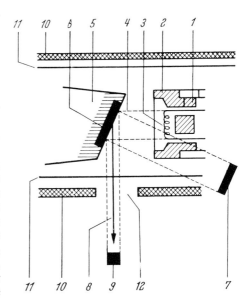

1 = Kathode
2 = Reflektor
3 = Wolframdrahtwindungen
4 = Röhrenstrom
5 = Anode
6 = Fokus
7 = strichförmiger Brennfleck in wahrer Größe
8 = Zentralstrahl des Nutzstrahlkegels
9 = optisch wirksamer Brennfleck
10 = Metallschutzhaube
11 = Glaswand der Röhre
12 = Austrittsfenster der Röntgenstrahlen (Ausblendung)

Abb. 8. Prinzip der Strichfokusröhre

mit einer oder auch zwei Glühspiralen, als Doppelfokusröhre ausgehende Elektronenbündel erzeugt auf dem flachen Kegel der Anode einen Strichfokus. Infolge der Drehung des Tellers fällt das schmale Elektronenbündel ständig auf neue, thermisch noch unbelastete Flächen. Erst nach einer vollständigen Umdrehung des Tellers, nachdem bereits eine gewisse Abkühlung aufgetreten ist, wird dieselbe Anodenstelle zum zweitenmal bombardiert. Da die Drehanode, in der Minute 3000 Umdrehungen ausführt, benötigt sie für eine Umdrehung 0,02 Sekunden. Moderne, schnellaufende Hochleistungsröhren werden durch ein spezielles Schnellaufgerät angetrieben und laufen mit 8500 Umdrehungen pro Minute, so daß ein Umlauf in 0,007 Sek. durchgeführt wird. Man erreicht damit mit feinerem Fokus höhere Leistungen als bei normalen Röhren, vor allem im Kurzzeitbereich. Die Drehanodenröhre eignet sich deshalb besonders für Aufnahmen mit kurzen Belichtungszeiten. Für diese Zeiten ist sie rund zehnmal höher belastbar als eine Festanodenröhre. Während des Betriebes gerät der Wolframteller bei maximal

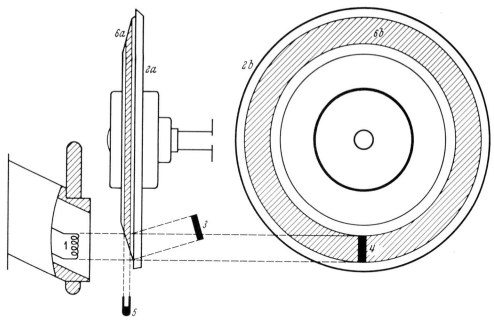

1 = Glühkathode
2a = Anodenteller (Seitenansicht)
2b = Anodenteller (Aufsicht)
3 = strichförmiger Brennfleck in wirklicher Größe
4 = strichförmiger Brennfleck bei Aufsicht auf den Anodenteller
5 = optisch wirksamer Brennfleck (Quadrat)
6a = vom Brennfleck beschriebene Ringfläche (bei Seitenansicht des Anodentellers)
6b = vom Brennfleck beschriebene Ringfläche (bei Aufsicht des Anodentellers)

Abb. 9. Prinzip der Drehanodenröhre

zulässiger Last in helle Glut; ihre Wärme wird durch Strahlung nach außen abgegeben.
Eine Spezialität unter den Drehanodenröhren stellt die sogenannte *Doppelwinkelröhre* dar (Abb. 10), bei der die beiden Glühspiralen der Doppelfokusröhre nicht parallel nebeneinander, sondern auf dem gleichen Radialstrahl liegen. Den unterschiedlichen Radien zur Röhrenachse entsprechend besitzt der Anodenteller zwei Kegel verschiedener Neigung. Der normale Fokus liegt auf dem normalen Kegel mit etwa 18° Neigung, der andere auf dem nur um etwa 10° geneigten inneren Kegel. Beim flacheren Kegel kann der Strichfokus länger und deshalb höher belastbar gemacht werden, oder bei gleicher Belastbarkeit kann ein kleinerer optischer Brennfleck erzielt werden. Der Fokus auf dem flachen Anodenkegel eignet sich für kleinformatige Aufnahmen, z. B. an Zielgeräten.
Die modernen Röntgenröhren werden in eine *Vollschutzhaube* (Abb. 11) eingebaut. Die Hauben sind meist mit Blei ausgekleidet, damit die vom Fokus nach allen Seiten geradlinig ausgehenden Primär- und die in der Haube entstehenden Sekundärstrahlen aufgefangen werden, damit die Strahlen nur durch das bleifreie Strahlenaustrittsfenster austreten können. In der Mitte dieses Nutzstrahlkegels liegt senkrecht zur Röhrenachse der *Zentralstrahl* als „optische Achse".
Der Raum zwischen Röntgenröhre und Vollschutzhaube ist heute mit Öl als Isoliermaterial gefüllt, wodurch die Verwendung kleinerer Haubendimensionen als bei den früheren Vollschutzhauben mit Luftisolation ermöglicht wird. Zudem eignet sich das Öl besser für die Wärmeabfuhr. Auf der Anodenseite der Haube befindet sich außerdem ein harmonikaähnlicher Expansionsbalg, der bei Ausdehnung des Öles in der Haube infolge Erwärmung betätigt wird. Wird das Öl nun zu heiß und dehnt es sich zu stark aus, so wird durch den Expansionsbalg ein in vielen Röhren befindlicher Sicherheitskontakt ausgelöst, ein Mikroschalter, der z. B. bei zu lange dauernden Durchleuchtungen den Strom selbständig unterbricht. Ferner liegt um die Achse der Anode in der Haube die sogenannte Statorwicklung für den motorischen Antrieb der Drehanode und im Innern der Röhre unter Hochvakuum die meist von Kupfer umgebene Rotorwicklung.
Von Kathode und Anode führt je ein flexibles Hochspannungskabel zum Hochspannungstrans-

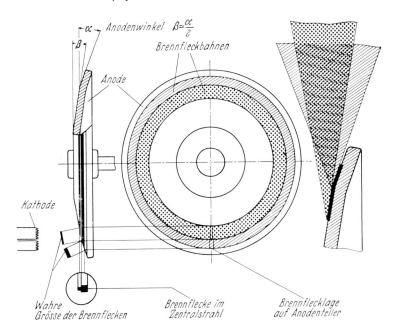

Abb. 10. Prinzip der Doppelwinkel-Drehanodenröhre

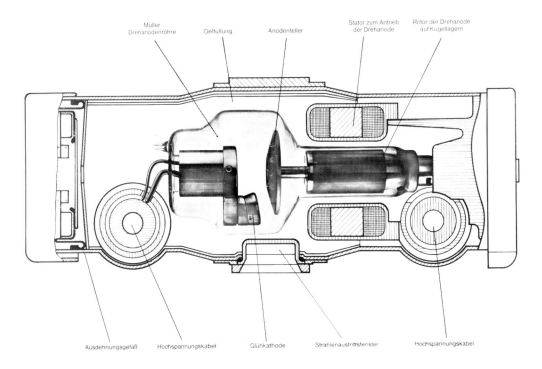

Abb. 11. Schnitt durch eine Vollschutzhaube mit eingebauter Drehanodenröhre

formator. Haube und Kabel sind geerdet und somit berührungssicher (Hochspannungsschutz).

Röntgenapparate und Schaltungen

Bei kleinen transportablen Röntgenapparaten wird die Röntgenröhre mit dem Transformator in einem einzigen, ölgefüllten Kessel untergebracht, der gleichzeitig die Funktionen der Vollschutzhaube übernimmt *(Eintankapparat)*. Bei den größeren Anlagen wird der Hochspannungstransformator in einem ölgefüllten Kessel im Röntgenraum oder in dessen Nähe untergebracht.

Es ist möglich, die vom Hochspannungstransformator gelieferte Spannung direkt an die Röntgenröhre zu legen. Die Röntgenröhre wird somit selbst zur Gleichrichtung benützt; sie übernimmt die Funktion einer Gleichrichterröhre (s. u.). Der von der Kathode ausgehende Elektronenstrom kann hierbei jedoch nur dann zur Anode fließen, falls diese positiv gegenüber der Kathode ist. Bei Zweiphasen-Wechselstrom ist dies 50mal in der Sekunde der Fall, und zwar jeweils während der positiven Halbwelle. Während der 50 negativen Halbwellen pro Sekunde fließt dagegen durch die Röntgenröhre kein Strom (Abb. 12a). Bei diesen sogenannten *Halbwellenapparaten* wirkt die Röntgenröhre selbst als Gleichrichter. Eine solche Schaltung kommt nur bei kleineren Apparaten in Frage, bei denen keine hohe Strahlenintensität verlangt wird. Zudem besteht bei diesen Apparaten die Gefahr der *Rückzündung* bei Überlastungen der Anode, welche dann infolge ihrer Weißglut in der negativen Halbwelle als Kathode wirken kann. Der Röhrenstrom würde dadurch weiter ansteigen, bis die Röhre defekt ist. Durch eine besondere Bauweise der Röhre oder durch Einschalten von ein oder zwei Gleichrichterelementen *(Ein- und Zweiventilapparate)* kann die Rückzündungsgefahr vermindert werden. Eine Erhöhung der Strahlenintensität läßt sich jedoch erst erreichen unter Verwendung von vier Gleichrichterelementen in der sogenannten *Graetz-Schaltung* (Abb. 13), bei der je zwei Gleichrichterelemente die Stromleitung einer Halbwelle übernehmen, während die beiden anderen den Stromdurchfluß sperren (pulsierender Gleichstrom). Es fließt somit in beiden Halbwellen Strom durch die Röntgenröhre dieser sogenannten *Vierventilapparate* (Abb. 12 b), deren Strahlenausbeute demnach doppelt so groß wird wie bei den Halbwellenapparaten.

Bei Verwendung eines Drehstrom-Hochspannungsgenerators und unter Verwendung von sechs Gleichrichterelementen nähert man sich immer mehr der konstanten Gleichspannung mit höchster

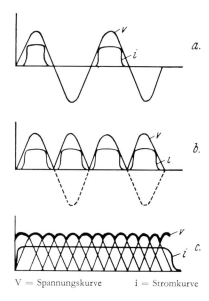

V = Spannungskurve   i = Stromkurve

Abb. 12. Hochspannungs- und Stromkurven
a) Halbwellenapparat
b) Vierventilapparat
c) Sechsventilapparat

Strahlenausbeute. Mit Spezialschaltungen, z. B. *Sechsventilapparaten*, mit Drosselspule am Sternpunkt oder bei Verwendung von zwölf Gleichrichterelementen erhält man praktisch die konstante Gleichspannung (Abb. 12 c).

Unter Zuhilfenahme von Kondensatoren und Gleichrichterelementen in sogenannten *Kondensatorapparaten* erreicht man ebenfalls praktisch konstante Gleichspannung. Diese Apparate sind jedoch für hohe Strahlenintensitäten nicht so geeignet wie die leistungsfähigen Drehstromapparate.

Gleichrichter

Als Gleichrichterelemente kommen Röhrengleichrichter oder Trockengleichrichter in Frage. Die *Gleichrichterröhren,* auch *Ventilröhren* genannt, bestehen aus einem evakuierten Glasrohr, ähnlich der Röntgenröhre, mit Glühkathode und Anode. Der Elektronenstrom kann, wie es schon oben erwähnt wurde, aber nur zur Anode fließen, falls diese positiv gegenüber der Kathode ist. Da es bei den Ventilen nicht notwendig ist, den Elektronenstrahl auf einen Fokus zu richten, fehlt bei diesen meist der WEHNELT-Zylinder. Damit fällt aber auch die thermische Punktbelastung der Anode weg; eine besondere Kühlung ist in diesem Fall nicht notwen-

14 Technisch-physikalische Grundlagen

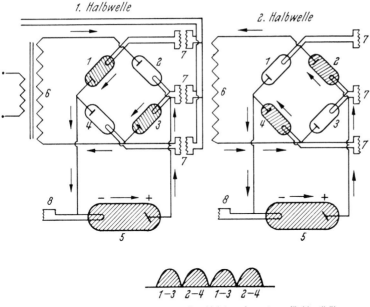

1–4 = Ventilröhren
5 = Röntgenröhre
6 = Hochspannungstransformator
7 = Heiztransformatoren für Ventilröhren
8 = Heiztransformator für Röntgenröhre
Unter dem Schaltbild Spannungskurve

Abb. 13. Prinzip der Graetz-Vierventilschaltung mit dem Stromverlauf während der ersten und der zweiten Halbwelle. Pfeile: Stromrichtung, gestrichelte Röhren: stromleitend

dig. Im Hochspannungskreis wirken die Gleichrichterröhren bei richtiger Heizung wie Vorwiderstände zur Röntgenröhre. Der über diese und innerhalb des Hochspannungstransformators entstehende Spannungsabfall kann kompensiert werden. Die *Trockengleichrichter* beruhen auf der Eigenschaft gewisser Stoffe (z. B. Selen und Silizium), nach geeigneter Präparation im Kontakt mit bestimmten Metallen den Strom nur in einer Richtung durchzulassen und in der anderen Richtung zu sperren. Werden solche Gleichrichterplättchen hintereinander geschaltet, so gelingt es auch, Hochspannungen damit gleichzurichten. Die Trockengleichrichter benötigen keine Heizleistung, so daß dadurch die Heiztransformatoren der Ventile wegfallen. Die Gleichrichterelemente werden meist mit dem Hochspannungstransformator in einen gemeinsamen, ölgefüllten Kessel eingebaut.

Schalttisch

Die Regulierung und Messung des Röhrenstromes (Ventilheizung) und der Röhrenspannung (Hochspannung) wird im *Schalttisch* vorgenommen. Die Regulierung kann in Stufen oder kontinuierlich ausgeführt werden. Zu diesem Zweck wird meistens ein sogenannter *Autotransformator* mit teilweise gemeinsamer Primär- und Sekundärwicklung verwendet, der zwischen Kraftnetz und Hochspannungstransformator liegt und zur Regulierung der Primärspannung dient, die dem Hochspannungstransformator zugeführt wird. Der Hochspannungstransformator besitzt nämlich ein bestimmtes Übersetzungsverhältnis und benötigt daher, um Hochspannung verschiedener Größe erzeugen zu können, Zufuhr einer regulierbaren Primärspannung. Das Kraftnetz wird hinter dem *Netzangleicher,* der den im Laufe des Tages zeitlichen Schwankungen unterliegenden Kraftstrom für die Verwendung der Röntgenröhre auszugleichen und auf einen konstanten Wert zu bringen hat, mit der Primärseite des Autotranstormators verbunden. Bei kleineren Apparaten erfolgt die Netzangleichung mit einem Regulierknopf, bis das Netzspannungsvoltmeter die gewünschte Spannung anzeigt; größere Apparate weisen einen automatischen, oft elektronisch gesteuerten Netzangleicher auf. Bei der Stufenregelung besitzt die Sekundärseite eine Anzahl Anzapfungen. Bei der kontinuierlichen Regelung werden die Sekundärspannungen am Autotransformator über einen Schleifkontakt oder über eine verschiebbare Kohlenrolle abgenommen.

Für die *Durchleuchtung* wird nun die geregelte

Sekundärspannung des Autotransformators über einen elektronisch gesteuerten Schalter, den *Durchleuchtungsschütz*, an die Primärseite des Hochspannungstransformators gelegt. Der Milliampereregelknopf auf dem Schaltpult regelt innerhalb gewisser Grenzen den Röhrenstrom für die Durchleuchtung. Bei neueren Apparaten, insbesondere bei Hochleistungsapparaten, besitzt das Schaltpult noch eine Durchleuchtungsuhr zur Überwachung der Durchleuchtungszeiten, eventuell mit Warnsignal oder automatischer Stromausschaltung nach Ablauf der vorgesehenen Durchleuchtungszeit.

Bei der *Aufnahme* wird die geregelte Sekundärspannung des Autotransformators über verschiedene Kompensationswicklungen (zur Kompensation des Spannungsabfalls) und über den Schütz des *Zeitschalters* an die Primärseite des Hochspannungstransformators gelegt. Bei billigen Apparaten kann der Aufnahmeschütz aus einem aufziehbaren Federwerk bestehen, das auf verschiedene Aufnahmezeiten eingestellt und durch Druck auf einen Knopf ausgelöst werden kann. Die Zeitschalter der Apparate mittlerer und höherer Leistungsfähigkeit bestehen aus einer komplizierten elektronischen Schaltung, die es erlaubt, Schaltzeiten von mehreren Sekunden bis hinunter auf 0,003 Sekunden synchron, d.h. beim Nulldurchgang der Netzspannung und genau reproduzierbar, zu schalten.

Bei mittleren und größeren Apparaten tritt an die Stelle des Zeitschalters in modernen Anlagen oft ein *Belichtungsautomat*, und zwar entweder für Messung der Strahlenquantität in einer schattenfreien Ionisationskammer vor dem Röntgenfilm *(Iontomat)* oder für photoelektrische Messung der Lichtmenge auf einem Leuchtschirm hinter dem Röntgenfilm mittels eines *Phototimers*. Die Aufnahme wird nach Erreichen der gewünschten Strahlenmenge und damit der gewünschten Filmschwärzung automatisch beendet, unabhängig von der Dicke des Patienten. Am Schalttisch brauchen bei Anwendung der Belichtungsautomatik nur noch die Röhrenspannung und die Stromstärke eingestellt zu werden. Der Schütz des Belichtungsautomaten ersetzt in diesem Fall den Zeitschalterschütz, so daß sich die Zeiteinstellung am Schaltpult erübrigt. Die Belichtung wird von der Röntgenapparatur automatisch geregelt. Eine Weiterentwicklung auf dem Gebiet der automatischen Belichtung bedeutet die *programmierte Aufnahmetechnik*. Durch einen Zusatz an den Schalttischen, auf dem sich Tasten für die einzelnen Organe und Knochenabschnitte befinden, werden nach Wahl einer bestimmten Taste die für ein einzelnes Organ notwendigen Schalt- und Einstellvorgänge automatisch festgesetzt. Es muß nur noch die Aufnahme ausgelöst werden. Durch den Wegfall von Einstellungen am Schalttisch werden Fehler weitgehend ausgeschlossen, der Aufnahmebetrieb rationalisiert und die Aufnahmetechnik standardisiert. Diese Belichtungsautomaten verhindern, daß durch falsches Einschätzen des Körperdurchmessers des Patienten Fehlaufnahmen durch Über- oder Unterbelichtung vorkommen. Der Schütz des Belichtungsautomaten ersetzt in diesem Fall den Zeitschalterschütz, so daß sich auch die Zeiteinstellung am Schaltpult erübrigt.

Für den Aufnahmebetrieb weist jede Röntgenröhre gewisse Belastungsgrenzen auf, welche durch die Fabrikanten in *Belastungsdiagrammen* festgehalten werden. Bei einer gewissen Aufnahmespannung und einer gewissen Aufnahmezeit darf der Röhrenstrom einen bestimmten Betrag nicht überschreiten. Jedes moderne Schaltpult besitzt deshalb eine Überwachung dieser drei für die Aufnahme maßgebenden Größen, so daß die Röhre nicht überlastet werden kann. Wird durch irgendeine Einstellung der drei Größen das Belastungsdiagramm der Röhre überschritten, so tritt der *Überlastungsschutz* in Funktion und macht es unmöglich, daß eine Aufnahme geschaltet werden kann. Die sogenannten *Freiwahlapparate* gestatten, die drei Werte innerhalb des Belastungsdiagrammes frei, eventuell in Stufen zu regeln; sie besitzen also je einen Regelknopf für Aufnahmespannung, Aufnahmestrom und Aufnahmezeit. Röntgenapparate mit einer *Aufnahmeautomatik* besitzen nur zwei Knöpfe: für die Aufnahmespannung und die Aufnahmezeit. Der Aufnahmestrom wird in Abhängigkeit von diesen beiden Größen automatisch so geregelt, daß die Röhre stets optimal ausgelastet wird, so daß auch stets die möglichst kürzesten Aufnahmezeiten erzielt werden. Bei beiden Apparaten sind Zeit- und eventuell mA-Wähler durch eine *mAs-Voranzeige* verbunden, d.h. einen Anzeiger der Strahlenquantität (Produkt aus Aufnahmestrom, gemessen in mA, und Aufnahmezeit, gemessen in Sek.). Diese Apparate gestatten also, vor der Aufnahme die zu erwartende Strahlenqualität (kV) und Strahlenquantität (mAs) voreinzustellen. Bei größeren Apparaten sind *Aufnahme- und Durchleuchtungsspannung* stets voneinander getrennt regelbar. Die Durchleuchtungsspannungen reichen meist von 40 bis 90 kV, eventuell bis 125 kV, die Aufnahmespannungen von 35 bis 150 kV, während die Röhrenströme je nach Apparatestärke zwischen 10 und 1000 mA betragen.

Außerdem muß das Schaltpult noch über einen *Röhrenwähler* verfügen, da an einem Hochspannungstransformator über einen Hochspannungs-

16 Technisch-physikalische Grundlagen

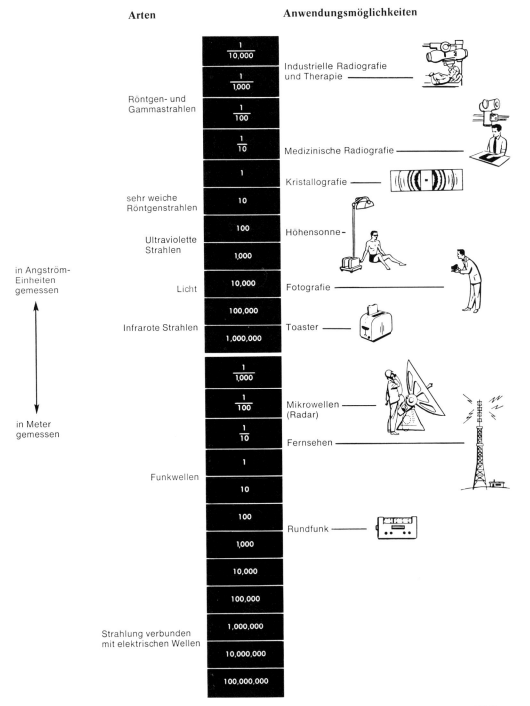

Abb. 14. Spektrum der elektromagnetischen Strahlung und die Anwendungsmöglichkeiten einiger Wellenarten (Abb. 14, 22, 23 aus Strüwing, D.: Grundsätzliches zur Röntgenaufnahme, 11. Aufl., Kodak AG, Stuttgart)

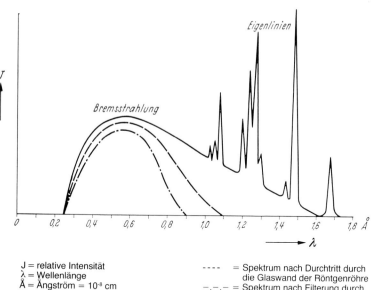

Abb. 15. Intensitätsverteilung im Röntgenspektrum einer Röntgenröhre mit Wolframanode bei einer Spannung von 50 kVs (schematisch). Das Spektrum der Bremsstrahlung ist im Verhältnis zu den Eigenlinien stark überhöht gezeichnet (nach Eggert)

J = relative Intensität
λ = Wellenlänge
Å = Ångström = 10^{-8} cm
—— = Spektrum vor Durchtritt durch die Glaswand der Röntgenröhre
---- = Spektrum nach Durchtritt durch die Glaswand der Röntgenröhre
–·–·– = Spektrum nach Filterung durch Metallfilter

schalter eventuell mehrere Röhren angeschlossen werden können. Ebenso muß für Doppelfokusröhren ein *Fokuswähler* vorhanden sein sowie ein *Hilfsgerätewähler*, damit der Röntgenapparat nicht nur vom Schaltpult aus, sondern eventuell auch von einem Untersuchungsgerät aus geschaltet werden kann.

Durch die große Zahl von Regelknöpfen, Anzeigeinstrumenten und Skalen werden aber größere Apparate ständig unübersichtlicher und komplizierter in der Bedienung. Es sind deshalb Bestrebungen im Gange, die Schaltpulte äußerlich zu vereinfachen und in der Reihenfolge der Bedienung organisch zu gliedern. Dies bedingt aber, daß der Autotransformator in einem besonderen *Regelkasten* untergebracht und vom Schaltpult aus *ferngesteuert* wird. Man gewinnt durch diese neue Bauart nicht nur übersichtlichere und leichter zu bedienende Röntgenapparate, sondern es lassen sich auch noch weitere technische Vorteile damit verknüpfen.

Wesen und Eigenschaften der Röntgenstrahlen

Die von der Anode ausgehenden Röntgenstrahlen sind *elektromagnetische Schwingungen* mit wohldefinierter Wellenlänge, die sich geradlinig nach allen Richtungen ausbreiten und sich mit Lichtgeschwindigkeit fortpflanzen (in Luft mit etwa 300000 km pro Sekunde). Die Röntgenstrahlen stehen fast am kurzwelligen Ende des gesamten *Spektrums* der elektromagnetischen Wellen (Abb. 14). Ihre Wellenlänge beträgt nur 1/10 000 der Wellenlänge des sichtbaren Lichtes. Als Längenmaß dieser extrem kurzen Wellen verwendet man das Angström (1 Å = 10^{-8} cm), also den einhundertmillionsten Teil eines Zentimeters. Ihre Wellenlänge ist um so kürzer, je durchdringender (härter) die Strahlen sind.

An der Anode wird nicht nur eine bestimmte Wellenlänge erzeugt, sondern ein breites kontinuierliches *Bremsspektrum*, dessen kürzeste Wellenlänge unabhängig vom Anodenmaterial durch die Spitzenspannung der an die Röntgenröhre gelegten Hochspannung bestimmt wird. Dies ist der Grund dafür, daß in der medizinischen Röntgentechnik für die Charakterisierung der Härte einer Röntgenstrahlung die Spitzenspannung angegeben wird. Normalerweise verwendet man in der Elektrotechnik die effektive Spannung V^{eff}, welche bei Zweiphasen-Wechselstrom 71% und bei Drehstrom 96% der Spitzenspannung beträgt. In der Röntgentechnik sind alle Spannungsangaben Effektivwerte mit Ausnahme der Hochspannung.

Dem breiten Bremsspektrum ist noch ein diskontinuierliches *charakteristisches Linienspektrum* überlagert, das von der angeregten Eigenstrahlung des Anodenmaterials stammt (Abb. 15). An der Röhre entsteht also ein Strahlengemisch aus verschiedenen Wellenlängen zwischen 0,1 und 1 Å. Durch Steigerung der Spannung verschiebt sich das gesamte entstandene Spektrum gegen den Bereich der kürzeren Wellenlängen hin, so daß man

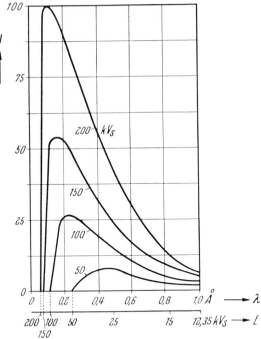

J = relative Intensität λ = Wellenlänge E = Spannung

Abb. 16. Spektrale Intensitätsverteilung der Röntgenstrahlen (nach Durchsetzen der Glaswand) bei verschiedenen Spannungen (nach Eggert)

eine kurzwelligere und härtere Strahlung erhält (Abb. 16).

Von der Anode breiten sich die Röntgenstrahlen geradlinig aus. Wie bei jeder punktförmigen Strahlenquelle nimmt dabei die Intensität mit dem Quadrat der Fokusentfernung ab *(Quadratgesetz)*. Wird also die Distanz vom Fokus verdoppelt, so beträgt die Strahlenintensität nur noch ein Viertel, wird sie verdreifacht, so beträgt die Strahlenintensität nur noch ein Neuntel.

Die wichtigste Eigenschaft der Röntgenstrahlen besteht aber darin, daß sie Stoffe *durchdringen* können, wobei sie *geschwächt* werden; sie können aber durch keine noch so dicke Schicht hundertprozentig aufgefangen werden. Der Grad der Schwächung wird durch Absorptions- und Streuvorgänge an den Atomen des durchstrahlten Stoffes bestimmt. Die *Absorption* ist eine vollständige Energieabgabe der *Strahlungsquanten (Photonen)* an die Atome des durchstrahlten Stoffes. Die Strahlungsquanten hören dabei auf zu existieren. Durch die Energieabgabe werden die Atome des Stoffes angeregt, und sobald die Energie einen gewissen Betrag erreicht, können die Atome zu ihrer eigenen charakteristischen Strahlung angeregt werden.

Die *Streuung* ist im Prinzip eine Richtungsänderung des primären, einfallenden Strahles, verbunden mit teilweiser Energieabgabe des Röntgenquants. Die abgegebene Energie wird zur Beschleunigung von Elektronen *(Rückstoß-* oder *Streuelektronen)* verwendet. Durch die Energieabgabe ist der gestreute sekundäre Strahl energieärmer und weicher; er besitzt eine längere Wellenlänge (Abb. 17, *Compton-Effekt,* nach ARTHUR H. COMPTON, amerikanischer Physiker und Nobelpreisträger).

Der *Grad der Schwächung* hängt sowohl von der *Wellenlänge* (Härte) der einfallenden Strahlung als auch von der *Dicke* und *Dichte* sowie der *chemischen Zusammensetzung* des durchstrahlten Körpers ab. Die Schwächung ist um so größer, je dicker und dichter das durchstrahlte Material, je weicher (langwelliger) die Strahlung und je größer die Ordnungszahl der in der durchstrahlten Schicht enthaltenen Elemente im periodischen System ist (Tab. 2). Bei harter, kurzwelliger Strahlung überwiegt die Streustrahlung gegenüber der Absorption (Compton-Effekt), bei weicher Strahlung hingegen überwiegt die Absorption (Photo-Effekt) und die sekundäre Streustrahlung geht zurück.

Tabelle 2 Einige für die Röntgendiagnostik wichtige Elemente mit ihren Ordnungszahlen

Wasserstoff	1	Phosphor	15	Jod	53
Beryllium	4	Chlor	17	Barium	56
Kohlenstoff	6	Kalzium	20	Wolfram	74
Stickstoff	7	Eisen	26	Blei	82
Sauerstoff	8	Kupfer	29	Wismut	83
Aluminium	13	Silber	47		

Die *Einheit der Dosis für Röntgenstrahlen* und ebenso für Gammastrahlen ist das *Röntgen* (R). Die Dosis beträgt definitionsgemäß 1 R, wenn diese Strahlung in Luft pro 0,001293 g — das ist die Masse von 1 cm³ trockener atmosphärischer Luft

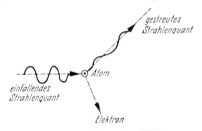

Abb. 17. Compton-Effekt

bei 0° C und einem Druck von 760 mm Quecksilbersäule – eine solche Korpuskularemission bewirkt, daß die dadurch in Luft erzeugten Ionen beiderlei Vorzeichens je eine Elektrizitätsmenge von einer elektrostatischen Einheit tragen. R ist die *Einheit der Ionendosis.* Daneben finden weitere Definitionen, nämlich rad und rem Verwendung. *Rad* bedeutet die *Einheit der Energiedosis,* 1 *rad* ist gleich 100 erg/g. Das gilt für alle Strahlenarten und für jede beliebige Materie. 1 *rem* entspricht derjenigen Menge irgendeiner Strahlung, welche die gleiche biologische Wirksamkeit wie 1 R Röntgenstrahlen hat.

Untersuchungsgeräte

Zur *Ausführung von Röntgenaufnahmen* in einer beliebigen Projektionsrichtung bedarf es eines *fahrbaren Stativs* mit Boden- oder Deckenbefestigung, an welchem die Röntgenröhre so angebracht ist, daß sie in allen drei Dimensionen frei beweglich ist und um die Röhrenachse sowie senkrecht dazu gedreht werden kann. Zur Lagerung des Patienten dient ein fester oder auf Schienen verschiebbarer *Lagerungstisch,* dessen Tischplatte unter Umständen von Hand oder mittels eines Motors auch schräg oder vertikal gestellt werden kann. Für Aufnahmen verwendet man einen *Röntgenfilm,* der lichtdicht in eine Papierhülle *(Einzelpackung)* eingepackt ist oder in eine *Kassette* eingelegt wird. Die Filmpackung oder die Kassette werden auf der Strahlenaustrittsseite des Patienten direkt auf den Tisch gelegt oder in einen *Kassettenhalter* unter dem Lagerungstisch oder an einem Wandstativ eingelegt.

Für die *Durchleuchtung* wird eine vertikale *Durchleuchtungswand* verwendet, die, ebenso wie der oben beschriebene Aufnahmetisch, kippbar sein soll. Die Röntgenröhre wird dann meist hinter resp. unter der Tischplatte an einem verschiebbaren *Röhrenwagen* befestigt, so daß die ganze Fläche des Tischblattes abgefahren werden kann. Vor resp. oberhalb des Patienten befindet sich der *Leuchtschirm.* Aus Strahlenschutzgründen ist er mit durchsichtigem *Bleiglas* bedeckt, und sein Rahmen ist lückenlos mit Blei ausgekleidet. Der Leuchtschirm soll fest mit dem Röhrenwagen gekoppelt sein, um zu verhindern, daß der primäre Strahlenkegel außerhalb des Strahlenschutzes des Leuchtschirmrahmens fällt. Als fluoreszierende Stoffe für Leuchtschirme werden heute Zinksulfid, Kadmiumsulfid, Zinksilikat u. a. verwendet, die auf einem Träger, meist im Format 35/35 cm resp. 40/40 cm aufgetragen werden.

Sehr gebräuchlich sind heutzutage Geräte, die gestatten, *wechselweise Durchleuchtungen und Aufnahmen* vorzunehmen. Bei diesen sogenannten *Zielgeräten* befindet sich während der Durchleuchtung die Filmkassette strahlengeschützt neben dem Leuchtschirm. Beim Übergang von der Durchleuchtung zur „gezielten" *Aufnahme* wird die Kassette von Hand, motorisch oder pneumatisch seitwärts vor den Schirm geschoben, wobei die notwendigen elektrischen Umschaltungen (Durchleuchtung ausschalten, Drehanodenröhre und Aufnahmeheizung einschalten) automatisch vor sich gehen. Durch weitere Vervollkommnung der Automatik kann heute auch die Aufnahme unabhängig von der Objektdichte selbsttätig mit Hilfe einer vor der Kassette liegenden *Ionisationskammer* (Iontomat und Amplimat) oder mit Hilfe einer hinter dem Leuchtschirm befindlichen *Photozelle* (Phototimer) geschaltet werden; sie beenden die Aufnahme, sobald die für eine optimale Filmschwärzung erforderliche Dosis erreicht ist. Die modernen Röntgengeräte haben einen motorisch kippbaren, oft in Längsrichtung verschiebbaren Lagerungstisch mit darunter befindlicher *Untertischröhre* für Durchleuchtungen und gezielte Aufnahmen am Zielgerät; der Tisch läßt sich schnell aus der senkrechten in die waagerechte Lage und darüber hinaus in die Kopftieflage von 0° bis 120° kippen. An einem fahrbaren Stativ ist eine zweite *Übertischröhre* für Übersichtsaufnahmen angebracht. Heutzutage werden ständig in größerer Zahl ferngesteuerte Untersuchungsgeräte verwendet, die entweder eine Untertischröhre besitzen und in konventioneller Strahlrichtung ausstrahlen oder eine Obertischröhre und einen Bildverstärker haben, die mit einem Zielgerät unter der Tischplatte sowie einer Einrichtung für eine Fernsehkette ausgestattet sind (Abb. 18). Letztere ermöglicht gleichzeitig eine Betrachtung des Durchleuchtungsbildes durch mehrere Personen im unverdunkelten Raum oder in anderen Räumen einer Klinik.

Der Röntgenarzt steuert hierbei das Gerät hinter einer Strahlenschutzscheibe vom Schaltpult aus unter Betrachtung des Bildes mit dem Fernsehgerät, wobei Einzelaufnahmen oder bewegte Vorgänge aufgenommen werden können, sei es mit der Kinokamera oder einer 70-mm-Rollfilmkamera.

Der größte Feind für die Erzeugung eines kontrastreichen Röntgenbildes ist die beim Strahlendurchgang im Patienten entstehende, nach allen Seiten wahllos sich ausbreitende *Streustrahlung.* Diese kann durch *Verkleinerung des primären Strahlenkegels* verringert werden, und zwar auf der Röhrenseite durch verbleite *Tubusse* bzw. Bleiglastubusse oder durch *Doppelschlitzblenden,* die an

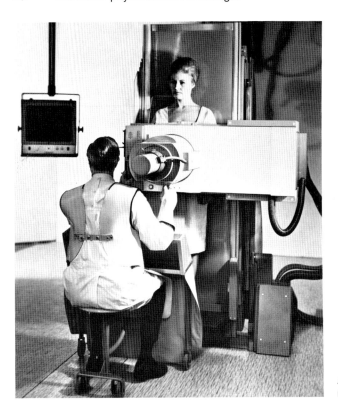

Abb. 18. Durchleuchtungs- und Aufnahmegerät mit Bildverstärker-Fernsehkette

der Röhrenhaube befestigt werden. Man verringert dadurch das durchstrahlte und streustrahlenerzeugende Volumen und damit auch die Zahl der Streuzentren. Oft werden zwischen Röhre und Patient verschieden gestaffelte Blenden angebracht, z.B. die röhrennahe *Tiefenblende* oder die objektnahe *Vorderblende*. Zu einer weiteren Verminderung der Streustrahlung führt die Verwendung des *Kompressionstubus*, mit dem überflüssiges Gewebe aus dem Strahlengang seitlich weggedrückt wird, wodurch das durchstrahlte Volumen ebenfalls vermindert wird. Wohl die wichtigste Art der Bekämpfung der Streustrahlung besteht in der Verwendung von *Streustrahlenblenden* (Abb. 19), die zwischen Film und Objekt eingelegt werden. Sie bestehen aus parallelen oder auf den Fokus gerichteten (fokussierten) feinen Bleilamellen, die nur dem vom Fokus kommenden primären Strahl den Durchgang gestatten, wogegen die schräg einfallenden Streustrahlen in den Bleilamellen absorbiert werden. Die verschiedenen Fabrikate unterscheiden sich durch die *Zahl der Lamellen* pro Zentimeter und durch das *Schachtverhältnis* (Lamellenhöhe : Lamellenabstand). Es gibt heute Raster mit etwa 50 Lamellen pro Zentimeter. Die *Feinraster* besitzen dünne und feine Lamellen mit einem Schachtverhältnis von 6 : 1. Für die Hartstrahltechnik (Röhrenspannungen von 100–150 kV) müssen wegen der zunehmenden Streuung Blenden mit möglichst vielen Lamellen und Schachtverhältnissen bis 15 : 1 verwendet werden. Bei den *Potter-Bucky-Blenden* und in den Zielgeräten werden die Raster während der Aufnahme resp. der Durchleuchtng seitlich verschoben, damit die Bleilamellen nicht als Streifen auf dem Film sichtbar werden. Da auch ein kleiner Teil der Primärstrahlen absorbiert wird, ist je nach Fabrikat eine zwei- bis dreimal *längere Aufnahmezeit* notwendig als bei Aufnahmen ohne Rasterblende. Bucky-Blenden werden in verschiedenen Formaten hergestellt, und zwar zur Befestigung an Untersuchungstischen oder an Wand-Bucky-Stativen (z.B. für Wirbelsäulenganzaufnahmen in Bildformaten bis 90 cm Länge).

Zur Vermeidung von Rückstreuung durch unterhalb des Filmes befindliche Teile des Röntgengerätes wird meist unter die Kassette eine Bleiplatte gelegt; oft ist diese aber auch schon in den Kassetten enthalten.

Für *Spezialuntersuchungen* gibt es eine ganze Reihe von *Röntgengeräten*, wie z.B. den *Urologentisch* zur gleichzeitigen Vornahme von urologischen

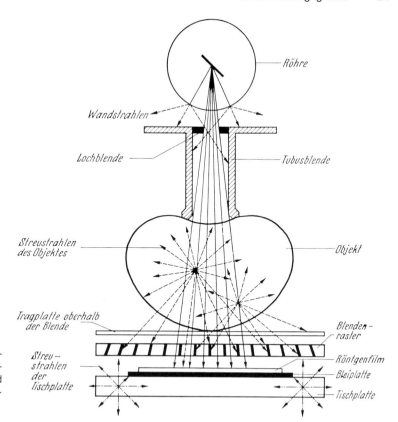

Abb. 19. Schematische Darstellung der Blendenvorrichtungen gegen Primär- und Sekundärstrahlung (nach Eggert)

Untersuchungen und Röntgenuntersuchungen, das *Schädelgerät* mit oder ohne Kassettenwechsler zur Herstellung von Schädelaufnahmen sowie auch von Schädelangiogrammen in zwei zueinander senkrecht stehenden Ebenen und ein *Gerät für Angiographien der Extremitäten* sowie für Untersuchungen der *großen Gefäße* und des *Herzens*, evtl. in zwei Ebenen. Die Angiographiegeräte sind entweder mit einem Kassettenwechsler oder langem Filmband zur Durchführung rasch aufeinander folgender Aufnahmeserien ausgerüstet, und zwar für die direkten Aufnahmen in Großformat (35 × 35 cm und 24 × 30 cm) sowie indirekten Aufnahmen mit der 70-mm- oder 100-mm-Kamera, wobei mit der Kamera das Röntgenbild vom Bildverstärker abphotographiert wird. Für Zahnaufnahmen stehen besondere *Dentalgeräte* zur Verfügung.

Ein besonders wichtiges Spezialgerät stellt der *Tomograph* oder *Planigraph* für Körperschichtaufnahmen dar, der sich vor allem in der Lungen- und Knochendiagnostik bewährt hat. Bei diesem Verfahren werden Röhre und Film derart gegenläufig bewegt, daß nur die im Drehpunkt liegende, zum Film parallele Schicht scharf abgebildet wird, wogegen die darüber- und darunterliegenden Schichten verwischt werden (Abb. 20). Da der Drehpunkt verstellt werden kann, können mit dieser Methode Aufnahmen („Schnitte") in verschiedenen Tiefen des Körpers angefertigt werden; bei Verwendung einzelner Filme erzielt man eine Aufnahme pro Pendelablauf, oder bei Benutzung einer *Simultankassette* erhält man Aufnahmen in mehreren Schnittiefen während eines Pendelablaufes. Die üblichen Tomographen gestatten, Körperlängsschnitte aufzunehmen, für Körperquerschnitte existieren besondere *Transversaltomographen*, die vorwiegend zur Lokalisationsdiagnostik von Tumoren im Thorax und Abdomen eingesetzt werden.

An die Stelle der üblichen Tomographen, die eine Verwischung in nur einer Ebene gestatten, sind heute Universal- und Multiplanigraphen getreten, mit denen außerdem Kreis-, Spiral- oder hypozykloide Bewegungen und Verwischungen in alle Richtungen durchgeführt werden können. Mit diesen Verfahren sind im Vergleich zur gewöhnlichen Tomographie schon kleinere pathologische Prozesse nachzuweisen, das gilt vor allem für den Bereich des Skeletts. Die gewöhnliche Röntgenaufnahme — ganz gleich, in welcher Strahlenrichtung sie ausgeführt wird — zeigt nämlich stets die Überlagerung sämtlicher übereinanderliegender

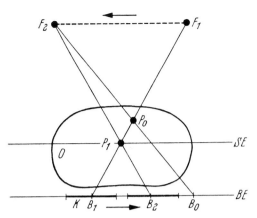

Abb. 20. Schematische Darstellung der Schichtbildaufnahme. Punkt P_1 in der Schnittebene SE des Objektes O wird zu Beginn der Aufnahme von der in F_1 stehenden Röhre auf der Kassette K in B_1 abgebildet, bei der Wanderung der Röhre nach F_2 und der Kassette in die entgegengesetzte Richtung unverändert in B_2. Der außerhalb der Schnittebene liegende Punkt P_0, der anfangs mit B_1 zusammenfällt, bewegt sich während der Röhrenwanderung nach B_0, also außerhalb des Filmes. $B_2 - B_0 =$ Grad der Verwischung

Schichten und ist deshalb ein *Summationsbild*. Auf einem Summationsbild können kleine, aber auch verhältnismäßig große pathologische Veränderungen vorliegen, die durch das Bild der darüber- oder darunterbefindlichen Schichten verdeckt werden. Räumliches Sehen *(Röntgenstereoskopie)* ermöglicht die Betrachtung von zwei kurz nacheinander aufgenommenen Röntgenbildern eines in gleicher Lage verbleibenden Objektes, wobei bei der ersten Aufnahme die Röhre parallel zur Bildebene seitlich um $3^{1}/_{2}$ cm nach links, für die zweite Aufnahme um $3^{1}/_{2}$ cm nach rechts bei gleichzeitigem Kassettenwechsel verschoben wird. Die *Betrachtung* geschieht mit einem *Stereobinokel* oder an einem *speziellen Betrachtungsapparat*.

Um Bewegungsvorgänge festzuhalten, stehen zwei Methoden zur Verfügung. Die einfachere Methode ist die *Kymographie*, bei der während der Aufnahme ein zwischen Kassette und Objekt befindliches Bleiraster mit 0,5 mm breiten Schlitzen, die im Abstand von 1,2 cm angelegt sind, sich parallel zur Filmebene und senkrecht zum Bleischlitz bewegt, wodurch jede quer zu den Schlitzen bewegte Bildlinie in eine Kurve ausgezogen wird. Aus Strahlenschutzgründen wird neuerdings das Bleiraster des Kymographen direkt vor dem Patienten angeordnet.

Die zweite Methode stellt die *Röntgenkinematographie* dar, bei der das auf einem geeigneten Leuchtschirm erhaltene Bild mit hoher Bildfrequenz (bis zu 48 Aufnahmen und mehr in der Sekunde) aufgenommen wird. Dieses Verfahren erlangte zunehmend praktische Bedeutung durch die Entwicklung des *Bildverstärkers* (Abb. 21) und des *Röntgenfernsehens*, wodurch eine große Helligkeitssteigerung bei gleichzeitiger Herabsetzung der Röntgenstrahlenintensität erzielt wird. Hierdurch werden die Strahlenbelastung des Patienten und die Streustrahlung in seiner Umgebung erheblich herabgesetzt.

Der Bildverstärker findet heute auch weitgehend Verwendung für Durchleuchtungen im Operations- und Gipsraum, da die Untersuchungen in hellen Räumen durchgeführt werden können. Um z.B. Extremitätenknochen rasch in zwei senkrecht zueinander stehenden Ebenen durchleuchten zu können, sind Röntgenapparate und Bildverstärker an einem Schwenkbügel drehbar befestigt. Aufnahmen werden mit normalen Kassetten ausgeführt, die an der Vorderseite des Bildverstärkers befestigt werden.

Für die praktische Anwendung des Bildverstärkers bei Röntgenuntersuchungen von Thoraxorganen oder des Magen-Darm-Traktes öffnen sich neue Perspektiven durch Entwicklung neuer Bildverstärker mit größerem Bildfeld, von neuen Betrach-

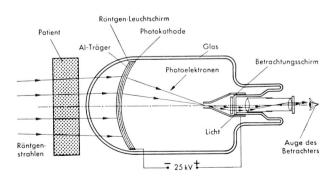

Abb. 21. Prinzip des Röntgenbildverstärkers. Die Röntgenstrahlen treffen auf einen am Aluminiumträger angebrachten sphärischen Leuchtschirm auf, der sich in engem Kontakt mit einer Photokathode befindet, die durch Auftreffen des Fluoreszenzlichtes des Schirmes Elektronen aussendet. Das Elektronenbild wird durch ein elektrostatisches Feld auf einen zweiten Leuchtschirm (Betrachtungsschirm) abgebildet und wieder zu einem sichtbaren Bild

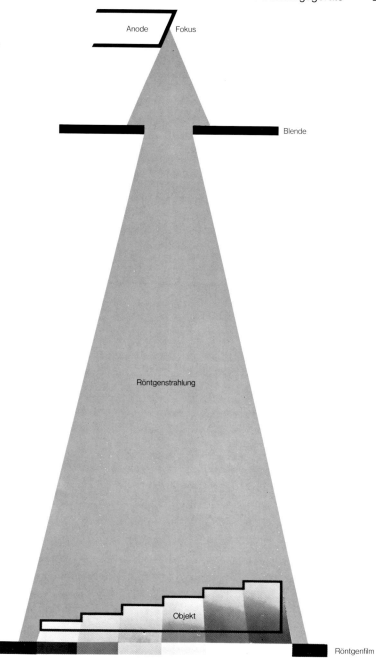

Abb. 22. Röntgenstrahlenintensitäten und Filmbelichtung nach Zwischenschaltung eines abgestuften Keiles

tungsoptiken und durch die Kombination mit der Televisionstechnik. Für Reihenuntersuchungen gibt es besondere Geräte, mit denen möglichst viele Patienten pro Zeiteinheit untersucht werden können. Anstelle des Durchleuchtungsschirmes oder des Röntgenfilmes findet sich eine *Schirmbildkamera,* die aus einer lichtstarken Optik besteht (z.B. die von A. BOUWERS entwickelte Odelca-Spiegelkamera), die das in einem lichtdicht abgeschlossenen Tubus auf einem Leuchtschirm erzeugte Bild photographiert und verkleinert auf einen Rollfilm mit gleichzeitiger Angabe der Personalien der untersuchten Person aufnimmt. Man erhält so ein medizinisch genügendes und billiges Siebverfahren zur Durchuntersuchung großer Bevölkerungsschichten, vor allem im Kampf gegen die Tuberkulose, die Silikose und das Bronchialkarzinom.

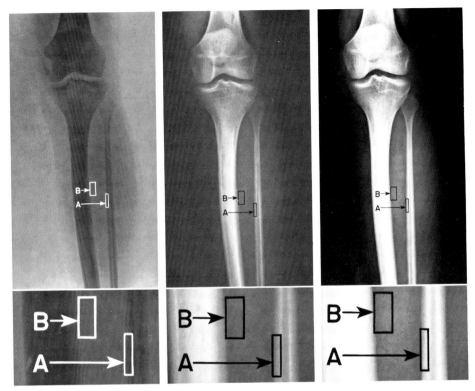

Abb. 23. Links: Röntgenbild eines Unterschenkels, wie er auf einer Verstärkerfolie erscheinen würde. Mitte: Röntgenaufnahme, die den Kontrast des Folienbildes links im gleichen Helligkeitsverhältnis kopiert. Rechts: Röntgenaufnahme, die den Kontrast des Folienbildes verdoppelt

Röntgenbild

Die Wiedergabe des durch die Röntgenstrahlen erzeugten Röntgenbildes geschieht einerseits durch den Leuchtschirm und andererseits durch die Röntgenphotographie im Röntgenfilm. Beide Darstellungen sind *Zentralprojektionen* (wobei der Fokus als Strahlenquelle dient), die alle im Strahlengang liegenden Objekte umfassen. Für die Röntgenprojektion ist nicht der Zentral-, sondern der *Senkrechtstrahl*, der das Lot vom Fokus auf eine Filmebene bildet, entscheidend. Aufnahmeobjekte in derselben filmparallelen Ebene zeigen daher immer dieselben Filmprojektionen. Aus diesem Grunde hat die Lage des Objektes im Strahlenbündel für die Abbildung auf dem Film keine Bedeutung. Die Objekte werden immer vergrößert, jedoch nicht verzeichnet abgebildet. Liegen die Objekte dagegen nicht filmparallel, dann werden sie je nach ihrer Lage zum Senkrechtstrahl und in Abhängigkeit von ihrem Abstand zur Fokus- und Filmebene vergrößert und verzeichnet.

Das *Leuchtschirmbild der Durchleuchtung* zeichnet sich durch das Vorhandensein von zahlreichen mehr oder weniger dunklen Schattenbildern aus, die das Resultat einer unterschiedlichen Strahlenabsorption im untersuchten Körperabschnitt sind. Auf dem Schirm entsteht eine Aufhellung dort, wo Röntgenstrahlen auftreffen, die auf ihrem Weg nur wenig geschwächt wurden, und umgekehrt eine Schattenbildung, wo die Strahlen stärker absorbiert wurden, die Röntgenstrahlenintensität also gering ist. Die Unterschiede der Gewebedichte ermöglichen somit eine Differenzierung des Leuchtschirmbildes, z. B. erscheinen Knochen dunkel (knochendichter Schatten), Weichteile heller (weichteildichter Schatten), luftgefüllte Partien hell (luftdicht).

Wegen der gleichartigen Strahlenabsorption von abdominellen Organen liegen keine wesentlichen Schwächungsunterschiede vor, so daß diese Organe eine gleichartige Schattenintensität auf dem Leuchtschirmbild zeigen. Das gilt auch für die verschiedenen Strukturen des Bindegewebes.

Bei der Röntgenaufnahme handelt es sich im Gegensatz zum Leuchtschirmbild um den umgekehrten Vorgang. Infolge der differenten Strahlenabsorption des untersuchten Objektes resultieren verschiedene Schattenintensitäten auf dem Film (Abb. 22). Bei der geringsten Absorption entsteht durch die stärkste Strahlenintensität die dunkelste Tönung. Mit zunehmender Absorption kommt es durch die abnehmende Strahlenintensität zu einer verminderten Schwärzung des Filmes. So kommen die Knochen hell, die Weichteile dunkel und die Luft am dunkelsten zur Darstellung. Der heute verwendete „*Sicherheitsfilm*", der nicht oder nur schwer brennbar ist, besitzt ebenso wie der für die normale Photographie verwendete Film eine lichtempfindliche Schicht (Emulsion) aus Gelatine und Silberbromidkristallen („Körner"), die nach Belichtung durch reduzierende Substanzen (Metol-Hydrochinon- oder Glyzinbad) im Entwickler in metallisches Silber überführt werden, was an ihrer grauen bis schwarzen Färbung erkennbar ist *(Schwärzung)*. Die infolge Absorption der Strahlen nicht belichteten Silberbromidteilchen werden im *Fixierbad* durch Natriumthiosulfatlösung aus der Schicht entfernt, so daß diese Partien im Negativ mehr oder weniger durchsichtig werden. Um die Empfindlichkeit der Filme auf das Doppelte zu steigern, sind die Röntgenfilme doppelseitig begossen.

Eine weitere Erhöhung der Empfindlichkeit wird durch die Verwendung von *Verstärkerfolien* (Abb. 23) erzielt. Diese sind strahlendurchlässige Unterlagen, auf die eine fluoreszenzerregende Schicht (Kalziumwolframat) aufgetragen ist und die in einer Kassette Schicht an Schicht eng an den Röntgenfilm gepreßt werden. Da die Filme doppelseitig begossen sind, benützt man zwei verschieden dicke Folien, wobei die dünnere röhrennah, die dickere röhrenfern liegt. Die in den Folien absorbierten Röntgenstrahlen werden in sichtbares Licht umgewandelt und schwärzen somit die photographische Schicht. Wir haben es hier also mehr mit einer Lichtwirkung und weniger mit einer Röntgenstrahlenwirkung zu tun. Es gibt „scharfzeichnende", „hochverstärkende" und „Universal"-Folien, wobei die Helligkeitsunterschiede der einzelnen Folienkombinationen durch die unterschiedlichen Schichtdicken der Verstärkerfolien hervorgerufen werden. Die Erhöhung der Empfindlichkeit durch Folien erlaubt eine Abkürzung der Belichtungszeiten auf etwa ein Zehntel. Hierbei muß man aber eine größere Unschärfe *(Folienunschärfe)* im Vergleich zu folienlosen Aufnahmen (sogenannte *Einzelpackungen*) in Kauf nehmen, die durch die Streuung des Lichtes innerhalb der Folie selbst bedingt ist.

Maßgebend für die Bildgüte sind der *Bildkontrast*, d.h. der Unterschied zwischen schwarz und weiß, und die *Schärfe*, d.h. die scharfe Wiedergabe von Kontur und Struktur des Bildes. Die Kontraste lassen sich durch Verwendung von Verstärkerfolien vermehren, ebenso durch konsequente Bekämpfung der Streustrahlung und exakte Durchführung des Entwicklungsprozesses. Wie sich zeigt, ist der Bildkontrast aber abhängig von der *Spannung*. Weiche Strahlen geben kontrastreiche Bilder, erfordern aber andererseits verlängerte Belichtungszeiten, wodurch die Bildschärfe infolge der Bewegung des Objektes während der Belichtungszeit verringert werden kann *(Bewegungsunschärfe)*. Harte Strahlen, die kurze Belichtungszeiten ermöglichen, verringern die Bewegungsunschärfe, bewirken aber durch vermehrte Streustrahlung eine Kontrastarmut des Bildes, das Bild wird grau. Auf die Beeinflussung der Bildschärfe durch die Brennfleckgröße wurde bereits weiter oben eingegangen. Die infolge der Ausdehnung des Brennfleckes erzeugte *geometrische Unschärfe* wird um so größer, je weiter das Objekt vom Film entfernt ist und je näher das Objekt am Fokus liegt; das Bild ist andererseits um so schärfer, je näher das Objekt am Film liegt und je weiter das Objekt vom möglichst kleinen Fokus entfernt ist. Röhrennahe Partien werden auseinanderprojiziert, vergrößert und unscharf dargestellt, wogegen die filmnahen Partien scharf und in annähernd richtiger Größe abgebildet werden. Bei der sogenannten *Kontaktaufnahme*, bei der die Röhrenhaube möglichst nahe an das Objekt angelegt wird, wird von dieser Abbildungsweise Gebrauch gemacht. Auf die Folienunschärfe der Verstärkerfolien wurde bereits weiter oben eingegangen.

Es hängt von jedem einzelnen Aufnahmefall ab, welche Faktoren berücksichtigt werden müssen, um optimale Aufnahmen zu erzielen. Die größte der oben erwähnten Unschärfen ist stets auf ein Minimum zu reduzieren. Aus der Praxis resultieren deshalb folgende Regeln: Für dünne, gut fixierbare Objekte sind scharfzeichnende Folien, meist sogar folienlose Filme (Einzelpackungen), und ein möglichst kleiner Fokus angezeigt, für bewegte Objekte verwendet man mit Vorteil hochverstärkende Folien, einen größeren Fokus und jedenfalls Drehanodenröhren.

Je weiter ein Objekt vom Film entfernt ist, verglichen mit dem Abstand Fokus–Film, um so mehr wird das Bild im Vergleich zum Objekt vergrößert (Abb. 24). Beträgt z.B. die prozentuale Vergrößerung eines Objektes bei einem Fokus-Film-Abstand von 50 cm und einem Objekt-Film-Abstand von 2 cm 4,2% und bei einem Objekt-Film-Abstand von 30 cm 150%, so be-

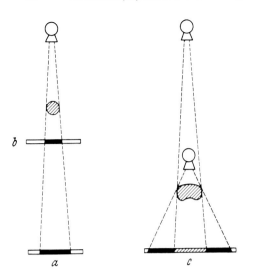

Abb. 24. Zentralprojektion und Fokus-Objekt-Abstand. Bei gleichbleibender Entfernung des Fokus vom Objekt nimmt die Vergrößerung des Schattenbildes bei großem Objekt-Film-Abstand (a) im Vergleich zum Schattenbild bei geringerem Abstand (b) zu.
Bei gleichbleibendem Objekt-Film-Abstand nimmt die Vergrößerung des Schattenbildes bei großer Entfernung des Fokus vom Objekt im Vergleich zum Schattenbild bei geringem Abstand ab (c)

tragen die entsprechenden prozentualen Vergrößerungswerte bei einem Fokus-Film-Abstand von 100 cm 2,0% und 43%, bei einem Fokus-Film-Abstand von 200 cm 1,0% und 17,6%. Ein filmnahes Objekt wird also in zwei Meter Entfernung praktisch in natürlicher Größe dargestellt. Solche „*Fernaufnahmen*" benützt man deshalb besonders zur Bestimmung der Herzgröße. Dem großen Fokus-Film-Abstand steht aber das schon erwähnte Gesetz der Intensitätsabnahme der Strahlung mit dem Quadrat der Entfernung vom Fokus entgegen. Diese Intensitätsabnahme führt zu einer Verlängerung der Expositionszeit. Man hilft sich durch Verwendung eines großen Brennfleckes oder hochverstärkender Folien, muß dann allerdings entsprechende Unschärfen in Kauf nehmen. Diese theoretischen Nachteile der Fernaufnahme sind heute durch leistungsfähige Drehstromapparate praktisch ausgeglichen. Die Fernaufnahme ist daher in der Thoraxdiagnostik zur Routineaufnahme geworden.

Zur Erzielung guter Röntgenaufnahmen gehört schließlich als wichtiger Faktor ein exaktes Arbeiten in der *Dunkelkammer,* in der der Film in die Kassette eingelegt und nach der Aufnahme herausgenommen wird. Die manuelle Entwicklung ist heute durch automatische Entwicklungsmaschinen ersetzt worden, wodurch personelle Erleichterungen sowie eine Verkürzung und Standardisierung der Aufnahmeentwicklung erreicht wird. Optimale Röntgenaufnahmen erhält man, wenn Entwicklungsmaschine, spezielle Chemikalien und Röntgenfilme, die für die Anforderungen und Bedingungen der automatischen Filmverarbeitung hergestellt wurden, in günstiger Relation zusammenwirken. Hierbei ist die Abstimmung der Mechanik und der Chemikalien von besonderer Bedeutung.

Die maschinelle Filmentwicklung setzt eine einwandfreie Aufnahmebelichtung voraus, die durch Belichtungsautomaten weitgehend gewährleistet wird.

Das Rollensystem der Entwicklungsmaschine führt den Filmtransport mit konstanter Geschwindigkeit durch. Dabei durchläuft der Film konsekutiv Entwickler-, Fixierbad- und Wässerungstank und kann anschließend nach Trocknung in einem besonderen Maschinenteil im Auffangschacht fertig zur Betrachtung und Befundung entnommen werden. Der gesamte Vorgang beansprucht in Abhängigkeit von der Durchlaufzeit bei den einzelnen Modellen 3 Minuten bis zu 90 Sekunden.

Die Filme müssen in richtiger Reihenfolge in die Kassette eingelegt werden: Röhrenseite der Kassette – Vorderfolie (dünne Verstärkerfolie) – Film – Rückfolie (dicke Verstärkerfolie) – Kassettendeckel. Um Beschädigungen der Folien zu vermeiden, werden diese meist in die lichtdichte Kassette eingeklebt, in der sie mit festem Druck an den Film gepreßt werden. Der Film darf nicht geknickt, geschoben oder zerkratzt werden, da sonst Filmfehler oder elektrostatische Entladungsbilder erzeugt werden. Beim Herausnehmen des Filmes nach der Aufnahme wird am Rand des Filmes der Name des Patienten angeschrieben, um spätere Verwechslungen zu vermeiden. Oft geschieht dies auf photographischem Weg mittels eines *Filmbeschriftungsgerätes.*

Tageslichtentwicklungssysteme bedeuten einen weiteren Fortschritt. In einem Raum werden die Filmkassette von einem Filmspender durch einen einfachen Hebelgriff beladen, die Röntgenaufnahme angefertigt und durch eine automatische Entladung des belichteten Filmes aus der Filmkassette in die automatische Entwicklungsmaschine entladen und nach 90 Sekunden aus der Auffangvorrichtung entnommen. Bewährt hat sich dieses Verfahren vor allem bei der Anfertigung von Lungenaufnahmen, wodurch eine Verkürzung des Arbeitszeitaufwandes von rund 25% erzielt werden kann.

Röntgenuntersuchung

Die Röntgenuntersuchung findet entweder in Form der Durchleuchtung *(Röntgenoskopie)* oder der Aufnahme *(Röntgenographie*, auch *Radiographie* genannt) statt. Die Voraussetzung für das Zustandekommen dieser Untersuchungen ist die Kontrastwirkung der einzelnen Organe. Erzeugen die Organe genügend natürlichen Kontrast, wie z. B. in der normalen lufthaltigen Lunge, so ist die Technik der Untersuchung leicht. Andernfalls muß man sich mit künstlichen *Kontrastmitteln* eine genügende Kontrastwirkung schaffen.

Man kann einerseits, wie im Thoraxraum, in weichteildichten Körperteilen eine *Aufhellung* herstellen, und zwar künstlich durch Insufflation von Gasen, wie Luft, Sauerstoff, Kohlendioxyd, wobei diese entweder in ein Hohlorgan (Magen, Darm, Harnblase) eingeblasen werden, so daß wir ein lufthaltiges Ausgußbild des betreffenden Organes erhalten *(Pneumoradiographie* des Magens usw.), oder in größere Hohlraumsysteme, wie in die intraperitoneale Bauchhöhle *(Pneumoperitoneum)*, in den Pleuraraum *(Pneumothorax)*, in das Mediastinum *(Pneumomediastinum)*, in die Hirnventrikel *(Ventrikulographie, Enzephalographie)*, in Gelenke *(Arthrographie)* und schließlich in das retroperitoneale Bindegewebe *(perirenale Gasfüllung, Pneumoretroperitoneum)*. Die letzten beiden Verfahren zeigen die Schattenbilder der von Gas umgebenen Organe.

Andererseits finden schattendichte Kontrastmittel Verwendung, die einen dichteren Schatten als den Weichteilschatten des Organes geben. Vor allem seien die Bariumpräparate für die Untersuchung des Verdauungstraktes genannt und die zahlreichen jodhaltigen Präparate für die Untersuchung von Gallenblase *(Cholegraphie)*, Nieren *(Urographie, Pyelographie)* und Harnblase *(Zystographie)*, Gefäßen *(Vasographie:* Aorto-, Kavo-, Arterio-, Venographie), Herz *(Angiokardiographie)*, Bronchen *(Bronchographie)*, Rückenmarkskanal *(Myelographie)*, Speicheldrüsen *(Sialographie)*, Gelenken *(Arthrographie)*, Milz *(Splenoportographie)*, Fistelfüllungen *(Fistulographie)*, Lymphsystem *(Lymphangioadenographie)*. Alle diese Untersuchungen geben Ausgußbilder der betreffenden Organe. Die Voraussetzung für die Verwendung derartiger Kontrastmittel ist, daß sie unschädlich sind.

Röntgendurchleuchtung

Die Durchleuchtung wird vor allem für Untersuchungen angewendet, bei denen starke Kontrastwirkungen vorhanden sind, bei denen es nicht auf Erkennung feiner Details ankommt und bei denen Bewegungen verfolgt werden sollen. Die Hauptdomäne der Durchleuchtung stellt somit die Untersuchung des Thoraxraumes und des Verdauungstraktes dar. Im Thorax bieten die hellen Lungenfelder den idealen Hintergrund, auf denen sich die Schatten des Herzens, der großen Gefäße, der Lungengefäße, der Rippen und des Zwerchfelles deutlich abheben. Ein ähnliches Bild erzielt man mit künstlicher Gasinsufflation im Abdomen, sei es retro- oder intraperitoneal. Zur Untersuchung der weichteildichten Schatten der Organe des Verdauungstraktes ist dagegen die Verwendung der sehr kontrastdichten Bariumpräparate notwendig, die es erlauben, die Breipassage durch die Hohlorgane zu verfolgen und die Bewegungen der Organwände zu beobachten. Durch Drehungen des Körpers erhält man auch eine Übersicht über die Verhältnisse an der Vorder- und Hinterwand eines Organes oder über die Lokalisation eines Schattens (Oberfläche des Körpers, ventraler oder dorsaler Abschnitt im Körperinnern). Die Durchleuchtung ist somit auch angezeigt zur Festellung der Lage und Zahl von Fremdkörpern und für eine kurze Nachuntersuchung bereits bekannter Veränderungen (z. B. Pleuraerguß, Fragmentstellungen usw.).

In Hinsicht auf den Strahlenschutz für Arzt und Patient ist es unbedingt notwendig, vor der Untersuchung die Augen *gut zu adaptieren* (mindestens 10 Minuten lang, außer bei Durchleuchtung mit dem Bildverstärker und dem Fernsehen). Ungenügende Adaptation verleitet dazu, unnötigerweise Spannung und Stromstärke (kV und mA) zu erhöhen. Die Durchleuchtungszeit soll möglichst kurz gehalten werden (wenige Minuten), und das Feld soll zur Vermeidung starker Streustrahlung und Verbesserung des Bildkontrastes durch Abblendung möglichst klein gehalten werden. Die Durchleuchtung mit offener Blende dient nur zur raschen Übersicht.

Beim Thorax wird z. B. nach der Übersichtsdurchleuchtung derart abgeblendet, daß ein querliegender Schlitz entsteht und die einzelnen Lungenabschnitte durch Herabziehen des Schirmes von den Spitzen bis zum Zwerchfell untersucht werden können. Zur Untersuchung des hinteren Mediastinums verwendet man einen aufrechtstehenden Schlitz.

Inzwischen ist die *Fernsehdurchleuchtung* so weit ausgebaut, daß sie die konventionelle Durchleuchtung aus folgenden Gründen ablösen wird: Eine Fernsehdurchleuchtung kann bei leichtgedämpftem Raumlicht ohne Adaptation von mehreren Ärzten

gleichzeitig und ohne Sichtbehinderung durchgeführt werden. Der helle Raum ist gerade bei der Untersuchung von Kindern oder Schwerkranken oder bei Punktionsmethoden von praktischer Bedeutung. Außerdem wird durch die größere Helligkeit, die das Drei- bis Sechstausendfache des üblichen Leuchtschirmbildes beträgt, und durch den stärkeren Kontrast des Fernsehbildes der Informationsgehalt der Durchleuchtung erhöht.
Die Leistungsfähigkeit der konventionellen und der Fernsehdurchleuchtung darf aber nicht überschätzt werden, und jeder Arzt muß deren Grenzen kennen, um Fehldiagnosen und Schädigungen zu verhüten. Die *Durchleuchtung* spielt meistens *nur eine unterstützende Rolle,* da das Leuchtschirmbild nie den Kontrast, die Bildschärfe und den Detailreichtum aufweist, wie sie das Röntgenbild zeigt. Sehr kleine Schatten werden häufig übersehen, ebenso aber auch größere Objekte, falls deren Schattendichte nur gering ist, selbst größere Kavernen mit dünnem Randschatten, besonders falls dieselben durch infiltrative oder narbige Prozesse überlagert werden. Sehr ausgedehnte Schattenflächen erlauben ebenfalls keine sichere Beurteilung. In solchen Fällen ist die Durchleuchtung auf ein Minimum zu beschränken und die Beurteilung erst nach Betrachtung der Röntgenaufnahme möglich. Feine Veränderungen, wie Knochenfissuren oder kleine Knochenabrisse, sind bei der Durchleuchtung ebenfalls nicht zu erkennen und nicht selten auch etwas gröbere Frakturen. Eine Durchleuchtung bei Frakturen mit Bildverstärker-Fernsehen ist deshalb nur nach der Reposition zur Kontrolle der Fragmentstellung erlaubt.

Röntgenaufnahme

Eine Durchleuchtung stellt, worauf schon hingedeutet wurde, nur ein unterstützendes Untersuchungsverfahren dar, welches infolge seiner Nachteile nie eine Röntgenaufnahme ersetzt. Diese gibt aber wiederum nur einen Augenblickszustand wieder, aber keinen Bewegungsablauf. Beide Untersuchungsverfahren ergänzen sich also, und zwar vor allem bei den Untersuchungen des Thorax und des Verdauungstraktes. Bei allen übrigen Untersuchungen kommen praktisch nur Aufnahmen in Betracht.
Wichtig zur Erzielung guter Aufnahmen ist die richtige Lagerung des Patienten und die Ruhigstellung des Körpers durch Atemstillstand im Moment der Aufnahme, sowie die Fixierung des zu untersuchenden Körperteiles, der in seiner ganzen Ausdehnung der Kassette aufliegen muß, durch Sandsäcke. Ferner muß die Röhre mittels Zentrierstab oder Lichtvisier in die gewünschte *Projektionsrichtung* eingestellt werden. Häufig sind Aufnahmen in zwei zueinander senkrechten Strahlenrichtungen von Nutzen, und zwar in sagittaler Richtung, anteroposterior, kurz a.-p. genannt, bzw. ventrodorsal, v.-d., und posteroanterior, p.-a., bzw. dorsoventral, d.-v., sowie seitliche Aufnahmen, dextrosinistral und sinistrodextral. Vor allem ist dies unbedingt für Untersuchungen des Skeletsystems (Frakturen, Luxationen, Tumoren) zur Beurteilung der Fragmentstellung oder der Ausdehnung und Lokalisation des Prozesses notwendig. Ferner wird eine Reihe von Schrägaufnahmen für besondere Zwecke benötigt, wie z. B. die halbaxiale Schädelaufnahme in okzipitonasaler Strahlenrichtung, die Schrägaufnahme des Handgelenkes usw. Der zu untersuchende Körperteil liegt dabei immer dem Film an („plattennahe").
In der zahnärztlichen Nomenklatur bezeichnet man den gegen die Mittellinie gerichteten Zahnteil mesial, den gegen die Wange gerichteten bukkal, lingual den zungenwärts gerichteten und distal den gegen den aufsteigenden Kieferast gerichteten Zahnteil. Ist der Zentralstrahl senkrecht auf die Tangente der Kieferwölbung eingestellt, so wird die enorale Aufnahme orthoradial bezeichnet, mesialexzentrisch, falls der Zentralstrahl von vorn, distalexzentrisch, falls dieser von hinten auf den entsprechenden Zahnteil gerichtet ist.
Die Belichtungsdaten (Spannung, Stromstärke, Zeit und Fokus-Film-Abstand) richten sich nach der Leistungsfähigkeit des Röntgenapparates und dem zu untersuchenden Objekt, ferner, ob folienlose Filme (Einzelpackungen) oder Filme mit Verstärkerfolien verwendet werden, und ob mit oder ohne Bucky-Blende gearbeitet wird.

Nuklearmedizinische Diagnostik

In den letzten Jahren hat die Nuklearmedizin als radiologische Methode immer mehr an Bedeutung in der morphologischen und funktionellen Diagnostik von Erkrankungen einzelner Organe oder Organsysteme gewonnen. Sie bringt in Verbindung und Ergänzung der röntgenologischen Methoden eine wesentliche Bereicherung der diagnostischen Möglichkeiten. Eine morphologische Diagnostik durch nuklearmedizinische Methoden sollte grundsätzlich nur in Verbindung bzw. in Synopsis mit den röntgenologischen Methoden ausgeführt werden. Demnach stehen die gewöhnlichen röntgenologischen Verfahren immer am Anfang einer Untersuchung. Sie können und sollen bei bestimmten Fragestellungen durch eine spezielle

Nuklearmedizinische Diagnostik

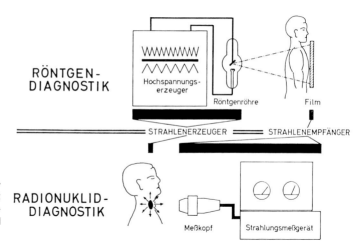

Abb. 25.
a) Apparativer Aufwand bei Röntgen- und Radionukliddiagnostik: Gegenüberstellung des Aufwandes von Strahlenerzeugung und -nachweis

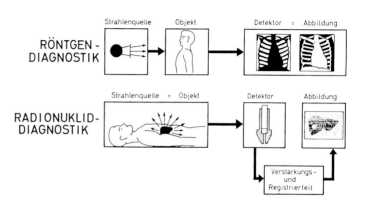

b) Prinzipien der Bilddarstellung bei Röntgendiagnostik und Radionukliddiagnostik (Szintigraphie)

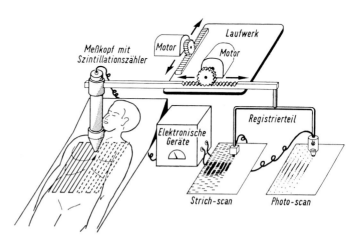

c) Prinzip eines Szintiscanners (aus Oeser, H., W. Schuhmacher, H. Ernst, D. Frost: Atlas der Szintigraphie. De Gruyter, Berlin 1969)

nuklearmedizinische Untersuchung ergänzt werden.
Grundsätzlich lassen sich zwei diagnostische Verfahren in der Nuklearmedizin unterscheiden:

1. Entnahme von Körperflüssigkeit (Urin, Blut) und Messung der in der Probe enthaltenen Radioaktivität, deren Applikation in vivo oder erst in vitro erfolgt. Diese In-vitro-Tests nehmen

in der Routinediagnostik als Isotopenverdünnungsmethoden einen breiten Raum ein (z. B. hämatologische Untersuchungen und Hormonbestimmungen).

2. Extrakorporale Messung von radioaktiven Substanzen, die oral oder intravenös appliziert werden. Hierbei sind die dynamischen (z. B. Isotopennephrographie) und statischen Funktionsmessungen (z. B. Schilddrüsendiagnostik) von der eigentlichen Szintigraphie zu trennen.

Die *Szintigraphie* ist ein der Röntgenaufnahme analoges Verfahren. Denn sie liefert ein Bild, dessen Beurteilung ähnlichen Kriterien unterliegt wie eine Röntgenaufnahme. Der entscheidende methodische Unterschied zwischen Röntgenaufnahme und Szintigramm ist folgender (Abb. 25 a–c): Bei der Röntgenaufnahme liegt die Strahlenquelle (Röntgenröhre) außerhalb des Körpers. Dagegen ist bei der Szintigraphie die Strahlenquelle im Körper bzw. in einem Organ lokalisiert. Strahlenquelle und untersuchtes Objekt sind hierbei also identisch. Bei der Szintigraphie entsteht im Gegensatz zur Röntgenaufnahme, die ein von außen durchstrahltes Objekt aufgrund seiner Dichteunterschiede direkt und adäquat darstellt, ein indirektes Bild. Über einen komplizierten Informationsüberträger (Abb. 26 a) werden Verteilung und Kinetik eines inkorporierten Radionuklids und dementsprechend Form und Funktion eines die radioaktive Substanz selektiv speichernden Organes bildlich sichtbar gemacht (Abb. 26 b).

Voraussetzung zur Szintigraphie ist somit die Fähigkeit eines Organes (z. B. Schilddrüse, Leber, Niere), eines Organsystems (z. B. Blut, Lymphsystem) oder eines spezifischen Zellverbandes (z. B. Tumoren, retikuloendotheliales System), ein bestimmtes Radionuklid oder eine radioaktiv markierte Substanz selektiv anzureichern. Die Problematik dieser Methode liegt in der Wahl geeigneter, d. h. möglichst organspezifischer Testsubstanzen.

Mit der szintigraphischen Aufzeichnung erhält man ein genaues Verteilungsmuster der inkorporierten Substanz. Kriterien zur topographischen, morphologischen sowie indirekt auch zur funktionellen Beurteilung von Organveränderungen sind durch die Art der Speicherung, die Verteilung und die Verweildauer des Radionuklids im betreffenden Organ gegeben. So weisen z. B. diffuse oder umschriebene Speicherdefekte („kalte" Bezirke) im Leberszintigramm auf pathologische Leberprozesse (z. B. Metastasen, Zirrhose), wogegen ein die Norm überschreitendes Speichervermögen („heiße" Bezirke) in endokrinen Organen auf krankhafte Veränderungen im Sinne einer Überfunktion hindeutet (z. B. BASEDOW-Struma oder „heiße" Knoten beim toxischen Adenom im Schilddrüsenszintigramm).

Die *Interpretation* eines Szintigramms setzt somit neben physikalischen und technischen Kenntnissen auch genaue Vorstellungen von Anatomie, Physiologie und Biochemie eines Organes voraus.

Die Abbildungen des Verteilungsmusters erfolgen heute routinemäßig mit Apparaturen, die nach dem

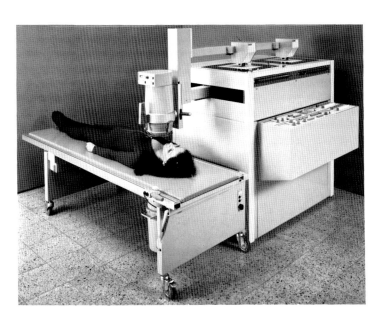

Abb. 26 a. 5-Zoll-Scanner mit schwimmender Tischplatte, wählbarer Tastatur für verschiedene Radionuklide, gekoppelter Abstimmung von Impulszahl und Scangeschwindigkeit, Color- und Photoregistriereinrichtung

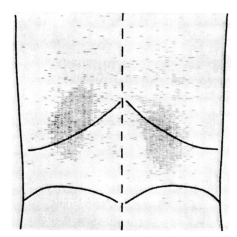

Abb. 26 b. Normales Nieren-Szintigramm mit ^{203}Hg-Neohydrin (aus Feine, U., K. zum Winkel: Nuklearmedizin – Szintigraphische Diagnostik. Thieme, Stuttgart 1969)

Scanning-Prinzip (to scan = abtasten) arbeiten (Abb. 25 c, 26). Voraussetzung hierfür ist, daß das inkorporierte Nuklid γ-Strahlen emittiert. Diese werden durch Kollimatoren, deren Bohrlochcharakteristik Bildgüte und Auflösungsvermögen eines Szintigramms entscheidend beeinflußt, einem Szintillationskristall zugeleitet. Die nach Auftreten hochenergetischer Gammaquanten aufgrund des photoelektrischen Effektes entstehenden Photoquanten führen an der Photokathode eines Sekundärelektronenverstärkers (Photomultiplier) zur Emission von Elektronen. Deren Anzahl wird durch eine Kaskade hintereinandergeschalteter Vervielfacherstufen (Dynoden) mit jeweils höherem Potential so stark vermehrt, daß ein meßbares elektrisches Signal resultiert. Dieses wird durch Ausdrucken von Strichmarken (Strichszintigramm) oder durch Lichtblitze, die einen Röntgenfilm schwärzen (Photoszintigramm), registriert. Besonders die Photoszintigraphie ist eine wertvolle organbezogene Ergänzung der gewöhnlichen Röntgenaufnahme, weil sie durch Überlagerung mit dem Röntgenbild eine genaue topographische Zuordnung von pathologischen Prozessen innerhalb eines Organes erlaubt (z.B. Leber oder Lunge).

Durch die Schwarzweiß-Drucksysteme sind die Grenzen zwischen hoher und niedriger Aktivitätsanreicherung zwar objektivierbar, jedoch können wegen der Hintergrundselektion geringgradige Aktivitätsunterschiede oder Regionen niedriger Aktivität nicht immer erfaßt werden. Ein besserer Nachweis von pathologischen Veränderungen im Szintigramm wurde durch farbige Registriersysteme erreicht, wobei Regionen differenter Impulsarten in verschiedenen Farben wiedergegeben werden. Hierbei wird die Abweichung der Radionuklidkonzentration durch eine Änderung der ausgedruckten Farben registriert. So bedeuten die rot markierten Regionen die Stellen stärkster, die schwarz gekennzeichneten Abschnitte die Stellen schwächster Speicherung.

Die herkömmlichen Szintigraphiesysteme mit analoger Wiedergabe der Impulse erfassen nur immer einen Teil der potentiell vorhandenen Information. Informationsverluste durch systembedingte Parameter müssen hierbei in Kauf genommen werden. Deshalb wurden in den letzten Jahren Verfahren zur quantitativen Auswertung entwickelt. Hierbei werden die gesamten Informationen zunächst gespeichert (Magnetband oder Kernspeicher), um dann unter modifizierten Einstellparametern jederzeit neu abgerufen zu werden. Sie können weiterhin einem Computer zur statistischen Analyse eingegeben werden. Eine weitere Möglichkeit der digitalen Verarbeitung besteht darin, daß die anfallenden Impulse als Daten kodiert, auf Lochstreifen registriert und anschließend wiederum einem Computer eingegeben werden. Die Computerszintigraphie findet inzwischen auch in der Routinediagnostik Verwendung.

Die Erweiterung der diagnostischen Möglichkeiten durch die Computerszintigraphie sei an zwei Beispielen demonstriert. Bei der Pankreasszintigraphie mit Selenmethionin 75 ist eine isolierte Darstellung dieses Organs kaum zu erreichen, da die topographisch bedingte Überlagerung durch die Leber, die aufgrund ihres Aminosäurestoffwechsels dieses Radionuklid ebenfalls speichert, stört. Wenn jedoch die Leber Goldkolloid 198, die Leber und das Pankreas-Selenmethionin 75 angereichert haben, so kann durch die Differenzbildung im Kernspeicher und bei entsprechender Subtraktion der ^{198}Au-Impulsrate die störende Aktivitätsüberlagerung der Leber eliminiert werden.

Tumoren zeichnen sich oft nur durch geringe Abweichungen des Speicherverhaltens gegenüber ihrer Umgebung aus. Nur mit Hilfe der quantitativen Szintigrammauswertung ist es möglich, diese diskreten Impulsratendifferenzen, die an der Grenze der statistischen Signifikanz liegen, zu markieren.

Neben der konventionellen Szintigraphietechnik mit bewegtem Detektor und mäanderförmiger zeitproportionaler Abtastung haben in letzter Zeit Konstruktionen mit stehendem Detektor Bedeutung erlangt. Mit ihnen ist ein simultanes Erfassen der gesamten, in einem Organ gespeicherten Radioaktivität möglich. Der szintigraphische Vorgang wird zeitlich damit gleichsam zu einer

Tabelle 3 Strahlenbelastung bei szintigraphischen Untersuchungen (nach *Feine* und *zum Winkel*)

Organ	Radiopharmakon	Übliche Aktivität (μCi)	Strahlenbelastung (rd/100 μCi)
Schilddrüse	^{131}J-Natriumjodid	25–100	150 (Schilddrüse) 0,1 (Ganzkörper)
	^{99m}Tc-Pertechnetat	1 000–2 000	0,02 (Schilddrüse) 0,0015 (Ganzkörper)
Leber	^{131}J-Bengalrosa	100–200	0,08 (Leber) <0,001 (Ganzkörper)
	^{99m}Tc-Schwefelkolloid	1 000–5 000	0,03 (Leber) 0,0002 (Ganzkörper)
	^{198}Au-Kolloid	100–200	5 (Leber); 1,5 (Milz) 0,002 (Ganzkörper)
Milz	^{99m}Tc-Schwefelkolloid	1 000–10 000	0,002 (Milz) <0,0002 (Ganzkörper)
	^{51}Cr Erythr. denatur.	300–500	3 (Milz); 0,02 (Ganzkörper)
Pankreas	^{75}Se-Methionin	200–300	0,65 (Pankreas, Leber) 0,6 (Ganzkörper)
Niere	^{197}Hg-Chlormerodrin ^{203}Hg-Chlormerodrin	100–150 100–150	0,5 (Nieren); 0,01 (Ganzkörper) 40 (Nieren); 0,05 (Ganzkörper)
Lunge	^{131}J makroagg. HSA	200–300	1,5 (Schilddrüse blockiert) 0,4 (Lunge) 0,002 (Ganzkörper)
Hirn	^{99m}Tc-Pertechnetat	5 000–10 000	0,02 (Dickdarm); 0,01 (Nieren) 0,001 (Ganzkörper)
	^{203}Hg-Chlormerodrin	700	40 (Nieren) 0,05 (Ganzkörper)
Knochen	^{87m}Strontiumchlorid	1 000–3 000	0,04 (Knochen) 0,001 (Ganzkörper)
Plazenta	^{99m}Tc-HSA	500–1 000	Mutter: 0,005 (Blut) 0,0015 (Ganzkörper) Fetus: 0,0015 (Ganzkörper)

„Momentaufnahme" reduziert. Wertvoll ist der Einsatz dieser Szintillationskameras überall dort, wo aufgrund größerer Stoffwechselaktivität eines Organes die Kinetik eines Radionuklids rasch verfolgt werden muß (z.B. Serienszintigramme der Niere mit radiojodmarkiertem Hippuran). Es ist möglich, diese apparativen Neuentwicklungen mit den Vorteilen der Computerszintigraphie zu kombinieren.

Die *Strahlenbelastung* des Patienten bei *nuklearmedizinischen Untersuchungen* hängt im wesentlichen von den physikalischen und chemischen Eigenschaften des inkorporierten Radionuklids ab. Bei der Berechnung der Strahlenbelastung sind als wichtigste Parameter die Dosis und die effektive Halbwertszeit des verabfolgten Radionuklids zu berücksichtigen. Ein Maß für die Dosis ist der radioaktive Zerfall, dessen Einheit das Curie ist.

Die *effektive Halbwertszeit* setzt sich aus der physikalischen und biologischen Halbwertszeit durch folgende Beziehung zusammen:

$$\text{HWZ}_{\text{eff}} = \frac{\text{Biologische HWZ} \times \text{Physikalische HWZ}}{\text{Biologische HWZ} + \text{Physikalische HWZ}}$$

Die physikalische HWZ ist die Zeit, in der eine ursprünglich vorhandene Anzahl radioaktiver Kerne zur Hälfte zerfallen ist. Unter der biologischen HWZ versteht man diejenige Zeit in Tagen, in der die Hälfte eines Radionuklids aus dem kritischen Organ durch biologische Prozesse ausgeschieden ist. Daraus folgt, daß bei rascher Elimination des Radionuklids aus dem Organismus die Strahlenbelastung im wesentlichen durch die biologische HWZ determiniert ist. Verweilt dagegen eine radioaktive Substanz längere Zeit im Körper, so muß die physikalische HWZ in die Berechnung einbezogen werden. Ein Fortschritt ist die Einführung sehr kurzlebiger Nuklide (z. B. Technetium 99 m), da hiermit eine wesentliche Verminderung der Strahlengefährdung des Patienten erreicht wird.

Wie in der Diagnostik mit Röntgenstrahlen unterscheidet man in der diagnostischen Anwendung von Radionukliden die Strahlenbelastung des Gesamtkörpers, die der zu untersuchenden Organsyteme und die der Gonaden. Das genetische Risiko liegt etwa im gleichen Rahmen wie bei der Röntgenuntersuchung. Die Belastung des Gesamtkörpers ist praktisch zu vernachlässigen, die der Organe erreicht nur selten die kritische Schwelle (Tab. 3).

Xeroradiographie

Eine auf eine Aluminiumplatte gebrachte Selenschicht wird durch eine positive elektrostatische Auflagung strahlenempfindlich gemacht. Das geschieht durch eine Koronaentladung. Nach der Exposition durch Röntgenstrahlen entsteht von dem durchstrahlten Objekt ein elektrostatisches Strahlenreliefbild. Elektrisch aufgeladene Pulverpartikel machen dieses sichtbar, wobei je nach positiver oder negativer Auflagung ein Positiv- oder Negativbild entsteht. Durch die Xeroradiographie werden die Ränder verstärkt dargestellt. Es tritt ein Randverstärkereffekt auf, wodurch geringe Dicke- oder Dichteunterschiede eindeutiger zur Darstellung kommen. Bewährt hat sich die Xeroradiographie in der Weichteildiagnostik, insbesondere bei der Mamma. In jüngster Zeit wird dieses Verfahren häufiger auch bei der Thoraxdiagnostik, insbesondere bei der Tomographie des zentralen Bronchialsystems, zur verbesserten Darstellung kleinerer pathologischer Veränderungen eingesetzt.

Röntgen-Computer-Tomographie

Prinzip

Die Röntgen-Computer-Tomographie liefert Röntgenbilder, wie man sie mit der bisherigen Röntgentechnik nur von Präparaten nach einer Autopsie erhalten kann. Sie erlaubt mit ihrer Schichtbildtechnik, mit der „Zerlegung" des Körpers oder seiner Organe in Schichten eine Art Autopsie des lebenden Patienten. Dadurch werden neue Dimensionen und Perspektiven der Röntgendiagnostik eröffnet. Wenn wir auch erst am Anfang der Entwicklung stehen und der weitere Ausbau der Röntgen-Computer-Tomographie rasant verläuft, so sind die Grundlagen der Diagnostik im Bereich des Schädels schon jetzt so klar umrissen, daß die Methode hier routinemäßig eingesetzt werden kann. Mit diesen neuen Geräten werden die untersuchten Körperpartien nicht wie bisher auf einen Film oder Leuchtschirm projiziert, sondern von einem Röntgenstrahl abgetastet.

Das Prinzip der Computer-Tomographie basiert auf dem Zusammenwirken von drei Elementen (Abb. 27). Das erste ist wie in der bisherigen Röntgentechnik eine Röntgenröhre. Sie erzeugt Röntgenstrahlen, die zu einem feinen Bündel begrenzt werden. Die Röntgenröhre ist mit einem Detektor gekoppelt, der auf der anderen Seite des untersuchten Organs das Röntgenstrahlenbündel aufnimmt und in ein elektrisches Signal umwandelt.

Die Einheit aus Röntgenröhre, Strahlenbündel und Detektor tastet den Körper in einer bestimmten Querschnittsebene ab und erfaßt dabei eine Schichtdicke von etwa 10 mm. Nach einer Abtastung dreht sich die Einheit um einen kleinen Winkel, und es folgt eine neue Abtastung. Dies wird fortgesetzt, bis die zu untersuchende Körperschicht mindestens über einen Halbkreis von dem Abtaststrahl erfaßt wurde. Bei diesem Vorgang werden insgesamt etwa 100 000 Meßwerte der Schwächung des Röntgenstrahlenbündels erfaßt und von dem dritten Element aufgenommen, dem Computer. Er dient zur Verarbeitung der Meßwerte zu einem Bild.

Dabei werden die mittleren Schwächungswerte für jeden Punkt des Körperschnittes berechnet. Hierzu wird bei der Signalverarbeitung das Bild des Körperschnittes in eine Matrix aus 256×256 bzw. 320×320 elementaren Bildpunkten unterteilt und jedem Bildpunkt der ermittelte Schwächungswert für das Röntgenstrahlenbündel zugeordnet.

Nachdem die Schwächungswerte jedes Bildpunktes berechnet sind, erfolgt die Bilddarstellung auf dem

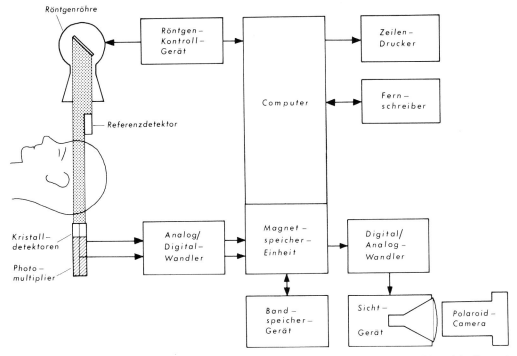

Abb. 27. Blockschaltbild der axialen Computer-Tomographie (aus *E. Kazner* u. Mitarb.: Die axiale Computer-Tomographie des Gehirnschädels. Thieme, Stuttgart 1975)

Fernsehschirm. Die verschiedenen Schwächungswerte werden dazu in verschiedenen Grauwerten auf einem Schwarzweiß-Fernsehgerät oder in Farbwerten auf einem Farbfernsehgerät wiedergegeben. Das Bild stellt somit eine echte Karte der Dichteverteilung der abgetasteten Körperschicht dar.

Die Empfindlichkeit dieses Verfahrens für geringste Schwächungsunterschiede und damit Dichteunterschiede des Körpergewebes ist so groß, daß normales Blut von koaguliertem Blut, Fettgewebe von anderem Gewebe usw. unterschieden werden können. Damit haben sich für die Weichteildiagnostik und die Tumorlokalisation völlig neue Möglichkeiten eröffnet.

Indikationen

Im Bereich des Schädels wird die computergesteuerte Tomographie bereits mit Erfolg routinemäßig eingesetzt. Tomographische Befunde sind Verlagerungen oder Veränderungen normaler Strukturen oder nachweisbare Absorptionsunterschiede in pathologischen Strukturen (s. S. 123). Dabei wird die Trefferquote in verschiedenen größeren Untersuchungsserien bei der Hirntumordiagnostik mit rund 95% angegeben.

Diese Erfolge führten zur Entwicklung eines Ganzkörper-Computer-Tomographen, der nach einem ähnlichen Prinzip in den übrigen Körperabschnitten zum Einsatz kommt.

Besonders wichtig ist seine Anwendung bei Organen, die röntgenologisch bisher nur sehr schwer darzustellen waren, z. B. bei der Bauchspeicheldrüse und bei der Leber. Für eine günstige Erfassung der Bauchspeicheldrüse in der gewählten Schicht ist eine Neigung der Abtasteinheit gegenüber dem Patienten wichtig.

Für die Tumordiagnostik ist entscheidend, daß das Verfahren die Unterscheidung von normalem Gewebe, zystischem Gewebe, Fettgewebe und Tumorgewebe erlaubt.

Bei der Nierenuntersuchung werden z. B. Zysten, die der Niere anhängen, deutlich dargestellt, während sie mit den konventionellen angiographischen Untersuchungsmethoden unbemerkt bleiben können.

Flüssigkeitsergüsse im Bauch- oder Thoraxraum lassen sich ebenfalls gut darstellen. Bei der Behandlung mit der Punktionskanüle zur Absaugung solcher Ergüsse erlaubt das Schichtbild eine genaue Lagekontrolle der Nadel und damit ein gezieltes und sicheres Arbeiten, ebenso bei der Feinnadelbiopsie.

Tabelle 4 Keimdrüsendosisgruppen*. Röntgenuntersuchung von Erwachsenen

	Keimdrüsendosis (mrad) Männer	Keimdrüsendosis (mrad) Frauen	Ungefährer Anteil an der genetisch signifikaten Dosis (in Prozent)	Mittlere Knochenmarksdosis (mrad)	Ungefährer Anteil an der mittleren Knochenmarksdosis pro Kopf (in Prozent)
A. Gruppe der niedrigen Keimdrüsendosen					
Kopf (einschließlich Halswirbelsäule)	weniger als 10		weniger als 1	50	3
Zähne (Gesamtstatus)	weniger als 10		weniger als 1	20	6
Arm (einschließlich Unterarm und Hand)	weniger als 10		weniger als 1	<10	–
knöcherner Thorax (Rippen, Brustbein, Schlüsselbein, Schulter)	weniger als 10		weniger als 1	100	–
Brustwirbelsäule	weniger als 10		weniger als 1	200	–
Unterschenkel, Fuß	weniger als 10		weniger als 1	<10	–
Thorax (Herz, Lungen), einschließlich Röntgenreihenuntersuchung	weniger als 10		4	40	35
B. Gruppe der mittleren Keimdrüsendosen					
Magen und oberer Magen-Darm-Trakt	30	150	4	300	15
Cholezystographie, Cholangiographie	5	150	1	100	–
Oberschenkel, untere zwei Drittel	400	50	4	50	–
C. Gruppe der hohen Keimdrüsendosen					
Lendenwirbelsäule, Lumbosakralgegend	1000	400	18	200	7
Becken	700	250	9	100	2
Hüfte und Oberschenkel (oberes Drittel)	1200	500	8	50	–
Urographie	1200	700	12	500	10
Retrograde Pyelographie	1300	800	4	300	–
Urethrozystographie	2000	1500	1	300	–
Unterer Magen-Darm-Trakt	200	800	13	600	8
Abdomen	500	500	4	100	3
Schwangerschaftsaufnahme		600	10	100	2
	Fetus	1000			
Beckenmessung		1200	7	800	4
	Fetus	4000		2000	
Hysterosalpingographie		1200	<1	300	–

Erklärung zu Tab. 4
* Die angegebenen Werte für die Keimdrüsendosis sind zusammengesetzte Zahlen, die aus vielen Messungen in vielen Ländern stammen, und sollen nur als Hinweis auf die Größenordnung der Dosis in den drei Gruppen gelten. Die in dieser Tabelle der Einfachheit halber enthaltenen mittleren Knochenmarksdosen stellen ähnlich zusammengesetzte Zahlen dar.
N. ICRP 1974 in Strahlenschutz, Fischer Stuttgart.

Für den Chirurgen liefern die Schichtbilder eine wertvolle, genaue „Landkarte" des Körperquerschnittes.

Die einfache atraumatische und schmerzfreie Untersuchung mit der Computer-Tomographie eröffnet neue diagnostische Dimensionen in der Weichteil- und Tumordiagnostik des ganzen Körpers. Da die Untersuchung ambulant durchgeführt werden kann und besondere Vorbereitungen oder Nachsorge entfallen, führt diese neue radiologische

Untersuchungsmethode zu einer Reduzierung des diagnostischen Aufwandes und zu einer Verkürzung der Aufenthaltsdauer der Patienten im Krankenhaus. Das bedeutet wiederum eine deutliche Kostensenkung.

Selbst die Injektion von Röntgenkontrastmitteln, die zur noch besseren Tumordarstellung bei manchen Patienten angewandt wird, ist ein viel geringerer Eingriff als bei der Angiographie. Sie kann intravenös erfolgen und erfordert daher kein arterielles Vorgehen.

Strahlenschutz und Strahlenschäden

Schädigungen durch Röntgenstrahlen konnten schon kurze Zeit nach der Entdeckung der Röntgenstrahlen und später im Laufe der Jahre in zunehmender Anzahl beobachtet werden. Hauptsächlich waren Ärzte und medizinisch-technisches Personal, die mit ionisierenden Strahlen zu tun hatten, ferner Röntgenphysiker und -ingenieure betroffen. Diese Veränderungen traten einerseits an der Haut in Form einer chronischen *Radiodermatitis* auf, die häufig zu karzinomatöser Entartung führt, und andererseits in Form von *Blutbildveränderungen* (Leukopenie, Panmyelophthise, lymphatische oder myeloische Leukämie) sowie einer *Sterilität*. Infolge der Verbesserungen des Apparatebaues und der röntgendiagnostischen Methoden sieht man heute diese Veränderungen nur noch selten, und zwar bei unvorsichtiger und leichtfertiger Arbeitsweise.

Außer den berufsmäßig strahlenausgesetzten Personen ist aber auch die Gesamtbevölkerung einer natürlichen Strahlenbelastung ausgesetzt, und zwar der Strahlung aus der Umgebung (Radium, Mesothorium, Uran), des Kosmos und der inkorporierten Radionuklide, z. B. ^{40}K. Die *natürliche Strahlenbelastung* des ganzen Körpers beträgt innerhalb von 30 Jahren etwa 3–5 R. Gegenüber dieser haben die *künstlichen Strahlenquellen*, wie Röntgendiagnostik und -therapie, nuklearmedizinische Diagnostik, wesentliche Bedeutung. Ferner gehört zu dieser Gruppe auch die künstlich erzeugte Radioaktivität, z. B. in Atomreaktoren oder bei Atombombenexplosionen.

Die größte Strahlenbelastung resultiert aus der medizinischen Radiologie. Die zunehmende Anwendung röntgendiagnostischer oder strahlentherapeutischer Maßnahmen führt allerdings meistens nur zur Belastung eines Körperteiles. Dementsprechend ist z. B. die Gonadenbelastung am größten bei Untersuchungen des Abdomens (Tab. 4).

Wie Versuche zeigten, existiert vermutlich kein Schwellenwert für die genetische Strahlenschädigung, so daß selbst geringste Dosen schädigend sein können.

Nach den von dem Biologen und Nobelpreisträger H. J. Muller 1927 an der Drosophila melanogaster vorgenommenen grundlegenden strahlengenetischen Untersuchungen können kurzwellige Strahlen Veränderungen am Chromosomenbestand der Erbmasse auslösen, die sich rezessiv vererben und erst in späteren Generationen manifest werden, falls bei der Paarung zwei solcher rezessiven Mutanten zusammentreffen. Andererseits kann es zum Auftreten von Letalfaktoren kommen, wobei meist schon in der ersten Generation eine Einschränkung der Fruchtbarkeit oder gröbere Entwicklungsstörungen vorkommen können.

Sowohl für den Patienten als auch für das medizinische Personal besteht die Gefahr der genetischen und der somatischen Strahlenschädigung, die im letzten Fall zur Radiodermatitis, zu Blutbildveränderungen, zu Krebs oder zu Leukämien führen kann. Die *kritische Dosis* für mögliche *Strahlenschäden* bei *einzeitiger Ganzkörperbestrahlung* liegt bei 100 R, bei der schon vereinzelt mit einem tödlichen Ausgang gerechnet werden muß. Die *letale Dosis* ist 600–700 R. Die röntgenologischen Untersuchungen sind Teilkörperbestrahlungen, so daß die auf den ganzen Körper umgerechneten Dosen nur einen Bruchteil der schädlichen Dosis erreichen. Die Patienten erleiden also bei fachgerechten und vor allem auch bei Wiederholungsuntersuchungen keine Strahlenschäden. Durch die Verbesserung der Apparaturen und der Arbeitshygiene, durch die sorgfältige Beachtung des Strahlenschutzes sowie durch die Kontrolle der Methoden und der Dosisbelastungen treten auch heute beim medizinischen Personal keine Hautschäden oder Blutbildveränderungen mehr auf. Strahlenschäden der Haut sind bei röntgendiagnostischen Maßnahmen überhaupt nicht, bei der Röntgentherapie mit Hochvoltgeräten nur bei Überdosierungen zu erwarten. Auch das Auftreten von Leukämien oder Krebs ist nach eingehenden statistischen Untersuchungen unwahrscheinlich. Trotzdem soll die Knochenmarksdosis möglichst gering gehalten werden. Die Gefahr von Erbschäden, die den Gesetzen der Wahrscheinlichkeitsrechnung folgt, stellt nicht das Resultat der höheren Strahlenbelastung der Erbmasse einzelner dar, sondern der in der gesamten Erbmasse eines Volkes vermehrten Zahl von strahlenbedingten Mutationen.

In der Röntgendiagnostik stellt somit der Strahlenschutz ein eminent wichtiges Problem dar, besteht doch dessen Aufgabe darin, eine somatische Schädigung des einzelnen Individuums und eine genetische Schädigung des ganzen Volkes zu verhindern. Gerade heute müssen wegen der im Atomzeitalter zunehmenden Bestrahlung der Gesamtbevölkerung die genetisch signifikanten Dosen klein gehalten werden. Vor allem müssen diejenigen Personen geschützt werden, die aus beruflichen Gründen einer Strahlenbelastung ausgesetzt sind, also Ärzte, technische Assistentinnen, Röntgenphysiker und -ingenieure, und nicht zuletzt auch die Patienten. Die Zahl der jährlich durchgeführten Röntgenuntersuchungen steigt bisher um 10%. Die Folge ist eine Zunahme der genetisch signifikanten Dosis. 1959 betrug sie etwa 20 mR/Jahr, 1974 war sie nach Schätzungen des Bundesgesundheitsministeriums auf etwa 70 mR angestiegen, also um mehr als das Dreifache innerhalb 15 Jahren.

Die größten *Strahlenbelastungen* in der Röntgendiagnostik entstehen durch unnötige oder zu lange Durchleuchtungen. Daher sollten die Durchleuchtungen auf ein Minimum reduziert, die Durchleuchtungszeit möglichst kurz und das Durchleuchtungsfeld möglichst klein gehalten sowie Durchleuchtungen in der Nähe der Keimdrüsen weitgehend vermieden werden. Eine wesentliche Dosisersparnis für Patient und Untersucher wird durch die Anwendung der Bildverstärker-Fernsehtechnik erzielt. Da durch die Reduktion der Stromstärke die Strahlenbelastung bei gleicher Untersuchungsdauer um 50—75% reduziert wird, sollte die Durchleuchtung nur noch mit der Fernsehtechnik durchgeführt werden.

Für Röntgenaufnahmen sind folgende Punkte des *Strahlenschutzes,* die zu einer Verminderung der Strahlenexposition beitragen, zu beachten. Bei Aufnahmen im Bereich des Abdomens und vor allem bei Becken- und Hüftgelenksaufnahmen ist die Abschirmung der Geschlechtsorgane, die durch die Primär- und die Streustrahlung je nach der Lage bis zu 95% belastet werden, von äußerster Wichtigkeit. Die Herausnahme der Gonaden aus dem Primärstrahlenkegel ergibt eine bedeutende Senkung der Keimdrüsenbelastung auf wenige Prozent. Das wird einmal durch Abdecken der Gonaden mit einer Bleiplatte oder -kapsel, den *Gonadenschutz* (Abb. 28), in vollem Umfang gewährleistet. Zum anderen trägt eine sorgfältige *Feldeinblendung* zur Verminderung der Keimdrüsenbelastung bei. Die Hoden oder Ovarien dürfen bei Aufnahmen außerhalb des Beckens nicht im Strahlenkegel liegen. Die Anwendung der Hartstrahltechnik (Tab. 5) und der Gebrauch empfindlicher Folien und Filme tragen gleichfalls zur Verringerung der Strahlenbelastung bei.

Bei Frauen im gebärfähigen Alter muß immer an die Möglichkeit einer unerkannten frühen Schwangerschaft gedacht werden. Das gilt vor allem für Röntgenuntersuchungen des Abdomens und des Beckens (z. B. Kolonkontrastmitteleinlauf). Daher sollten diese nach Möglichkeit nur während eines Zeitabschnittes von ungefähr 10 Tagen nach Menstruationsbeginn durchgeführt werden.

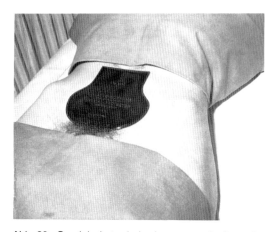

Abb. 28. Ovarialschutz bei einer a.-p. Beckenaufnahme. Die Ovarialdosis wird durch den Schutz vor der Primärstrahlung um 80% gesenkt

Tabelle 5 Oberflächen- und Tiefendosen bei Röntgenaufnahmen des Abdomens mit Mittel- und Hartstrahltechnik

Apparat	Spannung kV	sec	mAs	mA	mittlere Dosis pro Röntgenaufnahme	
					Oberfläche	Tiefe 10 cm
Sechsventil	80	0,2	60	300	0,86 R	0,16 R
	110	0,03	7	235	0,20 R	0,04 R
Vierventil	80	0,16	48	300	1,10 R	0,12 R
	120	0,08	16	200	0,52 R	0,09 R

Fokus-Film-Abstand 1,20 m
Durchmesser des Patienten bzw. Phantoms 23 cm

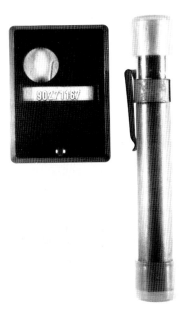

Abb. 29. Filmplakette und kleine Ionisationskammer zur Bestimmung der wöchentlich erhaltenen Strahlendosis

Eine bestehende Schwangerschaft erfordert eine besonders strenge Indikationsstellung zur radiologischen Untersuchung. Im Einzelfall ist immer zu prüfen, ob die röntgenologischen Maßnahmen nicht bis nach der Entbindung zurückgestellt werden können. Vor allem in den ersten 3 Schwangerschaftsmonaten sollten Röntgenuntersuchungen, insbesondere die des Abdomens, unterbleiben, da in dieser Zeit die Gefahr von Mißbildungen bzw. Entwicklungsstörungen des Fetus besteht. Ist die Aufschiebung der Röntgendiagnostik klinisch nicht vertretbar, so muß darauf geachtet werden, daß der Fetus nach Möglichkeit außerhalb des Primärstrahlenbündels liegt, wenn nicht gerade das untere Abdomen oder das Becken untersucht werden müssen. Weitere wichtige Maßnahmen zur Verhütung eines Strahlenschadens des Foeten sind die Abdeckung des Abdomens und eine exakte Feldeinblendung.

In den späteren Schwangerschaftsmonaten, wenn keine direkte Gefahr mehr für den Fetus besteht, kann die Indikation zur radiologischen Exploration etwas großzügiger, jedoch nicht kritiklos gehandhabt werden. Das gilt insbesondere für Thoraxaufnahmen und beckenfern gelegene Knochenabschnitte. Aus geburtshilflichen Gründen wird in manchen Situationen eine Röntgenuntersuchung des Beckens unumgänglich. Hierbei besteht das Gebot, mit möglichst wenig Aufnahmen die geburtshilfliche Situation zu klären. Bei einer absoluten Indikation ist ferner in den späteren Schwangerschaftsmonaten eine Bestrahlung abdomenfern gelegener Regionen erlaubt.

Auch die mögliche Streustrahlenbelastung durch die Aufnahmetechnik oder die Durchleuchtung darf nicht vernachlässigt werden. Bei Aufnahmegeräten werden die Streustrahlenbündel sowohl von der Wand als auch von den Stativteilen und nicht zuletzt von dem Patienten gestreut, und zwar vor allem seitwärts und nach hinten gerichtet. Hierdurch werden anwesende Beobachter, tech-

Tabelle 6 Streustrahlung bei Durchleuchtung von stehenden Patienten

Meßort	offene Blende	Thorax Dosis mR/min	offene Blende	Magen-Duodenum Dosis mR/min
Durchleuchter stehend*				
Unterschenkel ungeschützt	ganz	0,15	1/3	0,30
Durchleuchter sitzend*				
Leistengegend mit Bleigummilappen				
am Schirm	ganz	0,07		
Leistengegend ohne Bleigummilappen				
am Schirm	ganz	0,60		
Palpieren mit ungeschützter Hand			1/3	24,0
dasselbe			1/5	15,0
Mitbeobachter links				
Brust	ganz	4,5	1/3	0,18
Leistengegend	ganz	3,5	1/3	0,30
Knie	ganz	1,0	1/3	0,22

65–70 kV, 4 mA, Gesamtfilter 1,4 Al mm (nach Glocker) mit Schutzkanzel
* Ohne Schutzkanzel

Tabelle 7 Durchschnittliche Hautdosis (rd) im Primärstrahl (aus UN-Bericht 1972)

	Mittelwert	pro Bestrahlung Bereich der Durchschnittswerte	Mittelwert	pro Untersuchung Bereich der Durchschnittswerte
Hohe Hautdosisgruppe				
Bariumtrunk R.			1,4	
Bariumtrunk F.	6,4[1]	–	8,5	–
Bariummahlzeit R.	0,9	0,9–2,2	1,7	–
Bariummahlzeit F.	4,4[1]		2,1	6–25
Bariumeinlauf R.	0,7	0,4–1,0	1,5	–
Bariumeinlauf F.	4,9[1]	–	20	5–26
Ganzer Thorax R	0,02	0,006–0,009	0,14	0,07–0,15
Ganzer Thorax F	2,0[1]		12	3–22
Mammographie			15	10–22
Pelvimetrie	2	0,8–3,8	8	6–10
Lumbosakralwirbelsäule	2,7	0,5–2,9	5	5–6
Lendenwirbelsäule	1,5	0,7–2,9	4,5	
Herzkatheterisation			47	
Mittlere Hautdosisgruppe				
Kopf	0,4	0,3–1,5	1,5	1,4–1,9
Halswirbelsäule	0,3	0,03–0,8	1,5	0,6–1,9
Schlüsselbein und Schulter	0,9		0,3	0,3–0,4
Brustwirbelsäule	1,8		2,8	2,0–4,7
Thorax	0,4		0,8	0,6–0,9
Cholezystographie	0,8	0,2–1,2	2,2	1,5–2,8
Abdomen	0,2	0,15–1,3	1,2	1,0–1,4
Abdomen (gynäkologisches)	2,0	0,4–3,9	3,2	2,7–3,8
Urographie (absteigend)	1,2		3,2	1,7–5,0
Urographie (retrograd)			2,9	1,4–2,4
Salpingographie R			1,2	
Salpingographie F			3,4	
Plazentographie			3,0	
Zystographie	0,2		3,1	
Becken	1,4	0,4–1,7	3,3	2,1–4,5
Hüfte und oberer Femur	1,1	0,4–1,7	1,4	1,1–3,0
Zahnaufnahme	0,4		2,5	1,6–3,4
Angiographie (Kopf)			1,0	
Angiographie (Abdomen)			3,3	
Tomographie (Thorax)			1,1	0,8–1,4
Schirmbild	0,9		1,0	0,6–1,4
Untere Hautdosisgruppe				
Arm und Hand	0,1		0,3	0,1–1,7
Thorax	0,02	0,006–0,09	0,14	0,07–0,15
Oberschenkel (untere zwei Drittel)	0,3		0,4	
Bein und Fuß	0,1		0,4	0,3–0,4

[1] R min^{-1}.
R = Röntgenaufnahme   F = Durchleuchten

(aus Fritz-Niggli, Strahlengefährdung, Strahlenschutz, Huber Verlag Bern, Stuttgart, Wien)

nische Assistentinnen, die neben den Apparaten stehen, sowie zuschauende Ärzte besonders den Strahlen ausgesetzt (Tab. 6). Kleine transportable Apparate sind daher infolge der fehlenden festen Strahlenschutzvorrichtung im Gegensatz zu den großen Apparaten besonders gefährdend.

Von verschiedener Seite liegen auch Untersuchungen über *Haut- und Knochenmarkbelastung* bei Röntgenaufnahmen vor, über die uns Tab. 7 und 8 Auskunft geben. Die Strahlenbelastung der Haut bei Durchleuchtungen hängt zudem auch von der Dicke des verwendeten Zusatzfilters ab (Tab. 9).

Tabelle 8 Knochenmark-Dosen (mrd) pro Untersuchung (aus UN-Bericht 1972)

	Japan	Holland	Großbritannien ♂	Großbritannien ♀
Kopf	29	90	32	39
Halswirbelsäule	43	8	54	49
Bariumtrunk	140	50	1300	590
Arm und Hand	–	–	–	–
Schlüsselbein und Schulter	18	–	38	81
Brustwirbelsäule	140	105	200	220
Ganzer Thorax	9	R 10 / F 40	12	13
Rippen und Brustbein	34	6	180	37
Bariummahlzeit	210	80	510	800
Cholezystographie	73	36	150	150
Abdomen	59	93	120	130
Abdomen (gynäkologisch)	72	56	–	210[1]
Absteigende Urographie	110	433	580	450
Retrograde Urographie	–	257	440	330
Salpingographie	50	282	–	210
Plazentographie	–	–	–	–
Pelvimetrie	170	–	–	280[2]
Zystographie	37	168	170	940
Bariumeinlauf	210	359	530	1060
Becken	70	138	130	140
Lendenwirbelsäule	150	140	270	270
Lumbosakralgelenk	92	651	290	220
Hüfte und oberer Femur (oberes Drittel)	43	47	57	60
Übriger Oberschenkel	8	–	–	–
Bein und Fuß	–	–	–	–
Zahnaufnahme	–	–	1,8	1,8
Angiographie (Kopf)	–	–	130	130[3]
Angiographie (Abdomen)	–	–	380[3]	380
Tomographie (Thorax)	–	–	360	390
Herzkatheterisierung	–	–	190[3]	190
Bronchogramm	–	–	31	31
Übersicht, ganzer Thorax	35	47	61	101
Übersicht, ganzer Magen	60	–	–	–

[1] Fetale Dosis 500 mrd.
[2] Fetale Dosis 1100 mrd.
[3] Unter Annahme gleicher Häufigkeit der Untersuchungen bei ♀ und ♂
[4] Posteroanterior.

R = Röntgenaufnahme   F = Durchleuchtung

(aus Fritz-Niggli, Strahlengefährdung, Strahlenschutz, Huber Verlag Bern, Stuttgart, Wien)

Tabelle 9 Durchschnittliche Hautbelastung bei Durchleuchtungen bei gleichbleibender Stromstärke und steigender Spannung und veränderter Filterung

Spannung kV	Durchschnittliche Dosen in R/min mit Filter		
	1,5 mm Al	2 mm Al	3 mm Al
60	7 R/min	4,5 R/min	3 R/min
80	14 R/min	10 R/min	3 R/min
100	20 R/min	15 R/min	10 R/min

Fokus-Haut-Abstand 35 cm; 3 mA
(nach Lemmel, Martin, Sorrentino und Yalow, Wachsmann, Mayer und Zaronsky)

Tabellarische Übersicht über die wichtigsten Daten der Röntgenverordnung vom 1. 3. 1973
R. Birkner, K. Oldenburg

Zulässige Äquivalentdosis in rem* (röntgen equivalent man)	0,1	0,15	0,5	1	1,5	3	5
Beruflich strahlenexponierte Personen pro Jahr bis zu:							§ 32.3
Beruflich strahlenexponierte Personen in 13 Wochen bis zu:						§ 32.3	
Gebärfähige beruflich strahlenexponierte Personen in 13 Wochen:					§ 32.5		
Auszubildende im Kontrollbereich (älter als 18 Jahre) pro Jahr bis zu:					§ 34.3		
Kontrollbereich = Bereich in dem pro Jahr potentiell mehr als:					§ 15.1		
Gelegentlich im Kontrollbereich Tätige (Halten von Patienten u. a.):					§ 34.2		
Bei Röntgenuntersuchungen von Schwangeren für die Leibesfrucht bis zu:				§ 27.3			
Auszubildende im Kontrollbereich (jünger als 18 Jahre), ohne darin tätig zu sein, pro Jahr bis zu:			§ 34.3				
Personen im Überwachungsbereich pro Jahr bis zu:			§ 34.4				
Räume außerhalb Kontroll- und Überwachungsbereich (kein Daueraufenthalt von Personen) pro Jahr bis zu:			§ 17.3				
Wohnräume (Daueraufenthalt von Personen möglich) pro Jahr bis zu:		§ 17.5					
Überwachungsbereich = Bereich, in dem pro Jahr potentiell mehr als:		§ 15.2					
Dauerschutzeinrichtungen im Kontrollbereich müssen gewährleisten, daß pro Woche nicht mehr als:	§ 17.1						

* Bezüglich der Körperdosis bzw. Personendosis siehe DIN 6814, Bl. 3 und 5.

Höchstzulässige Lebensalterdosis (N = Lebensalter in Jahren) D = 5 (N-18) (§ 32.2). In jedem Zeitraum von 13 Wochen 3 rem + bekannte vorherige Dosis, bis D erreicht ist (§ 32.4). Im Bereich von 3 rem bis 25 rem als einmalige Dosisüberschreitung darf die höchstzulässige Lebensalterdosis einmal im Leben überschritten werden (§ 32.6).

Teilkörper: 15 rem/13 Wochen; 60 rem/Jahr; § 33.1. Im Bereich von 15 rem bis 60 rem als einmalige Dosisüberschreitung darf der Wert einmal im Leben unberücksichtigt bleiben (§ 33.2).

Aufbewahrungspflichten:
5 Jahre: Strahlenschutzbelehrungsprotokolle (§ 41.2).
10 Jahre: Aufzeichnungen über Röntgenuntersuchungen (§ 29.4).
30 Jahre: Dosisleistungsprotokolle in der Röntgentherapie (§ 13.3).
Röntgenbehandlungen (§ 29.4).
Meßprotokolle über die Ortsdosis oder Ortsdosisleistung (§ 39.2).
Personendosiswerte (§ 40.2).
Ärztliche Bescheinigungen (Strahlenschutzuntersuchung) (§ 43.1).

Verfasser: Prof. Dr. Rudolf Birkner, Dr. Klaus Oldenburg, Röntgen- und Isotopeninstitut und Strahlentherapeutische Abteilung des Städtischen Krankenhauses Moabit, Turmstraße 21, 1 Berlin 21.

Wie aus dieser Tabelle ersichtlich ist, können bei einer konventionellen Durchleuchtung, die mehrere Minuten lang dauert, besonders bei Durchleuchtungen von Magen und Dickdarm, Hautdosen erreicht werden, die einer therapeutischen Bestrahlung entsprechen (Tab. 7).

Nachdem infolge der in den früheren Jahren gewonnenen Erfahrungen heutzutage die notwendigen Maßnahmen zum Schutze des Arztes sowie des Personals und der Patienten getroffen worden sind, sollten Röntgenschädigungen ernsterer Natur nicht mehr vorkommen. Vor allem ist bei *Durchleuchtungen* darauf zu achten, daß der Arzt durch Bleihandschuhe und Schutzkanzel hinreichend geschützt ist. Eine weitere Schutzmaßnahme stellt die Verwendung von Zusatzfiltern von 2–3 mm Al an der Röhre dar, die ebenfalls eine Herabsetzung der Hautbelastung bedingt. Von Vorteil ist die Erhöhung der Spannung (bis zu 90 kV) bei gleichzeitiger Senkung der Stromstärke (bis 1 mA und weniger), während eine Erhöhung der Stromstärke nur noch die Strahlenmenge erhöht. Der Bedienungsraum mit dem Schalttisch muß absolut strahlengeschützt aufgestellt sein.

Maßnahmen zur Kontrolle der Röntgenärzte und des Röntgenpersonals sind die periodischen Untersuchungen des Blutbildes und das Tragen von kleinen Filmplaketten am Körper in Gürtelhöhe bzw. am Vorderarm oder von sensibleren kleinen Meßkammern in Form eines Bleistiftes (Abb. 29). Wie die bisherigen Erfahrungen zeigen, sind bei exakter Beachtung der Strahlenschutzvorschriften heute weder Röntgenarzt noch Röntgenassistentin oder Patient einer vermehrten, nicht mehr zulässigen Strahlenbelastung ausgesetzt.

Die für das *Röntgenpersonal zulässige Dosis* bei *Ganzkörperbestrahlungen* beträgt aufgrund der Empfehlungen der International Commission on Radiation Protection (ICRP) in Deutschland *5 rem*, wobei 1 rem die Menge irgendeiner Strahlung, welche die gleiche biologische Wirkung wie 1 R Röntgenstrahlen hat, entspricht. Die höchstzulässigen Dosen sind im einzelnen durch die *1. Strahlenschutzverordnung* (1. StrlSchV, Neufassung vom 15. 10. 1965) der Bundesrepublik Deutschland und die *Verordnung über den Schutz vor Schäden durch Röntgenstrahlen vom 1. 3. 1973* (Röntgenverordnung) genau festgelegt. Nach § 25 (2) darf die bis zu einem bestimmten Lebensalter aufgenommene Dosis höchstens 5 rem, multipliziert mit den um die Zahl 18 subtrahierten Lebensjahren, betragen (höchstzulässige Lebensalterdosis). Hierbei darf die in der Zeit von 13 aufeinanderfolgenden Wochen verteilte, tatsächlich aufgenommene Dosis 3 rem, jedoch insgesamt 5 rem jährlich nicht übersteigen (§ 25, 3). Die bei beruflich strahlenexponierten Personen an Händen, Unterarm, Füßen und Knochen aufgenommene Dosis darf nach § 27 (1) in einem Zeitraum von 13 aufeinanderfolgenden Wochen bis zu 15 rem, jährlich höchstens 60 rem betragen, unter der Voraussetzung, daß die nach § 25 für die übrigen Teile und Organe zulässigen Gesamtwerte eingehalten werden.

Nach § 26 müssen Dauereinrichtungen zum Schutz strahlenexponierter Personen so beschaffen sein, daß die von einer Person tatsächlich aufgenommene Dosis durchschnittlich 0,1 rem pro Woche nicht überschritten wird.

Beim Überschreiten der höchstzulässigen Dosen muß der Aufsichtsbehörde unverzüglich Meldung erstattet werden (§ 30). Diese Toleranzdosen dürfen nur gelegentlich erreicht und nicht überschritten werden. Ein gehäuftes Vorkommen von Strahlenbelastungen in Höhe der erwähnten Dosen muß vermieden werden und ist als Zeichen eines ungenügenden Strahlenschutzes anzusehen. Wie ständige Überwachungen mit Filmdosimetern des strahlenexponierten Röntgenpersonals zeigen, ist bei diesen die Strahlenbelastung sehr gering und liegt nicht über dem Durchschnitt der Gesamtbevölkerung.

Zusammenfassend muß der Strahlenschutz im medizinischen Bereich folgende Punkte beachten: Strahlenschutzmaßnahmen für das Personal in der Röntgendiagnostik können durch Vergrößerung des Abstandes von der Strahlenquelle, durch eine Schutzkleidung mit einem Bleigleichwert von 0,2 mm und durch eine gute Abschirmung des Schalttisches außerhalb des Untersuchungsraumes erzielt werden. Ein unnötiger Aufenthalt im Arbeitsraum während der Röntgenuntersuchung ist zu vermeiden. Zur Stützung schwerkranker Patienten oder zur Durchführung von *gehaltenen* Aufnahmen sollte nicht das Röntgenpersonal, sondern sonst nicht strahlenexponierte Personen, ausgerüstet mit Bleischürze und -handschuhen, herangezogen werden.

Eine *Reduzierung der Strahlenbelastung* für den Patienten in der *Röntgendiagnostik* kann erreicht werden durch:

1. einen guten Ausbildungsstand des Radiologen,
2. fundierte Kenntnisse des medizinisch-technischen Personals hinsichtlich der Auswahl der Belichtungsdaten, der Handhabung der Röntgenausrüstung und der Filmverarbeitung; Punkt 1 und 2 vermeiden unnötige Untersuchungen und Wiederholungen von unzureichenden Röntgenuntersuchungen,

3. einen weitgehenden Verzicht auf die Durchleuchtung zugunsten der Röntgenaufnahme,
4. eine Durchleuchtung ausschließlich mit der Bildverstärker-Fernsehtechnik,
5. die Anwendung günstiger Filmfolienkombinationen und hochempfindlicher Filme,
6. eine Filterung der primären Strahlung (3 mm Al),
7. die Einblendung der primären Röntgenstrahlung auf Objektgröße,
8. die Anwendung des Gonadenschutzes zur Vermeidung einer Primärstrahlenbelastung, z.B. bei Beckenaufnahmen, und
9. einen weitgehenden Verzicht auf Röntgenuntersuchungen in der Schwangerschaft (§ 27 Röntgenverordnung).

Bei Beachtung dieser Punkte sollte es nicht mehr zu einer wesentlichen Strahlenbelastung des Patienten und des Personals kommen. Es besteht also kein Anlaß zu einer übertriebenen Strahlenfurcht.

Röntgendiagnostik der Knochen und Gelenke

Zur Beurteilung eines Röntgenbildes sind einerseits genaue Kenntnisse der Anamnese und des klinischen Bildes, andererseits solche der normalen und pathologischen Anatomie und Physiologie sowie schließlich der speziellen Röntgenanatomie, vor allem Kenntnisse des Normalen und dessen Grenzen, unbedingt erforderlich. Man muß aber stets beachten, daß der Röntgenbefund nicht immer pathognomonisch, sondern meist vieldeutig ist. Verwirrend ist hier auch die große Zahl von Variationen des Skeletts, die häufig mit pathologischen Veränderungen verwechselt werden. Auch die Ossifikation der Epiphysen und Apophysen können zu Schwierigkeiten in der Interpretation und mitunter zu Verwechslungen mit Knochenabsprengungen führen. In solchen Fällen sind Aufnahmen der symmetrischen Körperseite sowie weiterer Skelettabschnitte unentbehrlich. Empfehlenswert ist auch eine Lungenaufnahme zur Feststellung eventueller Metastasen oder einer Tuberkulose. Ferner muß man sich stets bewußt sein, daß nicht jede pathologisch-anatomische Veränderung, besonders in den Anfangsstadien einer Erkrankung, auch im Röntgenbild zu erkennen ist; Abweichungen vom „Normalbild" können auch Kunstprodukte sein, wie Film- und Entwicklungsfehler, oder durch Fremdkörper oder Aufnahmetechnik (Bildunschärfen) hervorgerufen werden.

Bei der Differenzierung der verschiedenen Schattenbilder können z.B. auch Täuschungen durch Überlagerungen verursacht werden, wie Knochendefekte durch luftgefüllte Darmteile. Durchleuchtung oder eine Kontrollaufnahme nach 24 Stunden lassen diesen „Defekt" infolge Wanderung oder Verschwinden leicht als Projektionseffekt erkennen. Ebenso können zwischen den Weichteilschatten einzelner Organe liegende Fettschichten, die strahlendurchlässiger als die übrigen Weichteile sind, durch Projektion auf Knochen Frakturen vortäuschen. Genauere Betrachtung dieser „Frakturlinien" läßt aber erkennen, daß diese sich über die Knochenkonturen in die umgebenden Weichteilschatten fortsetzen. Ferner kann mitunter das Vorliegen schattengebender Medikamente (Wismut) und Kontrastmittel (Lipiodolreste nach Bronchographie) im Körper wie auf der Haut (Salben) zu Verwechslungen mit Verkalkungen in den Weichteilen oder Gelenken führen. Für das geübte Auge sind diese Schatten meistens sofort als Kunstprodukte erkennbar, ebenso die schlierenförmigen oder streifigen Schatten aufgerollter Kleidungsstücke oder Tücher.

Zu diesen Schwierigkeiten, denen besonders die jungen Röntgenologen gegenüberstehen, äußerte sich einmal treffend der französische Röntgenpionier ANTOINE BÉCLÈRE (1856–1939) in folgender Weise: „Die Röntgenstrahlen lügen nie, nur wir irren uns, indem wir ihre Sprache falsch verstehen oder von ihnen mehr verlangen, als sie uns bieten können."

Allgemeine Röntgensymptomatik des gesunden Knochens

Grundlagen der Skelettröntgenologie sind Aufnahmen in zwei senkrecht zueinander stehenden Ebenen, die bei speziellen Fragen durch zusätzliche Projektionen und Tomogramme ergänzt werden müssen. Eine Vernachlässigung dieser Forderungen führt zu Fehlinterpretationen.

Auf dem Röntgenbild werden von dem Skelett nur die kalksalzhaltigen Knochenstrukturen dargestellt, und zwar die Kortikalis, die Kompakta und die Spongiosa. Die *Kompakta* erscheint als kalkdichtes homogenes Band an den platten Knochen und den Diaphysen der langen Röhrenknochen. Sie erreicht in Schaftmitte ihre größte Breite und verjüngt sich zu den Metaphysen hin. Die *Kortikalis* bildet im Bereich der Metaphysen die Fortsetzung der Kompakta. Außerdem findet sie sich an den subchondralen Knochenabschnitten und den kurzen Röhrenknochen. Nach außen zeigen Kompakta und Kortikalis glatte Konturen, nach innen dagegen an den Übergängen zur Spongiosa manchmal geringe Unebenheiten. Die *Spongiosa* mit ihren kalkdichten Knochenbälkchen erscheint als regelmäßiges trabekuläres Netzwerk. Die strahlendurchlässigen Markräume liegen zwischen den knöchernen Substanzen. Die Spongiosaarchitektonik ist entsprechend der funktionellen Beanspruchung in den verschiedenen Regionen unterschiedlich ausgeprägt. Immer müssen jedoch die Spongiosabälkchen unter normalen Bedingungen scharf abgebildet werden. Glatte, schräg verlaufende Aufhellungen vorwiegend in den kurzen, seltener in den langen Röhrenknochen, die von der äußeren Kante in das Knocheninnere reichen, sind Gefäßkanäle mit den Vasa nutricia und keine pathologischen Fissuren. Kleine rundliche Aufhellungsbezirke innerhalb des Knochens beruhen auf nicht verknöcherten Knorpelinseln, die nach Knochenbildung einen dichten Herd erkennen lassen.

Gelenkknorpel, Periost und Bandapparat sind wegen der gleichen Strahlenabsorption weder untereinander noch von den umgebenden Weichteilen zu differenzieren. Sie werden erst bei Kalkeinlagerungen oder Verknöcherungen sichtbar. Der *röntgenologische Gelenkspalt* (Abb. 30–33) entspricht nicht der anatomischen Breite, da er aus den röntgenologisch nicht sichtbaren unverkalkten Knorpelbelägen und dem dazwischenliegenden, mit Synovia ausgefüllten anatomischen Gelenkspalt besteht. Die Gelenkspaltbreite im Röntgenbild umfaßt also den Raum zwischen den radiologisch erkennbaren Knorpel-Knochen-Grenzen, d. h. den röntgenologischen Gelenkflächen. Die normale Breite der röntgenologischen Gelenkspalten zeigt Tab. 10.

Bei Säuglingen und Kleinkindern ist der Gelenkspalt (Abb. 32) infolge der knorpeligen Epiphysen, in deren Zentrum sich der langsam

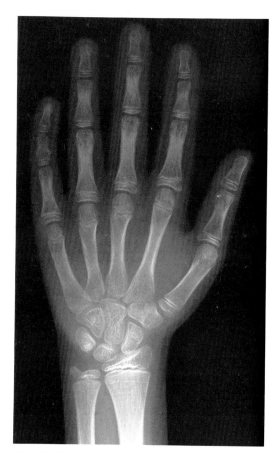

Abb. 30. Hand eines 12 Jahre alten Patienten. Normal breiter „Gelenkspalt". Epiphysenkerne im Bereich der Ossa metacarpalia und der Phalangen. Epidiaphysenfugen noch nicht verknöchert

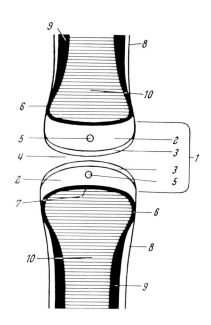

1 = der im Röntgenbild sichtbare „Gelenkspalt"
2 = knorpelige Epiphyse
3 = Gelenkknorpel
4 = anatomischer Gelenkspalt
5 = Epiphysenkern
6 = Kortikalis an der Metaphyse und Knorpelknochengrenze (7)
8 = Periost
9 = Kompakta der Diaphyse
10 = Spongiosa

Abb. 31. Schema des röntgenologischen Gelenkspaltes beim Kind

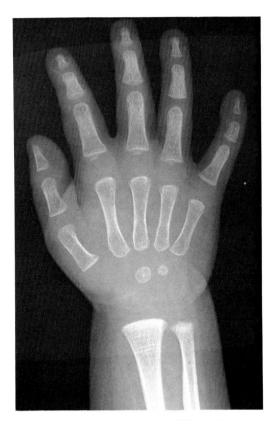

Abb. 32. Normale Hand und unauffälliger Vorderarm eines 12 Monate alten Kindes. Breite „Gelenkräume". Verknöcherungen des Os capitatum und hamatum sowie der proximalen Epiphysenkerne der Grundphalangen 2–4

Tabelle 10 Normale Breite der röntgenologisch dargestellten Gelenkspalten

Kiefergelenk	2 mm
Sternoklavikulargelenk	3–5 mm
Wirbelgelenk	2 mm
Intervertebralscheibe	5 mm
Schultergelenk	4 mm
Ellbogengelenk	3 mm
Radiokarpalgelenk	2–2,5 mm
Interkarpalgelenk	1,5–2 mm
Metakarpophalangealgelenk	1,5 mm
Iliosakralgelenk	3 mm
Symphyse	4–6 mm
Hüftgelenk	4–5 mm
Kniegelenk	3–5 mm
Sprunggelenk	3–4 mm
Intertarsalgelenk	
Metatarsalgelenk	2–2,5 mm
Tarsometatarsalgelenk	
Zehengelenke	1,5 mm

wachsende *Epiphysenkern* befindet, breiter als beim Erwachsenen. Nach voller Entwicklung der Epiphyse bleibt zwischen ihr und der Metaphyse bis zum Abschluß des Knochenwachstums in dieser Region eine strahlendurchlässige Knorpelplatte, die *Epidiaphysenfuge* (Abb. 30). Die Epiphysenkerne besitzen eine regelmäßige Knochenstruktur und glatte Außenkonturen, die jedoch bei schnellem Wachstum zerklüftet sein können. Bei Abschluß des Wachstums verschwinden die Epidiaphysenfugen, oder es bleiben feine Verdichtungen, *Epidiaphysennarben*, sichtbar. Sie dürfen nicht mit den durch vorübergehenden Wachstumsstillstand hervorgerufenen sog. *Wachstumslinien* (Abb. 33) verwechselt werden. Außer den Epiphysenkernen kommen noch *Neben- oder Apophysenkerne* an verschiedenen Skelettabschnitten vor, die meistens zum Ansatz von Muskeln, Bändern u. ä. dienen und nach ihrer Verschmelzung mit den zugehörigen Hauptknochen als Knochenvorsprung oder -höcker erkennbar sind. Ausnahmsweise kann die Verschmelzung der Apophysen wie auch der Epiphysenkerne ausbleiben. Sie werden dann als selbständige überzählige Knochen mit eigenem Namen oder als persistierende Apophysen klassifiziert.

Auftreten und Wachstum der Epiphysenkerne und der kleinen Fuß- und Handwurzelknochen sowie die Verknöcherung der Epidiaphysenfugen erfolgen ziemlich gesetzmäßig, so daß einerseits das ungefähre Knochenalter und andererseits ein verlangsamtes oder beschleunigtes Wachstum feststellbar sind. Als Testobjekt zur Beurteilung der Knochenkernentwicklung und Skelettreife dienen Aufnahmen der Hand (Abb. 32). Über das Auftreten der Epiphysenkerne gibt Tab. 11 Auskunft. Da die Epiphysenkerne oft unterschiedlich ausgeprägt sind, müssen zur Lage-, Form- und Größenbestimmung immer Vergleichsaufnahmen der Gegenseite herangezogen werden. Die Kriterien der *Geburtsreife* sind das Vorliegen von Ossifikationskernen in den Wirbelkörpern und -bögen, den distalen Femur- und proximalen Tibiaepiphysen sowie im Talus, Kalkaneus und Kuboid.

Die in den *Weichteilen* und *periartikulären Abschnitten* gelegenen Muskeln, Sehnen, Faszien, Schleimbeutel, Gelenkkapseln und Gefäße setzen sich aus Elementen mit niedrigen Ordnungszahlen zusammen und zeigen daher keine wesentlichen Dichteunterschiede. Unter diesen verschiedenen Gewebeanteilen bestehen keine großen Absorptionsdifferenzen, so daß sie einen gleichmäßigen röntgenologischen Schatten bilden und mit Ausnahme von Schwellungen, Atrophien oder Verkalkungen untereinander nicht zu differenzieren sind.

Allgemeine Röntgensymptomatik des kranken Knochens

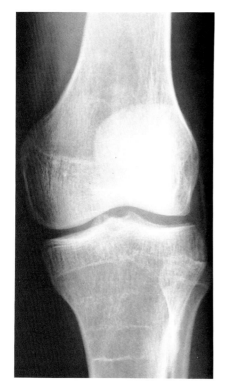
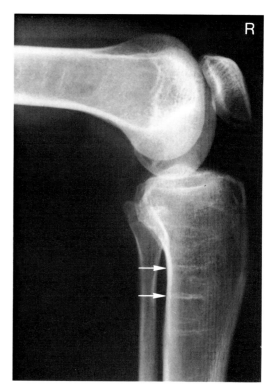

Abb. 33. Sogenannte Wachstumslinien (→) in der proximalen Tibia

Tabelle 11 Normales Auftreten der Ossifikationskerne der Handwurzelknochen und Epiphysen der Phalangen und distalen Vorderarmknochen

	Mittelwerte	
Os capitatum	3. Monat	(0 – 6 Monate)
Os hamatum	4. Monat	(0 – 6 Monate)
Distale Radiusepiphyse	12. Monat	(3 – 18 Monate)
Epiphysen der Phalangen II–V	30. Monat	(5 – 24 Monate)
Epiphyse der Daumenendphalanx	30. Monat	(8 – 18 Monate)
Epiphyse der Ossa metacarpalia II–V	24. Monat	(10 – 24 Monate)
Os triquetrum	36. Monat	(6 – 48 Monate)
Epiphyse des Os metacarpale I	35. Monat	(34 – 36 Monate)
Os lunatum	48. Monat	(6 Mon. – 9½ Jahre)
Os trapezium (multangulum majus)	5 Jahre	(1½ – 10 Jahre)
Os trapezoideum (multangulum minus)	5 Jahre	(2½ – 9 Jahre)
Os scaphoideum (naviculare)	5 Jahre	(2½ – 9 Jahre)
Distale Ulnaepiphyse	6 Jahre	(4 – 9 Jahre)
Os pisiforme	10 Jahre	(6½ – 16½ Jahre)

Allgemeine Röntgensymptomatik des kranken Knochens

Umwandlungen der knöchernen Makrostruktur manifestieren sich röntgenologisch in Änderungen der Knochendichte. Man unterscheidet die *Knochenatrophie* in Form der *Osteoporose* und *Osteolyse*, die *Knochendystrophie*, die *Knochennekrose* und die *Knochenhypertrophie* in Form der *Periostose*, *Enostose* und *Spongiosasklerose*.

Knochenatrophie

Bei der *Osteoporose* handelt es sich anatomisch entweder um eine mangelhafte Bildung von Knochengewebe bei normalem Abbau oder um einen verstärkten Verlust von Knochengewebe bei ungestörtem Anbau. Beide führen zur Ausweitung des Markraumes auf Kosten der Tela ossea. Wegen der gleichartigen Befunde ist eine Klärung der Pathogenese allein aus dem Röntgenbild in den meisten Fällen unmöglich. Diese kann nur in Verbindung mit den klinischen Befunden erfolgen. Die Osteoporose betrifft einzelne Knochen, verschiedene Skelettabschnitte oder diffus das ganze Knochensystem.

Das röntgenologische Bild der Osteoporose ist gekennzeichnet durch eine verstärkte Transparenz gegenüber dem gesunden, in seiner Gesamtform erhaltenen Knochen. Durch die Rarefizierung der Spongiosabälkchen entsteht ein grobmaschiges Netzwerk. Die Kompakta wird verdünnt oder aufgesplittert, die Kortikalis kann in ausgeprägten Fällen völlig verschwinden. Die Wirbelkörper zeigen in Spätstadien Fisch- oder Plattwirbel (Abb. 49, 50) mit zentraler Überhöhung der Zwischenwirbelräume. Gröbere Defekte gehören nicht zum Bild der Osteoporose. Die Entkalkung tritt röntgenologisch erst dann in Erscheinung, wenn der Schwund der Knochenmassen eine gewisse Grenze überschritten hat. Dieser beträgt für die Wirbelsäule z. B. 30%. Die Knochenveränderung ist somit niemals sofort bei Beginn der Erkrankung sichtbar, sondern erst nach 3 Wochen oder später. Wesentlich ist ferner, daß zum Nachweis einer lokalisierten Osteoporose in den Extremitäten immer der Vergleich mit der gesunden Seite herangezogen werden muß. Eine quantitative Wertung der Osteoporose auf dem konventionellen Röntgenbild ist nicht möglich.

Bei der Osteoporose bleibt die Gesamtform der Knochen erhalten. Demgegenüber liegt bei der *Osteolyse* (Tab. 12) durch Zerstörung von Knochengewebe ein lokaler Defekt im Zentrum oder in der Peripherie des Knochens vor. Die Osteolyse ist

Tabelle 12 Auftreten von osteolytischen Veränderungen (Lochdefekte)

1. Plasmozytom
2. Knochenlymphogranulom
3. Primäres Knochenlymphosarkom (selten)
4. Leukämien
5. Karzinommetastasen
6. Knochenhämangioendotheliom (selten)
7. Enchondrom (selten)
8. Knochenchondromatose
9. Eosinophiles Knochengranulom
10. Osteomyelitis (Brodie-Abszeß)
11. Chordom (selten)
12. Syphilitische Gumma
13. Morbus Hand-Schüller-Christian
14. Extraossäre Weichteiltumoren
15. Osteolytisches Sarkom

gewöhnlich scharf begrenzt und von normalem Knochen (Abb. 104, 106) oder einer osteoporotischen Zone umgeben (Abb. 105, 108a, 109a). Gegenüber den in der Kompakta und Kortikalis lokalisierten Osteolysen, die röntgenologisch besser nachweisbar sind, kommen Spongiosadefekte erst ab einer bestimmten Größe, z. B. an der Wirbelsäule ab 1,5 cm Durchmesser im Summationsbild und ab 0,8 bis 1 cm auf dem Tomogramm, zur Darstellung.

Bei Lage der Defekte an der Außenkontur spricht man von *Knochenusur* oder *-arrosion*, bei tuberkulösen Prozessen auch von *Knochenkaries* und bei zentral gelegenen Knochendestruktionen von *Knochenzysten* oder *-kavernen*. Eine Sonderform ist die *kryptogenetische progressive lokalisierte Osteolyse*, wobei es nach Frakturen ohne erklärbare Ursache zu einer Auflösung der distalen Fragmente oder eines benachbarten Knochens kommt.

Knochendystrophie

Dem pathologischen Knochenumbau liegt ein Ersatz des normalen Knochengewebes durch verstärkt osteoplastisch oder osteoklastisch tätiges Bindegewebe, gelegentlich mit einer vermehrten Osteoidbildung, z. B. bei der Osteomalazie, zugrunde. Das Röntgenbild zeigt gleichfalls wie die Osteoporose eine Kalkarmut. Anstelle der normalen Struktur findet sich eine verwaschene, fein- oder grobwabige Knochenzeichnung. Kortikalis und Kompakta werden in den pathologischen Umbauprozeß einbezogen, so daß auch Veränderungen der Außenkonturen nachweisbar sind. In späteren Stadien bestehen neben der Osteoporose kalkdichte Herde. Eine Knochendystrophie beobachtet man beim Morbus Paget (Abb. 111, 112, 113, 114),

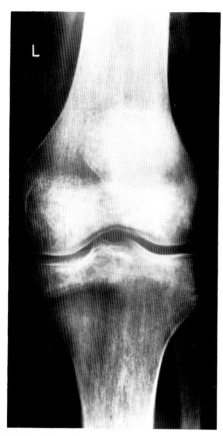

Abb. 34. Sudeck-Atrophie des linken Kniegelenkes. Entkalkung in den subchondralen und metaphysären Knochenabschnitten von Femur und Tibia

und dem Hyperparathyreoidismus (Abb. 54, 55), der renalen Rachitis bzw. der Osteomalazie (Abb. 53).
Die sog. Sudeck-*Knochenatrophie* ist anatomisch gleichfalls eine Knochendystrophie, die nach Entzündungen oder Traumen auftritt, und zwar in unmittelbarer Umgebung des Grundprozesses oder in den distal davon gelegenen Knochenabschnitten. Durch die besondere Lokalisation – Prädilektionsorte sind die Regionen der ehemaligen Epiphysenfugen – ist die Röntgendiagnose einer Sudeckschen Knochenatrophie leicht zu stellen (Abb. 34). Man unterscheidet ein akutes und ein chronisches Stadium. Im akuten Stadium finden sich nach 2–3 Wochen fleckige und unregelmäßige Aufhellungen in der subchondralen und der epiphysären Spongiosa. Nach 2–3 Monaten kann es zur Regression oder zum Übergang in das chronische Stadium mit uniformer, hochgradiger und grobwabiger Osteoporose kommen, die dann Kortikalis und Kompakta einbezieht (Abb. 35). Im Heilungsstadium zeigt der befallene Knochen über Jahre hinaus noch eine grobwabige Struktur.

Knochennekrose

Eine Osteonekrose wird röntgenologisch erst dann sichtbar, wenn es zu einer Demarkierung des abgestorbenen Knochenstückes gekommen ist. Man sieht, z. B. bei der Osteomyelitis, eine Knochenpartie von normaler oder verstärkter Dichte, den *Knochensequester* (Abb. 183, 184a u. b), der von einer aus Granulationsgewebe bestehenden transparenten Zone umgeben und dadurch von dem normalen Knochen abgegrenzt ist. Gelegentlich bildet sich um den Sequester eine enossale Sklerose. Besondere Formen der Knochennekrose sind die Osteochondrosis dissecans (Abb. 196a u. b) und die avaskulären aseptischen Nekrosen. Im Kindesalter sind sie meistens Folge von Zirkulationsstörungen unbekannter Ätiologie und betreffen die sekundären Ossifikationszentren (Abb. 165, 178). Beim Erwachsenen kommt es gelegentlich infolge posttraumatischer Zirkulationsstörungen zu Osteonekrosen in den epiphysären Knochenabschnitten oder in den Knochenkernen (Abb. 177). Bei beiden Zuständen resultiert durch den Untergang des normalen Knochengewebes eine Zusammensinterung des Epiphysen- oder des Apophysenkernes bzw. eines epiphysären Knochenabschnittes bis zu ihrem völligen Schwund. Daneben herrscht ein buntes Bild von osteosklerotischen Zonen im Wechsel mit Atrophien und zystischen Aufhellungen, von Frakturen und von Pseudarthrosen.
Bei der *Osteochondrosis dissecans* liegt eine Aussprengung eines Knorpel- oder zusätzlich eines subchondralen Knochenstückes vor. Röntgenologisch beobachtet man einen freien Knochenanteil, die *Gelenkmaus*, sowie einen oft von einer Randsklerose umgebenen Defekt im benachbarten Knochen, das *Mausbett* (Abb. 196a u. b). Die geschädigte Knochenregion bleibt jedoch röntgenologisch stumm, solange der darüberliegende Knochen intakt ist. Ein freier Gelenkkörper wird nicht immer nachweisbar, da die Gelenkmaus in ihrem Bett bleiben und dort wieder einheilen kann.
Die klinisch stummen, singulären oder multiplen, mon- oder polyostischen *Knocheninfarkte* sind Folge von Zirkulationsstörungen im Knochen. Die bevorzugt im Femur (Abb. 36), in der Tibia und im Humerus lokalisierten Prozesse zeigen im Röntgenbild zentrale, grobsträhnige, ring- oder keilförmige Verdichtungen infolge einer Demarkierung des nekrotischen Bezirkes oder Ablagerung von Hydroxylapatit in den Meta- oder Epiphysen.

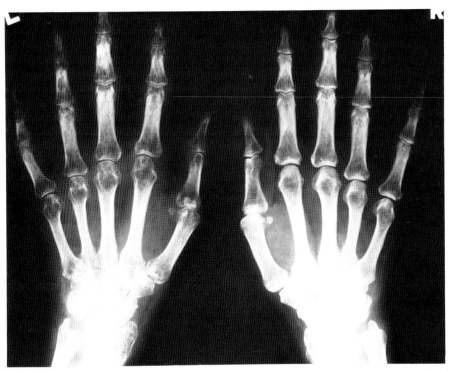

Abb. 35. Sudek-Atrophie der linken Hand. Entkalkung der gelenknahen Knochenabschnitte. Rechts unauffälliger Knochenbefund

Knochenhypertrophie

Bei der vermehrten Bildung von Knochengewebe, der *Osteosklerose*, unterscheidet man 3 Formen. Die *Spongiosasklerose* tritt als lokale oder diffuse Form, z.B. bei der Ostitis condensans, bei der Osteomyelitis (Abb. 184a u. b, 186) oder beim Elfenbeinwirbel, auf. Meistens handelt es sich um osteoblastische (osteosklerotische) Metastasen (Abb. 108b, 109b), seltener um lymphogranulomatöse oder toxische Veränderungen. Solitäre sog. *Kompaktainseln* sind eine Spongiosavarietät. Die *Enostose* erscheint mit Auflagerungen an der Innenseite der Kompakta, die zum Verschluß der Markhöhle führen kann, z.B. bei der Marmorknochenerkrankung (Abb. 45a u. b) oder der toxischen Osteopathie. Die *Periostose* (Tab. 13) mit äußerer Knochenapposition zeigt im Röntgenbild Spornbildungen, Spiculae und lamellenartige Auflagerungen, z.B. bei der Osteomyelitis (Abb. 184a u. b), der Lues oder den Knochentumoren (Abb. 100c). Eine umschriebene periostale Apposition bezeichnet man als *Osteophyt* (Abb. 156b, 157a u. b, 158, 169, 170), eine größere als *Exostose* (Abb. 42a u. b). Abhebungen des bindegewebigen Periostes durch subperiostale Blutungen oder Tu-

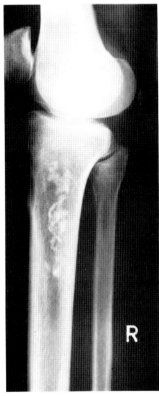

Abb. 36. Ischämischer Infarkt in der proximalen Tibia

Tabelle 13 Vorkommen von periostalen Veränderungen

a) Lamellenbildung

1. Ewing-Sarkom
2. Retikulosarkom
3. Sympathogoniommetastase
4. Periostitis ossificans bei extraperiostalem Sarkom
5. Osteomyelitis
6. Knochentuberkulose
7. Caffey-Syndrom
8. Leukämien bei Kindern
9. Phosphorintoxikation
10. Strontiumintoxikation
11. Fluorintoxikation
12. Osteopathia hypertrophicans toxica (Pierre-Marie-Bamberger)
13. Kortikalisosteoid
14. Ostitis deformans Paget
15. Periostitis luica
16. Marmorknochenerkrankung
17. A-Hypervitaminose
18. Moeller-Barlow-Erkrankung
19. Rachitis

b) Spikulabildung

1. Osteoblastisches Sarkom
2. Chondrosarkom
3. Ewing-Sarkom
4. Meningeom
5. Sympathogoniommetastase
6. Hypernephrommetastase
7. Thalassämie (Cooley-Anämie)
8. Sichelzellenanämie
9. Knochenhämangiom
10. Madurafuß

morgewebe rufen zunächst einen Weichteilschatten hervor. Erst nach Bildung von neuem periostalen Knochengewebe wird die Auflagerung, die *Periostitis ossificans* (Abb. 103), sichtbar.

Störungen des Knochenwachstums

Zwischen der Funktion einiger endokriner Drüsen und der Skeletentwicklung bestehen enge Beziehungen. Verzögertes Auftreten und Wachstum der Epiphysenkerne sowie verlangsamte Verschmelzung von Epi- und Metaphyse oder ein beschleunigtes Skelettwachstum können Folge einer Unter- oder Überfunktion der Drüsen sein. Daher kann die Röntgenuntersuchung des wachsenden Skeletts wichtige Aufschlüsse hinsichtlich des Funktionszustandes der endokrinen Organe geben.

Die *Hypofunktion der Thyreoidea* prä- und postnatal führt zum Kretinismus mit charakteristischen Röntgenbefunden. Verzögertes Auftreten und Wachstum der Ossifikationszentren, unregelmäßige Konturierung der Knochenkerne und verspäteter Schluß der Epidiaphysenfugen führen zu einem mäßig disproportionierten Zwerg- oder Minderwuchs mit späteren Belastungsdeformitäten. Im Gegensatz zum chondrodystrophischen Zwerg zeigt der kretine eine wesentliche Verkürzung der Wirbelsäule. Beim Hypothyreoidismus im späteren Kindesalter finden sich ähnliche, jedoch weniger stark ausgeprägte Veränderungen wie beim Kretinismus. Der *Hyperthyreoidismus* führt gelegentlich zu einer beschleunigten Skelettreife, oft bleibt das Größenwachstum jedoch normal.

Die *Unterfunktion der Hypophyse* mit sekundärem Hypogonadismus hat eine generalisierte Störung des Knochenwachstums und der Skelettreife zur Folge. Die Epiphysenkerne treten verspätet auf, die Verknöcherung der Epidiaphysenfugen kann unterbleiben, das Längen- und Breitenwachstum der Knochen ist gehemmt. Bei *Überfunktion der Hypophyse* resultiert ein beschleunigtes Größenwachstum. Tritt sie im Erwachsenenalter auf, so entsteht eine Akromegalie mit Vergrößerung der Akren. Bei Krankheitsbeginn in der Pubertät entwickelt sich ein akromegaler Riesenwuchs mit einer Ausweitung und einer Destruktion der Sella, einer Hyperostose des Gesichtsschädels und der Kalotte, einer Vergrößerung und einer Auftreibung vorwiegend der Phalangen, einer Hypertrophie der Wirbelkörper und einer Übergröße der artikulierenden Gelenkflächen. Der *Gigantismus* kennzeichnet sich röntgenologisch durch ein abnormes Skelettwachstum infolge einer beschleunigten Skelettreife vor dem Epiphysenschluß. Später kann er die Form der Akromegalie erreichen. Der *Hypogonadismus* führt zur Verzögerung des Epiphysenschlusses und dadurch zur Verlängerung und Verschmälerung der Knochen. Beschleunigte Skelettreife ist gewöhnlich mit einer frühzeitigen Pubertät kombiniert, z. B. beim Albright-Syndrom, beim Granulosazelltumor des Ovars, beim Tumor des Corpus pineale und bei der Überfunktion der Nebenniere im Kindesalter.

Akzessorische Knochen

Akzessorische Knochen sind Varietäten des normalen Skeletts ohne klinische Bedeutung, die jedoch häufig mit Frakturen und Fissuren verwechselt werden. Ihre Kenntnis ist daher von praktischem Wert. Die Varietäten treten oft multipel und an den Extremitäten symmetrisch auf. Daher

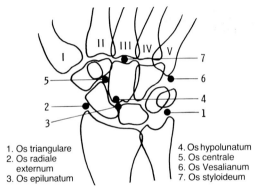

1. Os triangulare
2. Os radiale externum
3. Os epilunatum
4. Os hypolunatum
5. Os centrale
6. Os Vesalianum
7. Os styloideum

Abb. 37. Akzessorische Knochen der Hand

ist in zweifelhaften Fällen die vergleichende Untersuchung der Gegenseite wertvoll. Die wichtigsten Skelettvarietäten sind persistierende Epi- und Apophysen, zusätzlich embryonal angelegte Knochen, überzählige Knochenfortsätze, Sehnenansatzverknöcherungen, verknöcherte Sehnenbögen, Sesamoide, Verdoppelungen, Spaltungen, Verschmelzungen, Spongiosavariationen sowie Schaltknochen am Schädel. Von den zahlreichen akzessorischen Knochen sollen die häufigsten erwähnt werden.

Das *Os acromiale* resultiert aus der fehlenden Fusion des Epiphysenkernes mit dem Akromion. Die *Patella cubiti* ist ein kleines Knochenzentrum an der Spitze des Olekranons. Im Bereich der Hand (Abb. 37) wurden bis zu 33 überzählige Knochen nachgewiesen. Sie sind von geringerer Bedeutung als die am Fuß. Das distal des Processus styloideus ulnae gelegene *Os triangulare* kann leicht mit einer Fraktur des distalen Ulnaendes verwechselt werden. Seine normale Länge schließt jedoch eine Fraktur aus. Distal des Processus styloideus radii liegt das *Os radiale externum*. Das *Os epilunatum* ist ein isolierter Knochenkern dorsal des Os lunatum. Das *Os hypolunatum* liegt zwischen dem Os lunatum und Os capitatum. Relativ häufig beobachtet man auf der radialen Seite des Os capitatum das *Os centrale*. Ebenso wie am Fuß tritt selten auch an der Hand proximal der Basis des Os metacarpale V ein *Os Vesalianum* auf. Das auf seitlichen Aufnahmen nachweisbare *Os styloideum* befindet sich dorsal an der Basis des 3. Metakarpalknochens.

Häufige Variationen sind am oberen und lateralen Rand des Azetabulums das runde oder ovale *Os acetabuli* (Abb. 38), das von arthrotischen Veränderungen oder von einem Knochenausriß abgegrenzt werden muß, und die *Fabella* (Abb. 39 a u. b) als Sesamoid in der Kniekehle. Die *Patella bi-* (Abb. 39) oder *tripartita* ist gewöhnlich im oberen äußeren Quadranten lokalisiert und kann leicht mit Patellafrakturen verwechselt werden. Klärung bringt der Vergleich mit der Gegenseite, da die Patellavariation in ungefähr 80% bilateral vorkommt. Unterhalb des Malleolus tibialis und fibularis kommen gelegentlich das *Os subtibiale* und *Os subfibulare* zur Darstellung, die nicht immer von Knochenabrissen aus den Malleolenspitzen unterschieden werden können. Die persistierende Apophyse des Processus posterior tali, das *Os trigonum* (Abb. 40), erscheint als dreieckiger, rundlicher oder ovaler Knochen hinter dem Taluskörper. Frakturen, Luxationen oder Doppelbildungen sind bekannt. Die Abgrenzung gegenüber einem Abriß des Processus posterior tali ist schwierig. Das *Os tibiale externum* stellt einen persistierenden Apophysenkern auf der medialen und der proximalen Seite des Os naviculare dar. In der Sehne des M. peronaeus longus lateral oder etwas unterhalb des Kuboids sitzt das *Os peronaeum* (Abb. 40), das in 2 oder 3 Unterteilungen vorkommen kann. Seltener findet sich das *Os Vesalianum* lateral vom Kuboid und proximal vom Os metatarsale V. Das oft als Knochenausriß fehlgedeutete *Os supranaviculare* liegt als dreieckiges Knochenstück an der proximalen Kante des Os naviculare. Der auf seitlichen Aufnahmen nachweisbare *Talus secundarius* befindet sich als kleines Knochenstück unmittelbar oberhalb des Taluskopfes. Weitere akzessorische

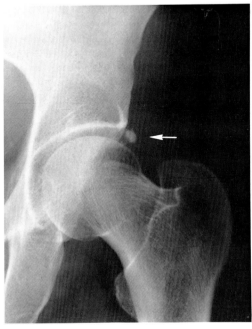

Abb. 38. Os acetabuli (→)

Allgemeine Röntgensymptomatik des kranken Knochens

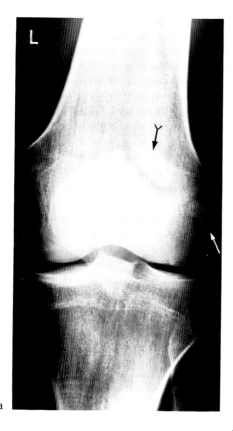

a

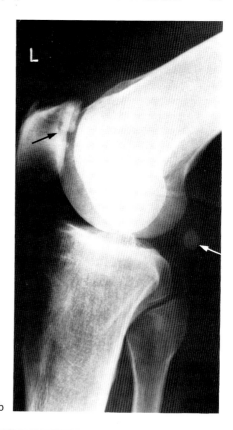

b

Abb. 39. Patella bipartita des linken Kniegelenkes. Fabella.
a) a.-p. Aufnahme. Breite Dehiszenz am Oberrand der Patella in Projektion auf den Femur (↦). Projektion der Fabella auf den lateralen Femurkondylus (→).
b) Seitenaufnahme. Stufenbildung im Bereich der patellaren Gelenkfläche durch die Patella bipartita (→). Fabella dorsal des Gelenkspaltes (←). Verknöcherung der Quadrizepssehne

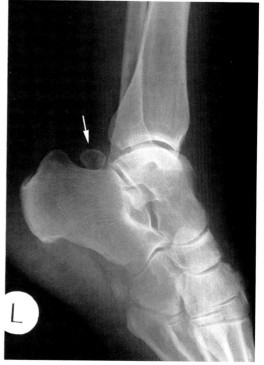

Abb. 40. Os trigonum (→)

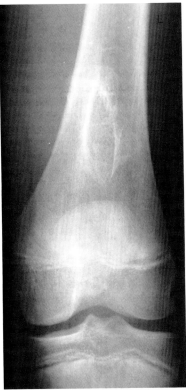

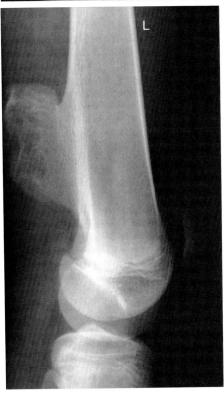

Knochen sind in Abb. 41 aufgeführt. Der ungefähr im 13. Lebensjahr auftretende Epiphysenkern an der Basis des Os metatarsale V, der wenig später mit der Basis verknöchert, ist kein akzessorischer Knochen. Vor Verwechslungen mit Frakturen schützen die glatten Außenkonturen des Epiphysenkernes und der fehlende klinische Befund.

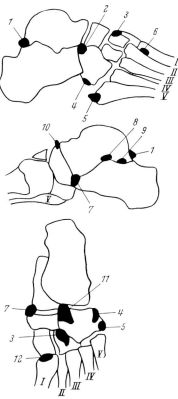

1 = Os trigonum
2 = Calcaneus secundarius
3 = Os intercuneiforme (selten)
4 = Os peronaeum
5 = Os Vesalianum
6 = Os intermetatarseum
7 = Os tibiale externum
8 = Os sustentaculi
9 = Talus secundarius
10 = Os supranaviculare
11 = Os cuboideum secundarium
12 = Pars fibularis ossis metatarsi I

Abb. 41. Akzessorische Knochen am Fuß

Abb. 42. Kartilaginäre Exostose am distalen Femurschaft.
a) a.-p. Aufnahme. Exostose nicht einwandfrei erkennbar.
b) Seitenaufnahme. Breitbasige Exostose am Hinterrand des distalen Femurabschnittes

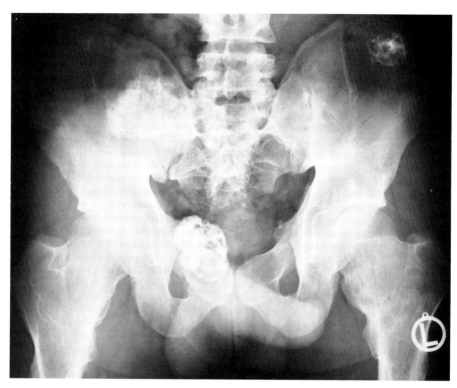

Abb. 43. Osteochondrome im Os ilium beidseits und im Os pubis rechts. Deformierung der proximalen Femurabschnitte infolge multipler, operativ entfernter Exostosen

Generalisierte ossäre Dysplasien

Unter den zahlreichen erblichen und angeborenen Mißbildungen, deren Ätiologie in vielen Fällen unbekannt ist, sollen nur die häufiger auftretenden Formen erwähnt werden.

Die *deformierende Chondroplasie (multiple kartilaginäre Exostosen)* ist ein dominantes Erbleiden und kennzeichnet sich durch multiple Exostosen und Osteochondrome an den knorpelig präformierten Stellen des Skeletts mit Auftreten im frühen Kindesalter, einer raschen Progredienz während der Wachstumsperiode und stationärem Verhalten nach dem Wachstumsende. Knochendeformierungen, Störungen des Knochenwachstums, Synostierungen sowie Fehlstellungen und Funktionsstörungen der Gelenke können auftreten. Röntgenologisch findet man breit- oder engbasige Knochenauswüchse mit seitlicher oder epiphysärer Wachstumsrichtung an den Enden der langen Röhrenknochen, den Beckenrändern, den Rippen und der Skapula. Die von einer Kompakta umgebene Spongiosa geht fließend in die des normalen Knochens über. Bei Verkalkungen der röntgenologisch nicht sichtbaren Knorpelkappe resultieren strukturlose Gebilde. Differentialdiagnostisch muß diese prognostisch günstige Erkrankung von solitären Osteochondromen, Exostosen und Knochenchondromatosen abgegrenzt werden. Gelegentlich beobachtet man maligne Entartung zu einem Chondrosarkom. Zum Nachweis der Exostosen ist die Bildprojektion von Bedeutung. Verläuft der Zentralstrahl in der Richtung der Längsachse der Exostose, so kann diese eine Knochenzyste vortäuschen. Erst die Aufnahme in der 2. Ebene läßt die Exostose erkennen (Abb. 42 a u. b).

Bei der *multiplen Knochenchondromatose*, einem polyostischen und polytopen Erbleiden, liegt eine Entwicklungsstörung des Knorpels vor. Man unterscheidet 5 Formen, die häufigere Akroform mit Sitz an den Metaphysen der langen Röhrenknochen, die seltene Strahlform, die oligotope Form in einer Körperregion, die generalisierte Voll- (Abb. 43) und die Halbseitenform *(Ollier-Wachstumsstörung)*. Im Röntgenbild erkennt man unregelmäßige und unscharfe Aufhellungen oder scharf begrenzte Defekte sowie mitunter Verkalkungszonen. Beim Größenwachstum kommt es zu Auftreibungen des Knochens, zur Osteolyse der Kortikalis und manchmal zur Deformierung der benachbarten Skelettabschnitte (Abb. 44). Bei relativ guter Prognose besteht die Möglichkeit einer malignen Entartung. Zur Differentialdiagnose stehen die Gelenkchondromatose, solitäre Chondrome und Sarkome sowie Osteochondrome, wobei die Röntgenuntersuchung des gesamten Skeletts entscheidend ist. Beim *Mafucci-Syndrom* handelt es sich um eine Ollier-Erkrankung mit multiplen Hämangiomen.

Die *Chondrodystrophie (Achondroplasie)*, eine angeborene Störung der Knorpelverknöcherung, führt zum disproportionierten Zwergwuchs mit charakteristischer plumper Form der kurzen und langen Röhrenknochen, Deformierung der Epidiaphysenfugen, brachy- oder hydrozephaler Schädelform und abgeplattetem Becken, seltener mit Höhenverminderung und keilförmiger Deformierung der Wirbelkörper. Typisch ist die Diskrepanz zwischen der Extremitätenverkürzung und der annähernd normalen Länge des Stammskeletts.

Bei der *Osteochondrodystrophie (polytope enchondrale Dysostosen)* kommt es durch die symmetrische Ossifikationsstörung des Epiphysenknorpels zum Minder- oder Zwergwuchs mit Deformierung des gesamten Skeletts. Die Röhrenknochen sind meistens kurz und plump, die Hand- und Fußwurzelknochen treten oft verspätet auf oder fehlen. An der Wirbelsäule beobachtet man bei normalen oder überhöhten Zwischenwirbelräumen unregelmäßig konturierte Platt- und Keilwirbel. Durch die ausgeprägten Wirbelsäulenveränderungen ist diese Erkrankung von der Achondroplasie abzugrenzen. Nach dem Erbgang und dem klinischen Bild werden 3 Gruppen differenziert, der Typus Léri mit dominantem Erbgang, der Typus Morquio sowie der Typus Pfaundler-Hurler, beide mit rezessivem Erbgang. Die letzte Form weist Hornhauttrübungen, Intelligenzstörungen und einen typischen Gesichtsausdruck (Wasserspeierfratze) auf.

Die angeborene *Marmorknochenerkrankung Albers-Schönberg (Osteopetrosis)* mit verschiedenen Erbgängen führt durch eine Osteosklerose zur Aufhebung der normalen Knochenarchitektonik. Während die Wirbelsäule bandförmige Sklerosen in der Nähe der Grund- und Deckplatten (Abb. 45 a) zeigt, bestehen ausgeprägte Sklerosen vorwiegend im proximalen Humerusdrittel, distalen Radius- und Ulnaabschnitt, oberen und unteren Femurdrittel (Abb. 45 b) sowie proximalen Bereich von Tibia und Fibula. Spontanfrakturen sind häufig. Im Becken sind die Randabschnitte unter Freilassung der zentralen Regionen betroffen, am Schädel vorwiegend die basalen Regionen. Selten sind die kleinen Röhrenknochen beteiligt. Durch

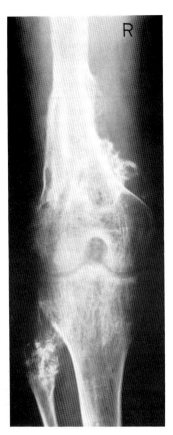

Abb. 44. Chondromatose von Femur und Fibula. Maligne Entartung der chondromatösen Veränderungen im distalen Femurabschnitt. Generalisierte Entkalkung

das typische Verteilungsmuster der Veränderungen ist die Differenzierung gegenüber der Camurati-Engelmann-Erkrankung gegeben, die sich in ihrer Lokalisation spiegelbildlich verhält.

Die *Camurati-Engelmann-Erkrankung (progressive diaphysäre Dysplasie)*, eine angeborene Mißbildung, äußert sich durch eine symmetrische Sklerose der Kompakta in den diaphysären Knochenabschnitten unter Freibleiben der Meta- und Epiphysen, durch eine flaschenförmige Auftreibung der Röhrenknochen und seltener durch Strukturverdichtungen am Schädel, in der Wirbelsäule und im Becken.

Die *Hyperostosis generalisata mit Pachydermie*, die im Pubertätsalter auftritt, ist durch eine generalisierte Periostose mit starker Breiten-, jedoch ohne Längenzunahme der kurzen und langen Röhrenknochen gekennzeichnet, wobei die Knochenstruktur grobsträngig und fleckig erscheint. Seltener sind die Phalangen, der Schädel und die Wirbelsäule betroffen.

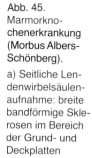

Abb. 45. Marmorknochenerkrankung (Morbus Albers-Schönberg).

a) Seitliche Lendenwirbelsäulenaufnahme: breite bandförmige Sklerosen im Bereich der Grund- und Deckplatten

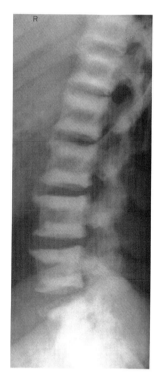

Abb. 46. Osteopoikilie. Diffuse, glatt begrenzte Sklerosen im Becken, in den proximalen Oberschenkelabschnitten und im Os sacrum

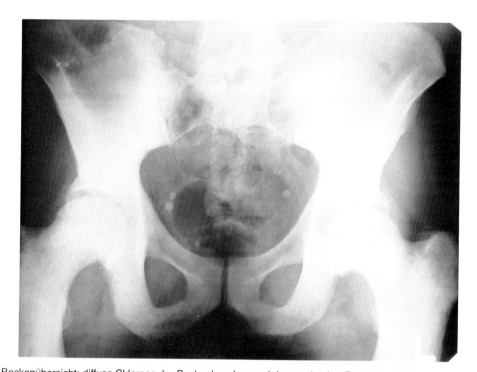

Abb. 45. b) Beckenübersicht: diffuse Sklerose der Beckenknochen und der proximalen Femurabschnitte

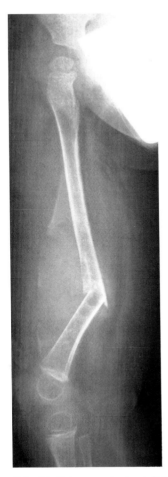

Abb. 47. Osteogenesis imperfecta. Diffuse Entkalkung und erhebliche Deformierung des Femur. Myositis ossificans. Pathologische Fraktur

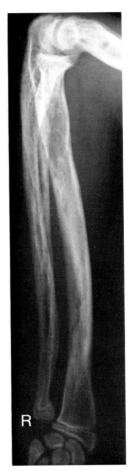

Abb. 48. Fibröse Dysplasie (Jaffé-Lichtenstein). Konturdeformierung und Zysten in Radius und Ulna. Kompaktaverdünnung

Bei der *Chondroangiopathia calcarea seu punctata* (*Dysplasia epiphysialis punctata*) finden sich röntgenologisch feine stippchenförmige Kalkablagerungen im Epiphysenknorpel, die mit fortschreitender Ossifikation verschwinden.

Die *Osteopoikilie*, eine symptomlos verlaufende Anomalie, zeigt im Röntgenbild multiple kompakte Knocheninseln innerhalb einer normalen Knochenstruktur, vorwiegend in den Extremitäten (Abb. 46), seltener im Becken, in der Wirbelsäule und dem Schädel.

Die *Melorheostose* (enossale Osteosklerose) führt zu kalkdichten, langen und breiten Streifenschatten in einem oder in mehreren Extremitätenknochen, und zwar jeweils auf einer Seite.

Das Kennzeichen der *Osteogenesis imperfecta* (*Fragilitas ossium hereditaria*, *Osteopsathyrosis*) ist eine abnorme Knochenbrüchigkeit. Im wesentlichen werden 2 Formen unterschieden. Beim *infantilen Typ* (Osteogenesis imperfecta letalis Vrolik) treten in utero oder postnatal multiple Frakturen mit Tendenz zu überschießender Kallusbildung sowie Verkürzung und Deformierung der langen Röhrenknochen auf. Die trabekuläre Knochenzeichnung ist nur gering ausgeprägt, die Kortikalis und Kompakta sind verdünnt. Die Prognose quoad vitam ist infaust. Der *Tardatyp* (Osteogenesis imperfecta tarda Lobstein) mit besserer Prognose manifestiert sich zum Zeitpunkt des Laufenlernens. Die Knochen sind hypostotisch und zeigen eine Verminderung der Knochendichte (Abb. 47) im gesamten Skelett. Sie frakturieren nach minimalen Traumen. Zu dem klinischen Bild gehören blaue Skleren und Schwerhörigkeit.

chengewebe unregelmäßige strukturlose Zonen verstärkter Transparenz oder seltener eine irreguläre Verstärkung der trabekulären Zeichnung. Der Knochen ist aufgetrieben, mit Verdünnung und exzentrischer Verlagerung der niemals unterbrochenen Rinde (Abb. 48). Kennzeichnend sind ferner die Abnahme der Knochenbefunde von proximal nach distal und das Freibleiben der Epiphysen, der Hand- und Fußwurzelknochen und oft der Wirbelsäule. An den platten Knochen manifestiert sich diese Erkrankung in einer Auftreibung und Kammerung sowie an den Rippen durch schalenartige Auftreibungen. Vorwiegend an der Schädelbasis finden sich Strukturverdichtungen und Verdickung des Knochens. Mit Abschluß des Skelettwachstums tritt ein Stillstand der pathologischen Knochenprozesse ein. Häufig kommt es zu Verbiegungen, z. B. Coxa vara, und Spontanfrakturen. Verwechslungen mit einem Osteoklastom, einer Ostitis deformans Paget oder einer Osteodystrophia fibrosa cystica generalisata sind möglich.

Metabolische und verwandte Knochenerkrankungen

Die *Osteoporose* ist ein häufiges Symptom bei den verschiedenen Erkrankungen, wie hormonellen, vitaminösen und stoffwechselbedingten Störungen, Blutkrankheiten und ferner bei Ruhigstellung bzw. Inaktivität des Knochens. Die *akute* und *chronische Osteoporose*, letztere als Folge einer akuten Entkalkung oder einer länger dauernden Einschränkung der aktiven Bewegung, sowie die *Sudeck-Knochenatrophie* wurden schon auf S. 48 erwähnt.

Hormonelle Osteoporosen

Mit zunehmendem Alter findet sich röntgenologisch eine mehr oder weniger ausgeprägte Knochenatrophie, die in eine senile und eine präsenile Involutionsosteoporose getrennt wird. Bei beiden Formen liegt pathologisch-anatomisch eine gleichartige progressive Knochenentkalkung vor. Das klinische Beschwerdebild korreliert nicht mit der Schwere der röntgenologischen Befunde. Die *senile Involutionsosteoporose* zeigt im Rahmen des physiologischen Alterungsvorganges eine langsam sich entwickelnde und fortschreitende Skelettatrophie, die die Wirbelsäule bevorzugt, jedoch **auch die übrigen Skelettabschnitte betrifft. Die** Wirbelkörper erscheinen stark transparent und rahmenförmig begrenzt mit geringen Impressionen der Grund- und Deckplatten. Die Extremitäten-

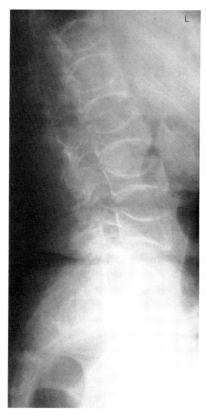

Abb. 49. Hochgradige Osteoporose der Lendenwirbelsäule. Bikonkavform einzelner Lendenwirbelkörper (Fischwirbel). Verbreiterung der Zwischenwirbelräume

Bei der *Arachnodaktylie,* einem Teil des Marfan-Syndroms, finden sich neben den typischen Veränderungen an Herz, Muskeln und Augen eine Verlängerung der kurzen Röhrenknochen an Händen und Füßen ohne Vergrößerung des Querdurchmessers sowie eine zarte Knochenstruktur mit Verdünnung der Knochenrinde.

Der Ersatz des normalen Knochengewebes durch fibröses Bindegewebe *(fibröse Dysplasie)* tritt häufiger in monostischer (monostische fibröse **Dysplasie)** als in polyostischer Form (polyostische fibröse Dysplasie) auf. In Verbindung mit Café-au-lait-Flecken spricht man vom *Albright-Syndrom.* Die polyostische Form wird in einen Achsen-, Halbseiten- und bilateralen Typ getrennt. Bevorzugt sind die langen Röhrenknochen betroffen. Solitäre kleinere Prozesse erinnern an Knochenzysten, Enchondrome oder Osteoidosteome und sind röntgenologisch selten von diesen abgrenzbar. Bei ausgedehnten, insbesondere multiplen Veränderungen beobachtet man neben normalem Kno-

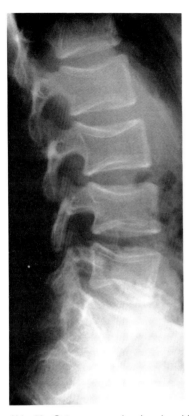
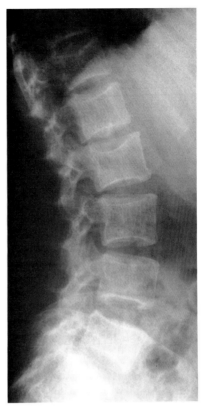

Abb. 50. Osteoporose der Lendenwirbelsäule beim Cushing-Syndrom. Höhenverminderung der Wirbelkörper. Impressionen der Grund- und Deckplatten. Verbreiterung der Zwischenwirbelräume

Abb. 51. Osteoporose der Lendenwirbelsäule nach längerer, hoch dosierter Kortikosteroidtherapie

knochen zeigen röntgenologisch dieselben Veränderungen wie die chronische Osteoporose. Die porotischen Knochen neigen zu Spontanfrakturen (Abb. 91 a u. b), die vorwiegend den Schenkelhals betreffen. Die wegen Frakturverdachtes durchgeführte Röntgenuntersuchung deckt oft erst das Vorliegen einer Osteoporose auf.

Bei der um das 50. Lebensjahr überwiegend bei Frauen auftretenden *präsenilen Osteoporose* handelt es sich wahrscheinlich um hormonelle Störungen der Keimdrüsen und der Nebennieren und nicht ausschließlich um die Folge eines Funktionsausfalles der Ovarien (postklimakterische Osteoporose). Gegenüber der senilen Form manifestiert sie sich fast ausschließlich in der Wirbelsäule und im Becken und zeigt dort wesentlich stärkere Veränderungen. Neben keilförmigen Deformierungen, vorwiegend der Brustwirbelkörper mit Kyphosenbildung, beobachtet man ausgeprägte Bikonkavformen der Wirbelkörper (Abb. 49), sog. Fischwirbel, und Plattwirbel, besonders an der Lendenwirbelsäule. Durch die stärkere Ausprägung der Wirbelsäulenveränderungen und das Fehlen einer Extremitätenatrophie bei der präsenilen Osteoporose bestehen Differenzierungsmöglichkeiten gegenüber der generalisierten senilen Form. Von einer Osteoporose bei einer Skelettkarzinose oder Plasmozytose können die hormonalen Skelettatrophien nicht immer abgegrenzt werden, vor allem wenn Kompressionen der Wirbelkörper vorliegen. In manchen Fällen klären die Tomographie durch den Nachweis von Osteolysen und die Immunelektrophorese die Diagnose einer Metastasierung bzw. einer Plasmozytose.

Röntgenologisch finden sich beim *Cushing-Syndrom* die gleichen Veränderungen wie bei der präsenilen Involutionsosteoporose. Im Vergleich zu dieser beobachtet man jedoch am Schädel bei normal weiter Sella oft eine fleckige oder granuläre Zeichnung vorwiegend im Os frontale und Os parietale. Durch die Atrophie der Wirbelkörper kommt es bisweilen zu Keil-, Fisch- oder Plattwirbeln (Abb. 50). Die grobmaschige Spongiosastruktur des Beckens kontrastiert gegenüber der

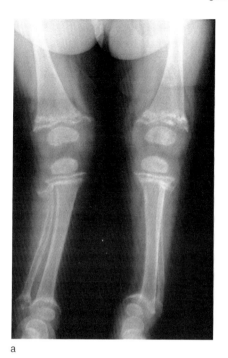 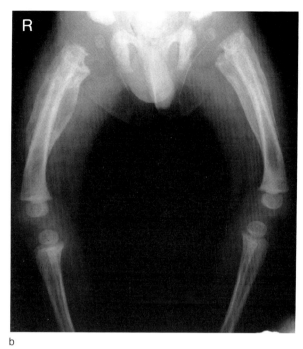

Abb. 52. Rachitis bei einem Kleinkind.

a) Floride Rachitis vor der Behandlung. Breite Epidiaphysenfugen und angedeutete neue provisorische Verkalkungszonen an den unteren Gliedmaßen. Becherform der distalen Metaphysen der Unterschenkelknochen.

b) Spätstadium der Rachitis nach Therapie. Genua vara. Periostale Knochenappositionen am Femur beidseits. Becherform der Epiphysen nicht mehr so deutlich ausgeprägt

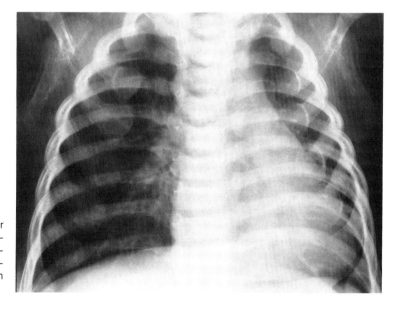

c) Thoraxaufnahme vor der Therapie. Rachitischer Rosenkranz der vorderen Rippenenden. Periostale Knochenapposition an den Rippen

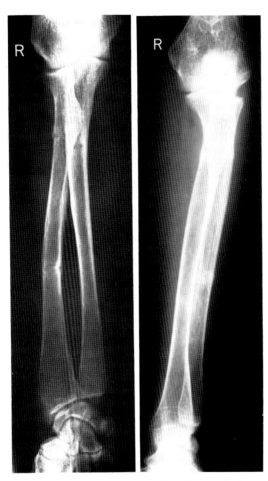

Abb. 53. Milkman-Syndrom bei einer Osteomalazie.
a) Frühstadium. Quer verlaufende Aufhellungslinien im proximalen Drittel von Radius und Ulna (Looser-Umbauzonen).
b) Unregelmäßige Sklerosen nach Abheilung der Umbauzonen

normalen Knochenzeichnung der Oberschenkel. Frakturen in den porotischen Rippen sowie den Scham- und Sitzbeinen des Beckens sind keine Seltenheit.
Bei der nach längerer *Kortikosteroidmedikation auftretenden Osteoporose* (Abb. 51), die oft mit einer Steroidarthropathie kombiniert ist, bestehen röntgenologisch keine Unterschiede gegenüber der Entkalkung beim Cushing-Syndrom.

Vitaminöse und stoffwechselbedingte Osteoporosen

Bei der *Vitamin-D-Hypovitaminose* unterscheidet man nach dem Zeitpunkt des Krankheitsbeginns die *Frührachitis* beim Kleinkind, die *Spätrachitis*, evtl. mit rachitischem Zwergwuchs bis ins Pubertätsalter, und die Rachitis des Erwachsenen, die *Osteomalazie*. Neben einer verwaschenen Knochenstrukturzeichnung erkennt man im Frühstadium der Rachitis infolge der gestörten Kalkablagerungen eine Vergrößerung des Raumes zwischen Epi- und Metaphyse vorwiegend an den schnell wachsenden Röhrenknochen. Die normalerweise scharf gegen die Metaphyse abgegrenzte präparatorische Verkalkungszone wird unregelmäßig oder verschwindet vollständig. Die Metaphysen erscheinen stippchenförmig ausgefranst (Abb. 52 a). Auch die Epiphysenkerne zeigen unregelmäßige Strukturierungen und Konturierungen. Durch Belastungen kommt es zur Auswalzung und charakteristischen Becherform der Metaphysen sowie Infraktionen und Verbiegungen der Knochen (Abb. 52 b) (O-Beine). Am Thorax kann sich ein rachitischer Rosenkranz, der jedoch nicht pathognomonisch für eine Rachitis ist, entwickeln (Abb. 52 c). Schädeldeformierungen werden gleichfalls beobachtet.

Im Heilungsstadium zeigen sich durch die Rekalzifizierung der präparatorischen Verkalkungszonen ein breites dichtes Band an den Schaftenden, eine Verschmälerung der Epidiaphysenfugen zu altersentsprechenden Dimensionen und später eine normale Ossifikation (Abb. 52 b). Nach schwerer Rachitis, besonders nach Verbiegungen, entwickeln sich periostale Knochenanlagerungen an den Stellen der stärksten Belastung, wodurch leichtere Verkrümmungen ausgeglichen werden. Bei rezidivierender Rachitis werden feine querverlaufende Verdichtungen, die sog. Wachstumslinien, an den Enden der langen Röhrenknochen sichtbar.

Bei der *Spätrachitis* oder *Rachitis tarda* handelt es sich meistens um eine Frührachitis, die nicht wie üblich im 2. Lebensjahr ausgeheilt ist, oder seltener um eine erworbene Resistenz gegenüber Vitamin D. Röntgenologisch treten ähnliche Veränderungen wie bei der Frühform auf. Bemerkenswert sind jedoch die starken Belastungsdeformitäten, wie Kyphoskoliose, Kartenherzbecken, Genua vara (Abb. 52 b) oder valga u. a., sowie der Rückstand im Längenwachstum. In schweren Fällen beobachtet man *Looser-Umbauzonen* oder bei multiplem symmetrischen Auftreten ein *Milkman-Syndrom* (Abb. 53).

Ursachen der *Osteomalazie* sind mangelhafte oder **fehlende Resorption von Kalzium, Phosphor, Vitamin D oder eine Kombination dieser Störungen.** Pathologisch-anatomisch liegt eine fehlende Verkalkung des normal gebildeten Osteoids bei unvermindertem Knochenabbau vor, die sich röntgenologisch in einer generalisierten Transparenzzunahme der Knochen mit grober Strukturzeichnung und unscharfen Konturen der Kortikalis und der Kompakta manifestiert. Wegen der ungleichmäßigen Resorption der Trabekel treten die erhaltenen Knochenbälkchen deutlicher als üblich hervor. Epi- und metaphysäre Veränderungen fehlen. Pseudofrakturen, d. h. Looser-Umbauzonen oder ein Milkman-Syndrom, sind häufige und typische Befunde (Abb. 53 a u. b). Ferner sieht man Deformierungen der stark belasteten Knochenabschnitte, z.B. eine Kartenherzform des Beckens durch ein Protrusio acetabuli oder eine Platybasie der Schädelbasis, seltener dagegen Spontanfrakturen.

Im Gegensatz zur Osteoporose mit ihrer uniformen verwaschenen Strukturierung und ihren relativ scharfen Kortikalis- und Kompaktakonturen zeigt die Osteomalazie ein deutlicheres Hervortreten der erhaltenen Knochentrabekel und unregelmäßige Außengrenzen. Diese Unterschiede sind im Röntgenbild nur schwer und selten zu erkennen, so daß die Diagnose einer Osteomalazie meistens nur durch klinische Befunde und eine **Knochenbiopsie** gestellt werden kann.

Bei der *Zöliakie* lassen sich frührachitische, bei der *idiopathischen Sprue*, einer chronischen Pankreaserkrankung oder den Eiweißmangelzuständen osteomalazische Veränderungen nachweisen. Die renale Azidose führt zur Rachitis oder Osteomalazie, ebenso das Fanconi-Syndrom und die **idiopathische Hyperkalzurie**.

Die *Vitamin-C-Hypovitaminose (Moeller-Barlow-Erkrankung, Skorbut)*, die vorwiegend in den ersten zwei Lebensjahren auftritt, ist röntgenologisch durch folgende Veränderungen zu diagnostizieren. Neben einer diffusen Entkalkung des gesamten Skeletts entwickeln sich an den Metaphysen der langen Röhrenknochen inhomogene und zackige Verdichtungslinien, die sog. *Trümmerfeldzonen*. Charakteristisch sind außerdem zarte Ringschatten in den Epiphysenkernen, die sog. Wimberger-Linien, die gegenüber der transparenten Spongiosa deutlich kontrastieren, und ferner umschriebene Rarefizierungen im Bereich von Kortex und Spongiosa proximal der Metaphysen. Diese Regionen sind prädisponiert für Frakturen und Dislokationen der Epiphysenkerne. Am Thorax finden sich Veränderungen wie beim rachitischen Rosenkranz. Während der Heilung kommt es zu Verkalkungen der subperiostalen Blutungen, die später resorbiert werden. Die Trümmerfeldzonen und die Wimberger-Linien verschwinden allmählich, wobei Reste noch über Jahre nachweisbar bleiben können, und der Knochen kehrt zu seiner

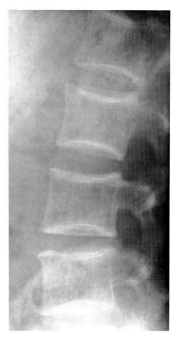

Abb. 54. Primärer Hyperparathyreoidismus. Verwaschene Strukturzeichnung der Wirbelkörper. Strukturverdichtung der Grund- und Deckplatten durch Kompression

normalen Dichte zurück. Kleine Epiphysenverlagerungen werden spontan korrigiert. Differentialdiagnostisch müssen die Lues congenita und die Rachitis abgegrenzt werden.

Der Skorbut des Erwachsenen ähnelt der Vitamin-C-Hypovitaminose, jedoch fehlen Epiphysenveränderungen und subperiostale Blutungen.

Hyperparathyreoidismus

Beim *primären Hyperparathyreoidismus* führt die durch Hyperplasie oder Adenome der Nebenschilddrüsen verursachte Überproduktion von Parathormon zu einem vermehrten Kalziumentzug aus dem Knochen (Hyperkalzämie), einer stärkeren Ausscheidung durch den Urin (Hyperkalzurie) sowie durch das gegensinnige Verhalten des Phosphors zu einem Absinken des Phosphatspiegels im Blut (Hypophosphatämie). Infolge des hohen Kalziumspiegels im Blut kommt es zu Kalkablagerungen vorwiegend in den Gefäßen und den Nieren (Nierensteine oder Nephrokalzinose). Etwa 10–15% der Nierensteinträger leiden an einem Hyperparathyreoidismus.

Die Röntgenbefunde des Skeletts beim primären Hyperparathyreoidismus sind unterschiedlich.

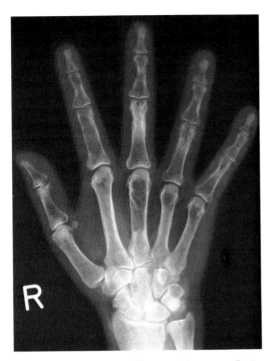

Abb. 55. Osteodystrophia fibrosa cystica generalisata (M. Recklinghausen). Zysten im Os triquetrum, dem Os metacarpale II. und in der Grund- und Mittelphalanx des II. Fingers. Subperiostale Resorptionszonen an den Phalangen

Vielfach finden sich keine Besonderheiten oder eine geringe generalisierte Entkalkung. Mit Fortschreiten der Entkalkung kommt es zum klassischen Bild der *Osteodystrophia fibrosa cystica generalisata Recklinghausen*. Es besteht eine verwaschene oder feinsträhnige Strukturzeichnung (Abb. 54), die Knochenrinde wird unscharf und durch subperiostale Resorption bis auf eine schmale Lamelle abgebaut, besonders deutlich an den Endphalangen (Abb. 55). Dieser Befund ist ebenso wie der Abbau der Lamina dura um die Zahnwurzeln und eine granuläre Zeichnung der Schädelkalotte pathognomonisch für einen Hyperparathyreoidismus. Die Resorption der Lamina dura ist bei den einfachen Formen der Osteoporose nicht vorhanden. Ein häufiger Befund sind ferner Zysten (Abb. 55) in unterschiedlicher Anzahl, Größe und Lokalisation, die zu Auftreibungen der Knochen führen können. Durch die Untersuchung des Kalziumphosphatstoffwechsels ist der primäre Hyperparathyreoidismus von der fibrösen Dysplasie, dem Morbus Paget, der hormonellen Osteoporose und der Osteomalazie abzugrenzen.

Eine Hyperphosphatämie und eine Hypokalzämie infolge einer chronischen Niereninsuffizienz können zur Hyperplasie der Nebenschilddrüsen führen, um das gestörte Gleichgewicht zwischen Kalzium und Phosphor im Blut zu beseitigen. Es entwickelt sich daher ein *sekundärer Hyperparathyreoidismus*. Im Kindesalter manifestiert er sich in einer enchondralen Ossifikationsstörung und mit gelegentlichem Zwergwuchs. Man sieht eine Verbreiterung der Epiphysenfugen, einen Schwund der präparatorischen Verkalkungszonen, eine becherartige Verbreiterung der Metaphysen sowie eine Strukturauflockerung der epi- und metaphysären Spongiosa. Das Röntgenbild erinnert an die Rachitis mit folgenden Unterschieden. Bei der renalen Rachitis beruhen die Belastungsdeformitäten auf einer Verschiebung der Epidiaphysenfuge bis zur Dislokation von Epi- und Diaphyse und nicht wie bei der Rachitis auf einer Veränderung der Diaphysen. Ein Genu valgum sieht man öfter beim sekundären Hyperparathyreoidismus, ein Genu varum häufiger bei der infantilen Rachitis.

Die röntgenologischen Befunde der renalen Osteodystrophie des Erwachsenen entsprechen denen des primären Hyperparathyreoidismus, jedoch schreitet die Entkalkung nur langsam voran und erreicht nicht die Schweregrade einer Osteodystrophia fibrosa cystica generalisata.

Toxische Osteopathien

Exogene Toxikosen durch Blei, Phosphor, Fluor, Wismut oder Strontium, die zur Sklerose und Verdickung der Knochen führen, sind heute selten. Die *Vitamin-D-Hypervitaminose* zeigt bei Kindern und Jugendlichen neben metastatischen Kalkablagerungen in den Weichteilen, Nieren und sogar Gefäßen eine Verbreiterung der präparatorischen Verkalkungszonen und diffuse Verdichtungen in der Spongiosa. Dagegen finden sich bei der Vitamin-A-Hypervitaminose um die Schäfte der langen und kurzen Röhrenknochen periostale Verkalkungen, die vom Zentrum zur Peripherie an Größe zunehmen. Röntgenologisch ähneln diese Befunde der *infantilen kortikalen Hyperostose (Caffey)*. Die fast ausschließliche Beteiligung der Mandibula sowie der Erkrankungsbeginn vor dem 6. Lebensmonat ermöglichen ihre Diagnose.

Bei der *Osteopathia hypertrophicans toxica (Pierre-Marie-Bamberger-Erkrankung)*, die bei chronischen Lungen-, Herz- oder Lebererkrankungen auftritt, kommt es neben der Ausbildung von Trommelschlegelfingern gelegentlich durch schalenartige periostale Knochenappositionen zur symmetrischen Verdickung der kurzen und langen Röhrenknochen mit bevorzugtem Befall der distalen Knochenabschnitte. Diese Auflagerungen sind von der Kompakta durch einen schmalen Spalt getrennt.

Überdosierungen, seltener auch therapeutische Strahlendosen führen gelegentlich über eine Osteoporose zu *Strahlenschäden* wie aseptischer Knochennekrose und pathologischen Frakturen. Diese werden vorwiegend am Schenkelhals nach Strahlentherapie eines gynäkologischen Tumors oder an den Rippen nach einer postoperativen Mammabestrahlung beobachtet. Am wachsenden Skelett verursachen Überdosierungen, z. B. bei der Oberflächentherapie eines Hämangioms, manchmal Schädigungen der Wachstumszentren mit Verzögerung oder Stillstand des Wachstums.

Traumatologie

Bei klinischem Verdacht auf eine Fraktur oder Luxation ist grundsätzlich eine Röntgenuntersuchung indiziert. Nach Unfällen sollten immer *Aufnahmen* der suspekten Region angefertigt werden, damit objektive Unterlagen für Verlaufskontrollen und zur Klärung versicherungsrechtlicher Fragen vorhanden sind. Bei negativer Erstuntersuchung müssen, wenn weiterhin ein Frakturverdacht besteht, kurzfristig Kontrollaufnahmen angefertigt werden. Eine alleinige Durchleuchtung ist wegen der fehlenden Dokumentation und der Strahlenbelastung für Patient und Arzt nicht statthaft. Verlaufsuntersuchungen bei Frakturen und Luxationen durch eine Durchleuchtung sind gleichfalls abzulehnen. Das gilt auch für die langjährige Verlaufskontrolle einer angeborenen Hüftgelenkluxation. Hier besteht neben der somatischen Strahlenbelastung des wachsenden Skeletts die Gefahr einer genetischen Schädigung. Lediglich bei konservativen Repositionen oder operativen Korrekturen der Frakturen und Luxationen kann auf die Durchleuchtung nicht verzichtet werden. Dabei sind folgende Kriterien zu beachten. Der Operateur sollte über den Strahlenschutz sowie die Strahlenbelastung von Patient und Arzt informiert und die Durchleuchtungszeit muß so kurz wie möglich sein. Die Hände des Untersuchers müssen außerhalb des

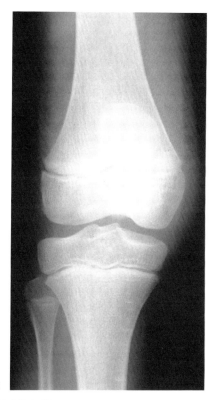
a

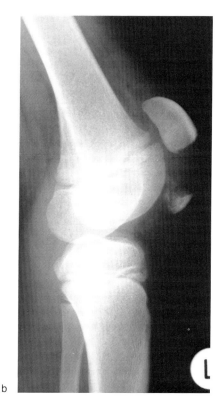
b

Abb. 56. Patellafraktur.
a) a.-p. Aufnahme. Patellafraktur kaum erkennbar. Frakturhinweise: Hochstand der Patella und atypische Knochenkontur in Projektion auf die Gelenkfläche des Femur.
b) Seitenaufnahme. Patellafraktur eindeutig erkennbar. Gelenkerguß

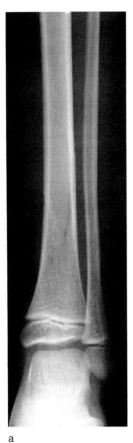 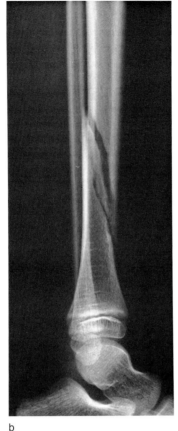

Abb. 57. Spiralbruch der Tibia.
a) a.-p. Aufnahme. Kleine längsverlaufende Aufhellung und unregelmäßige Sklerosierung im distalen Tibiadrittel. Kein eindeutiger Frakturnachweis.
b) Seitenaufnahme. Spiralfraktur mit geringer dorsaler Verschiebung und Achsenabknickung sowie mäßiger Verkürzung

Strahlenbereiches liegen, und die Untersuchung sollte mit einer Bildverstärker-Fernsehdurchleuchtungskette durchgeführt werden.

Frakturen

Die Röntgenaufnahmen geben Auskunft über das Vorliegen oder das Fehlen einer Knochenverletzung, den Typ und das Alter des Bruches, die Fragmentstellung, eine mögliche Gelenkbeteiligung, eine Luxation oder eine Epiphysenlösung und die normale oder pathologische Beschaffenheit des Knochens. Die Klärung dieser Fragen ist entscheidend für Therapie, Prognose und Endzustand einer Knochenverletzung. Außerdem sind Verlaufskontrollen in individuell unterschiedlichen Zeitabständen, die von dem Frakturtyp, der Dislokation, der Art der Therapie, den zusätzlichen Komplikationen und dem Alter des Patienten abhängen, erforderlich. Das gilt vor allem nach Repositionen, operativen Korrekturen, Gipswechsel oder Änderung der Extension, bei allen Brüchen mit Neigung zur Dislokation sowie nach Gipsabnahme bzw.

Entlassung des Patienten. Grundsätzlich müssen *Aufnahmen in zwei senkrecht zueinander stehenden Ebenen* angefertigt werden. Denn einmal müssen die Fragmentdislokation und die Achsenstellung exakt bestimmt werden, und zum anderen kann bei einer Aufnahme in nur einer Ebene ein Bruch, vor allem bei Überlappung der Fragmente, leicht übersehen werden. Manchmal sind in einer Ebene keine Frakturen (Abb. 56 a u. 57 a), sondern lediglich Verdichtungslinien (Abb. 58 a) nachweisbar. Erst die zweite Ebene zeigt dann die Frakturlinien (Abb. 56 b, 57 b u. 58 b). Sind Aufnahmen in zwei Ebenen nicht durchführbar, z. B. in der Schulter- und Beckenregion, dann helfen schräge oder stereoskopische Projektionen diagnostisch weiter. Bei Aufnahmen der langen Röhrenknochen ist zu beachten, daß immer die benachbarten Gelenke, zumindest aber ein Gelenk zur Bestimmung von Rotationsfehlern mit dargestellt werden. Außerdem darf man sich bei bestimmten Frakturlokalisationen am Unterarm oder Unterschenkel nicht allein mit der Darstellung der verdächtigen Region begnügen, weil dann z. B. bei

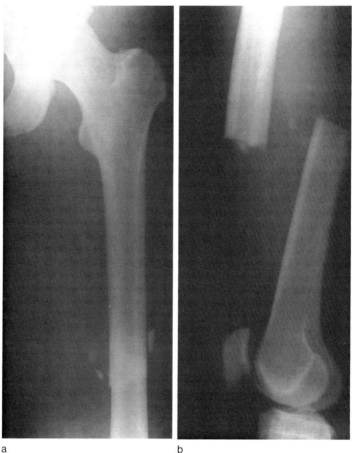

Abb. 58. Oberschenkelfraktur links. Fragmentdislokation nur durch die Aufnahme in der 2. Ebene (b) erkennbar.

a) a.-p. Aufnahme. Strukturverdichtung im mittleren Drittel des Femurs infolge Überlappung der Fragmente. Mehrere kleinere Knochenfragmente in der Umgebung
b) Seitenaufnahme. Deutliche Dorsalverschiebung des peripheren Fragmentes. Frakturverkürzung

einer Ulnafraktur eine Luxation des Radiusköpfchens (Monteggia-Fraktur) oder bei einer distalen Tibiafraktur ein oft mit ihr kombinierter proximaler Fibulabruch dem röntgenologischen Nachweis entgehen können.

Nach der Art des Traumas unterscheidet man *Gewalt-* oder *Momentanbrüche* durch ein einmaliges, kräftiges und kurzes Trauma, *Dauer- und Ermüdungsfrakturen* (Spontanfrakturen I. Ordnung), auch schleichende Brüche genannt, sowie *pathologische Frakturen* (Spontanfrakturen II. Ordnung).

Die röntgenologischen Kriterien einer Fraktur sind Kontinuitätsunterbrechungen der Knochenkonturen, Zerstörung der trabekulären Zeichnung, Abtrennung, Überlagerung und Verkeilung von Knochenanteilen, Dislokation der Fragmente sowie Winkelbildungen der Longitudinalachse des Knochenschaftes.

Eine *komplette Fraktur* dehnt sich über die ganze Breite des Knochens aus. Neben singulären und multiplen Brüchen unterscheidet man Quer-, Längs-, Schräg-, Spiralfrakturen, T-, Y-, V-förmige Brüche, Stück-, Trümmer- oder Splitterfrakturen, Stauchungs- und Kompressionsfrakturen sowie Knochenabrisse, wobei die einzelnen Formen kombiniert auftreten können (Abb. 59, 60 a-x, 61 a u. b, 62 a-c, 63). Ein Stauchungsbruch liegt bei einer Verkeilung der Fragmente, ein Kompressionsbruch bei einer Höhenverminderung eines Wirbelkörpers vor. Eine Abrißfraktur kennzeichnet sich durch den Abriß eines kleinen Kortikalisstückes.

Neben den verschiedenen Frakturarten muß die Form der Dislokation beachtet werden. Die Seitenverschiebung wird als Dislocatio ad latus, die Achsenabknickung als Dislocatio ad axim, die Verkürzung oder Verlängerung als Dislocatio ad longitudinem cum contractione sive distractione, die Torsion als Dislocatio ad peripheriam bezeichnet (Abb. 64 a u. b). Die Terminierung der Fragmentdislokation bezieht sich immer auf die Verlagerung des distalen Fragmentes gegenüber dem

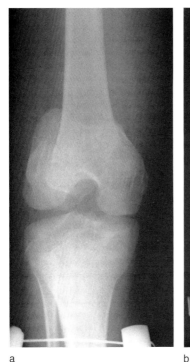 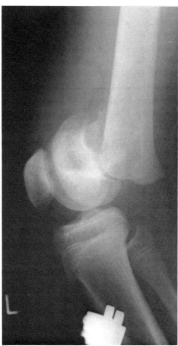

Abb. 59. Epiphysenfraktur im distalen Femur

a   b

proximalen Knochenabschnitt. Das gilt auch für die Achsenabweichung.
Bei *komplizierten Brüchen* liegen gleichzeitig Verletzungen der Weichteile durch direkte Penetration von außen oder nach Vordringen eines Fragmentes durch die Haut vor. Dabei besteht die Gefahr einer Osteomyelitis, seltener eines Gasbrandes. Die Gelenkbeteiligung hat eine schlechtere Prognose, da diese traumatisierten Gelenke für eine sekundäre traumatische Arthritis oder Arthrose prädisponiert sind. Bei der *Infraktion* kommt es zur inkompletten Unterbrechung des Knochens, zur *Fissur*. Eine Sonderform ist die *Grünholzfraktur* bei Kindern (Abb. 65), bei der nur die Kompakta oder die Kortikalis bei erhaltenem Periostschlauch unterbrochen sind.
Beim Erwachsenen treten *inkomplette Frakturen* nach wiederholten Traumen in Form von Dauerbrüchen auf. Das bekannteste Beispiel ist die *Deutschländer-Marschfraktur* im Os metatarsale II oder III. Diese Frakturen werden oft erst nach wiederholten Röntgenuntersuchungen an der starken Kallusbildung sichtbar. Dauerbrüche oder Pseudofrakturen an den Stellen stärkster oder chronischer Belastung eines kranken Skeletts werden *Looser-Umbauzonen* und bei symmetrischem Vorkommen Milkman-Syndrom (Abb. 54a u. b) genannt. Sie dürfen nicht mit Frakturen oder Fissuren verwechselt werden. Im Heilungsstadium tritt an ihre Stelle wieder eine normale Knochenstrukturierung.
Pathologische Frakturen treten durch geringfügige Traumen oder physiologische Belastungen eines porotischen, malazischen, dystrophischen, lytischen oder sklerotischen Knochens auf (Abb. 47, 49, 84, 91 a u. b, 98 a u. b, 104 b u. c).
Traumatische Einwirkungen am wachsenden Skelett können zu Epiphysenlösungen ohne *(Epiphyseolysis)* (Abb. 59 a u. b) oder mit Knochenabsprengung *(Osteoepiphyseolysis)* (Abb. 66 a-d) führen. Betrifft die Fraktur lediglich den Epiphysenfugenknorpel ohne wesentliche Verlagerung des Epiphysenkernes, so ist die röntgenologische Diagnose unmöglich. In unklaren Fällen einer Epidiaphysenfugenschädigung ist der Vergleich mit der gesunden Seite wertvoll. Frakturen im Bereich der Epidiaphysenfugen können auch nach exakter Reposition zu Wachstumsstörungen infolge einer vorzeitigen Verknöcherung führen (Abb. 66 d). Periostale Kontusionen oder Infraktionen treten bei Kindern gelegentlich schon nach geringen Traumen auf und zeigen eine überschießende Kallusbildung sowie eine schnelle und ausgedehnte Ossifikation von subperiostalen Blutungen. Diese ungewöhnlichen Skelettveränderungen führen bei Unkenntnis des Traumas häufig zu Verwechslungen vor allem mit Tumoren.

Allgemeine Röntgensymptomatik des kranken Knochens   69

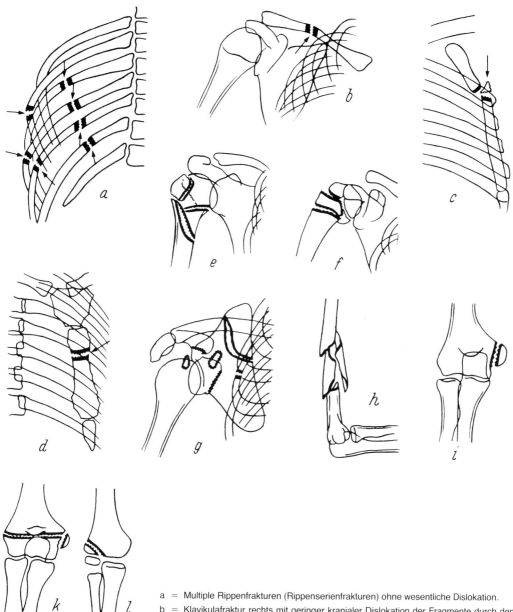

a = Multiple Rippenfrakturen (Rippenserienfrakturen) ohne wesentliche Dislokation.
b = Klavikulafraktur rechts mit geringer kranialer Dislokation der Fragmente durch den Zug des M. sternocleidomastoideus.
c = Querfraktur des Corpus sterni mit Ausbruch eines dreieckförmigen Knochenstückes. Ventrale Dislokation des distalen Fragmentes.
d = Querfraktur des Corpus sterni ohne wesentliche Dislokation.
e = Schrägfraktur durch die proximale Humerusmetaphyse. Fraktur im Bereich des Collum chirurgicum. Abriß des Tuberculum majus.
f = Epiphyseolyse des Humeruskopfes. Fraktur im Bereich des Collum chirurgicum.
g = Fraktur des Skapulablattes und -halses mit Knochenabsprengungen. Fraktur der 3. Rippe.
h = Stück- und Torsionsfraktur im distalen Humerusdrittel mit Dislokation der Fragmente.
i = Abriß des Epicondylus medialis humeri.
k = Perkondyläre Querfraktur des Humerus mit Abriß des Epicondylus medialis humeri.
l = Fraktur im lateralen Teil des Condylus medialis humeri ohne Dislokation.

Abb. 60

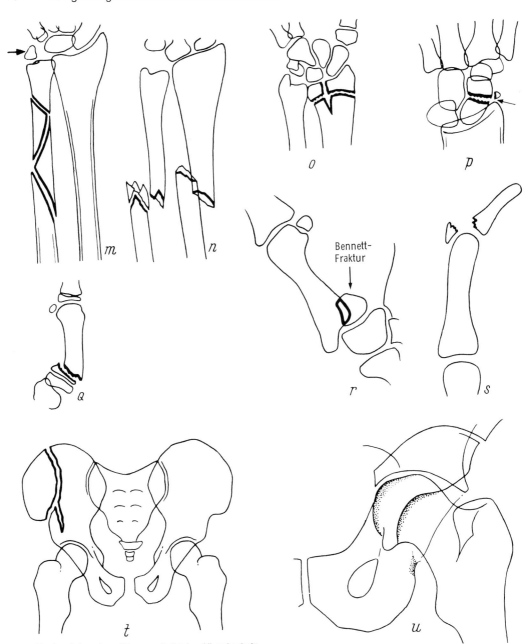

m = Torsionsfraktur im mittleren und distalen Ulnaabschnitt mit Abriß des Processus styloideus ulnae.

n = Querfraktur von Radius und Ulna in Schaftmitte mit Dislocatio ad latus nach radial und ad longitudinem cum contractione. Knochenabsprengung aus der radialen Seite des proximalen Ulnafragmentes.

o = T-Fraktur durch das distale Radiusende ohne Dislokation.

p = Querfraktur des Os scaphoideum mit Abbruch eines kleinen Knochenstückes.

q = Schrägfraktur distal der Epidiaphysenfuge des Os metacarpale I.

r = Fraktur an der ulnaren Seite der Basis vom Os metacarpale I mit Luxation des Os metacarpale I. Diese Fraktur wird Bennet-II-Fraktur genannt im Gegensatz zur Bennet-I-Fraktur, bei der die Luxation fehlt.

s = Knochenabriß aus der Basis der Endphalanx (Busch-Fraktur).

t = Fraktur des rechten Os ilium von der Spina iliaca anterior inferior kranialwärts gegen die Mitte der Crista reichend.

u = Exzentrischer Pfannenbruch mit Luxation des Femurkopfes in das Becken. Frakturspalt im Corpus ossis ischii.

Abb. 60

Allgemeine Röntgensymptomatik des kranken Knochens

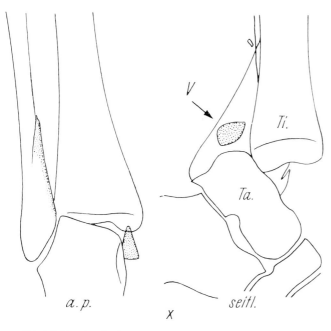

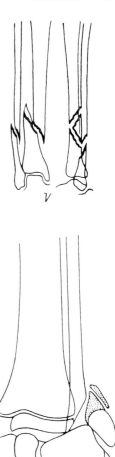

v = Schrägfraktur im distalen Tibia- und Fibuladrittel mit lateraler Dislokation der distalen Fragmente.
w = Bimalleolarfraktur mit Subluxation des Talus nach fibular.
x = Luxation des Talus nach hinten. Fraktur des distalen Fibulaendes und Ausriß eines hinteren Volkmann-Dreiecks.
V.: Abgebrochenes hinteres Volkmann-Dreieck; Ta.: Talus; Ti.: Tibia
y = Skizzen verschiedener Frakturformen.

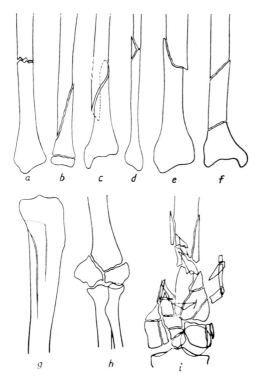

a = Querfraktur
b = Schrägfraktur
c = Torsionsfraktur
d = Biegungsfraktur
e = Abscherungsfraktur
f = Stückfraktur
g = Längsfraktur
h = Y-Fraktur
i = Trümmerfraktur

Abb. 60

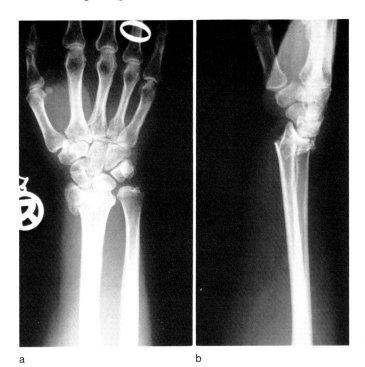

Abb. 61. Stauchungsfraktur des distalen Radius

Luxationen

Bei Luxationen ist die Röntgenuntersuchung in zwei Ebenen zur Feststellung der Luxationsrichtung und möglicher Knochenabsprengungen sowie nach Repositionen zur Beurteilung der Gelenkverhältnisse indiziert. Da Luxationen auf Aufnahmen in einer Ebene leicht übersehen werden können, ist auch hier immer eine 2. Aufnahmeebene erforderlich (Abb. 67a u. b). Ist die Luxation mit einer Fraktur vergesellschaftet, so handelt es sich um eine Luxationsfraktur (Abb. 68, 69).

Die Luxationen differenziert man in kongenitale, habituelle, pathologische (nach einer Gelenkerkrankung), paralytische (bei Muskellähmungen) und traumatische Verrenkungen. Vollständige Luxationen liegen vor, wenn die gegenseitigen Gelenkflächen jeglichen Kontakt verloren haben, unvollständige oder Subluxationen, wenn sich noch Anteile der Gelenkflächen berühren.

Knochenbruchheilung

Die Form und die Lokalisation, der Grad der Dislokation, die Nebenverletzungen und das Alter sowie der klinische Zustand des Patienten bestimmen die *normale Knochenbruchheilung* (Abb. 62a-c, 70a-e). Die scharf begrenzte Aufhellungslinie einer frischen unkomplizierten Fraktur tritt nach 1–2 Wochen durch die Entkalkung der Fragmentenden, die das erste Zeichen eines beginnenden Heilungsprozesses ist, deutlicher hervor. Am auffälligsten erscheint die Bildung von periostalem Kallus nach 1–4 Wochen mit unterschiedlicher Ausprägung. Er hat jedoch zur Frakturstabilisierung untergeordnete Bedeutung. Der Kallus wird später weitgehend oder vollständig resorbiert. Entscheidend ist die gleichzeitig auftretende enossale Kallusbildung. Sie wird röntgenologisch wegen der Überlagerung durch den normalen Knochen nur selten sichtbar. Ihr Fehlen bedeutet nicht, daß keine knöcherne Konsolidierung der Fragmente stattgefunden hat. Das einzig sichere, jedoch späte röntgenologische Zeichen der Fragmentverknöcherung ist die Ausbildung einer trabekulären Spongiosazeichnung im Frakturgebiet. Dieser Befund hat vor allem im Bereich des Schenkelhalses Bedeutung, da hier gewöhnlich keine periostale Kallusbildung sichtbar ist.

In der Traumatologie ist in der letzten Zeit eine stärkere Tendenz zur *Osteosynthese* eingetreten. Neben der Verschraubung (Abb. 66c), Stiftung (Abb. 71b) und Nagelung (Abb. 72a u. b) wird verstärkt die Verplattung (Abb. 73, 90c u. d, 91) der Fragmente durchgeführt. Aufgabe der Radiologie ist es, außer der Beurteilung der Fragmentadaptation und des Heilungsverlaufes eine Lockerung, Verschiebung oder Frakturierung der

Allgemeine Röntgensymptomatik des kranken Knochens 73

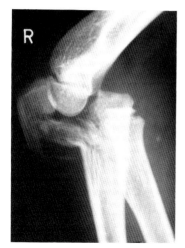

Abb. 62 a

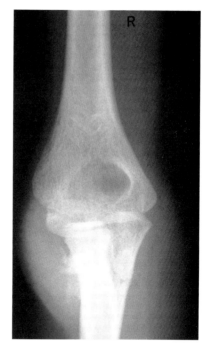

Abb. 62 b

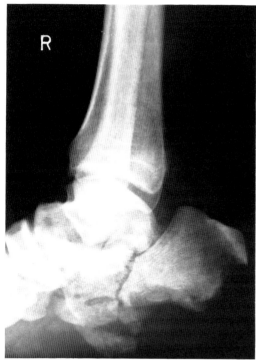

Abb. 63

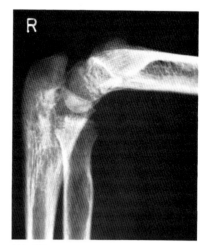

Abb. 62 c

Abb. 62. Stauchungsfraktur der proximalen Ulna und des Olekranons.
a) Seitenaufnahme. Fraktur des Olekranons mit Impression und Stauchung der Incisura trochlearis. Volare Dislokation der Ulna und des Radius.
b) a.-p. Aufnahme. Frakturen und Dislokation nicht eindeutig nachweisbar. Knochenfragmente in Projektion auf den Radiuskopf. Periartikuläre Weichteilschwellung durch ein Hämatom.
c) Seitenaufnahme nach 6 Wochen. Knöcherne Konsolidierung der Olekranon- und Ulnafraktur. Mäßige Impression der deformierten Incisura trochlearis

Abb. 63. Kompressions- und Trümmerfraktur des Kalkaneus

74 Röntgendiagnostik der Knochen und Gelenke

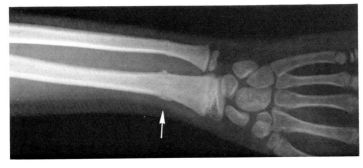

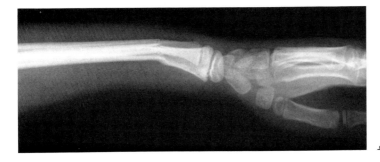

Abb. 65. Grünholzfraktur von Radius (→) und Ulna

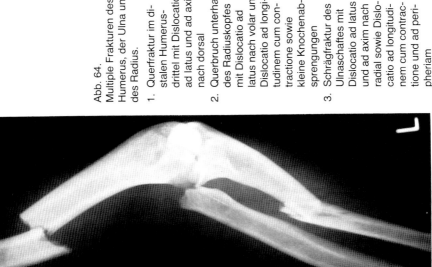

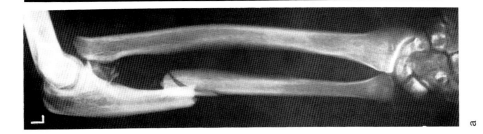

Abb. 64.
Multiple Frakturen des Humerus, der Ulna und des Radius.

1. Querfraktur im distalen Humerusdrittel mit Dislocatio ad latus und ad axim nach dorsal
2. Querbruch unterhalb des Radiuskopfes mit Dislocatio ad latus nach volar und Dislocatio ad longitudinem cum contractione sowie kleine Knochenabsprengungen
3. Schrägfraktur des Ulnaschaftes mit Dislocatio ad latus und ad axim nach radial sowie Dislocatio ad longitudinem cum contractione und ad peripheriam

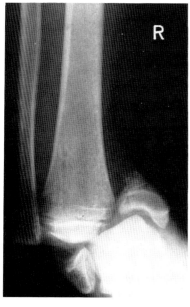 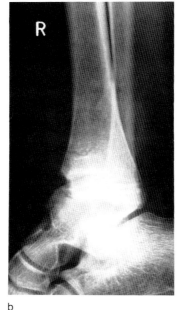 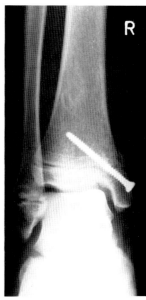

a b c

Abb. 66. Bimalleoläre Luxationsfraktur bei Osteoepiphyseolyse rechts.

a) a.-p. Aufnahme. Luxation des Talus einschließlich des Malleolus medialis und lateralis nach medial. Knochenabsprengung aus dem Fibulaschaft und der Epiphyse der Tibia
b) Seitenaufnahme. Gelenkspalt des oberen Sprunggelenkes nicht nachweisbar. Projektion der Tibiaepiphyse auf den Taluskörper infolge der Luxation. Knochenabsprengung aus der Vorderkante der Tibiaepiphyse
c) Kontrolle nach Reposition. Beseitigung der Luxation bei guter Adaptation der Malleolen. Operative Fixation des Malleolus medialis an der Tibia
d) Kontrolle 3 Jahre nach dem Trauma. Vorzeitige Verknöcherung der Epidiaphysenfugen rechts. Geringe Subluxation im oberen Sprunggelenk rechts. Unregelmäßige Begrenzung der Tibiagelenkfläche. Links altersentsprechender Knochen- und Gelenkbefund. Epidiaphysenfugen noch angedeutet nachweisbar

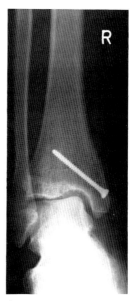 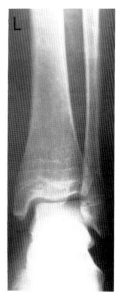

d

Metallteile festzustellen. Bei der Osteosynthese wird gelegentlich bei schlechter Fragmentstellung überschießender Kallus nachweisbar, der aber als eine Art Keloid des Knochens infolge einer mangelhaften Fixation betrachtet wird. Die Knochenbruchheilung erfolgt normalerweise vom Defektrand her in Form einer Kortikalis. Röntgenologisches Zeichen einer Frakturkonsolidierung nach einer Osteosynthese ist also die Heilung ohne wesentliche Kallusbildung.

Verzögerte und fehlende Knochenbruchheilung kennzeichnet sich durch folgende Röntgenbefunde: Glättung der Fragmentenden, Weitenzunahme des Frakturspaltes durch Resorption der Bruchenden, Eburnisation und Abrundung der Fragmente, Fehlen von verknöchertem periostalen Kallus und abnorme Beweglichkeit des Bruches. Endzustände sind Pseudarthrosen (Abb. 74 a u. b, 92), posttraumatische Knochennekrosen (Abb. 92) oder Nearthrosen. Als weitere Komplikationen

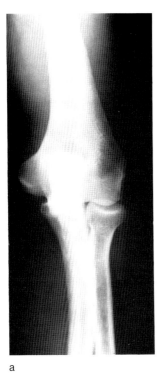
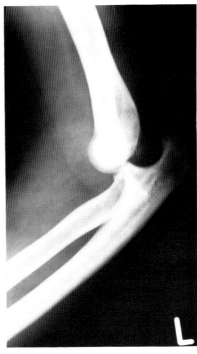

Abb. 67. Luxation des linken Ellbogengelenkes.
a) a.-p. Aufnahme. Luxation nicht eindeutig zu erkennen. Hochstand des Olekranons
b) Seitliche Aufnahme. Dorsale und kraniale Luxation des Olekranons und des Radiuskopfes. Einzelne Knochenabsprengungen aus der Trochlea und dem Olekranon

müssen eine Osteoporose, eine Sudeck-Knochenatrophie oder eine Osteomyelitis genannt werden. Traumatische Hämatome werden resorbiert, selten ossifiziert.

Verletzungen von Weichteilgeweben und Knorpel sind nur dann nachweisbar, wenn diese verknöchert oder verkalkt sind, z. B. posttraumatische Ossifikation des Ligamentum collaterale des Kniegelenkes nach einem Seitenbandabriß als *Pellegrini-Stieda-Schatten* (Abb. 75), oder wenn sich Luft in den Weichteilen befindet. Eine Vergrößerung des Weichteilschattens spricht für ein posttraumatisches Hämatom (Abb. 62b) und in Gelenknähe für ein Hämarthros (Abb. 93a u. b). Schäden am Bandapparat eines Extremitätengelenkes können durch gehaltene Aufnahmen in Ab- und Adduktion diagnostiziert werden.

In der Frage nach einer Verletzung der Gelenkinnenfläche ist die *Arthrographie* (Abb. 76a u. b) nach Injektion von Luft, Kontrastmittel oder beidem wertvoll, da nur hierdurch die Traumafolgen direkt nachweisbar werden, z. B. Meniskusläsionen im Kniegelenk (Abb. 76b).

Die an einer schmalen Aufhellung erkennbare Luftansammlung in einem Gelenkinnenraum spricht nach einem Trauma für die Eröffnung des Gelenkes. Demgegenüber ist der gelegentliche Nachweis von Luft im Knie- oder Schultergelenk ohne Trauma von keiner pathologischen Bedeutung. Die Ursache ist ungeklärt. Wahrscheinlich handelt es sich um ein Vakuumphänomen und nicht um aus dem Blut freigesetztes Gas.

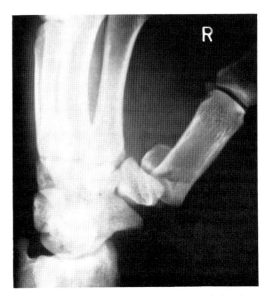

Abb. 68. Bennet-II-Fraktur. Basisfraktur auf der ulnaren Seite des Os metacarpale I mit Luxation des Os metacarpale I

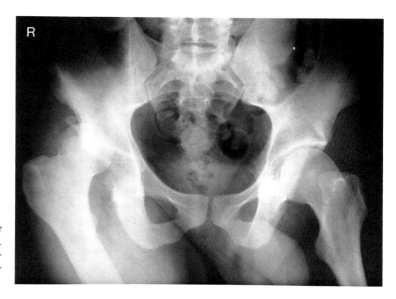

Abb. 69. Luxationsfraktur des rechten Hüftgelenks. Kraniale Luxation des Femurkopfes und Knochenabsprengung aus dem Pfannendach

Frakturen und Luxationen in speziellen Regionen

Traumatische Veränderung des Schädels

Die Röntgenuntersuchung ist zum Nachweis und zur Lokalisation einer Schädelfraktur entscheidend und unentbehrlich. Maßgebend für die Indikation zur Röntgenuntersuchung ist der klinische Gesamtzustand des Patienten. Gegenüber der Behandlung von Schockzuständen, Organrupturen, Frakturen anderer Lokalisation oder schweren Hirnschädigungen tritt sie zunächst in den Hintergrund, da die operative Korrektur einer Schädelfraktur mit Ausnahme einer Impression nicht erforderlich ist. Die Feststellung und Beseitigung einer Hirnschädigung, vor allem einer posttraumatischen Blutung (sub- und epidurales Hämatom) durch eine Hirnarteriographie, sowie anderer Organverletzungen ist dringlicher als der Nachweis einer Schädelfraktur. Dieser kann nach Besserung des klinischen Bildes erfolgen.

Frakturen der Schädelbasis oder Fissuren der Kalotte entgehen oft dem röntgenologischen Nachweis, so daß bei der Erstuntersuchung eine Fraktur nicht immer mit Sicherheit auszuschließen ist. Daher sind kurzfristige Kontrollen und Spezialaufnahmen notwendig. Auf p.-a. oder a.-p. Aufnahmen kann eine Fraktur im Os frontale nicht immer von einem Bruch im Os occipitale abgegrenzt werden. Halbaxiale Schädelaufnahmen zur Lokalisationsdiagnostik sind unentbehrlich. Da Knochenimpressionen von wenigen Millimetern schon eine Hirnschädigung verursachen können, wird die Bedeutung einer exakten Röntgenuntersuchung unterstrichen. Präoperativ sollte hierbei durch tangentiale oder besser durch stereoskopische Aufnahmen eine einwandfreie Fragmentlokalisation erfolgen.

Die *Verletzungen des Schädeldaches* werden in *lineare Brüche, Splitter-* und *Impressionsfrakturen* sowie *komplizierte Frakturen* eingeteilt. Die lineare Fraktur (Abb. 77) zeigt eine scharf begrenzte Aufhellungslinie. Sie muß von Suturen, die gezackt in konstanter anatomischer Position verlaufen, sowie von Gefäßfurchen, die weniger scharf konturiert sind und sich entsprechend der Gefäßverläufe aufteilen, abgegrenzt werden. Die häufigen Splitterbrüche erkennt man an den sternförmig angeordneten Aufhellungslinien (Abb. 78). Bei den winklig, sternförmig, rund oder unregelmäßig angeordneten Impressionsfrakturen (Abb. 78) sind ein Knochenstück oder mehrere Fragmente in das Zerebrum verlagert. Durch partielle Überlappung der Fragmente entstehen auf der En-face-Aufnahme Verdichtungslinien, die immer verdächtig auf einen Impressionsbruch sind. In manchen Fällen bleibt die Tabula externa erhalten und nur die interna ist frakturiert. Beim Nachweis von Luft oder eines Fremdkörpers innerhalb des Schädelkavums liegt ein komplizierter Bruch, eine *Perforationsfraktur,* vor. Eine breite Dehiszenz einer Sutur beim Kind, vor allem der Lambdanaht, beruht auf einer traumatischen Nahtsprengung. Beim Kind sind Verwechslungsmöglichkeiten einer Fraktur mit einer Naht immer gegeben. Die Frakturen sind gewöhnlich schärfer begrenzt. Wenn eine Schädelbasisfraktur sich nicht auf die Kalotte erstreckt, ist sie röntgenologisch auch

Röntgendiagnostik der Knochen und Gelenke

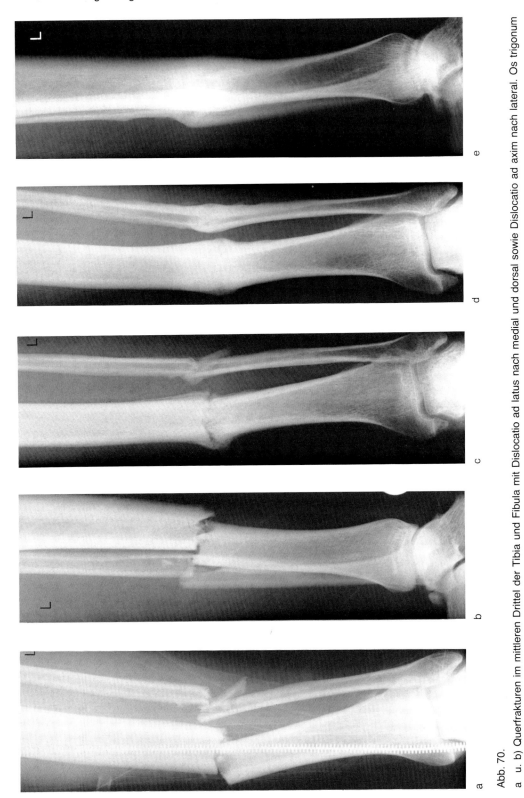

Abb. 70.
a u. b) Querfrakturen im mittleren Drittel der Tibia und Fibula mit Dislocatio ad latus nach medial und dorsal sowie Dislocatio ad axim nach lateral. Os trigonum (Plastikmanschette).
c) 4 Wochen später. Zunehmende Resorption der Fragmentenden. Periostaler Kallus.
d u. e) 2 Monate nach dem Trauma. Vollständige knöcherne Durchbauung der Frakturspalten

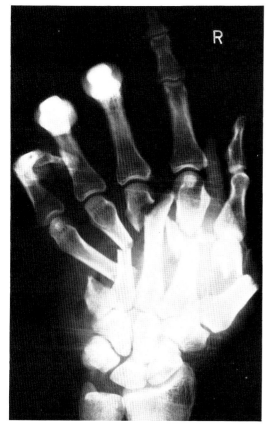
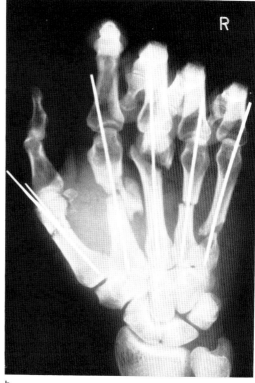
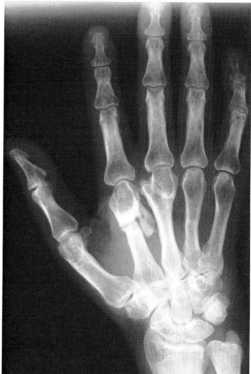

Abb. 71. Verlaufskontrollen von Mittelhandfrakturen der linken Hand nach Kreissägenverletzung.
a) Aufnahme unmittelbar nach dem Trauma. Frakturen der Ossa metacarpalia I–V mit erheblicher Fragmentdislokation.
b) Nach Stiftung gute Fragmentadaptation.
c) Endzustand. Knöchern konsoldierte Frakturen der Ossa metacarpalia I und III–V. Deutliche Verkürzung des Os metacarpale III. Pseudarthrose im Os metacarpale II. Einzelnes Knochenfragment in den Weichteilen

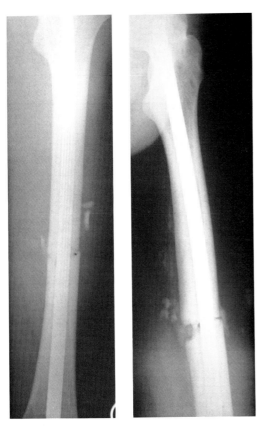

Abb. 72. Nagelung einer Femurschaftfraktur im mittleren Drittel. Geringe Dehiszenz der Fragmente. Mäßige periostale Kallusbildung. Isolierte Fragmente in den Weichteilen

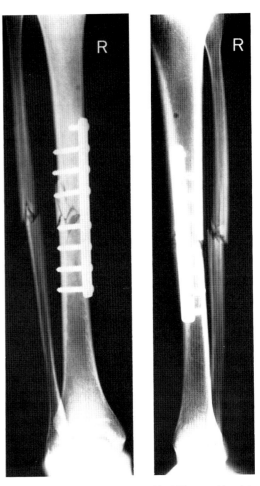

Abb. 73. Rechter Unterschenkel in 2 Ebenen. Verplattung einer Stückfraktur im mittleren Drittel der Tibia. Gute Fragmentadaptation. Stückfraktur der Fibula mit geringer Dislokation der Fragmente

durch Schädelbasisaufnahmen oder Tomogramme nur schwierig zu erkennen. Ein Austritt von Blut oder Zerebrospinalflüssigkeit aus der Nase oder dem Ohr macht jedoch auch bei negativem Röntgenbefund eine Basisfraktur wahrscheinlich.

Im Heilungsstadium werden die Fragmentbegrenzungen unregelmäßig, der Frakturspalt breiter und die Abgrenzung gegenüber Gefäßfurchen schwieriger. Später kommt es entweder zur knöchernen Durchbauung ohne wesentliche Kallusbildung, oder es resultiert eine bleibende Frakturlinie. Im letzten Fall kann bei Kindern durch den Wachstumsprozeß eine Vergrößerung der Fraktur vorgetäuscht werden („wachsende Fraktur"). Die Heilung erstreckt sich bei Kindern über mehrere Monate, beim Erwachsenen über Monate oder Jahre.

Seltene posttraumatische Komplikationen sind eine leptomeningeale Zyste mit Knochenarrosion vorwiegend bei Kindern, ein posttraumatischer Pneumozephalus mit Luft im Subarachnoidalraum und eventuell in den Ventrikeln, ein intrazerebrales Hämatom, ein arteriovenöses Aneurysma, ein Hirnabszeß und eine Hirnatrophie. Häufiger kommt es nach dem Trauma zu epi- und subduralen Blutungen bzw. Hämatomen, die durch die zerebrale Angiographie oder später nach Verkalkung auch auf konventionellen Aufnahmen nachweisbar sind. Das häufigere *subdurale Hämatom* wird im arteriellen und venösen Angiogramm durch die Abdrängung der Hirngefäße von der Schädelkalotte sowie bei großer Ausdehnung durch eine Verlagerung der Arteria pericallosa und Vena cerebri interna zur Gegenseite diagnostiziert. Das seltenere *epidurale Hämatom* zeigt ähnliche, jedoch weniger ausgeprägte angiographische Be-

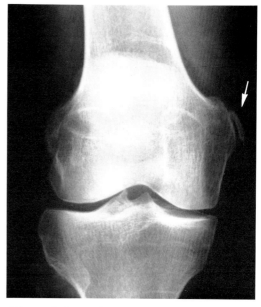

Abb. 75. Pellegrini-Stieda-Knochen am Epicondylus medialis femoris (↓)

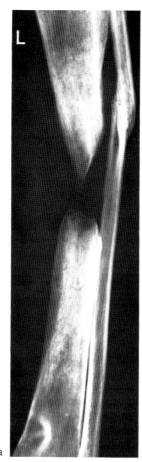

Abb. 74.
a) Pseudarthrose der Tibia
b) Pseudarthrose des Os naviculare

funde. Ein wichtiger Hinweis ist die Abhebung des Sinus sagittalis superior von der Kalotte.

Das *Kephalhämatom* des Neugeborenen nach Geburtsverletzungen wird besonders auf tangentialen Aufnahmen durch eine weichteildichte Verschattung außerhalb der Schädelkalotte, gelegentlich mit Verkalkungen, in Fontanellennähe diagnostiziert.

Frakturen des knöchernen Gesichtsschädels sind mit Ausnahme der Nasenbeinbrüche auf konventionellen Aufnahmen schwer zu erkennen. In Zweifelsfällen helfen Spezialaufnahmen (Abb. 79) oder Tomogramme. Die häufigste Fraktur des Gesichtsschädels ist die der Mandibula, die durch gezielte Aufnahmen oder Panoramaaufnahmen gut dargestellt werden kann. Die Oberkieferbrüche trennt man in 3 Formen. Bei Unterbrechung der Gaumenplatte und der Alveolarfortsätze liegt eine Le-Fort-I-Fraktur vor. Als Le-Fort-II-Fraktur bezeichnet man die Fraktur des Maxillakörpers mit oder ohne Nasenbeinbruch, jedoch ohne Jochbeinfraktur. Unter Le-Fort-III-Fraktur versteht man Frakturen im Bereich der Sinus frontales mit Sprengung der Sutura frontozygomatica, also eine Trennung des Oberkiefers vom Gesichtsschädel. Wichtig sind ferner die Impressionsfrakturen am Orbitaboden (Blow-out-Fraktur), wobei ein Teil des Orbitabodens in die Kieferhöhle (Abb. 79) gepreßt wird. Sie bedürfen

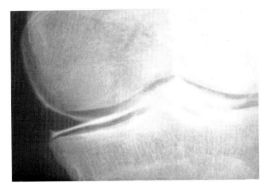

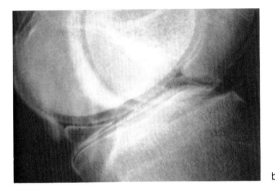

Abb. 76. Arthrographie des rechten Kniegelenkes mit der Doppelkontrastmethode.

a) Normales Hinterhorn des medialen Meniskus
b) Meniskusruptur im Hinterhorn des medialen Meniskus

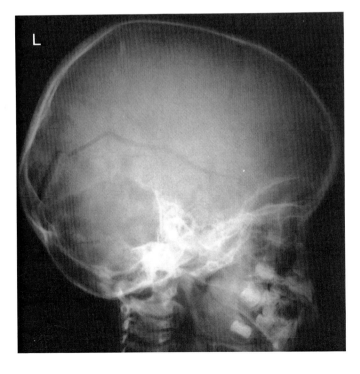

Abb. 77. Breite Fraktur im Os temporale, parietale und occipitale

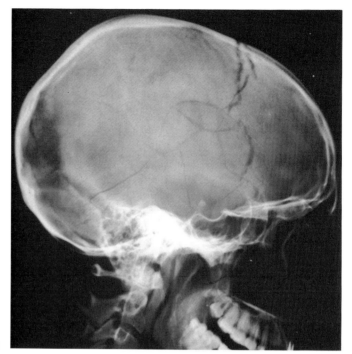

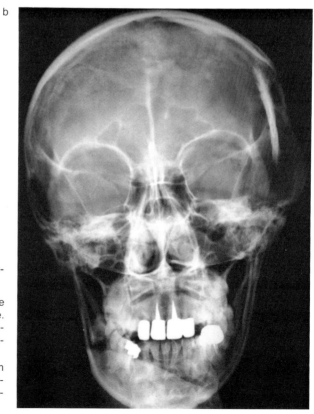

Abb. 78. Impressionsfraktur der Schädelkalotte links.

a) Seitenaufnahme. Splitterfrakturen. Multiple Frakturlinien im Os parietale und temporale. Sprengung der Kranznaht. Kalottenimpression in dieser Projektion nicht nachweisbar.

b) a.-p. Aufnahme. Nachweis der Impression im Os parietale links durch Medialverschiebung eines größeren Knochenfragmentes

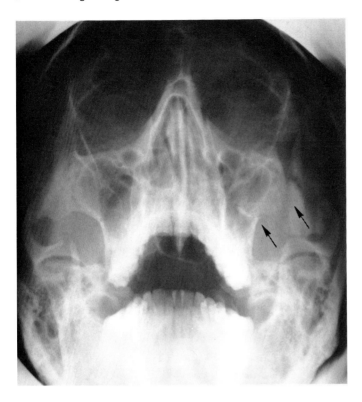

Abb. 79. Halbaxiale Schädelaufnahme. Nasennebenhöhlendarstellung. Fraktur der Maxilla links im Bereich der lateralen Kieferhöhlenwand (←) und des Orbitabodens. Fraktur des Os zygomaticum (←)

wegen der Gefahr von Sehstörungen einer operativen Korrektur.

Eine Luxation oder eine Luxationsfraktur des Kieferköpfchens werden am besten durch Zielaufnahmen oder eine Arthrographie nachgewiesen.

Frakturen und Luxationen der Wirbelsäule

Die Röntgenuntersuchung der Wirbelsäule muß bei einer Querschnittssymptomatik oder bei einem Verdacht auf eine Fraktur wegen der Lähmungsgefahr mit größter Sorgfalt durchgeführt werden. Selbständige und unvorsichtige Bewegungen des Verletzten sind zu vermeiden. Die Umlagerung des Patienten darf nur durch mehrere Hilfspersonen erfolgen. Bei Verdacht auf eine zervikale Fraktur ist jede Drehbewegung des Kopfes verboten. Im Einzelfall muß man sich mit einem a.-p. Bild, das durch a.-p. Tomogramme oder eine Aufnahme im seitlichen Strahlengang bei Rückenlage des Patienten ergänzt werden sollte, begnügen. Nach einem Schleudertrauma der Halswirbelsäule ist oft auf den Aufnahmen in 2 Ebenen kein pathologischer Befund zu erheben. Funktionsaufnahmen zum Nachweis von Kapselrupturen der Wirbelgelenke oder Verletzungen der Zwischenwirbelscheibe sind daher notwendig. Sie sollten jedoch wegen der Gefahr von Querschnittsläsionen nur unter sehr strenger Indikation durchgeführt werden. Während Retroflexionsaufnahmen nach einem frischen Trauma kontraindiziert sind, kann durch Anteflexionsaufnahmen eine ventrale Verschiebung der Wirbelkörper eindeutig objektiviert werden.

Bei den Wirbelsäulentraumen unterscheidet man neben den Kontusionen und Distorsionen, die kein radiologisches Substrat aufweisen, Kompressionsfrakturen, Kantenabsprengungen, Wirbelbogenfrakturen, Luxationen und Subluxationen sowie Luxationsfrakturen. Bevorzugte Lokalisation der Frakturen sind im Halsbereich der 5. und 6., im Brustabschnitt der 11. und 12. und in der Lumbalregion der 1.–3. Wirbelkörper.

Die Kenntnis des Unfallmechanismus kann für die radiologische Objektivierung einer Wirbelsäulenfraktur von entscheidender Bedeutung sein. Man differenziert eine Hyperflexionsfraktur nach maximaler Anteflexion, woraus Kompressionsfrakturen der Wirbelkörper, Deckplatteneinbrüche und vordere Kantenabsprengungen resultieren, Extensionsbrüche infolge starker Reklination mit Absprengungen an den hinteren Wirbelkörperkanten und Anulus-fibrosus-Schädigungen sowie axiale Kompressionen infolge einer Stauchung, wobei es

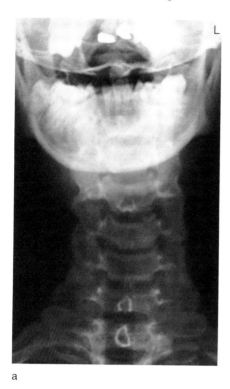 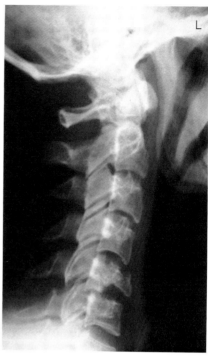

Abb. 80. Halswirbelsäule in 2 Ebenen. Fraktur des 5. Halswirbelkörpers.
a) a.-p. Aufnahme. Geringgradige Fehlhaltung. Kein eindeutiger Frakturhinweis.
b) Seitenaufnahme. Zerstörung der Grund- und Deckplatten des 5. Halswirbelkörpers. Unterbrechung der hinteren Begrenzungslinie der Wirbelkörper durch partiell nach dorsal verschobenen hinteren Wirbelkörperabschnitt bei C 5. Kompression des Rückenmarkes

zu Impressionen der Grund- und Deckplatten kommt.
Wirbelkörperkompressionen, Kantenabsprengungen und Luxationen sind durch Übersichtsaufnahmen in 2 Ebenen gewöhnlich zu diagnostizieren. Dabei sind exakt eingestellte Seitenaufnahmen (Abb. 80b) diagnostisch von größerer Bedeutung, da die Frakturen im a.-p. Bild (Abb. 80a) nicht immer nachweisbar sind. Frakturen der Bogenwurzeln (Abb. 81) lassen sich auf Schrägaufnahmen besser dokumentieren. Da Frakturlinien fehlen können, sind Tomogramme eine wesentliche Ergänzung der Frakturdiagnostik an der Wirbelsäule. Mit Ausnahme der seltenen Bandscheibenverletzung mit und ohne Fraktur bleibt die Höhe der Zwischenwirbelräume erhalten. Damit besteht eine wichtige Differenzierungsmöglichkeit gegenüber einem entzündlichen Knochenprozeß.
Der häufigste Verletzungstyp ist die Kompressionsfraktur. Sie wird auf seitlichen Aufnahmen durch den Nachweis einer Stufe oder einer Höhenverminderung der Wirbelkörpervorderkante mit

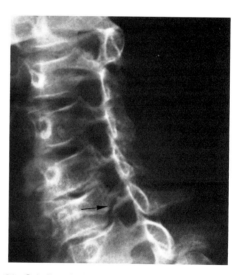

Abb. 81. Schrägaufnahme der Halswirbelsäule. Fraktur der Bogenwurzel bei C 5 durch Schleudertrauma. Schräg verlaufende, unregelmäßig begrenzte Aufhellung im Bereich der Bogenwurzel (→)

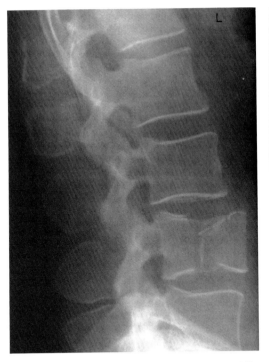
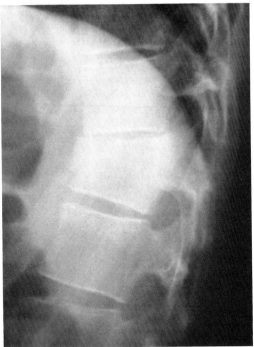

Abb. 82. Fraktur des 4. Lendenwirbelkörpers mit Höhenverminderung. Stufenbildung im Bereich der Grund- und Deckplatten. Vergrößerung des Querdurchmessers des 4. Lendenwirbelkörpers

Abb. 83. Kompressionsfraktur des 12. Brustwirbelkörpers mit Stufe und Höhenverminderung der Vorderkante. Impression der Deckplatte sowie ventrale Dislokation eines Fragmentes. Gibbus infolge traumatischer Schädigung des Zwischenwirbelraumes

unterschiedlicher keilförmiger Deformierung diagnostiziert (Abb. 80, 82, 83). Stufenbildungen in der Deckplatte mit konkaver Impression, seltener in der Grundplatte, sind weitere Frakturzeichen. Isolierte Frakturen an der Hinterkante sind äußerst selten. Kommt es zur Höhenverminderung des gesamten Wirbelkörpers, manchmal mit Vergrößerung des Querdurchmessers, so spricht man von einer Vertebra plana (Abb. 84). Posttraumatische Fehlhaltungen der Wirbelsäule sind nur nach schweren oder multiplen Frakturen zu beobachten. Ausgeprägte Kompressionsfrakturen sowie Knochenaussprengungen aus der Wirbelkörperhinterkante können zur Einengung des Spinalkanales (Abb. 80 b) und damit zu einem kompletten oder inkompletten Querschnittssyndrom führen. Sehr selten tritt infolge einer Hyperflexion eine traumatisch bedingte, isolierte vordere Kantenabscherung ein (Abb. 145). Vor der Verwechslung mit einer vorderen Wirbelrandhernie schützt die unregelmäßige Begrenzung des abgesprengten Knochenstückes bei der Fraktur.

Die Heilung einer Wirbelkörperfraktur findet mit keiner oder nur geringer Kallusbildung statt, so daß nicht immer zwischen einer frischen oder älteren Fraktur zu unterscheiden ist. Eine diffuse Sklerosierung des Wirbelkörpers, eventuell sogar mit einer leichten Zunahme der Höhenverminderung kombiniert, ist ein uncharakteristisches Zeichen des Heilungsprozesses. Frühzeitig treten Osteophyten als Hinweis auf einen Abstützmechanismus auf.

Bei Abscherfrakturen mit Beteiligung der Gelenkfortsätze besteht eine zusätzliche Luxation der Wirbelsäule mit erhöhter Gefahr einer Rückenmarksschädigung. Letztere tritt vor allem bei Luxationen (Abb. 85a u. b) und Luxationsfrakturen der Halswirbelsäule, vorwiegend bei C3–C7, nach einem Schleudertrauma ein. Frakturen des Processus odontoideus (Dens axis) (Abb. 86), der gelegentlich nach vorne oder hinten verlagert sein kann, und Berstungsbrüche des Atlas, wobei durch die Sprengung des Atlasringes die Massae laterales atlantis beidseits die Axis um 5–6 mm überragen (Jefferson-Fraktur), sind besonders eindeutig auf Tomogrammen erkennbar.

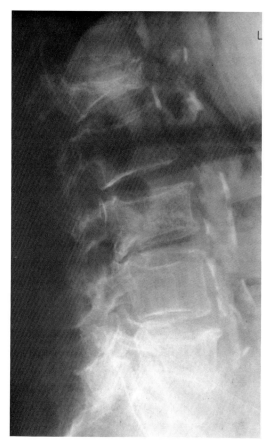

Abb. 84. Multiple Frakturen in einer osteoporotisch veränderten Wirbelsäule. Hochgradige Kompression des 1. Lendenwirbelkörpers. Stufenbildung der Vorderkanten des 3. und 5. Lendenwirbelkörpers infolge von Frakturen. Aortensklerose

Frakturen der Dornfortsätze und der Querfortsätze im Lendenbereich sind leicht erkennbar. Der Nachweis einer pathologischen Fraktur in einer entkalkten Wirbelsäule ist oft schwierig zu führen und von einer nicht traumatisch, sondern durch eine Osteoporose bedingten Höhenverminderung eines Wirbelkörpers schwierig zu differenzieren. Eine Stufenbildung an den Wirbelkörperkanten sowie irreguläre Verdichtungszonen müssen als Frakturzeichen (Abb. 84) angesehen werden, wogegen glatt begrenzte Wirbelkörperkonturen gegen einen Bruch sprechen.

Die anatomische Ausdehnung und Lokalisation einer Rückenmarkskompression werden durch die Myelo- und die vertebrale Venographie bestimmt.

Bei der *Kümmel-Verneuil-Erkrankung* treten einige Zeit nach einem Wirbelsäulentrauma eine unter-

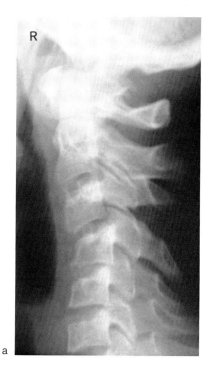

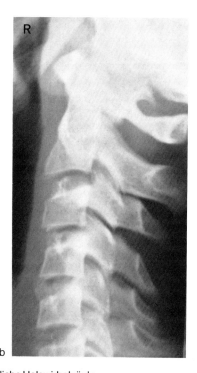

Abb. 85. Seitliche Halswirbelsäule.
a) Subluxation des 3. Halswirbelkörpers nach vorne.
b) Nach Resorption normaler Befund

Röntgendiagnostik der Knochen und Gelenke

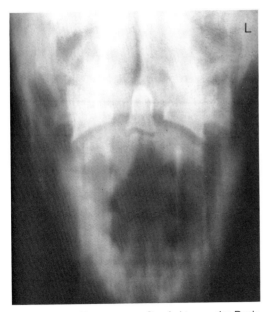

Abb. 86. a.-p. Tomogramm. Querfraktur an der Basis des Dens axis

Traumatische Veränderungen des Beckens und der Extremitäten

Von den *Frakturen des Beckens und der Extremitäten* sollen nur einige erwähnt werden. Vordere und hintere *Beckenringbrüche* (Malgaigne-Fraktur) (Abb. 87) mit und ohne Sprengung der Iliosakralfuge sowie traumatische Pfannendachimpressionen (Abb. 88) führen bei ungenügender Reposition zu Beckendeformitäten. Zentrale Luxationsfrakturen mit und ohne Knochenabsprengungen erfordern wegen der Gefahr einer frühzeitigen posttraumatischen Koxarthrose eine sorgfältige Reposition. Die Femurfrakturen im proximalen Abschnitt werden in *mediale und laterale Schenkelhalsfrakturen* (Abb. 89 a u. b, 90 a–d) sowie in *per- und subtrochantere Brüche* (Abb. 91 a u. b) eingeteilt. Die traumatische Unterbrechung der Arterien und Venen des Femurkopfes bei einer Schenkelhalsfraktur führt zur Femurkopfnekrose (Abb. 92). In den distalen Femurabschnitten unterscheidet man ebenso wie im distalen Humerusbereich per- und suprakondyläre Frakturen (Abb. 93), im proximalen Humerusabschnitt kapitale und subkapitale Frakturen. Rippenfrakturen können leicht übersehen werden. Daher sind kurzfristige Kontrollen, vor allem auch im Hinblick auf einen traumatischen Pneumo- oder Hämatothorax, einer Verletzung von Lungen, Leber und Milz notwendig.

schiedliche Kompression der Wirbelkörper sowie eine Kyphose auf, ohne daß zum Zeitpunkt der Verletzung eine Wirbelkörperfraktur nachweisbar war. Möglicherweise handelt es sich um aseptische Knochennekrosen infolge einer gestörten Blutzirkulation oder um nicht diagnostizierte Wirbelsäulenfrakturen.

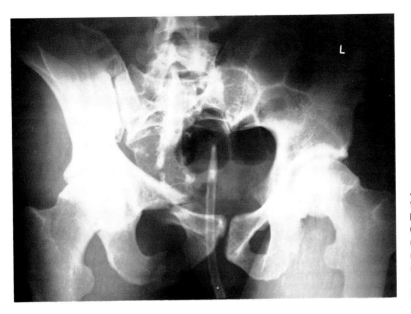

Abb. 87. Beckenringfraktur (Malgaigne-Fraktur): Frakturen des Os ilium, des Os pubis und des Os ischii rechts mit Sprengung der rechten Iliosakralfuge. Impression des Beckens. Blasenkatheter

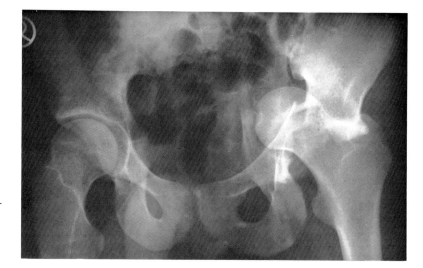

Abb. 88. Beckenübersicht. Fraktur des Pfannendaches links mit zentraler Luxation des Femurkopfes. Fraktur des Os ischii und des Os pubis links. Sprengung der linken Iliosakralfuge

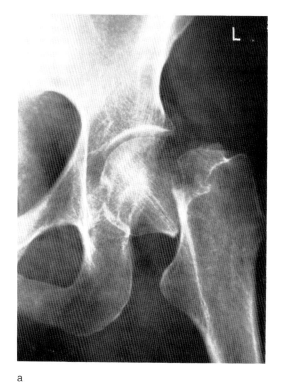

a

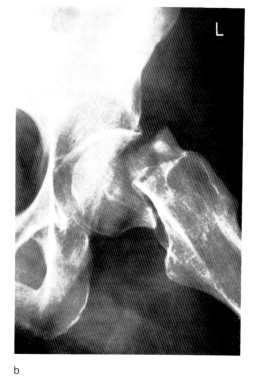

b

Abb. 89. Laterale intertrochantere Schenkelhalsfraktur.
a) a.-p. Aufnahme. Konturunterbrechung im lateralen Schenkelhals. Abduktion und Außenrotation des Femurschaftes. Trochanterhochstand. Verkleinerung des kollodiaphysären Winkels (Coxa vara).
b) Seitliche gedrehte Aufnahme. Kraniale Dislokation des Femurs

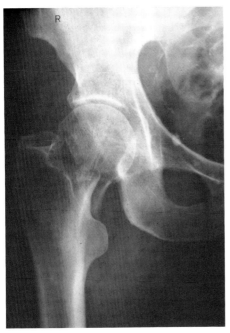
a

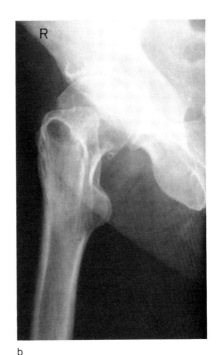
b

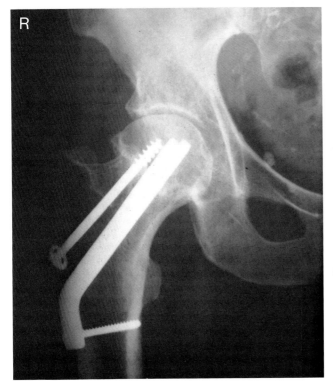
c

Abb. 90. Mediale Schenkelhalsfraktur. Koxarthrose.

a) a.-p. Aufnahme. Unterbrechung des Adam-Bogens. Verkürzung der Fragmente. Außenrotation des Femurs.

b) Aufnahme nach Lauenstein. Verkleinerung des Schenkelhalses. Stufe im Collum femoris.

c u. d) Kontrolle nach Osteosynthese (8 Wochen nach dem Trauma). Verschraubung und Anlage einer Winkelplatte. In a.-p. Position (c) und auf der Aufnahme nach Lauenstein (d) gute Fragmentadaptation. Bandförmige Sklerose im ehemaligen Frakturbereich als Zeichen der knöchernen Konsolidierung

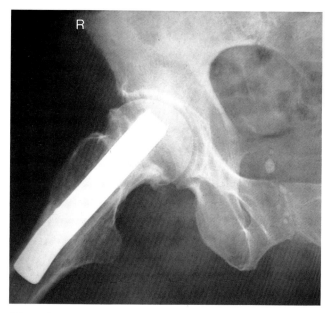

Abb. 90 d.

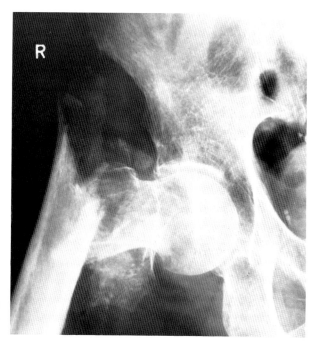

Abb. 91.

a) Pathologische per- und subtrochantere Femurfraktur mit multiplen Knochenabsprengungen. Osteoporose. Coxa vara

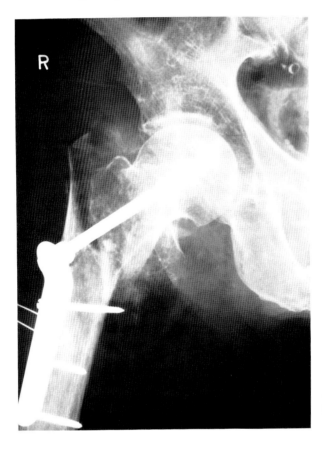

Abb. 91.
b) Osteosynthese. Keine ideale Reposition. Beseitigung der Coxa vara

Knochentumoren

Bei der Diagnose und Differentialdiagnose der Knochentumoren ergeben sich manche Probleme. Zur Beurteilung der Geschwülste im Röntgenbild müssen neben den ossären Veränderungen das Alter der Patienten, die Lokalisation und die solitäre oder multiple Manifestation berücksichtigt werden. Sie liefern vielfach wesentliche Gesichtspunkte zur Diagnostik. Da die primären Knochenneoplasien vorwiegend bei jüngeren Patienten auftreten, handelt es sich bei den jenseits des 4. Lebensjahrzehntes und vor allem multipel auftretenden tumorösen Knochenveränderungen meistens um Metastasen oder Myelome. Wenn auch unter Berücksichtigung dieser Kriterien oft eine Differentialdiagnose zwischen primären und sekundären Geschwülsten möglich ist, so kann in vielen Fällen allein aus dem Röntgenbild keine Artdiagnose gestellt werden. Die radiologischen Schwierigkeiten liegen in der Diagnostik von frühen Tumorveränderungen und ferner in der Differentialdiagnose gegenüber gutartigen Prozessen.

Standardaufnahmen in 2 Ebenen reichen gewöhnlich wegen des Summationseffektes der Bilder zum Nachweis geringer Frühveränderungen nicht aus. Ein negativer Röntgenbefund bei ungeklärten Knochenschmerzen muß immer Anlaß zu gezielten Aufnahmen und subtiler Tomographie sein, die erst feine Knochenveränderungen aufdecken kann.
Die größten radiologischen Probleme entstehen bei der Differenzierung eines osteogenen Sarkoms von einem Ewing-Sarkom sowie in der Abgrenzung eines Malignoms von einer Osteomyelitis. Erfahrungsgemäß wird gerade das primäre Knochenmalignom in seiner frühen Manifestation vielfach mit einer Osteomyelitis verwechselt. Daher hat man zur Klärung der schwierigen Differentialdiagnose die Knochenangiographie (Abb. 99b u. 101b) eingesetzt. Da die bösartigen Knochentumoren nicht immer Tumorgefäße, arteriovenöse Fisteln und Tumorvenen zeigen und bei der Osteomyelitis entzündlich bedingte Gefäßvermehrung auftreten kann, kann nicht immer mit der erforderlichen Sicherheit eine Differenzierung dieser Krankheitsbilder erfolgen.

Allgemeine Röntgensymptomatik des kranken Knochens

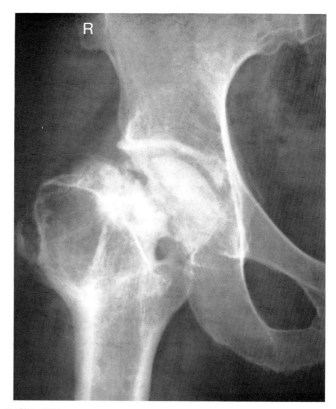

Abb. 92. Femurkopfnekrose nach medialer Schenkelhalsfraktur. Pseudarthrose

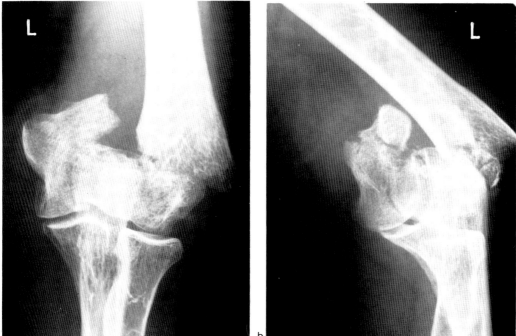

Abb. 93. Perkondyläre Humerusfraktur mit ulnarer und volarer Dislokation sowie Achsenabweichung der Fragmente. Hämarthrose

Die besten Resultate sind durch die Korrelation röntgenologischer, klinischer und histologischer Befunde zu erwarten. Die histologische Untersuchung, die bei jedem Malignomverdacht indiziert ist, bringt allein die einwandfreie Klärung eines pathologischen Knochenbefundes.

Eine röntgenologische Beschreibung und Einteilung der Knochengeschwülste orientiert sich am besten an der Histologie und dem klinischen Verhalten mit Unterscheidung von benignen, semimalignen und malignen Tumoren (Tab. 14).

Gutartige osteogene Geschwülste

Die benignen Tumoren charakterisieren sich durch relativ scharf begrenzte Regionen mit veränderter Knochendichte und -kontur. Sie können in die benachbarten Knochenabschnitte expandieren, führen jedoch zu keinen Destruktionen.

Das seltene, bevorzugt im 5.–20. Lebensjahr auftretende und exzentrisch in der Metaphyse gelegene *Knochenfibrom (Jaffé-Lichtenstein)* zeigt röntgenologisch rundliche oder ovale, glatt konturierte Defekte mit leichter Randsklerose, die in traubenähnlicher Formation hintereinandergereiht sind (Abb. 94). Die Fibrome in den Diaphysen der langen Röhrenknochen sind potentiell maligne.

Die im 20.–30. Lebensjahr vorwiegend in den Hand- und Fußknochen nachweisbaren *Enchondrome* erkennt man als zentrale, oft vielkammerige Aufhellungen, die die Kortikalis arrodieren und den Knochen auftreiben (Abb. 95). Die in den langen Röhrenknochen und im Becken lokalisierten, partiell verkalkten Chondrome sind wegen ihrer Tendenz zur malignen Entartung ebenso wie die Beckenchondrome (Abb. 43) und Chondromrezidive potentiell maligne. Die Tumoren in der Wirbelsäule können aufgrund ihres expansiven Wachstums zu Lähmungen führen.

Die solitären *Osteochondrome* zeigen röntgenologisch das gleiche Substrat wie die kartilaginären Exostosen (Abb. 42).

Subunguale Exostosen treten bei Frauen an der Basis der Endphalanx auf.

Bei den in den Wirbelkörpern, den Darmbein-

Tabelle 14 Übersicht über die Knochengeschwülste
(Aus *Hellner, H., R. Nissen, K. Vosschulte:* Lehrbuch der Chirurgie, 6. Aufl. Thieme, Stuttgart 1970)

Osteogene Geschwülste		Myelogene Knochengeschwülste	
Anführung in der Richtung der Knochenbildung (Fibroblast – Chondroblast – Osteoblast) und mit der klinischen Bewertung (benigne, semimaligne, maligne).		Benigne	Hämangiom Hämangioendotheliom
		Maligne	Hämangioendotheliosarkom Hämoblastosen (leukämische, aleukämische Formen) Lymphosarkom Ewing-Sarkom („undifferenziertes" Rundzellensarkom) Plasmozytom (multiples Myelom)
Benigne	Fibrom Chondrom (bei Lokalisation im Bereich der Finger und Zehen) Osteochondrom (kartilaginäre Exostose, Exostosis multiplex) Osteoidosteom = benignes Osteoblastom Osteom		
		Retikuloendotheliale Knochengeschwülste	
		Benigne	Eosinophiles (solitäres) (Retikulo-) Granulom
Semimaligne	(Gefahr der sarkomatösen Entartung bei Rezidiven und unradikaler chirurgischer Behandlung) Chondrome des Beckens und der Diaphysen langer Röhrenknochen Riesenzellgeschwulst Skelettsynovialom (Adamantinom)	Semimaligne	Systemerkrankungen von geschwulstähnlichem Charakter: Lipoidgranulomatose (Hand-Schüller-Christian-Erkrankung)
Maligne	Fibrosarkom (periostales, parossales und zentrales) Chondrosarkom Osteosarkom Osteolytisches Sarkom (völliger Verlust aller Fähigkeiten zur Knochenbildung, maligne entartete Riesenzellgeschwülste)	Maligne	Retikulosarkom des Knochenmarkes als solitäre Primärgeschwulst im Rahmen einer Systemerkrankung (Lymphogranulomatose) als Metastase (z. B. eines Tonsillensarkoms) Abt-Letterer-Siwe-Erkrankung der Kleinkinder

schaufeln und am Schädel vorwiegend in den Nasennebenhöhlen lokalisierten *Osteomen* (Abb. 96 a u. b) sieht man kompaktadichte strukturlose, selten dagegen spongiöse Rundschatten von unterschiedlicher Größe innerhalb einer normalen Knochenstruktur.

Das pathogenetisch unklare *Osteoidosteom* manifestiert sich zentral, subkortikal oder kortikal meistens in den Extremitäten von Jugendlichen und kennzeichnet sich durch eine rundliche Zone verstärkter Transparenz, die von einem sklerotischen Randsaum und geringen periostalen Kalzifikationen umgeben ist. Es führt ferner zu einer spindeligen Auftreibung des Knochenschaftes.

Das vom Periost oder von den Weichteilen ausgehende *juxtakortikale Chondrom* äußert sich in unregelmäßigen Verkalkungen sowie Arrosionen einer zunehmend sklerosierten Kortikalis (Abb. 97).

Das *Chondroblastom (Codman-Tumor)* ist eine Variation des Chondroms und befällt bei Jugendlichen die Epidiaphysenplatte von Humerus, Femur oder Tibia mit Ausdehnung in die Epi- und Diaphyse. Es zeigt ein flaumiges oder fleckiges Aussehen mit leichter Randsklerose. Verwechslungen mit einem Chondrosarkom sind leicht möglich.

Das benigne, vorwiegend *metaphysär lokalisierte Chondromyxoidfibrom* tritt bei Kindern und Jugendlichen in Form von runden oder ovalen Rarefizierungen mit feinen Randsklerosen sowie mit Verdünnung des Kortex auf.

Die symptomlosen *Knochenzysten* sind meistens ein Zufallsbefund bei Kindern und Jugendlichen. Die solitäre, nicht gekammerte Knochenzyste (Abb. 98 a u. b) erscheint als zentral ausgestanzte Aufhellung mit scharfer Abgrenzung gegenüber der normalen Umgebung. Durch die Verdünnung der Knochenrinde besteht eine Prädisposition für eine Spontanfraktur. Charakteristisch ist der metaphysäre Sitz ohne Überschreiten der Epiphysenfugen. Durch Kommunikation mehrerer Herde erhalten sie ein gekammertes Aussehen. Während der Heilung kommt es zur graduellen Rekalzifizierung und Transformation in normales Knochengewebe.

Als *latente Knochenzyste* wird die Persistenz einer jugendlichen Zyste im Erwachsenenalter bezeichnet. Durch posttraumatische Hämorrhagien mit nachfolgender Knochenresorption entstehen vorwiegend im Handskelett *posttraumatische Zysten*, die multipel bei Preßluftarbeitern im Os lunatum vorkommen und zur Lunatummalazie führen können. Die im Kindes- oder Adoleszentenalter in Metaphysennähe, jedoch niemals epiphysär auftretende *aneurysmatische Knochenzyste* befällt

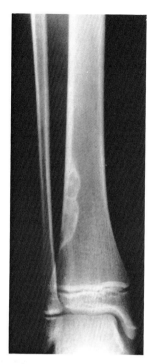

Abb. 94. Nicht ossifizierendes Knochenfibrom (Jaffé–Lichtenstein) im Bereich der distalen Tibiadiaphyse

vorwiegend die langen Röhrenknochen sowie die Bögen und die spinalen Fortsätze der Wirbelsäule. Sie zeigen ein grobwabiges Aussehen in der Spongiosa, befallen die Kortikalis und bilden extraossäre Weichteilverdichtungen mit einer feinen periostalen Knochenschale. Zur Differentialdiagnose stehen Enchondrome, Osteoklastome oder gekammerte Knochenzysten.

Echinokokkuszysten zeigen die gleichen Röntgenbefunde wie Knochenzysten.

Semimaligne osteogene Geschwülste

Die zwischen dem 20. und 35. Lebensjahr in den Epiphysen der langen Röhrenknochen auftretenden *Osteoklastome (benigne Riesenzelltumoren)* führen durch ihr expansives Wachstum zur Destruktion der Spongiosa, später zur Verdünnung und Auflösung der Kortikalis und dadurch zur Auftreibung der Epiphyse (Abb. 99 a). Sklerotische Randzonen fehlen mit Ausnahme der häufigen Spontanfrakturen. Die Geschwulst erinnert infolge ihrer grobmaschigen trabekulären Zeichnung an das Bild von Seifenblasen.

Die *sarkomatöse Entartung eines Osteoklastoms* ist häufig, vor allem bei Rezidiven. Der bösartige

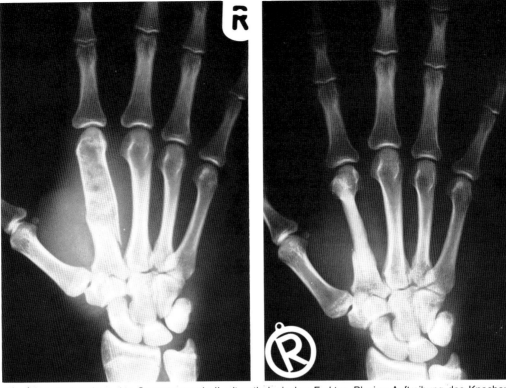

Abb. 95 a) Enchondrom des Os metacarpale II mit pathologischer Fraktur. Blasige Auftreibung des Knochens mit Verdünnung des Cortex. Frakturlinie in der Diaphyse.
b) Kontrolle 1 Jahr nach operativer Ausräumung und Spananlagerung. Vollständige Beseitigung des Tumors. Einheilung des Knochenspans in den proximalen Diaphysenabschnitt und in die distale Epiphyse.

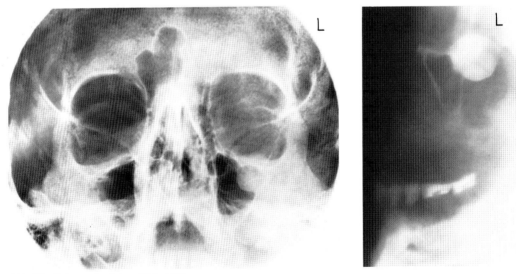

Abb. 96. Osteom der linken Kieferhöhle.
a) Halbaxiale Schädelaufnahme. Homogene, glatt begrenzte Verdichtung am Boden der linken Kieferhöhle, partiell in die Orbita hineinragend.
b) Seitliches Tomogramm. Homogene Verdichtung in Kieferhöhle und Orbita hineinragend

Typ kann bei der röntgenologischen Erstuntersuchung selten diagnostiziert werden. Schnelle Größenzunahme, ausgedehnte Zerstörung der Kortikalis und Tumorausbruch in die Weichteile müssen bei Verlaufskontrollen als verdächtige Kriterien einer Malignität betrachtet werden. Mit der Angiographie kann die Diagnose der Malignität gestellt werden (Abb. 99 b).

Maligne osteogene Tumoren

Von den *primären Osteosarkomen* werden die sekundären abgegrenzt, die sich auf dem Boden einer Vorerkrankung, z.B. gutartigen Geschwülsten, Morbus Paget, generalisierten ossären Dysplasien, chronisch entzündlichen Knochenerkrankungen, Strahlennekrosen u. a., entwickeln. Eine plötzliche Größenzunahme der Herde sowie eine progressive Destruktion mit zunehmender Knochenneubildung sind verdächtig auf eine maligne Entartung. Ihre Prognose ist mit Ausnahme des Paget-Sarkoms günstiger als die der primären Malignome.

Die hauptsächlich im Adoleszentenalter auftretenden primären Osteosarkome sitzen meistens in den Metaphysen von Humerus, Femur und Tibia, seltener sind sie an anderer Stelle lokalisiert. Charakter und Ausdehnung der röntgenologischen Veränderungen variieren nach dem Tumortyp. Hierbei muß jedoch betont werden, daß die Aufgabe der Röntgenuntersuchung weniger die differentialdiagnostische Klärung der Untertypen, sondern die Diagnose und die Abgrenzung gegenüber

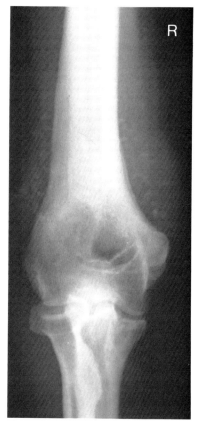

Abb. 97. Juxtakortikales Chondrom im distalen Femurabschnitt. Unregelmäßige Verknöcherungen in den Weichteilen. Arrosion der Kompakta

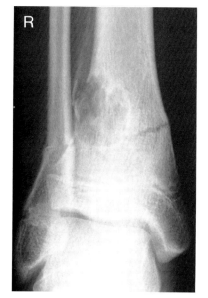

Abb. 98. Knochenzyste in der distalen Tibiadiaphyse. Pathologische Fraktur

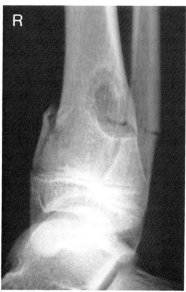

a   b

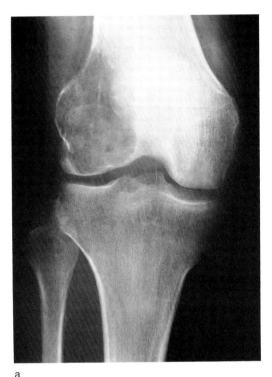

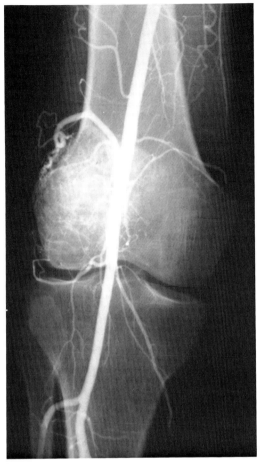

Abb. 99. Maligne entartetes Osteoklastom des Femur.

a) Destruktion des lateralen Femurkondylus. Zerstörung der Kortikalis. Infraktion.
b) Angiographie. Tumorgefäße im destruierten Knochenabschnitt. Tumoranfärbung

benignen Knochentumoren und -entzündungen ist. Die radiologische Klassifizierung, die der histologischen nicht entspricht, erfolgt nach den röntgenologischen Erscheinungsformen in vorwiegend osteolytische, osteosklerotische oder gemischtförmige Osteosarkome.

Bei der *osteolytischen Form* (Abb. 100 a) steht die Knochendestruktion im Vordergrund. Es überwiegt die Tumorneubildung bei keiner oder nur geringer sklerotischer Reaktion des zerstörten Knochens. Ein anfangs kleiner Destruktionsherd, der vom normalen Knochen unscharf demarkiert ist, zerstört mit schneller Größenzunahme Spongiosa und Kortex und dringt in die Weichteile vor. Durch die Abhebung des Periostes an den Rändern entsteht ein verkalkter Dreieckschatten, der *Periostsporn*, ein typisches Zeichen für ein osteogenes Sarkom.

Bei der *osteosklerotischen Form* (Abb. 100 b) überwiegt die chondromatöse bzw. osteogene Neubildung, die eine mögliche osteolytische Komponente überdecken kann. Infolgedessen zeigt das Röntgenbild unregelmäßige und gesprenkelte Sklerosierungen. Die zerstörte Knochenrinde wird durch die neugebildete Knochenformation überlagert. Die Ausdehnung in die Weichteile ist manchmal durch dichte, im rechten Winkel zur Knochenoberfläche stehende Spiculae oder durch zwiebelschalenartige Auflagerungen gekennzeichnet. In ausgeprägten Fällen bilden sich unregelmäßige Formationen neu entstandenen Knochens um den Schaft.

Die *gemischte Form* (Abb. 100 c), eine Kombination zwischen Knochendestruktion und -proliferation, ist der häufigste Typ, wobei die osteolytische oder osteosklerotische Komponente dominieren kann. Es finden sich wechselweise die oben aufgezählten Befunde.

Die Prognose der osteogenen Sarkome ist sowohl bei der operativen Therapie als auch bei der Strahlenbehandlung bzw. der Kombination von beidem wegen der frühen hämatogenen Metasta-

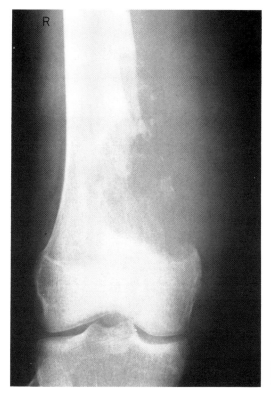 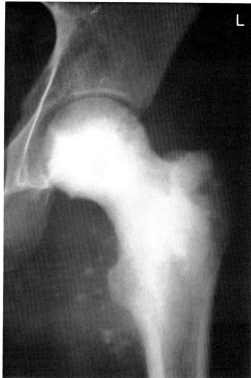

Abb. 100. Osteogene Sarkome (histologisch gesichert).
a) Osteolytisches Sarkom in der distalen Femurmetaphyse. Tumorausdehnung in die Weichteile.
b) Osteosklerotisches Sarkom im proximalen Femur. Tumorinfiltration der Weichteile.

sierung in die Lungen schlecht. Vor jeder lokalen Therapie muß daher grundsätzlich eine Thoraxaufnahme zum Ausschluß von Lungenmetastasen, die verkalken oder verknöchern können, angefertigt werden. Tumorabsiedlungen in anderen Knochenregionen sind selten.

Das gewöhnlich zwischen dem 15. und 55. Lebensjahr entstehende und meistens im distalen Femurabschnitt lokalisierte *parossale Osteosarkom* mit starker Rezidivneigung äußert sich röntgenologisch als juxtakortikaler, unregelmäßig verkalkter oder verknöcherter Prozeß (Abb. 100 d), der relativ scharf von den Weichteilen demarkiert ist. Nach anfänglicher Trennung von der Knochenrinde kommt es später zur kortikalen Destruktion und medullären Invasion. Diese Neoplasien sind von den oestogenen Sarkomen durch ein langsames Wachstum sowie durch das Fehlen von Periostsporen und Spiculae, von der Myositis ossificans durch die leere Traumaanamnese und die mangelnde Schichtung der Verkalkungen, von ossifi-

zierenden Hämatomen und von Osteochondromen durch die irreguläre Knochenstruktur zu trennen. Das zumeist im 2.–5. Lebensjahrzehnt vorwiegend in Femur und Tibia auftretende *primäre Chondrosarkom* kennzeichnet sich durch eine Destruktion innerhalb von fleckigen Verdichtungen, eine Verdünnung der Knochenrinde und gelegentlichen Durchbruch in die Weichteile mit spärlichen periostalen Reaktionen (Abb. 101 a u. b). In den Weichteilen formiert der Tumor unregelmäßige Verkalkungen. Das höhere Alter der Patienten und die langsamere Wachstumstendenz grenzen das primäre Chondrosarkom von den Osteosarkomen ab. Die *sekundären Chondrosarkome* entstehen aus Chondromen oder Osteochondromen, wobei lokale Zerstörungen, Knochenneubildungen und rasche Progredienz verdächtig auf die Malignität sind.

Das seltene, primär im Knochen auftretende *Fibrosarkom* kann röntgenologisch kaum von osteolytischen Metastasen oder Sarkomen differenziert werden.

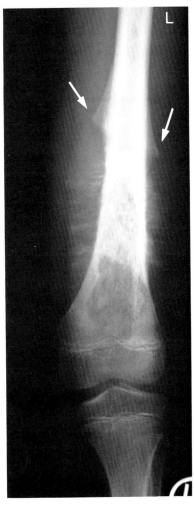

c

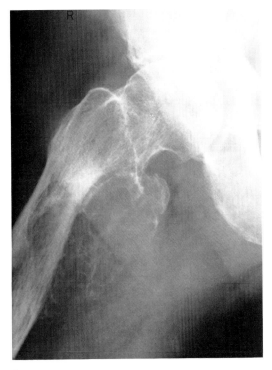

d

Abb. 100.

c) Osteolytisch-osteosklerotisches osteogenes Sarkom im distalen Femur. Spiculae. Destruktion von Kompakta und Spongiosa. Typische Codman-Dreiecke (→).
d) Parossales Sarkom im proximalen Oberschenkelabschnitt. Scharfe Demarkierung eines Weichteiltumors mit sekundärer Knochendestruktion

Das durch seine exzentrische Lage charakterisierte *periostale Fibrosarkom* führt zu Weichteildefekten und arrosiven Knochendestruktionen. Im Spätstadium ist eine Abgrenzung gegenüber einem Osteosarkom unmöglich.

Medullogene Tumoren

Bevorzugte Lokalisation der gutartigen *Hämangiome* sind das Schädeldach und die Wirbelkörper. Sie kommen manchmal mit Hämangiomen der inneren Organe oder der Weichteile kombiniert vor. Die Röntgendiagnose der Knochenhämangiome ist leicht. Am Schädeldach zeigen sich rundliche, verstärkt transparente Zonen mit feinwabiger Strukturzeichnung. In tangentialer Aufnahmerichtung erkennt man eine typische konvexbogige Vorwölbung mit vertikalen Streifen. Die Wirbelkörperhämangiome (Abb. 102) zeichnen sich durch vertikale strangförmige Spongiosabalken im porotischen Knochen aus, nicht zu verwechseln mit der strähnigen Sklerose beim Morbus Paget. Die Diagnose der malignen *Hämangioendotheliome bzw. Angiosarkome*, die ein lokal destruierendes Wachstum zeigen, ist wegen der Ähnlichkeit mit den Osteosarkomen und Metastasen röntgenologisch unmöglich.

Zwischen dem 10. und 25. Lebensjahr befällt das sehr maligne *Ewing-Sarkom* bevorzugt die mittleren Diaphysenabschnitte der langen Röhrenknochen. Wegen der schnellen Metastasierung in die Lungen und die Knochen besteht die Notwendigkeit einer Röntgenuntersuchung des gesamten Skeletts und der Lungen. Die Geschwulst zeigt

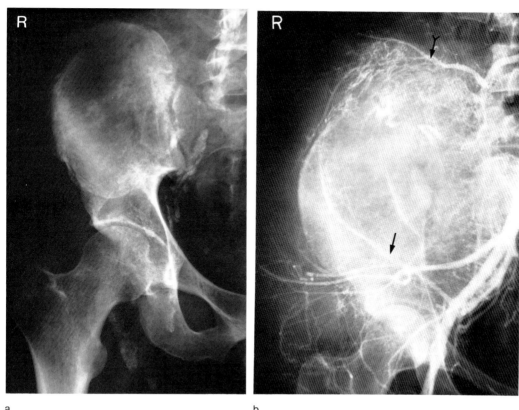

Abb. 101. Chondrosarkom der rechten Beckenschaufel.
a) Ausgedehnte Destruktion des rechten Os ilium. Paraossäre Tumorausdehnung oberhalb des Beckenkammes.
b) Beckenarteriographie. Korkenzieherartige Tumorgefäße, die von den Ästen der A. iliaca interna (→) und der erweiterten 4. Lumbalarterie rechts (↦) ausgehen. Arteriovenöse Fisteln und frühzeitige Venenfüllungen

zunächst eine fleckige Knochenzerstörung und lamellenartige periostale Knochenneubildungen (Abb. 103), die durch eine Periostabhebung nach Tumorperforation durch die Rinde mit anschließender Kalkeinlagerung entstehen. Dieses Zwiebelschalenmuster ist jedoch nicht spezifisch. Nach Zerstörung der Knochenrinde und der Spongiosa resultieren mottenfraßähnliche Bilder mit Osteolysen und -sklerosen. Entgegen der bisherigen Auffassung gibt es keine typischen Röntgenbilder. Verwechslungen mit einer Osteomyelitis, einem Osteosarkom oder einem malignen Osteoklastom sind möglich. Die Prognose der strahlensensiblen Tumoren ist wegen der frühen Metastasierung sehr schlecht.
Im Gegensatz zu den seltenen solitären *Myelomen*, die sich durch eine lokale Destruktion kennzeichnen (Abb. 104a), finden sich bei den prognostisch ungünstigeren multiplen Myelomen unregelmäßig ausgestanzte Lochdefekte ohne Randsklerose sowie eine Verdünnung und Durchbrechung der Knochenrinde (Abb. 104b). Neben mottenfraßähnlichen Bildern des Schädels (Abb. 105) und der Rippen beobachtet man Kompressionen von Wirbelkörpern und Spontanfrakturen im Bereich der langen Röhrenknochen. In manchen Fällen besteht lediglich eine Osteoporose. Wegen der Gleichartigkeit der Röntgenbilder mit polytopen Metastasen bereitet die Differentialdiagnose erhebliche Schwierigkeiten. Entscheidend sind die Immunelektrophorese und die Knochenmarkbiopsie.

Hämoblastosen

Die *Cooley-Anämie* ruft am Schädel eine Erweiterung des Diploeraumes, eine Atrophie der Tabula externa und manchmal strahlenförmige Spikula-

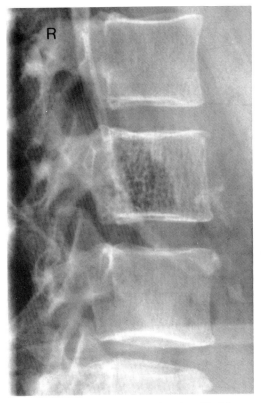

Abb. 102. Hämangiom des 3. Lendenwirbelkörpers mit grobsträhniger Knochenstrukturzeichnung

bildungen mit Ausdehnung zur Schädeloberfläche hervor. In den langen Extremitätenknochen und in der Wirbelsäule beobachtet man ein unregelmäßiges Netzwerk verdichteter Trabekel, die in einem atrophischen Knochenmarkraum liegen, sowie eine Rarefizierung der Knochenrinde. Ähnliche, jedoch weniger ausgeprägte Befunde sind auch bei der *Sichelzellenanämie* und der *hämolytischen Anämie* zu erheben.

Die *akute Leukämie* führt bei Kindern zu ausgedehnten herdförmigen Destruktionen in den metaphysären Knochenabschnitten und durch subperiostale Blutungen zu lamellenartigen Knochenappositionen. Häufig sind auch das Schädeldach, die Wirbelsäule und die Rippen betroffen.

Die *chronische Leukämie* des Erwachsenen zeigt nur eine diskrete unspezifische Osteoporose. Im Gegensatz dazu führt die *Myelofibrose* in ungefähr 50% zu einer Osteosklerose, die sich vor allem am Körperstamm, Humerus und Femur manifestiert. Sie weist ein fleckiges Verteilungsmuster auf, wobei bisweilen Sklerosenlinien parallel zur Innenseite der Knochenrinde verlaufen.

Retikuloendotheliale Geschwülste

Das gutartige solitäre *eosinophile Granulom* ist vorwiegend im Schädeldach lokalisiert und zeigt einen scharfen osteolytischen Defekt ohne Randsklerose (Abb. 107). In anderen Skelettabschnitten können nach Destruktion der Knochenrinde Spontanfrakturen und periostale Knochenreaktionen auftreten. In der Wirbelsäule ist das eosinophile Granulom eine der häufigsten Ursachen der Vertebra plana. Nach Bestrahlung kann der solitäre Herd vollkommen verschwinden.

Die *Hand-Schüller-Christian-Erkrankung,* die bei jungen Menschen vorkommt, kennzeichnet sich durch eine Generalisation der beim eosinophilen Granulom beschriebenen Veränderungen, z. B. durch den typischen Landkartenschädel. Da die *Letterer-Siwe-Erkrankung* die gleichen Röntgenbefunde zeigt, ist eine Differenzierung nur durch die Klinik und die Histologie durchführbar.

Das *Retikulosarkom* findet sich gewöhnlich in den langen Röhrenknochen und in den Schädelknochen. Wegen der Ähnlichkeit des Retikulumzellsarkoms mit dem Ewing- und osteogenen Sarkom ist eine röntgenologische Differentialdiagnose zumeist unmöglich. Das höhere Alter dieser Tumorpatienten schützt vor Verwechslungen mit einem Ewing- oder osteogenen Sarkom.

Im Vergleich zu der seltenen Knochenzerstörung beim Lymphosarkom zeigt die *Lymphogranulomatose* häufiger eine Knochenbeteiligung, besonders im Bereich der Wirbelsäule. Man beobachtet ausgedehnte Zerstörungen und Proliferationen, die gewöhnlich in gemischter Form vorliegen, herdförmige Defekte im Schädel sowie Sklerosen und Kompressionen von Wirbelkörpern bei erhaltenen Zwischenwirbelräumen. Die Diagnose einer Knochenlymphogranulomatose kann wegen der uncharakteristischen Röntgenbefunde nur dann gestellt werden, wenn anderweitige Lymphknotenvergrößerungen mit entsprechendem histologischen Befund vorliegen.

Karzinom- und Sarkommetastasen

Da die *Metastasen* die häufigsten Knochengeschwülste sind, muß jede Knochendestruktion bei älteren Patienten als metastasenverdächtig angesehen werden. Das gilt für isolierte und besonders für multiple Osteolysen im Skelett. Bevorzugter Sitz der Metastasen sind die Wirbelsäule (Abb. 108 a–d), das Becken (Abb. 109 a–c), die Rippen, der Schädel (Abb. 106) und die oberen Abschnitte von Femur und Humerus (Abb. 104 c u. d). Spontanfrakturen und Wirbelkörperkompressionen mit

Rückenmarkschädigungen treten leicht ein. Alle Malignome, insbesondere jedoch das Bronchial-, Prostata-, Mamma-, Thyreoideakarzinom sowie das hypernephroide Karzinom, können in die Knochen metastasieren. Daher muß bei diesen Primärtumoren, wenn Skelettbeschwerden vorliegen, vor einer operativen Therapie oder Strahlenbehandlung des Primärtumors eine sorgfältige Knochenuntersuchung gefordert werden. Dabei ist zu berücksichtigen, daß Metastasen erst ab einer gewissen Größe (1,5 cm auf dem Summationsbild der Wirbelsäule) röntgenologisch zu verifizieren sind. Durch eine Schichtuntersuchung und die Skelettszintigraphie mit ^{85}Sr, deren Ergebnisse wegen der unspezifischen Befunde nur in Verbindung mit der Klinik gedeutet werden dürfen, sind schon kleinere Metastasen aufzudecken. Solitäre oder multiple Metastasen geben keinen Hinweis auf den Primärtumor. Eine Ausnahme bildet das Prostatakarzinom mit seinen vorwiegend osteosklerotischen Metastasen.
Die Differenzierung in einen osteolytischen, osteosklerotischen oder gemischten Metastasentyp ist mehr von röntgenologischem Interesse als von praktischem Nutzen. Meistens liegen Kombinationsformen vor.
Die *osteolytische Metastase* (Abb. 106, 108 a, 109 a) weist zentral oder peripher gelegene, unregelmäßig begrenzte Lochdefekte auf. Wesentlich ist das Fehlen von Randsklerosen oder periostalen Reaktionen. Diese Metastasierungsform wird häufig beim Mamma-, Schilddrüsen- und Nierenkarzinom angetroffen. Die solitäre Osteolyse muß vor allem von einem Osteosarkom abgegrenzt werden, wobei die Metastase bei Patienten über dem 40. Lebensjahr wahrscheinlicher ist. Schwieriger ist die Trennung von einem Myelom bzw. Plasmozytom. Die Tumorabsiedlung kann gelegentlich in die Weichteile expandieren (Abb. 104 c). Bemerkenswert scheint, daß bei Myelomen die Defekte gewöhnlich in einem porotischen Knochen auftreten und bei einem Wirbelsäulenbefall die Metastasen häufig in den Wirbelbögen nachweisbar sind. Differentialdiagnostisch entscheidend sind die Befunde der Immunelektrophorese und im Einzelfall die der Knochenbiopsie (Sternalpunktion, Beckenkammbiopsie).
Der *osteosklerotische bzw. osteoblastische Metastasentyp* (Abb. 108 b, 109 b) ruft isolierte oder multiple, rundliche und scharf begrenzte Herde oder unregelmäßige ausgedehnte Sklerosierungen hervor. In ihnen ist normale Knochenstruktur nicht mehr nachweisbar. Osteosklerotische Metastasen bilden außer dem Prostatakarzinom gelegentlich das Mamma- und Pankreaskarzinom.

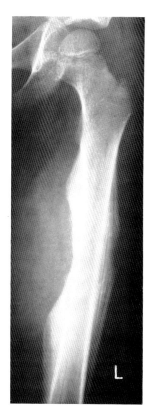

Abb. 103. Ewing-Sarkom. Destruktion von Kompakta und Spongiosa in der Femurdiaphyse. Periostale lamellenartige Knochenappositionen

Differentialdiagnostische Schwierigkeiten können in der Abgrenzung gegenüber einem Elfenbeinwirbel bei der Lymphogranulomatose oder beim Morbus Paget durch eine Schichtuntersuchung beseitigt werden, da letztere unregelmäßig strähnige Sklerosierungen zeigen. Gegenüber einer Spondylitis der Wirbelsäule spricht ein normaler Zwischenwirbelraum für die Metastasen.
Beim *gemischten Typ* (Abb. 108 c u. d, 109 c) handelt es sich um eine Kombination von Osteolysen und Osteosklerosen mit Dominanz der Destruktionen. Die betroffene Knochenregion hat ein ungleichmäßig geflecktes oder mottenfraßähnliches Aussehen, das an einen Morbus Paget erinnert.
Nach einer Bestrahlung, Ovarausschaltung oder Hormontherapie, z.B. beim Mammakarzinom, kann es zur verstärkten Sklerosierung der Osteolysen und manchmal zur völligen Rekalzifizierung kommen (Abb. 106).
Ein ossär *metastasierendes Neuroblastom* bei Kindern und Jugendlichen ist in typischen Fällen am Schädel durch eine Verbreiterung der Suturen, eine feine granuläre Osteoporose mit streifenförmigen

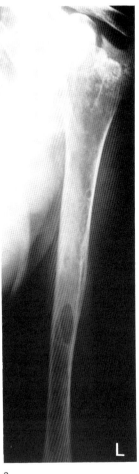 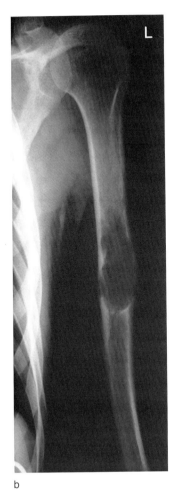 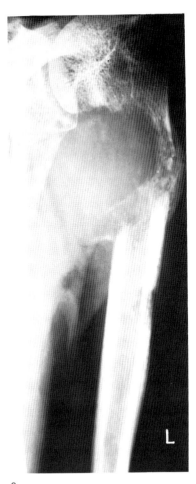

a b c

Abb. 104. Osteolysen.
a) Solitäre Osteolyse in der linken Humerusdiaphyse bei einem Plasmozytom.
b) Solitäre, partiell gekammerte Osteolyse im linken Humerusschaft bei einem Plasmozytom. Pathologische Fraktur.
c) Osteolysen in der proximalen Humerusdiaphyse links und am Rande der Skapula bei einem Bronchialkarzinom. Pathologische Fraktur im Humerus. Ausdehnung der Metastase in die Weichteile.
d) Exzentrische Osteolyse eines Bronchialkarzinoms im Femur

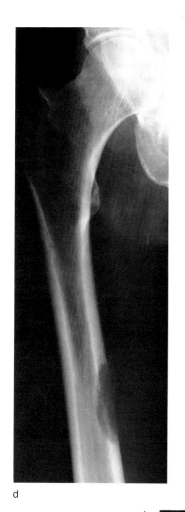
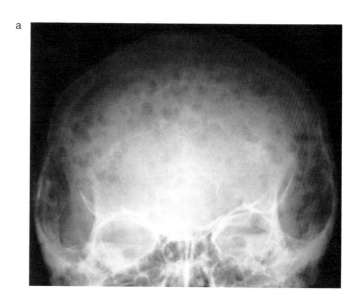
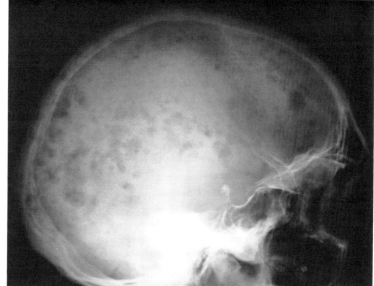

Abb. 105. a u. b) Multiple Osteolysen der Schädelkalotte bei einem Plasmozytom

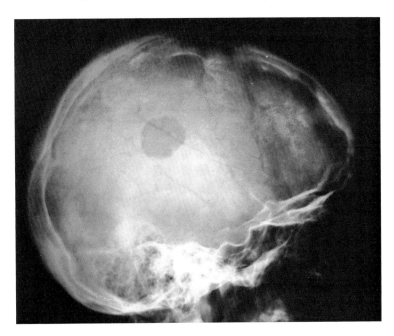

Abb. 106. Osteolytische Metastasen eines Mammakarzinoms. Vereinzelte rundliche Sklerosierungsbezirke durch intermittierende Remission

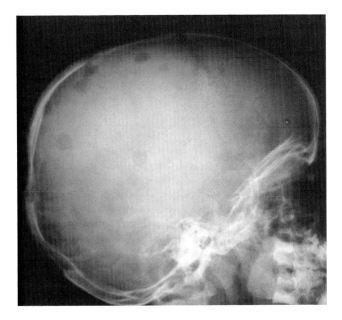

Abb. 107. Eosinophile Granulome des Schädels

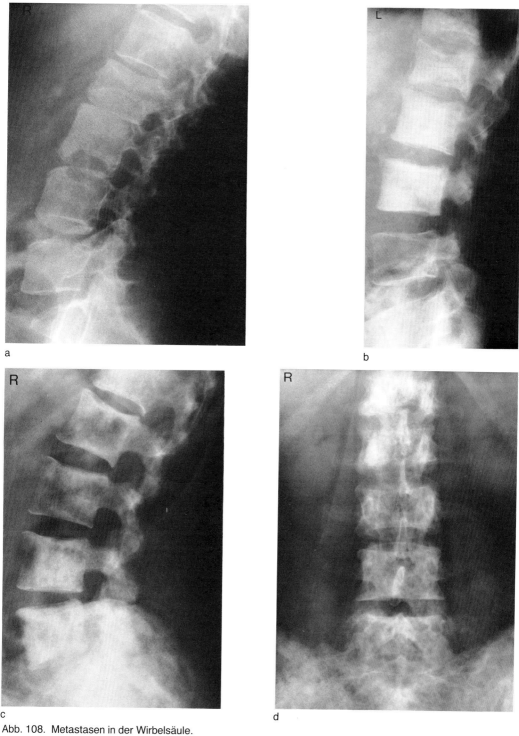

Abb. 108. Metastasen in der Wirbelsäule.
a) Osteolytische Metastasen eines Mammakarzinoms. Kompression des 2. Lendenwirbelkörpers.
b) Osteosklerotische Metastasen eines Prostatakarzinoms.
c u. d) Gemischtförmige Metastasen eines Mammakarzinoms in der Lendenwirbelsäule

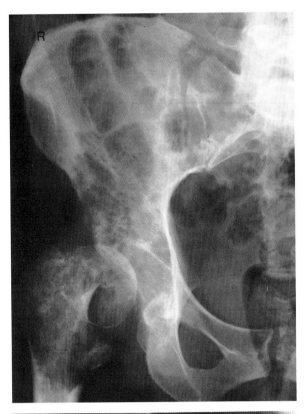

Abb. 109. Metastasen im Becken

a) Osteolytische Metastasen eines Mammakarzinoms. Pathologische Fraktur des Schenkelhalses

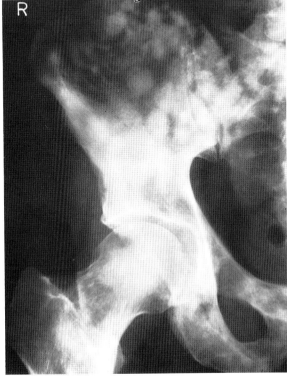

b) Osteosklerotische Metastasen eines Prostatakarzinoms

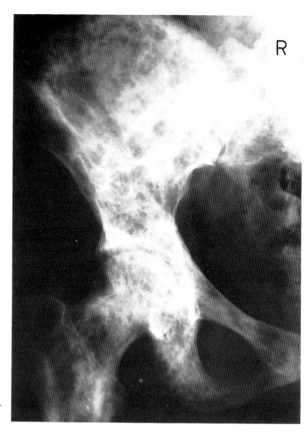

c) Gemischtförmige Metastasen eines Mammakarzinoms

Verkalkungen an den langen Röhrenknochen durch eine lokale Rarefizierung, eine Arrodierung des Kortex, eine Periostabhebung mit Verkalkungen und Spiculae zu diagnostizieren.

Seltene Tumorformen

Die von der Chordaanlage ausgehenden *Chordome* sitzen in der sakralen und der zervikookzipitalen Region. Sie veranlassen eine Auftreibung und Destruktion des Sakrums und der unteren Lendenwirbelsäule bzw. des Schädels an dem Klivus, den Rändern des Foramen occipitale magnum und der oberen Halswirbelsäule mit Tumorausdehnung in den Retropharyngealraum. Obschon sie primär nicht in andere Organe metastasieren, sind sie aufgrund ihres klinischen Verhaltens zu den malignen Tumoren zu rechnen.

Die vorwiegend in der Sakrokokzygealregion lokalisierten *Teratome* können durch ihre Verkalkungen oder ihre Verknöcherungen sowie durch die in ihnen liegenden Zahnanlagen diagnostiziert werden.

Im Gefolge der *Neurofibromatose* (Recklinghausen-Erkrankung) beobachtet man subperiostale Aufhellungen, lokale Knochendestruktionen, insbesondere Usuren an den Unterkanten der Rippen, Fehlentwicklungen des Skeletts und Pseudarthrosen.

Gelenktumoren. Geschwülste der Gelenke sind selten. Das maligne *Synovialom* ist erst bei großer tumoröser Weichteilverdichtung bzw. sekundären Knochendestruktionen erkennbar. *Riesenzelltumoren oder xanthomatöse Geschwülste* geben röntgenologisch kein spezifisches Substrat. Traubenförmig angeordnete Verkalkungen in Gelenknähe beweisen eine gutartige *Gelenkchondromatose* (Abb. 110).

Ostitis deformans Paget

Das pathogenetisch unklare Krankheitsbild tritt monostisch oder polytop, vorwiegend im Schädeldach, im Becken, in der Wirbelsäule, im Femur und in der Tibia vor allem bei Männern jenseits des 40. Lebensjahres auf. Typisch ist eine grobsträhnige wabige Knochenzeichnung, bedingt durch den Wechsel von Strukturauflö-

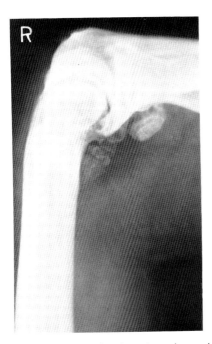

Abb. 110. Gelenkchondromatose des rechten Ellenbogens mit multiplen kleinen Verknöcherungen. Arthrosis deformans des Ellenbogengelenkes

sung und reparativer Knochenneubildung. Am Schädel beobachtet man als Frühzeichen eine mehr oder weniger große entkalkte Region, eine *Osteoporosis circumscripta*. Nach Auftreten von umschriebenen Sklerosierungen zeigt die Schädelaufnahme ein mottenfraßähnliches Bild (Abb. 111). Eine nach außen gerichtete Sklerose der Schädelbasis und des -daches (Leontiasis ossea) führt zur Vergrößerung des Schädels. Der Kopfumfang nimmt zu. Eine basiläre Impression (Abb. 111) ist ein häufiger Befund bei dieser Erkrankung.

An der Wirbelsäule ergeben die grobfleckige Trabekelzeichnung und die kortikalen Verdickungen das Bild des Elfenbeinwirbels mit der typischen Rahmenstruktur (Abb. 112). Vergrößerungen oder Kompressionen der Wirbelkörper kommen bisweilen zum Nachweis.

Im Becken (Abb. 113) und an den oberen und unteren Extremitäten (Abb. 114) bestehen grobsträhnige sklerotische Strukturierungen. Destruktion und Reparation sind gleich stark ausgeprägt. Bei Belastungen treten Spontanfrakturen und typische Verbiegungen des Femurs nach außen und der Tibia nach vorne auf.

Eine häufige Fehldiagnose ist die Osteodystrophia fibrosa cystica generalisata. Diese betrifft

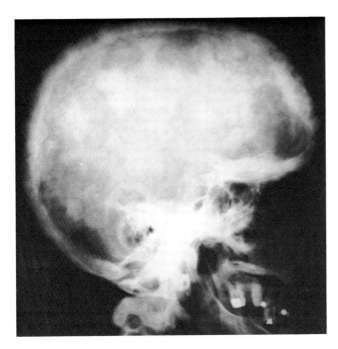

Abb. 111. Ostitis deformans Paget des Schädels. Basiläre Impression

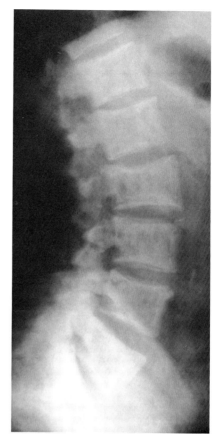

Abb. 112. Ostitis deformans Paget der Wirbelsäule. Rahmenstruktur der Wirbelkörper. (Elfenbeinwirbel)

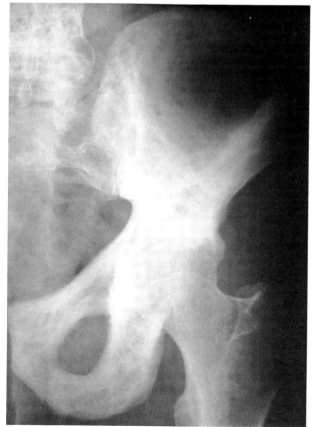

Abb. 113. Ostitis deformans Paget des Beckens. Koxarthrose links

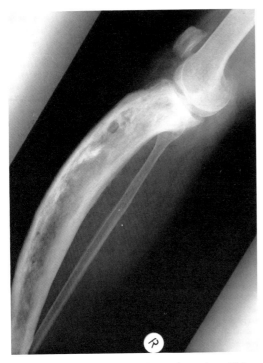

Abb. 114. Ostitis deformans Paget der rechten Tibia

aber im Gegensatz zum Morbus Paget das ganze Skelett. Entkalkungen und Zystenbildungen überwiegen. Beim isolierten Morbus Paget sind die chronische Osteomyelitis und die Lues in die Differentialdiagnose einzubeziehen. In der Wirbelsäule und im Becken sind Verwechslungen mit osteosklerotischen Metastasen möglich. Trotz guter Prognose der Ostitis deformans kommt es in 2% zur malignen Entartung, d. h. zum Paget-Sarkom. Verdächtig ist das Auftreten von osteolytischen Defekten.

Spezielle Röntgensymptomatik des kranken Knochens

Schädel

Schädeldach

Standardaufnahmen des Schädels sind Übersichtsaufnahmen im posterior-anterioren und im seitlichen Strahlengang (Abb. 115a u. b). Im Bedarfsfall werden sie durch axiale und halbaxiale Projektionen (Abb. 129a u. b, 130, 131a, 96a), Hinterhauptaufnahmen und perorale Aufnahmen der hinteren Schädelgrube, Tomogramme (Abb. 131b) und stereoskopische Aufnahmen ergänzt. Form, Größe und Dicke des Schädels variieren stark und werden vom Alter, Geschlecht und Allgemeinzustand des Patienten bestimmt. Die Dicke der Schädelkalotte, die sich aus der Tabula externa und interna mit Kompaktastruktur und der dazwischenliegenden Diploe mit Spongiosazeichnung zusammensetzt, schwankt zwischen 3 und 8 mm. Die gezackten, bisweilen stark verkalkten Suturen grenzen die einzelnen Schädelknochen gegeneinander ab. Die wichtigsten Suturen sind die Sagittalnaht zwischen den Ossa parietalia, die Kranznaht zwischen Os frontale und parietale, die Schläfenbeinnaht zwischen Os parietale und temporale und die Lambdanaht zwischen Os parietale und occipitale. Die physiologischen Strukturen der Kalotte werden durch Meningealarterien als feine, sich dichotom aufzweigende Bänder, die Schädeldachvenen als breitere Kanäle, die Diploevenen mit einem feinen Netzwerk, die Pacchioni-Granulationen mit rundlichen Aufhellungen in der Tabula interna, die Hirnsinus mit breiten Aufhellungen und die Gyri mit den Impressiones digitatae in der Tabula interna hervorgerufen. An der Schädelbasis mit den zahlreichen Durchtrittsstellen für Nerven und Gefäße unterscheidet man die bis zu den kleinen Keilbeinflügeln reichende vordere Schädelgrube, die sich bis zum Dorsum sellae erstreckende Fossa media und die sich anschließende hintere Schädelgrube. Die etwa 15 mm von der Schädelbasis entfernte Sella turcica (Abb. 115a) hat beim gesunden Erwachsenen eine Länge von 12−15 mm, eine Tiefe von 9−12 mm und eine Fläche von etwa 90−120 mm^2.

Physiologische Verkalkungen

Bei über 50% der Erwachsenen projiziert sich eine verkalkte Zirbeldrüse im Seitenbild etwa 3 mm dorsal und oberhalb des Sellarückens sowie im p.-a. Bild in die Mittellinie. Die seltenen, stippchenförmigen und unregelmäßigen Kalkdepots in den Plexus chorioidei liegen etwas dorsal und oberhalb der Pinealregion sowie parasagittal. Verkalkungen oder Verknöcherungen der Falx cerebri *(Falxosteom)* sind auf der p.-a. Aufnahme in der Mittellinie nachweisbar. Weitere physiologische Verkalkungen beobachtet man gelegentlich im Diaphragma sellae (Abb. 115a) hinter dem Dorsum sellae, in den petroklinoidalen Ligamenta sowie in den Basalganglien.

Variationen und kongenitale Anomalien

Schaltknochen, vornehmlich im Gebiet der Fontanellen, sind klinisch bedeutungslos, ebenso wie

Schädel 113

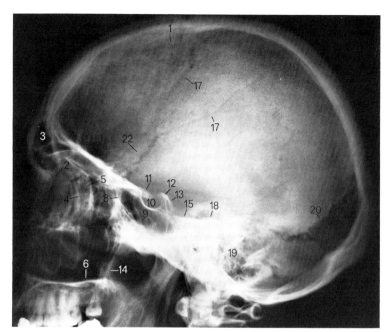

Abb. 115. Normaler Schädel in 3 Ebenen.
a) Seitenbild

 1 = Foveolae granulares (Pacchioni)
 2 = Orbitadach
 3 = Stirnhöhle
 4 = äußerer Rand der Orbita
 5 = Corpus zygomaticum
 6 = harter Gaumen
 7 = Siebbeinzellen
 8 = vordere Wand der mittleren Schädelgrube
 9 = Keilbeinhöhle
10 = Sella turcica
11 = Processus clinoidei anteriores
12 = Dorsum sellae
13 = Duraverknöcherung am Dorsum sellae
14 = hintere Wand der Kieferhöhlen
15 = Klivus
16 = Kieferkopf
17 = Gefäßimpressionen
18 = obere Pyramidenkante
19 = Mastoidzellen
20 = Sutura lambdoidea
21 = Sutura sagittalis
22 = Sutura coronaria
23 = Vorderer oberer Rand des Keilbeinflügels
24 = Kieferhöhlen

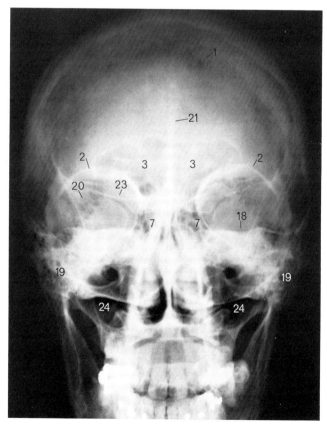

b) p.-a. Aufnahme

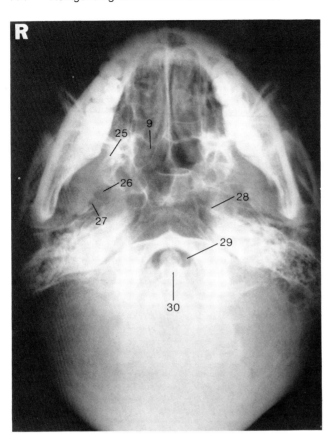

```
9  = Keilbeinhöhle
25 = Processus pterygoideus
26 = Foramen ovale
27 = Foramen spinosum
28 = Pyramidenspitze
29 = Foramen occipitale magnum
30 = Dens
```

Abb. 115.
c) Schädelbasisaufnahme

die *Foramina parietalia permagna*, die bilateral auf der p.-a. Aufnahme nachweisbar sind.

Bei einer *Meningo- bzw. Enzephalozele* handelt es sich um eine Hernierung von Anteilen der Hirnhäute und des Zerebrums durch angeborene scharf begrenzte Schädeldefekte, die in der Nähe der Mittellinie meistens im Bereich der Hinterhauptschuppe liegen. Sie können mit dem Foramen occipitale magnum kommunizieren oder sich auf die obere Halswirbelsäule erstrecken (okzipitozervikale Meningozele).

Beim *Lücken- oder Leistenschädel* tritt infolge einer Ossifikationsstörung eine Verdünnung der Kalotte ein. Die Schädelform und -größe bleiben normal. An der Innenseite des Schädels kontrastieren die typischen leistenartigen Knochenverdickungen gegenüber den Defekten im Bereich der Suturen und Fontanellen.

Der sehr seltene *Sinus pericranii* und der *Dermoidtumor* zeigen knöcherne Defekte an der Kalotte.

Der *Anenzephalus* kann schon im 5.–6. Schwangerschaftsmonat in utero durch schlecht erkennbare und unregelmäßig angeordnete Schädelknochen diagnostiziert werden. Eine halbseitige Unterentwicklung des Schädels ist Folge einer Atrophie einer Hirnhemisphäre.

Durch eine prämature Fusion einzelner oder mehrerer Nähte kommt es zur *Kraniostenose* oder *Kraniosynostose*, die zumeist zu Größenveränderungen des Schädels führen. Anhand des Schädelindex kann man sich über die Größenverhältnisse orientieren. Dieser wird bestimmt durch den Breitendurchmesser, der durch die Linie zwischen den entferntesten Punkten der beiden Schläfenbeine festgestellt wird, multipliziert mit 100 und dividiert durch den Längsdurchmesser, der durch die Verbindungslinie zwischen der Stirn und dem hintersten Punkt des Os occipitale bestimmt wird. Ein *mesozephaler* Schädel liegt bei einem Index von 75–80, ein *brachyzephaler* bei Werten über 80 und ein *dolichozephaler* unter 75 vor.

In Abhängigkeit von den verschiedenen Nahtsynostierungen resultieren unterschiedliche Formen der Kraniostenose. Der vorzeitige Verschluß aller Nähte führt manchmal zum *Mikrozephalus* mit röntgenologischen Zeichen der intrakraniellen Drucksteigerung (s. S. 116). Diese Befunde trifft

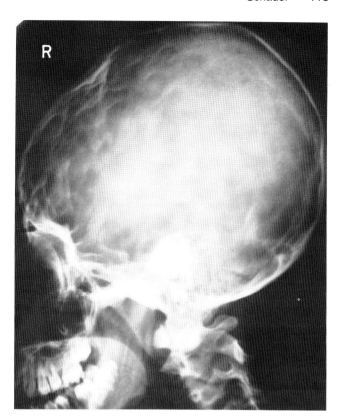

Abb. 116. Turrizephalus. Hirndrucksteigerung. Verdünnung der Schädelkalotte. Impressiones digitatae in der vorderen Schädelhälfte. Deformierung und Verkürzung der Schädelbasis. Ausweitung der Sella

man auch bei der *Megalozephalie*. Beim Kind besteht infolge einer Vergrößerung der Schädelkapsel ein Mißverhältnis zum normal entwickelten Gesichtsschädel. Bei offenen Suturen sind Befunde einer Hirndrucksteigerung nachweisbar. Der *Hydrozephalus* des Erwachsenen zeigt demgegenüber ein normales Verhältnis von Gesichts- und Hirnschädel. Weitere Kraniostenosen sind ein kurzer, breiter und hoher Schädel, *Turrizephalie* oder *Turmschädel* (Abb. 116), ein langer und schmaler Kopf, *Skaphozephalie* oder *Kahnschädel*, sowie ein asymmetrischer Schiefkopf, *Plagiozephalie*.

Eine Turrizephalie mit einer Hypoplasie des Oberkiefers, einer Prognathie und einem Exophthalmus liegt bei der *Dysostosis craniofacialis Crouzon*, ein Turmschädel mit einer Syndaktylie bei der *Akrozephalosyndaktylie Apert* vor.

Bei der *Dysostosis cleidocranialis* handelt es sich um eine Kombination von klaffenden Fontanellen mit ein- oder doppelseitiger Hypoplasie bzw. Aplasie der Klavikel.

Die *Dysostosis mandibulofacialis Franceschetti* kennzeichnet sich durch eine Hypoplasie von Ober- und Unterkiefer, durch Mißbildungen des Achsenskeletts und der oberen Gliedmaßen, manchmal auch der Ohren und Zähne.

Entzündliche Veränderungen

Die unspezifische *Osteomyelitis* (Abb. 117), meistens eine Sekundärerkrankung nach einer Sinusitis oder Mastoiditis, zeigt zu Beginn unregelmäßige Entkalkungsherde und nachfolgende fleckige Destruktionen, in denen sich häufig multiple Sequester befinden. Im Reparationsstadium treten zunehmende Randsklerosen auf, und es kommt zur Verkleinerung der zerstörten Bezirke bis zur Wiederherstellung der Knochenstruktur. Charakteristisch für die Schädeldachosteomyelitis sind die geringen periostalen Appositionen bei frühzeitig einsetzender stärkerer enossaler Knochenneubildung sowie die Ausbreitungsrichtung der Entzündung entlang der Gefäße und Suturen.

Die sehr seltene *Tuberkulose* des Schädeldaches befällt vorzeitiger und ausgedehnter die Lamina interna. Die fleckförmigen Destruktionsherde lassen periostale Reaktionen und wesentliche enossale Knochenanlagerungen vermissen. Sequester sind selten.

Bei der *angeborenen oder erworbenen Lues* im Stadium III sind unterschiedliche Befunde zu erheben. Die vorwiegend osteolytische Form ist röntgenologisch nicht von einer frischen Osteomyelitis zu unterscheiden, wogegen der osteosklerotische Typ mit seinen fleckigen Verdichtungen an einen Morbus Paget erinnert. Die gummösen Formen erscheinen als wurmstichartige Aufhellungen, wobei die Defekte in der Lamina externa ausgeprägter als in der Lamina interna sind. Die periostale Lues mit kleinen Zerstörungsherden in der Tabula externa und Diploe bei intakter Lamina interna ist selten.

Die *Hyperostosis frontalis interna* (Abb. 118a) ist eine ätiologisch ungeklärte, lokale oder diffuse Verdickung der Tabula interna über 10 mm bei älteren Frauen. In Verbindung mit einer Adipositas und einem Virilismus spricht man von einem Morgagni-Syndrom.

Intrakranielle Veränderungen

Intrakranielle pathologische Prozesse sind mit den Übersichtsaufnahmen nur dann zu erfassen, wenn röntgenologische Zeichen einer Hirndrucksteigerung oder Verlagerungen physiologischer Verkalkungen vorliegen oder die Substrate verkalkt oder verknöchert sind. Eine Artdiagnose ist in den meisten Fällen unmöglich.

Hirndrucksteigerung

Hirndrucksteigerungen werden durch raumfordernde intrakranielle Prozesse hervorgerufen. Beim Erwachsenen finden sich diffuse, unscharf begrenzte Aufhellungen durch verstärkte Impressiones digitatae sowie breite Verdichtungen der Tabula interna durch eine deutliche Markierung und ein Hervortreten der Juga cerebralia. Die ver-

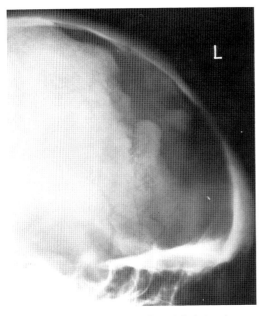

Abb. 117. Osteomyelitis der Schädelkalotte. Ausgedehnte Defekte im Os frontale

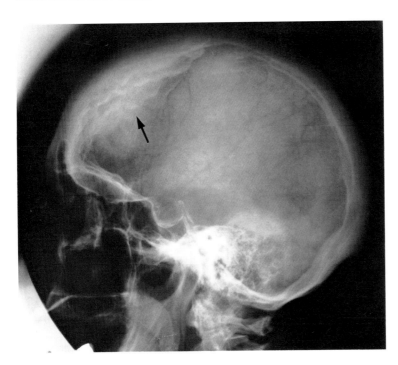

Abb. 118.

a) Hyperostosis frontalis interna (↑). Ausweitung der Sella und Doppelkonturierung am Sellaboden durch ein Kraniopharyngeom

mehrten Impressiones digitatae sind jedoch nicht typisch für einen gesteigerten Hirndruck, da sie individuell unterschiedlich ausgeprägt sind und mit zunehmendem Alter abnehmen. Am wachsenden Schädel kommt es außer zu verstärkt ausgeprägten Impressiones digitatae (Abb. 116) zur Verdünnung der Kalotte (Abb. 119) oder zur Vergrößerung der Schädelkapsel, die durch eine Verbreiterung der Nähte, durch eine Abflachung der Suturzacken sowie bei langem Verlauf durch das Ausbleiben der physiologischen Nahtverknöcherung (Abb. 119) erkennbar ist. Eine Erweiterung der normalen Emissarien, das Auftreten neuer Venenlöcher, verwaschene undeutliche Konturen und eine Erweiterung der Foramina an der Schädelbasis sowie Veränderungen an der Sella turcica sind weitere Hinweise für eine Hirndrucksteigerung (Abb. 119). Diese Befunde prägen sich unterschiedlich aus und können fehlen. Demgegenüber kommt einer Porose oder Formveränderung der Sella turcica größere Bedeutung zu. Die Porose der Sella kann sich auf einzelne Abschnitte, z.B. das Dorsum sellae, den Sellaboden oder die ganze Sella, erstrecken. Die Formveränderungen des Türkensattels reichen von geringen Usurierungen (Abb. 119) über Verlagerungen bis zu ausgedehnten Destruktionen (Abb. 120). Wesentliche Befunde sind hierbei eine Doppelkonturierung des Sellabodens sowie eine Ausweitung der Sella im Quer- und Tiefendurchmesser auf dem Seitenbild. Da diese Veränderungen des Türkensattels auch bei endosellären Geschwülsten (Abb. 118a und 120) auftreten können, ist eine röntgenologische Differentialdiagnose zwischen intrakranieller Drucksteigerung und endosellären Tumoren nicht immer durchführbar. Malignome des Epipharynx können

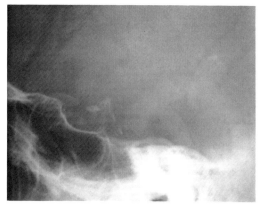

b) Verkalkung der Arteria carotis interna und des Tentoriumansatzes hinter dem Dorsum sellae

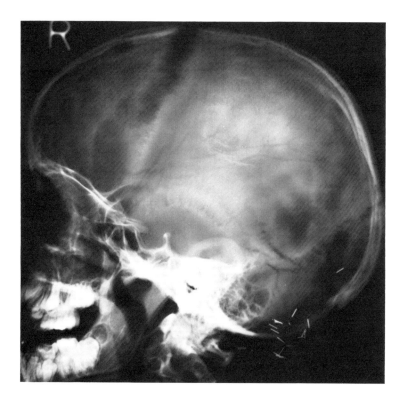

Abb. 119. Zustand nach Operation eines kleinzelligen Sarkoms im Stammhirn. Klaffende Suturen, Verdünnung der Schädelkalotte, Ausweitung der Sella infolge Hirndrucksteigerung. Metall-Clips im Hinterhauptbereich

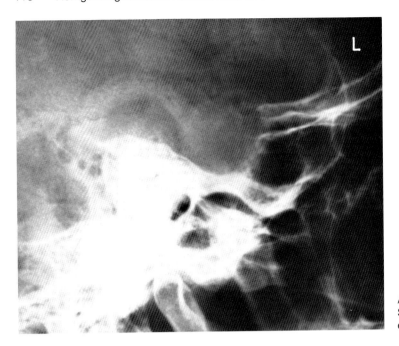

Abb. 120. Destruktion der Sella durch eine Metastase eines Schilddrüsenkarzinoms

in kranialer Richtung vordringen und Destruktionen an der Schädelbasis, in den Keilbeinhöhlen sowie im Bereich der Sella verursachen (Abb. 121). Durch axiale Schädelbasisaufnahmen kann das Ausmaß der Knochenzerstörung und der Tumorausdehnung an der Basis bestimmt werden.

Verkalkungen als diagnostische Anhaltspunkte

Ein weiterer Hinweis auf einen intrakraniellen tumorösen Prozeß ist die Verlagerung eines verkalkten Corpus pineale. Die in unmittelbarer Knochennähe lokalisierten *extra- und intrazerebralen* Malignome führen zu destruierenden oder proliferativen Veränderungen an der Kalotte. *Meningeome* sind bei ihrer bevorzugten Lokalisation in der Olfaktoriusrinne, an den Rändern des Sinus sagittalis oder am Keilbeinflügel in manchen Fällen durch eine umschriebene Hyperostose zu diagnostizieren. Tumoren des Zerebrums und der Meningen sowie Metastasen weisen in 15% Verkalkungen auf. Manchmal kann bei typischen Kalkeinlagerungen unter Berücksichtigung der Lokalisation eine Artdiagnose gestellt werden. Dazu gehört das *Kraniopharyngeom* (Abb. 118a) oberhalb der Sella turcica. Seltener beobachtet man Verkalkungen in Meningeomen, Glioblastomen, Teratomen, Dermoidzysten, Hämatomen, Abszessen, Tuberkulomen und bei parasitären Erkrankungen. Im Gegensatz zu den in variabler Homogenität, Form und Lokalisation auftretenden Verkalkungen bei der *tuberösen Hirnsklerose* und der *Toxoplasmose* zeigt die *Sturge-Weber-Erkrankung* girlandenförmige Kalkschatten in der Okzipitalregion. Auch beim *Angioma racemosum* finden sich parallele streifen- bzw. bandförmige Schatten.

Aus der Vielzahl der Verkalkungsmöglichkeiten wird ersichtlich, daß allein aus dem Übersichtsbild die Diagnose eines Tumors vor allem dann unmöglich ist, wenn nicht gleichzeitig Zeichen einer Hirndrucksteigerung vorliegen. Eine Klärung bringt die Gefäßdarstellung oder die Computer-Tomographie.

Vorwiegend bei älteren Menschen sprechen im Seitenbild ein oder zwei parallele Kalkschatten in dem hinteren Sellaabschnitt für eine *Verkalkung der A. carotis interna* (Abb. 118b), die jedoch kein Beweis für eine Zerebralsklerose ist. Erst bei schalenartigen Verkalkungen, die auf ein *Aneurysma* hindeuten, erhält dieser Befund klinische Bedeutung.

Diagnostische Spezialmethoden

Wesentlich aufschlußreicher zur Diagnose und Differentialdiagnose intrakranieller Veränderungen sind die *Pneumographie*, die *Serienangiographie* der A. carotis interna und der A. vertebralis sowie die *Isotopendiagnostik*. Die Luft- oder Kontrastdarstellung erfolgt entweder durch direkte Punktion der Hirnventrikel als *Ventrikulographie* (Abb. 122) oder durch subokzipitale oder

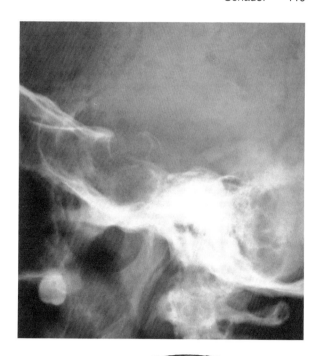

Abb. 121. Epipharynx-Karzinom. Seitliche Schädelaufnahme. Destruktion des Sellabodens

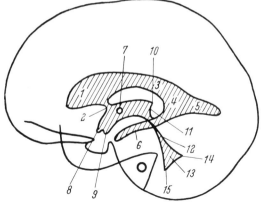

1 = Vorderhorn
2 = Foramen Monroi
3 = Cella media
4 = Trigonum
5 = Hinterhorn
6 = Unterhorn
7 = Massa intermedia im 3. Ventrikel
8 = Recessus opticus
9 = Recessus infundibuli
10 = Recessus suprapinealis
11 = Recessus pinealis
12 = Aquaeductus cerebri (Sylvii)
13 = 4. Ventrikel
14 = Fastigium
15 = Foramen Magendii

Abb. 122. Schematisches Bild des Ventrikelsystems

lumbale Punktion als *Enzephalographie* (Abb. 123). Form- und Lageveränderungen der Ventrikel (Abb. 123) erlauben Rückschlüsse auf die Lokalisation raumfordernder oder hirnatrophischer Prozesse. Außerdem eignen sich die Luftfüllungen zur Diagnostik von angeborenen Fehlbildungen der Ventrikel, Substanzdefekten des Zerebrums, Hirnatrophien und zum Nachweis eines Hydrozephalus.

Die *Serienangiographie der A. carotis communis* (Abb. 124) und der *Arteria vertebralis* ist heute eine unentbehrliche Untersuchungsmethode. Sie erfolgt entweder durch eine Direktpunktion der Arterien, eine selektive Sondierung nach transfemoraler bzw. -axillärer Katheterinführung oder eine mit hohem Druck durchgeführte Gegenstrominjektion von der A. brachialis aus. Mit der Angiographie gelingt der Nachweis angeborener oder erworbener Gefäßerkrankungen, z.B. Arteriosklerose mit Stenosen und Verschlüssen, Endangiitis, Angiome, Aneurysmen (Abb. 125 a u. b), und eine funktionelle Beurteilung der Hirndurchblutung. Bei raumfordernden Prozessen werden angiographisch differente Befunde, die isoliert oder kombiniert vorkommen können, erhoben. Hierbei handelt es sich um pathologische Gefäßneubildungen, arteriovenöse Fisteln und frühzeitige Venenanfärbungen (Abb. 126a u. b, 127b) bei vaskularisierten Hirngeschwülsten und Metastasen sowie um Erweiterungen, Verengungen oder Verlagerungen normaler Hirngefäße (Abb. 127a) bei avaskulären Raumforderungen. In einem hohen Prozentsatz

120 Röntgendiagnostik der Knochen und Gelenke

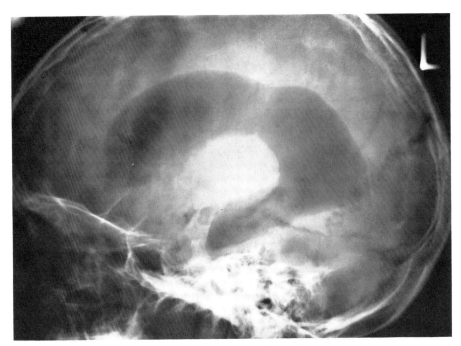

Abb. 123. Luftenzephalogramm. Hydrozephalus durch Stammhirntumor

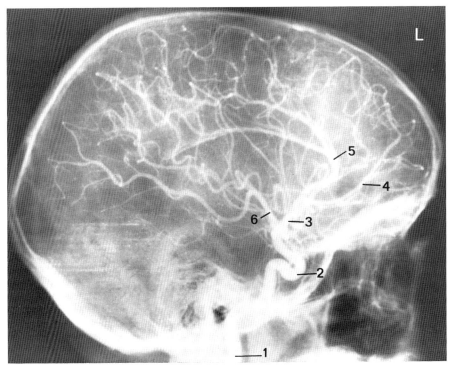

1 = A. carotis interna 3 = A. cerebri anterior 5 = A. pericallosa
2 = Karotissiphon 4 = A. frontopolaris 6 = Geflecht der A. cerebri media-Gruppe

Abb. 124. Normales Karotisangiogramm

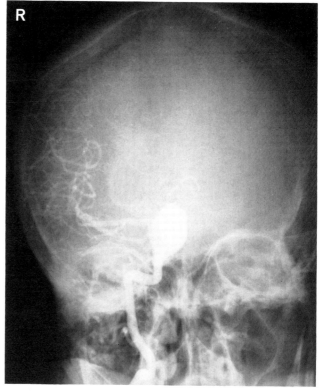

Abb. 125. Karotisangiogramm in 2 Ebenen. Großes intrazerebrales Aneurysma in Höhe des Siphons rechts mit Verschluß der A. cerebri anterior. Arteriosklerose

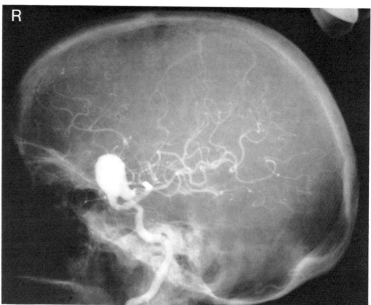

gelingt mit der zerebralen Angiographie die Art- und Lokalisationsdiagnose von primären und sekundären Tumoren.

Daneben dient die Angiographie durch den Nachweis von Gefäßverdrängungen und gefäßfreien Zonen der Größenbestimmung eines epi- subduralen oder intrazerebralen Hämatoms (Abb. 127c).

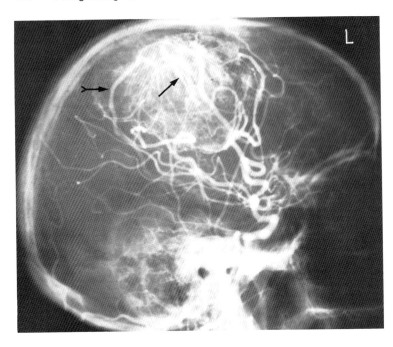

Abb. 126. Karotis- und Vertebralisarteriographie in 2 Ebenen. Meningeom.
a) Seitliches Hirnarteriogramm. Zahlreiche Tumorgefäße (↗), die von der A. cerebri anterior ausgehen. Vorzeitige Venenfüllung (⇐)

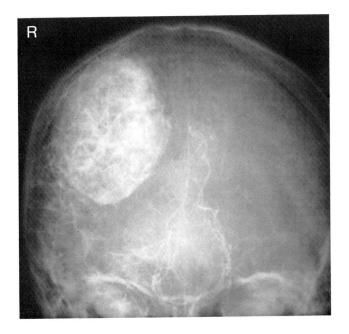

b) a.-p. Hirnarteriogramm. Tumoranfärbung rechts parietal

Eine Art- und vor allem Lokalisationsdiagnostik von Hirntumoren kann ferner durch eine Szintigraphie nach Injektion von verschiedenen radioaktiv markierten Substanzen (^{131}J-Serumalbumin, ^{197}Hg-Chlormerodrin, ^{203}Hg-Chlormerodrin, ^{99m}Tc-Pertechnetat u.a.) erfolgen. Die Anwendung dieser Methode beruht darauf, daß die Hirntumoren stärker als das gesunde Zerebrum die radioaktiven Substanzen anreichern. Im Gegensatz zu Tumoren in anderen Organen kommt es zur positiven Darstellung der Geschwulst. Das trifft auch für die Hämangiome und Abszesse

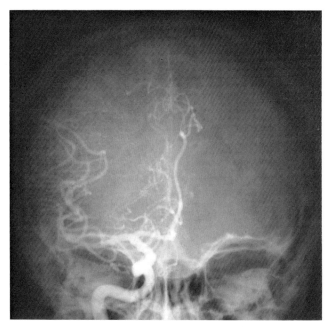

a

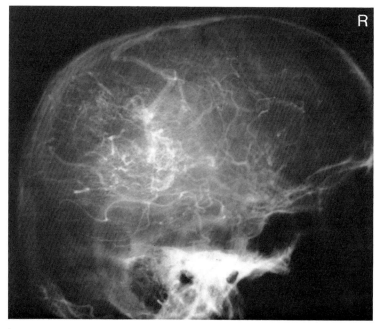

b

Abb. 127. Karotisangiographie in 2 Ebenen. Glioblastom rechts im Parietalbereich.
a) a.-p. Arteriogramm. Verdrängung der A. cerebri anterior und der A. frontopolaris nach rechts. Pathologische Tumorgefäße, die von der Mediagruppe ausgehen.
b) Seitliches Arteriogramm. Multiple Tumorgefäße, a.-v. Fisteln und vorzeitige Venenfüllung

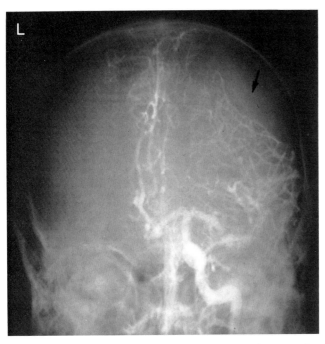

Abb. 127.
c) Epidurales Hämatom. Abdrängung der Hirnarterien von der Schädelkalotte. Verdrängung der Arteria frontopolaris nach rechts

zu, so daß die Differentialdiagnose des pathologischen Prozesses im Einzelfall nur durch die Arteriographie gestellt werden kann.

Von entscheidender Bedeutung ist heute die *Röntgen-Computer-Tomographie* (Abb. 128) zur Diagnostik intrakranieller Veränderungen. Im Vergleich zur Enzephalo- und Angiographie einfacher in der Durchführung wird dieses neue Verfahren einen breiten Anwendungsbereich finden, die Anzahl der Enzephalographien reduzieren und die Indikation zur Angiographie auf die primären Gefäßprozesse und zerebralen Durchblutungsstörungen beschränken. Malignome weisen meistens eine reduzierte, seltener eine vermehrte Dichte auf. Durch i.v. Kontrastmittelinjektion kann infolge der Kontrastanreicherung im Tumor eine bessere Differenzierung gegenüber der Umgebung erreicht werden, wodurch die diagnostischen Aussagemöglichkeiten verbessert werden. Demgegenüber kennzeichnen sich die gutartigen Raumforderungen (Abb. 128b) durch eine erhöhte Dichte. Das Hirnödem kann diagnostiziert sowie die Differentialdiagnose zwischen Massenblutung (Abb. 128c) und Hirninfarkt gestellt werden. Das gilt auch für die Differenzierung eines intrazerebralen Hämatoms und einer Hirnkontusion. Relativ einfach ist die Diagnostik von zerebralen Mißbildungen (Abb. 128d) (Hydrozephalus).

Gesichtschädel

Nasennebenhöhlen

Die Darstellung der lufthaltigen Nasennebenhöhlen geschieht durch Spezialaufnahmen (Abb. 129 a u. b, 130, 131 a), eventuell kombiniert mit einer Schichtuntersuchung (Abb. 131b), oder durch eine Kontrastfüllung. Für die Röntgenuntersuchung der Nasennebenhöhlen ist die Kenntnis ihrer Pneumatisation wichtig. Die Siebbeinzellen sind gewöhnlich mit der Geburt, die Stirnhöhlen ab dem 3., die Keilbeinhöhlen zwischen dem 2.–4. und die Kieferhöhlen ab dem 4. Lebensjahr pneumatisiert und dadurch darstellbar. Die ein- oder doppelseitige Aplasie der Stirnhöhlen ist keine Seltenheit.

Das röntgenologische Substrat bei Erkrankungen der Nasennebenhöhlen ist die Verschattung durch den Verlust der normalen Transparenz (Abb. 129 a u. b, 130, 131 a u. b). Sie kann unterschiedlich ausgeprägt sein. Der Vergleich mit der gesunden Seite oder der normal transparenten Orbita hilft diagnostisch weiter.

Verschattungen der Nasennebenhöhlen treten bei einer *akuten Sinusitis, Blutungen* oder *Neoplasien* auf. Eine pathogenetische Klärung bringt das Röntgenbild nicht immer. Bei unvollständiger Füllung sind in aufrechter Position Flüssigkeits-

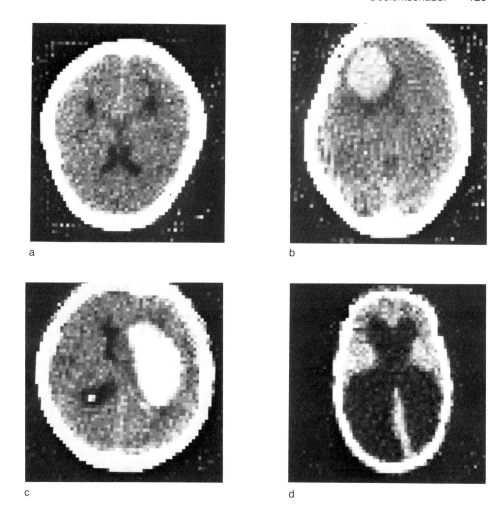

Abb. 128. Computertomogramme des Schädels (Prof. Dr. W. Schiefer, Erlangen).

a) Normales Computer-Tomogramm. (Siretom, Matrix 80×80, Schicht 3).
b) Computer-Tomogramm. Meningeom links frontal. Man erkennt einen gut abgegrenzten Bezirk vermehrter Dichte (hell), der von einer Ödemzone (dunkel) umgeben ist.
c) Computer-Tomogramm. Frische spontane Blutung (heller Bezirk) im Marklager der rechten Hemisphäre. Der rechte Seitenventrikel ist komprimiert. Im Trigonumbereich des linken Seitenventrikels erkennt man Plexuskalk.
d) Computer-Tomogramm. Angeborener Hydrocephalus internus, bds. okzipital betont

spiegel nachweisbar (Abb. 129b), wogegen im Liegen eine diffuse Verschattung der Nasennebenhöhlen resultiert (Abb. 129a). Beides weist bei fehlendem Trauma auf eine Sinusitis hin.
Die *chronische Sinusitis* (Abb. 129a u. b) zeigt eine wandständige Verdickung der Schleimhaut mit glatten Innenkonturen im Gegensatz zur *allergischen Sinusitis* mit mehr polypenartigen Wandverschattungen (Abb. 130).

Hiervon sind die *Retentionszysten* nach einer chronischen Sinusitis, die sich durch glatte, in das Kavum vorgewölbte Verschattungen, vorwiegend in den Kieferhöhlen, auszeichnen, röntgenologisch gewöhnlich nicht zu unterscheiden.
Entwickelt sich nach einer Nasennebenhöhlenentzündung eine regionale *Ostitis* oder *Osteomyelitis*, so kommt es zur partiellen Destruktion und zu Randsklerosen im benachbarten Knochen.

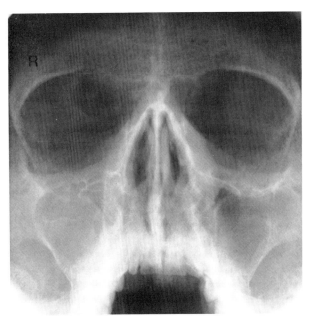

Abb. 129. Halbaxiale Schädelaufnahmen im Liegen (a) und Stehen (b). Sinusitis maxillaris beidseits

a) Homogene Verschattung beider Kieferhöhlen

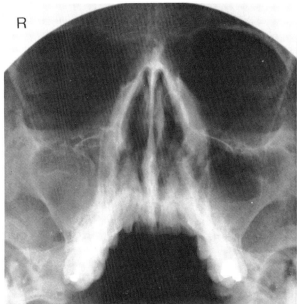

b) Sekretspiegel in der linken Kieferhöhle

Diese sind besonders deutlich in den Stirnhöhlen ausgeprägt. Andererseits weist eine progrediente Randsklerose auf eine chronische Sinusitis hin.

Die seltenen *Schleimzysten* oder *Mukozelen* erscheinen als glatt konturierte Rundschatten von geringer Dichte. Sie können bei ihrer Expansion zur Auftreibung oder Verdünnung der Knochenwände führen.

Verschattungen der Nasennebenhöhlen nach einem Trauma (Abb. 79) sind durch Hämatome bedingt und immer verdächtig auf eine Fraktur, die durch eine sorgfältige Tomographie bewiesen werden muß.

Osteome (Abb. 96 a u. b) und *ossifizierende Fibrome* zeigen scharfe Skleroseherde.

Maligne Geschwülste führen in den paranasalen Sinus frühzeitig zu diffusen Verschattungen (Abb. 131 a u. b). Da diese nicht artspezifisch sind,

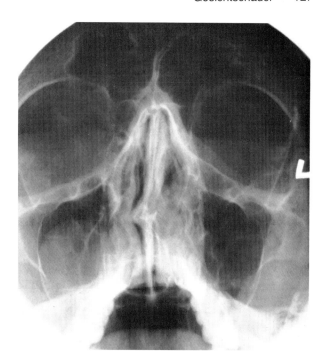

Abb. 130. Halbaxiale Schädelaufnahme.
Polyp am Boden der rechten Kieferhöhle

erlaubt erst der Nachweis einer Osteoporose oder von Zerstörungen der benachbarten Knochenwände die Diagnose eines malignen Tumors. Sie sind jedoch meistens erst auf Schichtaufnahmen erkennbar (Abb. 131 b), so daß bei Tumorverdacht immer eine Tomographie durchgeführt werden sollte. Diese bestimmt ferner das Ausmaß der Knochenzerstörung und die Ausdehnung des tumorösen Prozesses in andere Nasennebenhöhlenabschnitte. Immer bleibt zu berücksichtigen, daß es sich bei einem positiven Röntgenbefund schon um einen fortgeschrittenen Tumor handelt.

Nach Operationen lassen sich gleichfalls Verschattungen und Knochendefekte nachweisen. Bei unbekannter Anamnese kann allein aus dem Röntgenbild die Differentialdiagnose gegenüber einem Tumor nicht geklärt werden.

Orbita und Augen

Zur Beurteilung des *Canalis opticus* dient die Aufnahme nach Rhese (Abb. 132), wogegen die Orbitaränder auf den Nasennebenhöhlenaufnahmen zu erkennen sind. Eine Verkleinerung des normalerweise 5 mm betragenden Durchmessers unter 4 mm tritt bei angeborenen entzündlichen oder tumorösen Prozessen der Schädelbasis und der knöchernen Orbitahinterwand, eine Vergrößerung über 6 mm bei länger dauernder Hirndrucksteigerung oder Tumoren des Chiasmas und des Nervus opticus auf. Geschwülste der Orbita und des retroorbitalen Raumes führen zur Destruktion des Kanales. Ein positiver Röntgenbefund muß nicht mit einer Läsion des Nervus opticus und umgekehrt einhergehen.

Für den Fremdkörpernachweis im vorderen Bulbusabschnitt bedient man sich neben Aufnahmen in 2 Ebenen, die allerdings nur einen grob orientierenden Charakter haben, *skelettfreier Bilder* des Bulbus. Nach Vogt werden nach vorhergehender Anästhesie ein Film auf der nasalen und unteren Bulbusseite eingeführt und Aufnahmen in temporonasaler und kraniokaudaler Richtung angefertigt. Nach Aufsetzen einer Comberg-Schale (Abb. 133) oder eines mit Häkchen versehenen Aluminiumringes auf den Bulbus bei der Methode nach Goldmann und Bangerter sind a.-p. und seitliche Aufnahmen erforderlich.

Die Darstellung des *Tränensackes und -kanales* und die Prüfung seiner Durchgängigkeit gelingt mit der Kontrastmittelinjektion in das vorher dilatierte untere Tränenröhrchen.

Zähne

Zur Röntgenuntersuchung der Zähne werden heute Panoramaaufnahmen (Abb. 134) oder kleinere Zahnfilme benutzt. Die Durchbruchszeiten der Milch- und Dauerzähne sind in Tab. 15 wiedergegeben. *Durchbruchsstörungen* kommen

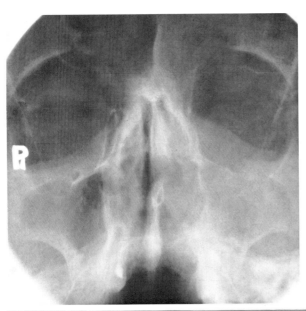

Abb. 131. Plattenepithelkarzinom der linken Kieferhöhle mit Tumoreinbruch in die linken Siebbeinzellen, die linke Nasenhaupthöhle sowie in die linke Orbita

a) Halbaxiale Schädelaufnahme. Diffuse Verschattung der linken Kieferhöhle, der linken Siebbeinzellen und der linken Nasenhaupthöhle. Fragliche Destruktion der Kieferhöhlenwand

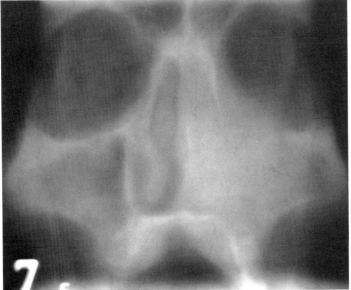

b) a.-p. Tomogramm. Zerstörung der medialen Kieferhöhlenwand und des linken Orbitabodens

bei allen das Allgemeinbefinden stark beeinträchtigenden Erkrankungen vor. Von praktischem Interesse sind *retinierte Zähne* (Abb. 135), wobei nicht selten der Milchzahn erhalten bleibt. Gekrümmte Wurzelspitzen stellen oft ein Extraktionshindernis dar.

Die häufigste Zahnerkrankung, die *Karies*, erkennt man röntgenologisch an unregelmäßigen Defekten in der Zahnsubstanz mit unscharfen Rändern. Die präparierten Füllungshöhlen zeigen scharfe Grenzen.

Die *diffuse Periodontitis* äußert sich in einer Ver-

Tabelle 15 Durchbruchszeiten der Milch- und Dauerzähne

Zahn	1.	2.	3.	4.	5.	6.	7.	8.	
Milchzähne	6.–10.	8.–13.	16.–20.	12.–16.	20.–26.	–	–	–	Monat
Dauerzähne	6.–8.	8.–9.	11.–13.	9.–11.	10.–13.	16.–17.	12.–14.	16.–30.	Jahr

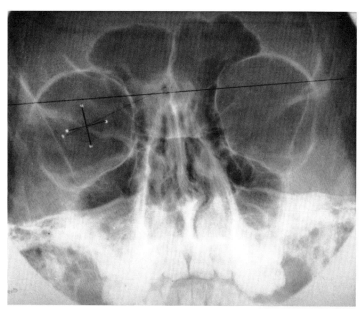

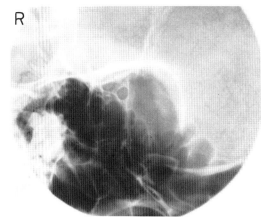

Abb. 132. Aufnahme nach Rhese. Normaler Canalis opticus

Abb. 133. Fremdkörper im rechten Auge. Lokalisation nach Comberg.
a) Halbaxiale Schädelaufnahme. Fremdkörper im unteren äußeren Orbitaabschnitt.
b) Laterale Aufnahme. Dorsale Lage des Fremdkörpers.

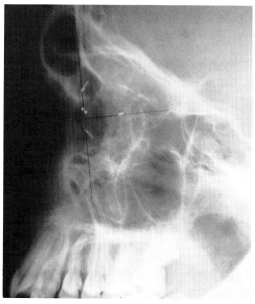

breiterung der Periodontalräume sowie in Destruktionen der Alveolarknochen.

Die *lokalisierte Periodontitis* entsteht an der Wurzelspitze, wo es infolge einer rarefizierenden Ostitis mit Bildung von Granulationsgewebe zur Entstehung von *Granulomen* (Abb. 136) kommt. Sie liegen meistens konzentrisch um die Wurzelspitzen.

Nach Einwachsen von Epithel in das periapikale Granulationsgewebe können *radikuläre Zysten* (Abb. 137) entstehen. Bei diesen ragt immer eine Zahnwurzel in den Hohlraum.

Im Gegensatz dazu enthalten die scharf begrenzten *follikulären Zysten* einen nicht durchgebrochenen oder rudimentären Zahn.

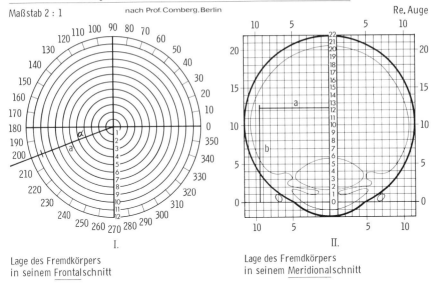

Schemata für die Röntgenlokalisation von Fremdkörpern am menschlichen Augapfel
Maßstab 2 : 1   nach Prof. Comberg, Berlin   Re. Auge

I. Lage des Fremdkörpers in seinem Frontalschnitt

II. Lage des Fremdkörpers in seinem Meridionalschnitt

Abb. 133.
c) Schema. Positionsbestimmung des Fremdkörpers. α = 20°, a = 10−0,5 = 9,5 mm, b = 13−0,65 = 12,35 mm

Eine Atrophie der Alveolarfortsätze beobachtet man bei den *Parodontopathien* (Abb. 138). Hierbei geht die Knochenresorption trichterförmig entlang der Alveolen in die Tiefe (vertikale Atrophie) bis zur völligen Herauslösung der Zähne aus dem Knochen, oder sie erstreckt sich horizontal entlang des Alveolarrandes über mehrere Zähne (horizontale Atrophie). Häufig liegen Mischformen mit meist trichterförmigem Abbau vor.
Durch Übergreifen entzündlicher Prozesse nach Zahnextraktionen auf den Knochen entwickelt sich eine Osteomyelitis.
Seltener sind Knochenveränderungen bei der *Aktinomykose*, die sich besonders im Unterkiefer lokalisiert.

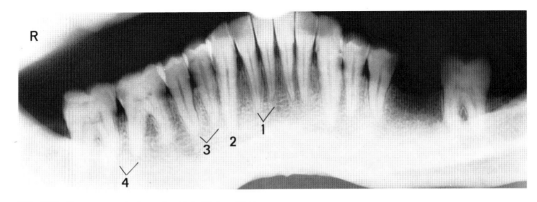

Abb. 134. Panoramaaufnahme der Unterkieferzähne.

1 = Schneidezähne   2 = Eckzahn   3 = Prämolarzähne   4 = Molarzähne
Extraktion des 3. Molaren beidseits sowie des 1. Molaren links

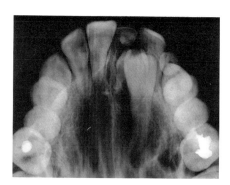

Abb. 135. Retinierter Schneidezahn

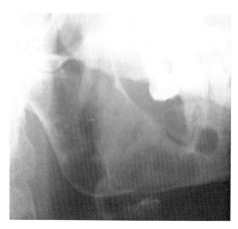

Abb. 137. Zyste im partiell destruierten Unterkiefer

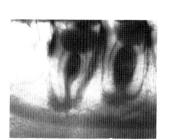

Abb. 136. Wurzelspitzengranulome

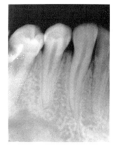

Abb. 138. Parodontose

Zu Verwechslungen mit einem Granulom führt gelegentlich die *Epulis*, ein gutartige Osteoklastom.
Das von den Epithelzellen des Zahnschmelzes ausgehende gutartige *Adamantinom* (Abb. 139) erkennt man an seiner wabigen Strukturierung und an seinem Sitz in der Gegend der Molaren und des Kieferwinkels.

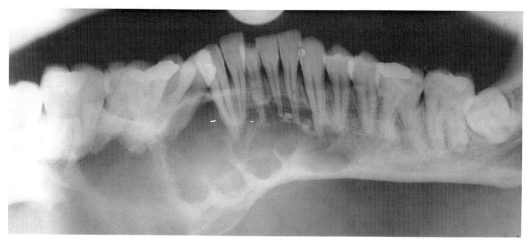

Abb. 139. Panoramaaufnahme. Blasige Auftreibung des Unterkiefers durch ein Adamantinom

Speicheldrüsen

Röntgenpositive kalziumhaltige Steine sind auf Übersichtsaufnahmen nachweisbar. Röntgennegative Konkremente, chronische Entzündungen und Tumoren stellen eine Indikation zur *Sialographie* mit Injektion des Kontrastmittels in einen Duktus dar. Die nicht schattengebenden Steine erkennt man an einer Kontrastaussparung.

Für die *chronische Entzündung* sind neben Dilatationen der großen Gänge mangelhafte Füllungen der Endaufzweigungen oder größerer Drüsenareale beweisend.

Gutartige Tumoren zeigen im Sialogramm um-

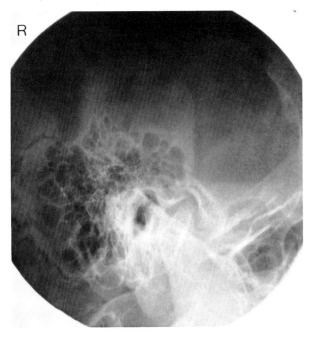

Abb. 140. Aufnahmen nach Schüller.
a) Normale Aufnahme des Warzenfortsatzes rechts

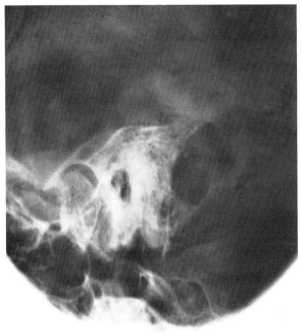

b) Mastoiditis links. Trübung der noch erhaltenen Mastoidzellen. Operationsdefekt in den Warzenfortsatzzellen

schriebene Aussparungen, dagegen sind unregelmäßig kontrastierte Gangreste und unscharfe Füllungsdefekte Hinweise für einen *malignen Tumor*.

Schläfenbein

Zur Diagnostik des Felsenbeines und des Warzenfortsatzes stehen Spezialmethoden (Aufnahmen nach Schüller (Abb. 140a u. b), Stenvers (Abb. 141a u. b) und Mayer) zur Verfügung, die durch die Tomographie wertvoll ergänzt werden. Die Pneumatisation der Warzenfortsatzzellen beginnt mit dem 2. oder 3. Lebensjahr. Durch Schädigung der Mittelohrschleimhaut im Säuglingsalter kommt es zur mangelhaften Ausbildung oder zum Fehlen der Zellen. Der Warzenfortsatz sieht spongiös oder sklerosiert aus.

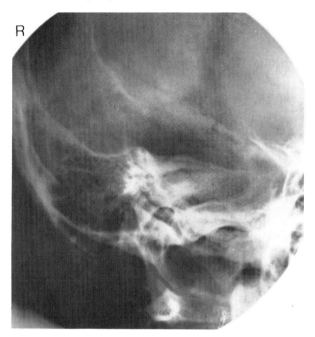

Abb. 141. Stenvers-Aufnahmen.
a) Normales rechtes Felsenbein.

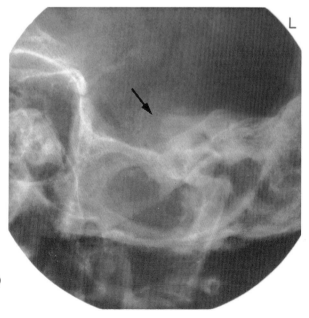

b) Destruktion der linken Pyramidenspitze (→)

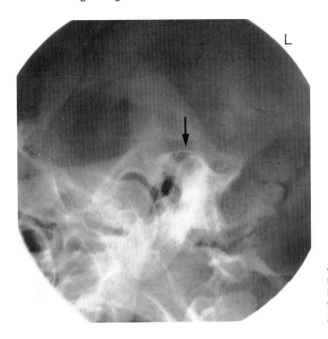

Abb. 142. Aufnahme nach Schüller. Cholesteatom links. Inhomogene Aufhellung im Bereich des Antrums durch das Cholesteatom (↓). Pneumatisationshemmung der Warzenfortsatzzellen

Exsudation oder Eiter, Schleimhautschwellungen oder entzündliches Granulationsgewebe führen in Abhängigkeit von der Schwere und Dauer des Krankheitsbildes zur verwaschenen Zellzeichnung, fortschreitenden Verschattung des Systems und partiellen Resorption bzw. Zerstörung der dünnen Zellwände.

Größere Aufhellungen deuten auf einen *Abszeß* hin.

Die *chronische Mastoiditis* (Abb. 140b) zeigt eine diffuse Verdichtung und sklerotisch verdickte Wände bei vermindertem Luftgehalt der Zellen.

Umschriebene Regionen verminderter Dichte mit einem sklerotischen Randsaum, vorwiegend im oder in der Nähe des Antrums, des Attikus und des äußeren Gehörganges, beweisen ein *Cholesteatom* (Abb. 142), das durch progressives Wachstum zu Knochenarrodierungen führt. Die Konturen des Cholesteatoms sind schärfer und sklerotischer als die eines Abszesses.

Maligne Neoplasien manifestieren sich in Form von osteosklerotischen und vorwiegend osteolytischen Knochenzerstörungen im Bereich der Felsenbeine.

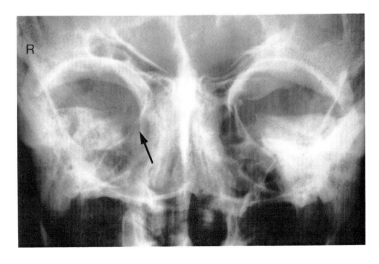

Abb. 143. Plasmozytom (histologisch gesichert) der vorderen und mittleren Schädelgrube. Aufnahme der Pyramidenspitzen. Destruktion der rechten Pyramidenspitze. Arrosion der linken Pyramidenspitze

Das *Akustikusneurinom* verursacht infolge seiner Expansion eine Ausweitung des inneren Gehörganges sowie manchmal Arrosionen der medialen Pyramidenanteile und der oberen und hinteren Pyramidenkante. In fortgeschrittenen Fällen kommt es zur völligen Destruktion der Pyramidenspitze (Abb. 141b) als Ausdruck eines Tumordurchbruches in die mittlere Schädelgrube.

Andere sog. *Kleinhirnbrückenwinkeltumoren*, vor allem das Trigeminusneurinom, können gleichfalls die Pyramidenspitzen zerstören (Abb. 143). Im Gegensatz zum Akustikustumor führen diese Geschwülste jedoch nicht zur Ausweitung des Meatus acusticus internus.

Mißbildungen, Otosklerosen und Frakturen sind besser als durch die Spezialaufnahmen mit einer zusätzlichen Tomographie nachzuweisen.

Bei der postoperativen Untersuchung muß zwischen einem Defekt nach Mastoidektomie oder einer Radikaloperation unterschieden werden, wobei im letzten Fall die Mittelohrabschnitte mit dem äußeren Gehörgang in eine einheitliche Höhle umgewandelt worden sind. Inkomplette Ausräumungen (Abb. 140b) sind schwierig von einer malignen Knochendestruktion abzugrenzen.

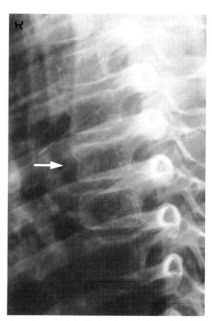

Abb. 144. Canales nutricii (Hahn-Spalten) der Wirbelkörper (→)

Wirbelsäule

Aufnahmen in 2 Ebenen bilden die Grundlage für die Wirbelsäulendiagnostik, die im Bedarfsfall durch die Tomographie vervollständigt wird. Schrägbilder der Hals- und Lendenwirbelsäule dienen zur Beurteilung der Bogenwurzeln, der Foramina intervertebralia und der Wirbelgelenke. Aufnahmen durch den geöffneten Mund sind zur Beurteilung des Dens axis und des Atlasdrehergelenkes erforderlich. Ante- und Retroflexionsaufnahmen sowie Aufnahmen in seitlicher Beugung geben Hinweise auf die Beweglichkeit der verschiedenen Wirbelsäulenabschnitte. Wirbelsäulenganzaufnahmen im Stehen dienen zur Beurteilung von Fehlhaltungen. Normale physiologische Krümmungen der Wirbelsäule sind eine *zervikale* und eine *lumbosakrale Lordose* sowie eine *Brustkyphose*, die bei stärkerer Ausprägung ebenso wie eine *Skoliose* als pathologisch zu bewerten sind. Der *Lumbosakralwinkel* (Ferguson-Winkel), auf der Seitenaufnahme gebildet von einer durch die Mitte des Zwischenwirbelraumes bei L5/S1 gezogene Linie und der Horizontalen, beträgt normalerweise nicht mehr als 34°. Größere Winkel zeigen eine anomale statische Belastung in der lumbosakralen Übergangsregion.

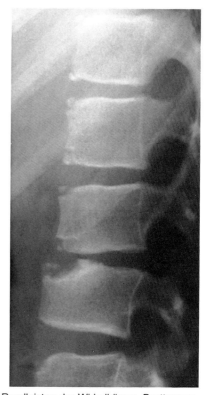

Abb. 145. Randleisten der Wirbelkörper. Posttraumatische vordere Wirbelrandhernie bei L3 und Verschmälerung des Zwischenwirbelraumes im Segment L2/3

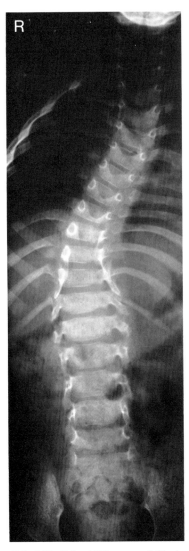

Abb. 146. Spina bifida vera mit Myelomeningozele im unteren Thorax- und Lendenbereich. Skoliose

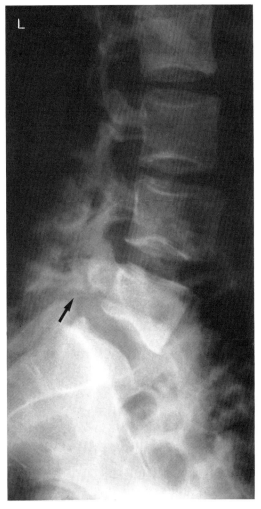

Abb. 147. Spondylolyse des 5. Lendenwirbelkörpers. Spalt im Zwischengelenkstück (→). Keine ventrale Verschiebung des 5. Lendenwirbelkörpers wie bei Abb. 148

Anomalien

Die Kenntnis der Anomalien und Fehlbildungen ist zur Abgrenzung gegenüber pathologischen Befunden wichtig. Viele sind klinisch bedeutungslos, andere führen zu sekundären Wirbelsäulenveränderungen.

Hahn-Spalten (Abb. 144) in der Wirbelkörpermitte bei Kindern und Jugendlichen, manchmal auch bei Erwachsenen, sowie ringförmige knöcherne Epiphysenkerne, sog. *Randleisten* (Abb. 145), die im 18. oder 19. Lebensjahr mit dem Wirbelkörper verschmelzen, sind physiologische Befunde.

Der unvollständige Bogenschluß, die *Spina bifida occulta*, und die Kombination mit einer Meningo- oder Myelomeningozele, die *Spina bifida vera* (Abb. 146), kommen am häufigsten in der Lumbosakral-, seltener in der Zervikalregion vor. Die fehlende Verschmelzung eines sekundären Epiphysenkernes mit dem Wirbelkörper muß von einer Fraktur der Vorderkante abgegrenzt werden.

Dasselbe gilt für isolierte *Apophysen* an den Quer- und Dornfortsätzen.

Aplasien der Gelenkfortsätze oder der Wirbelbögen sind eine Seltenheit. Unterbleibt die Verschmelzung des Dens mit dem Axis, so entsteht das *Os odontoideum*. Bei seiner Verschiebung kann dieses zur Einengung des Canalis vertebralis

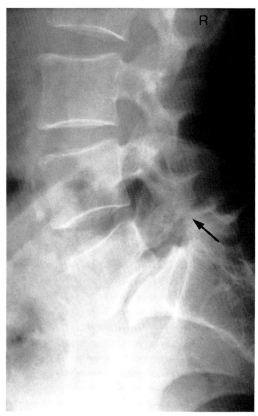

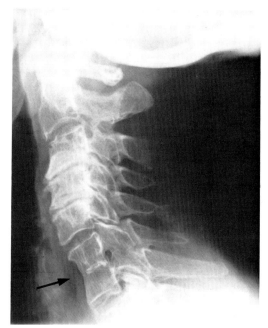

Abb. 148. Spondylolisthesis des 5. Lendenwirbelkörpers. Spalt im Zwischengelenkstück (→). Ventrale Verschiebung des 5. Lendenwirbelkörpers gegenüber dem 1. Sakralwirbel

Abb. 149. Kongenitaler Blockwirbel bei C 6/7. Partiell erhaltene Zwischenwirbelscheibe. Blockbildung im Intervertebralgelenk C 6/7. Schwere Osteochondrose in den Segmenten C 3/4 und C 4/5. Intervertebralarthrose. Osteoporose

führen. Diese Anomalie ist eindeutig durch die Tomographie zu verifizieren.
Häufig liegt eine Spaltbildung im vorderen Abschnitt des Zwischengelenkstückes, *Spondylolyse* genannt (Abb. 147), vorwiegend bei L4 und L5 vor, die auf Schrägaufnahmen gut zur Darstellung kommt. Durch eine zusätzliche ventrale Wirbelkörperverschiebung entsteht eine *Spondylolisthesis* (Abb. 148). Neben einer Spaltbildung sind für sie eine Hypoplasie, eine Verlängerung, eine Verschmälerung oder eine Knickung des Zwischengelenkstückes verantwortlich.
Demgegenüber entsteht die *Pseudospondylolisthesis* bei ventraler Wirbelkörperverschiebung ohne Spaltbildung durch eine Bandscheibendegeneration sowie eine gleichzeitige Schädigung und Lockerung der dazugehörigen Wirbelgelenke.
Bei einer durch Bandscheibendegeneration bedingten oder posttraumatischen Wirbelverschiebung nach dorsal spricht man von einer *Dorsaldislokation* oder *Retroposition*.

Assimilationsvorgänge

Assimilationsvorgänge bzw. überzählige Wirbel sind im Vergleich zu fehlenden Wirbelkörpern häufig. In der Lumbosakralgegend spricht man von einem *Übergangswirbel* entweder im Sinne einer Lumbalisation von S1 oder Sakralisation von L5. Im letzten Fall sind die Querfortsätze verbreitert und können mit dem Os sacrum ein Pseudogelenk bilden. Eine Assimilation ist in der Dorsolumbalregion durch eine Verschiebung der Rippengrenze gekennzeichnet, wobei Stummelrippen bei L1 nicht als Querfortsatzfrakturen interpretiert werden dürfen und im Zervikodorsalabschnitt durch eine ein- oder doppelseitige Verbreiterung des Seitenteiles oder durch Halsrippen, die zu Kompressionen des Plexus cervicobrachialis und der A. sowie V. subclavia führen können.
Die *Atlasassimilation* mit Verkürzung der Kondylen des Os occipitale, Fehlen der Atlantookzipitalgelenke und Verkleinerung des Atlasringes hat eine Subluxation zwischen Atlas und Axis, einen Hochstand des Processus odontoideus mit Impression des Rückenmarkes oder einen knöchernen Schiefhals zur Folge. Bei einem Okzipitalwirbel bestehen Randwülste am Foramen occipitale

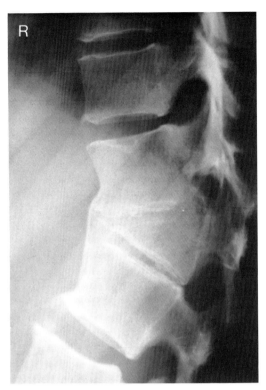

Abb. 150. Coalitio vertebrae. Partielle Verschmelzung der vorderen Wirbelkörperabschnitte von Th 11–L1. Hinterer Keilwirbel bei Th 12. Spondylosis deformans. Gibbus

magnum sowie an den Processus paracondylici oder supertransversarii.

Bei der *basilären Impression* überragt der Dens die Fischgold-Metzger-Bimastoidlinie, die eine Verbindung der beiden Mastoidspitzen auf dem a.-p. Bild darstellt, um 7 mm und mehr. Die Diagnose kann eindeutig auf a.-p. Tomogrammen gestellt werden. Im Seitenbild (Abb. 111) liegt die Spitze des Dens weit oberhalb der sog. *Chamberlain*-Linie, einer gedachten palatookzipitalen Verbindung.

Eine partielle oder vollständige knöcherne Vereinigung einer oder mehrerer Wirbelsegmente, wobei die Zwischenwirbelräume zum Teil erhalten bleiben können, ist als *kongenitaler Blockwirbel* (Abb. 149) durch eine normale Form und Struktur der verschmolzenen Wirbelkörper leicht zu diagnostizieren. Dadurch grenzt er sich von einem erworbenen Blockwirbel auf entzündlicher Basis (S. 143) ab. In Zweifelsfällen klärt die Schichtuntersuchung die Differentialdiagnose.

Die *Coalitio vertebrae*, eine Sonderform des angeborenen Blockwirbels, wird auf Seitenauf-

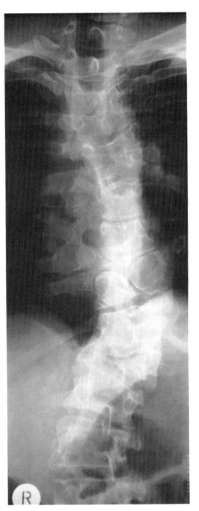

Abb. 151. Klippel-Feil-Erkrankung. Halb- und Schmetterlingswirbel im Bereich der Brustwirbelsäule. Skoliose

nahmen an einer partiellen Verschmelzung der vorderen Wirbelkörperabschnitte erkennbar (Abb. 150).

Die *Hemivertebrae* zeichnen sich durch hintere oder seitliche Keilwirbel (Abb. 150, 151) aus, bei denen die vorderen bzw. die seitlichen Wirbelkörperabschnitte unterentwickelt sind oder nicht vorliegen. Fehlen die mittleren Regionen eines Wirbelkörpers, so spricht man von einem Schmetterlingswirbel. Die singulären oder multiplen Hemivertebrae führen zur Deformierung der Wirbelsäule. Manchmal entwickelt sich eine kompensatorische Vergrößerung der normalen benachbarten Wirbelkörper.

Bei einer Kombination dieser Fehlbildungen

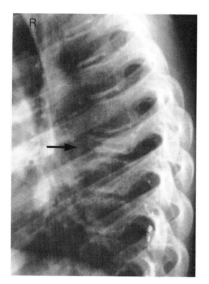

Abb. 152. Vertebra plana osteonecrotica (→)

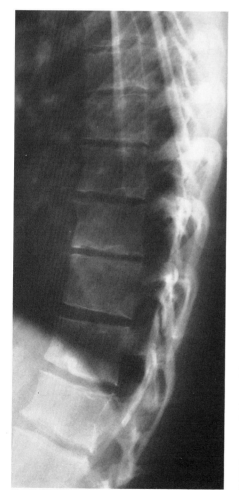

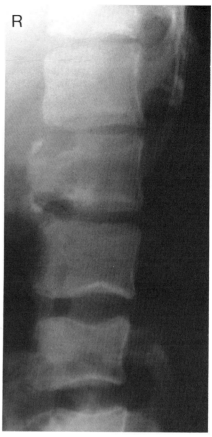

Abb. 154. Verschiedene Stadien der Spondylitis tuberculosa.
a) Frühes Stadium. Unregelmäßige Konturdefekte in der Grund- und Deckplatte des 2. Lendenwirbelkörpers. Geringe Verschmälerung des Zwischenwirbelraumes im Segment L1/2 und L2/3.

handelt es sich um die vorwiegend in der Halswirbelsäule auftretende Klippel-Feil-Erkrankung (Abb. 151), die mit einer Skapulamißbildung, der sog. *Sprengel-Deformität*, gleichzeitig auftreten kann.

Aseptische Nekrosen

Die meistens im 4.–7. Lebensjahr erscheinende *Vertebra plana osteonecrotica* (Abb. 152) erkennt man an der Zusammensinterung eines Wirbelkörpers.

Abb. 153. Morbus Scheuermann. Multiple Einbrüche in die Grund- und Deckplatten (Schmorl-Knötchen). Kyphose

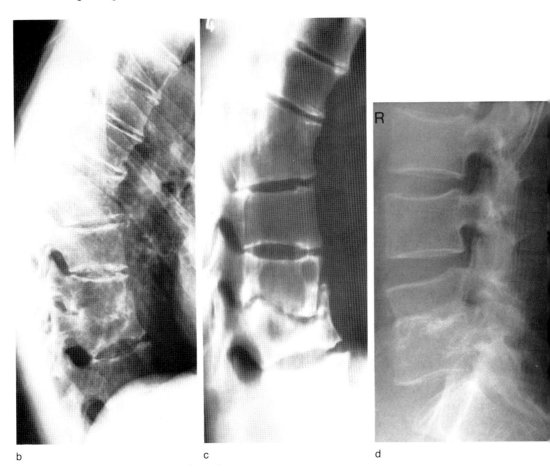

b c d

Abb. 154

b u. c) Früh- und Spätstadium.

b) Seitliche Brustwirbelsäule. Blockwirbel zwischen dem 7. und 8. Brustwirbelkörper nach operativ behandelter und ausgeheilter Spondylitis. Destruktion der Deckplatte und Kompression des 11. Brustwirbelkörpers durch Einbruch des 10. Brustwirbelkörpers als Zeichen der floriden Entzündung. Kavernen im 10. und 11. Brustwirbelkörper. Gibbus.

c) Seitliches Tomogramm der Brustwirbelsäule. Kavernen im partiell zerstörten 10. und 11. Brustwirbelkörper. Destruktion der Grundplatte des 10. Brustwirbelkörpers und der Deckplatte des 11. Brustwirbelkörpers. Kein Kavumnachweis im Blockwirbel zwischen dem 7. und 8. Brustwirbelkörper.

d) Endzustand der Spondylitis. Seitliche Lendenwirbelsäule. Blockwirbel zwischen dem 4. und 5. Lendenwirbelkörper nach ausgeheilter Entzündung.

e–h) Verlauf einer unbehandelten Spondylitis des 5. und 6. Brustwirbelkörpers.

e) a.-p. Tomogramm. Destruktion des 5. und 6. Brustwirbelkörpers (→). paravertebraler Weichteilabszeß (>).

f) Seitenaufnahme. Verschmälerung des Zwischenwirbelraumes im Segment Th 5/6. Höhenverminderung der Vorderkante des 5. Brustwirbelkörpers. g) Seitliches Tomogramm. Die destruierenden Veränderungen im 5. und 6. Brustwirbelkörper sind eindeutiger als auf der Summationsaufnahme nachweisbar, vor allem an der Vorderkante des 6. Brustwirbelkörpers. h) Kontrolle 4 Wochen nach der Erstuntersuchung. Seitenaufnahme. Zunehmende Destruktion und Höhenverminderung des 5. Brustwirbelkörpers. Zwischenwirbelraum Th 5/6 nicht mehr erkennbar. Deutlicher Gibbus

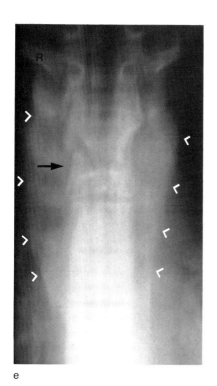

e

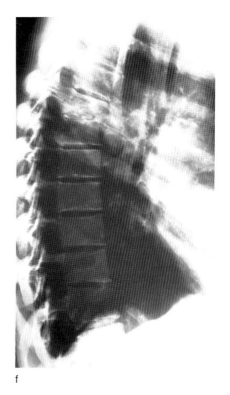

f

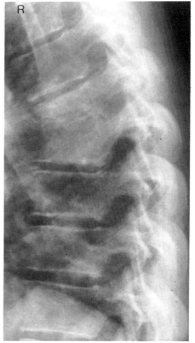

g

h

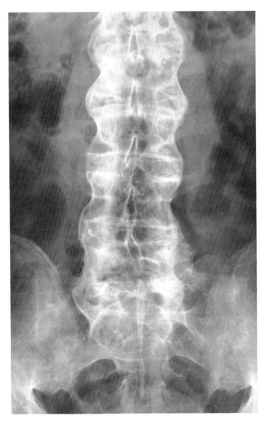
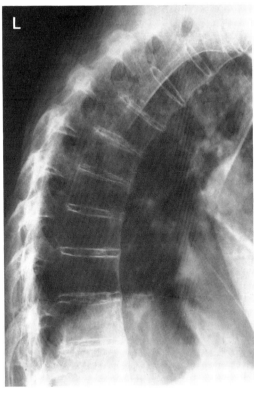

Abb. 155. Sog. Morbus Bechterew.

a) Ankylose der Iliosakralfugen. Syndesmophyten mit Brückenbildungen an den Seitenkanten der Lendenwirbelkörper.

b) Syndesmophytäre Klammerbildungen an den Vorderkanten der Brustwirbelkörper. Kyphose

Der *Morbus Scheuermann* ist die häufigste Erkrankung der jugendlichen Wirbelsäule. Er manifestiert sich in typischer Weise in der Brustwirbelsäule, seltener in der dorsolumbalen oder lumbalen Region. Bei Beginn der Erkrankung vor dem 10. Lebensjahr fehlen röntgenologische Befunde. Als erstes röntgenologisches Zeichen fällt eine leichte Kyphose der Brustwirbelsäule auf. Später treten wellige Konturierungen der Grund- und Deckplatten, Bandscheibeneinbrüche in die Wirbelkörper *(Schmorl-Knötchen)* (Abb. 153) und keilförmige Wirbelkörperdeformierungen hinzu. In der Lendenwirbelsäule sind diese Veränderungen deutlicher ausgeprägt. Osteophyten an der Wirbelsäulenkonkavität, Bandscheibenverschmälerungen, zunehmende Keilform der Wirbelkörper und Kyphosierung sind die bleibenden Spätfolgen.

Entzündliche Erkrankungen

Unter den Entzündungen spielt die *Spondylitis tuberculosa* (Abb. 154a–h) die wichtigste Rolle, da sie die häufigste Skelettmanifestation der Tuberkulose ist. Zu Beginn fehlen positive Röntgenbefunde. Das Röntgenbild kann über 6–12 Monate trotz klinischen Verdachtes negativ bleiben, so daß Verlaufskontrollen immer angezeigt sind. Das wichtigste röntgenologische Frühzeichen ist die Verschmälerung des Zwischenwirbelraumes. Diese ist bei Kindern fast pathognomonisch für eine Spondylitis (Abb. 154a) und verlangt eine sorgfältige Schichtuntersuchung zum Nachweis kleiner ossärer Destruktionsherde. Beim Erwachsenen gilt eine Verschmälerung des Zwischenwirbelraumes (Abb. 154f) nach Ausschluß von degenerativen Veränderungen immer als tuberkuloseverdächtig. Auch wird der Einsatz der Tomographie zur Klärung der Knochenverhältnisse erforderlich. Dabei findet sich in den der verschmälerten Bandscheibe benachbarten Wirbelkörpern zunächst eine Osteoporose, später eine unscharfe Konturierung der Grund- und Deckplatten (Abb. 154g), unterschiedliche Zerstörungen sowie ein paravertebraler Weichteilabszeß (Abb. 154e).

In Abhängigkeit von der Frühlokalisation des tuberkulösen Herdes differenziert man eine zentrale Form mit Knochenkavernen bei normalem äußeren Wirbelrahmen, eine vordere Manifestation mit späterem Zusammensintern des Wirbelkörpers und Gibbusbildung (Abb. 154b u. c), eine hintere Lokalisation mit Destruktion der Hinterwand, Abszeßbildung (Abb. 154e) und Beeinträchtigung der Nervenwurzeln bzw. des Rückenmarkes sowie einen seitlichen Wirbelkörperbefall mit Ausbildung von Kavernen. Eine isolierte Tuberkulose der Bogenwurzeln ist selten.

Heilung und Endzustand der Spondylitis tuberculosa charakterisieren sich durch reparative Vorgänge, Sklerosierungen und Osteophytenbildungen. In ausgeprägten Fällen heilt sie mit partieller oder vollständiger Blockwirbelbildung (Abb. 154d) ab, die durch den Nachweis von inhomogenen Strukturen, Zerstörungen und Höhenverminderungen von einem kongenitalen Blockwirbel (S. 138) abgegrenzt werden können.

Die verschiedenen Formen der *Spondylitis infectiosa* (Staphylokokken, Koli, Typhus, Morbus Bang, iatrogene Schäden u. a.) können röntgenologisch wegen ihrer gleichartigen Befunde weder untereinander noch von einer Spondylitis tuberculosa differenziert werden. Jeder entzündliche Wirbelsäulenprozeß ist zunächst als spezifisch zu betrachten. Die klinischen Befunde und der röntgenologische Verlauf entscheiden zwischen spezifischer und unspezifischer Spondylitis. Die reparativen Vorgänge, wie Spangen- und Blockwirbelbildungen, treten bei der Spondylitis infectiosa früher und in geringerem Maße auf.

Die *Spondylarthritis ankylopoetica* (sog. *Morbus Bechterew*) tritt meistens bei Männern im 2. oder 3. Lebensjahrzehnt auf und zeigt als erste typische Veränderungen eine marginale Entkalkung und eine unscharfe Konturierung beider Iliosakralfugen mit reaktiver Sklerose im iliakalen Abschnitt, das sogenannte bunte Bild der Iliosakral-

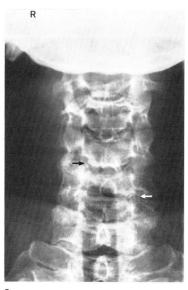
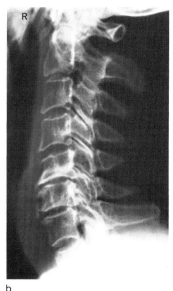
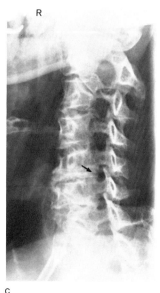

a b c

Abb. 156. Halswirbelsäule in 3 Ebenen. Osteochondrose bei C 5/6 und C 6/7 sowie Spondylosis deformans der übrigen Halswirbelkörper. Unkarthrose (←). Intervertebralarthrose.
a) a.-p. Aufnahme. Deformierung der Processus uncinati. Unkarthrose.
b) Seitenaufnahme. Bandscheibenverschmälerung im Segment C 5/6 und C 6/7. Vordere und hintere Osteophyten an C 3–C 7. Intervertebralarthrose.
c) Schrägaufnahme. Einengung der Foramina intervertebralia im Segment C 5/6 und C 6/7 rechts (→)

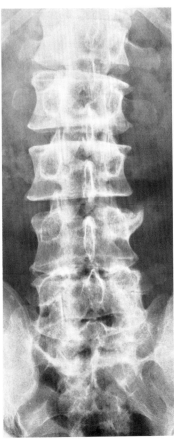 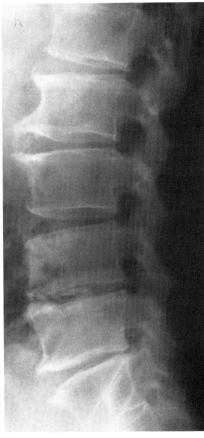

Abb. 157. Osteochondrose bei L 4/5 und L 5/S 1. Spondylosis deformans der übrigen Lendenwirbelkörper. Skoliose.

a) a.-p. Aufnahme. Osteophyten an den Seitenkanten der Lendenwirbelkörper

b) Seitenaufnahme. Verschmälerung des Zwischenwirbelraumes bei L 4/5 und L 5/S 1. Vordere Osteophyten an sämtlichen Lendenwirbelkörpern. Einengung des Foramen intervertebrale bei L 5/S 1

fugen. Die frühen Veränderungen sind meistens nur auf Schichtaufnahmen nachweisbar, die bei dem geringsten klinischen Verdacht sofort durchgeführt werden müssen. Später folgt eine Ankylose der Iliosakralfugen (Abb. 155a). Seltener finden sich außerdem eine Osteochondritis der Symphyse und eine Periostitis des Kalkaneus. An der Wirbelsäule treten später *Syndesmophyten* auf, die knöcherne Brücken über die gewöhnlich nicht verschmälerten Zwischenwirbelräume bilden (Abb. 155a u. b). Sie prägen sich zumeist in der dorsolumbalen Übergangsregion, manchmal stärker in der Halswirbelsäule und weniger deutlich in der Brustwirbelsäule aus. Im Gegensatz zu den Osteophyten bei der Spondylosis deformans, die in Höhe der Grund- und Deckplatten seitwärts und horizontal wachsen, zeigen die Syndesmophyten ein Wachstum in Richtung der Wirbelsäulenlängsachse. Nach Verknöcherung der Längsbänder ähnelt die Wirbelsäule einem Bambusstab mit erheblicher Achsenkrümmung. Arthritische und ankylosierende Veränderungen an den Wirbelgelenken sind Spätbefunde. Auf die gelegentliche Beteiligung der Extremitätengelenke muß hingewiesen werden.

Neben diesen typischen Veränderungen finden sich manchmal destruierende Veränderungen am Wirbelkörper und an der Zwischenwirbelscheibe, die als Spondylodiszitis bezeichnet und leicht mit entzündlichen Veränderungen verwechselt werden. Bei der Spondylodiszitis, die oft in Segmenten ohne Syndesmophyten auftritt, beobachtet man um den Spongiosadefekt einen breiten Sklerosesaum.

Degenerative Wirbelsäulenveränderungen

Die Bandscheibendegeneration ist die häufigste Erkrankung des älteren Patienten und hat beim Jugendlichen fast immer, beim alten Menschen dagegen nur selten klinische Bedeutung. Sie ist röntgenologisch erst dann faßbar, wenn es zur

Erniedrigung des Zwischenwirbelraumes gekommen ist.
Die Bandscheibenverschmälerung *(Chondrose),* die bandscheibennahen Knochenrandwülste *(Osteophyten)* mit ihrem horizontalen Verlauf und die Sklerosierung der Grund- und Deckplatten werden *Osteochondrose* (Abb. 149 u. 156a–c, 157a u. b) genannt. Bei Osteophyten ohne Verschmälerung des Zwischenwirbelraumes spricht man von einer *Spondylose bzw. Spondylosis deformans* (Abb. 156a–c, 157a u. b). Im Vergleich zu den bedeutungslosen vorderen und seitlichen Randwülsten können die an der seitlichen Hinterwand lokalisierten und besonders auf Schrägaufnahmen nachweisbaren Osteophyten in die Foramina intervertebralia der Hals- (Abb. 156c) und der Lendenwirbelsäule (Abb. 157b) hineinragen. Sie führen zu Wurzelreizungen oder Kompressionen mit entsprechender klinischer Symptomatik. Ähnliche Symptome verursachen an der Halswirbelsäule Osteophyten an den Processus uncinati, *Unkarthrose* (Abb. 156a) genannt.
Luftaufhellungen im Zwischenwirbelraum *(Vakuumphänomen)* oder Bandscheibenverkalkungen sind Hinweise auf Rißbildungen in den degenerierten Bandscheiben. Verkalkungen in mehreren höhenverminderten Bandscheiben treten bei der *Ochronose* auf. Periostale Knochenappositionen infolge Berührung der Dornfortsätze der Lendenwirbelsäule sind unter dem Namen *Osteoarthrose Baastrup,* isolierte Verkalkungen im Ligamentum nuchae als *Calcinosis circumscripta* bekannt.
Verschmälerung der Wirbelgelenke, Sklerosierung und unregelmäßige Begrenzung der Gelenkflächen sowie Osteophyten sind Ausdruck einer *Arthrose der Wirbelgelenke* (Abb. 156b), auch Intervertebralarthrose genannt. Ähnliche Befunde verursacht auch die ankylosierende Spondylitis, so daß hier keine Differentialdiagnose gestellt werden kann. Die beim Morbus Bechterew eintretende Ankylose ist schon ein Spätbefund.
Die chronische Polyarthritis des Jugendlichen und des Erwachsenen manifestiert sich gelegentlich an der Halswirbelsäule. Beim Heranwachsenden hat sie Wachstumsstörungen zur Folge.
Eine Sonderform der degenerativen Wirbelsäulenerkrankung ist die *senile ankylosierende Spondylosis deformans* (Forestier u. Rotès) (Abb. 158), die sich in flächenhaften osteophytären Brückenbildungen an den Vorder- und Seitenkanten vorwiegend der Brustwirbelkörper äußert. Durch das Fehlen von entzündlichen Veränderungen in den Iliosakralfugen und den Wirbelgelenken grenzt sie sich von dem sog. Morbus Bechterew ab.

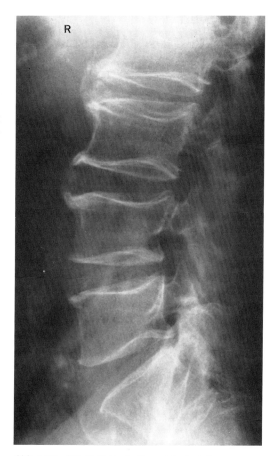

Abb. 158. Ankylosierende Spondylosis deformans

Canalis vertebralis

Zur Diagnostik des Rückenmarkkanales und seines Inhaltes stehen neben Übersichtsaufnahmen der Wirbelsäule Myelo-, Veno-, Arterio- und Diskographie zur Verfügung. Die konventionellen Röntgenaufnahmen liefern selten und nur in späteren Stadien der Tumorentwicklung Informationen über einen raumfordernden Prozeß im Canalis vertebralis. Neurinome, bekannt als Sanduhrgeschwülste, zeigen eine Erweiterung des Foramen intervertebrale auf Schrägaufnahmen. Gelegentlich beobachtet man auf Seitenaufnahmen eine Destruktion der Wirbelkörperhinterwand und auf a.-p. Bildern eine Zerstörung der Bogenwurzeln als Hinweise auf einen malignen Prozeß im Spinalkanal. Eine pathogenetische Deutung dieser Befunde ist gewöhnlich unmöglich.
Die *Myelographie* (Abb. 159, 160) bedeutet die Darstellung des Subarachnoidalraumes mit jod-

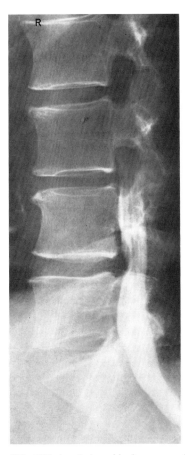 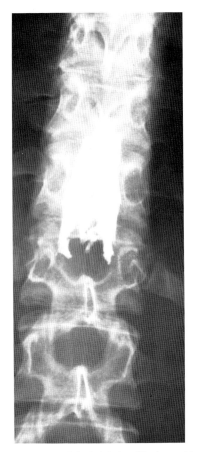

Abb. 159. Lumbales Myelogramm. Eindellung der Kontrastmittelsäule durch dorsalen Bandscheibenprolaps im Segment L 4/5

Abb. 160. Subokzipitale Myelographie mit Pantopaque. Kompletter Stopp der Kontrastmittelsäule bei Th 12 durch ein Ependymom im Spinalkanal

haltigen positiven Kontrastmitteln oder mit Luft bzw. Gas nach lumbaler oder subokzipitaler Injektion. Bei der positiven Myelographie finden wasserlösliche oder ölige Kontrastmittel Verwendung. Das wasserlösliche Kontrastmittel wird schnell ausgeschieden, so daß sich eine Abpunktion des Kontrastmittels erübrigt. Durch Reduzierung der Kontrastmitteltoxizität konnte die Komplikationsrate gesenkt werden. Bei Verwendung neuerer wasserlöslicher Kontrastmittel zur lumbalen Myelographie kann auf eine Lokalanästhesie verzichtet werden. Ihre Anwendung bleibt auf die Lendenregion beschränkt, wogegen sie im Bereich der Hals- und Brustwirbelsäule zu gefährlichen Reizerscheinungen führen kann und daher kontraindiziert ist. Für die Darstellung der zervikalen und thorakalen Abschnitte kommen nur ölige Kontrastmittel in Frage. Da diese Kontrastmittel, wenn sie längere Zeit liegenbleiben, Wurzelreizungen hervorrufen, sollten sie nach der Untersuchung wieder aus dem Subarachnoidalraum abpunktiert werden.

Verlagerungen, Impressionen und partieller oder völliger Kontrastmittelstopp bilden auf Aufnahmen in mehreren Ebenen das myelographische Substrat.

Die *Wirbelsäulenvenographie* läßt nach Kontrastmittelinjektion in einen Dornfortsatz *(Ossovenographie)* oder nach selektiver Sondierung der V. lumbalis ascendens *(lumbale Kathetervenographie)* bzw. der V. azygos *(Azygographie)* durch den Nachweis von Verdrängungen, Stenosen oder Verschlüssen der Epidural- und Intervertebralvenen pathologische Prozesse lokalisieren.

Durch die selektive *Spinalarteriographie* sind tumoröse Prozesse, vor allem Angiome, artspezifisch zu diagnostizieren.

Die *Diskographie* mit Kontrastmittelinjektion

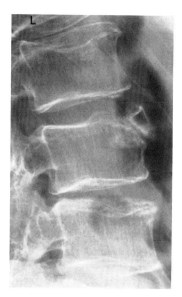
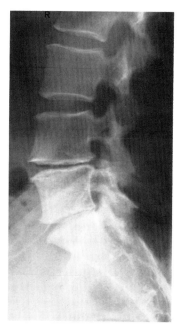

Abb. 161. Vordere Wirbelrandhernie. Impression der Deckplatte des 3. Lendenwirbelkörpers. Spondylosis deformans

Abb. 162. Osteochondrose in den Segmenten L 4/5 und L 5/S 1. Verschmälerung des Zwischenwirbelraumes. Dorsalverschiebung (Retroposition) des 5. Lendenwirbelkörpers um 3 mm gegenüber dem 1. Sakralwirbel

in die Bandscheibe eignet sich zum Nachweis zervikaler Bandscheibenhernien.

Bandscheibenhernie

Der *zentrale Prolaps* von Bandscheibengewebe in einen Wirbelkörper führt zu einem Schmorl-Knötchen. Diese intraspongiöse Hernie wird röntgenologisch erst nach reaktiver Randsklerose im Wirbelkörper sichtbar. Die *vordere Bandscheibenhernie* veranlaßt eine Impression in den vorderen Wirbelkörperabschnitten (Schmorl-Knötchen) (Abb. 161) oder eine vordere Kantenabtrennung. Bei dieser dreieckförmigen Kantenabtrennung bleibt im Gegensatz zur Fraktur die rechteckige Form des Wirbelkörpers erhalten. Klinisch bedeutsamer sind die *hintere Bandscheibenprotrusion* und *-hernie* mit Vordringen von Bandscheibengewebe in den Rückenmarksraum. Ein wichtiges indirektes Zeichen einer dorsalen Hernie ist eine im Seitenbild nachweisbare Dorsalverschiebung des über dem Prolaps liegenden Wirbelkörpers um 2–3 mm (Abb. 162). Die Myelographie bestätigt durch den Nachweis einer Impression (Abb. 159) oder eines partiellen oder vollständigen Kontrastmittelstopps die Diagnose einer Protrusion, medialen oder lateralen Hernie. Eine fehlende Darstellung der anterioren, eventuell sogar der posterioren Epiduralvenen und ein Verschluß der Intervertebralvenen weisen auf den Bandscheibenvorfall im Venogramm hin.

Tumoren

Primäre und sekundäre raumfordernde Prozesse im Spinalkanal werden durch Spezialuntersuchungen nachgewiesen und lokalisiert.
Bei *extraduralen Tumoren* liefern Myelo- und Venographie gleich gute Resultate, wogegen bei *intraduralen und intramedullären Neoplasien* (Abb. 160) die Myelographie die Untersuchungsmethode der Wahl ist.
Benigne Tumoren, z. B. Sanduhrneurinome, führen zur Erweiterung eines Zwischenwirbelloches und sind dadurch auf Übersichtsaufnahmen nachweisbar. Manchmal beobachtet man eine Destruktion der Wirbelkörperhinterwand als Hinweis auf einen malignen Prozeß im Spinalkanal.

148 Röntgendiagnostik der Knochen und Gelenke

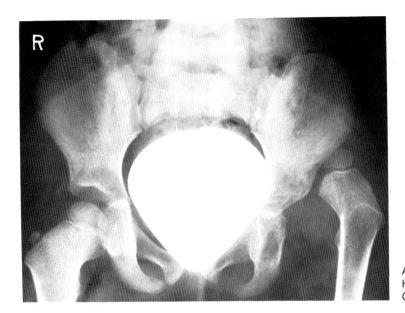

Abb. 163. Kongenitale Hüftluxation links. Gonadenschutz

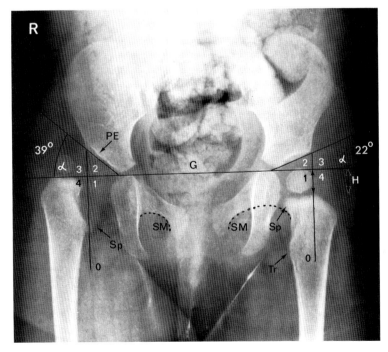

Abb. 164.

G = Grundlinie
Sp = Diaphysenstachel
PE = Pfannendacheck
O = Ombrédanne Linie
1, 2, 3, 4 = Quadranteneinteilung nach Ombrédanne

α = Pfannendachwinkel nach Hilgenreiner
H = Höhenabstand der Diaphysenhöhe von der Grundlinie
Tr = Trochanter
SM = Shenton-Ménardsche Linie

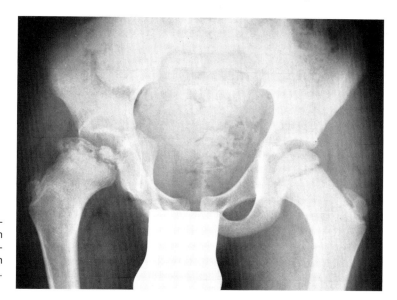

Abb. 165.
Morbus Perthes. Strukturverdichtung und Fragmentation des verkleinerten Femurkopfkernes rechts. Geröllzysten in der Femurmetaphyse. Links normaler Befund

Knöchernes Becken und Hüftgelenke

Anatomie

Die bei Kindern etwas höckrige und unregelmäßige Pfannenkontur zeigt später glatte Begrenzungen, die in der Tiefe eine kleine Bogenlinie *(Köhler-Tränenfigur)* bilden (Abb. 166a). Die Y-förmige Knorpelfuge verknöchert erst im 16. Lebensjahr. Der Schenkelhals des Kindes ist kurz und steil, der Winkel zwischen den Längsachsen des Femurhalses und -schaftes beträgt beim Säugling bis zu 140 Grad und verkleinert sich während des Wachstums schnell auf 120–130 Grad. Dieser Winkel muß in Mittelstellung der unteren Gliedmaßen gemessen werden. Bei Außenrotation, kenntlich an dem deutlichen Hervortreten des Trochanter minor, tritt eine scheinbare Vergrößerung bis zu 180 Grad, bei Innenrotation, sichtbar an der Übereinanderprojektion von Trochanter minor und Femur, eine Verkleinerung des Winkels auf unter 120 Grad ein. Die Femurkopfkerne erscheinen im 1. Lebensjahr.

Anomalien und Fehlbildungen

Von den seltenen Beckenanomalien sind die Trennung der Symphysis pubica, bisweilen kombiniert mit einer Blasenekstrophie, und die unilaterale Hypoplasie des Os sacrum bzw. der Beckenschaufel zu erwähnen.
Stellung, Form und Struktur der Beckenknochen können durch pathologische Prozesse schweren Veränderungen unterworfen sein, z.B. bei angeborenen Skelettdystrophien, nach vitaminösen und hormonellen Knochenerkrankungen oder nach Traumen, wobei die daraus resultierenden Beckendeformitäten gelegentlich Geburtshindernisse darstellen. Eine ein- oder doppelseitige *Protrusio acetabuli* (Abb. 113) äußert sich röntgenologisch in einer Vorwölbung des Pfannenbodens in die Beckenhöhle.
Bei Steilstellung des Femurhalses und gleichzeitiger Antetorsion liegt eine *Coxa valga*, wobei der Femurkopf manchmal subluxiert ist *(Coxa valga subluxans)*, bei Verkleinerung des Kollodiaphysenwinkels eine *Coxa vara* vor (Abb. 89a, 91a). Letztere kann Folge einer Schenkelhalsfraktur, einer Hüftgelenksentzündung, einer Osteoepiphyseolysis, eines Morbus Perthes, einer Rachitis oder einer Osteomalazie sein.
Die *Luxatio coxae congenita* (angeborene Hüftgelenkluxation) beruht auf einer Dysplasie des Pfannendaches. Röntgenologisch wird die Diagnose durch folgende Kriterien gestellt (Abb. 163): Unterbrechung der Ménard- bzw. Shenton-Linie, Verkleinerung und Irregularität des Femurkopfkernes, verzögerte Ossifikation der Synchondrosis ischiopubica, Vergrößerung des Pfannendachwinkels bei Neugeborenen auf über 34 Grad und Einjährigen auf über 25 Grad, Lateral- und Kranialverschiebung des Femurs sowie Steilstellung und Unterentwicklung des Pfannendaches. Die Pfannendachhypoplasie kann auch ohne Luxation des Hüftgelenkes auftreten. Die Winkelabmessungen ergeben sich aus Abb. 164. Bei unbehandelten Fällen kommt es zu stärkeren

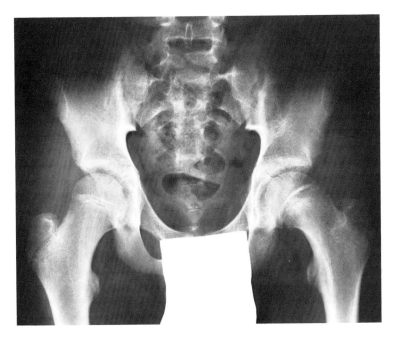

Abb. 166. Epiphyseolysis capitis femoris links.

a) a.-p. Aufnahme. Kaudales Abgleiten des Femurkopfkernes. Das Ausmaß der Abscherung ist nicht beurteilbar. Coxa vara.

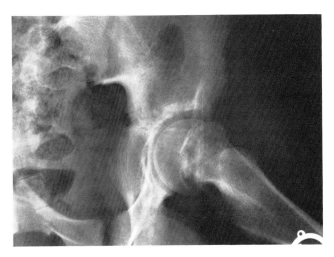

b) Aufnahme nach Lauenstein. Verschiebung des Femurkopfkernes im Bereich der Epidiaphysenfuge eindeutig objektivierbar

Luxationen und zu schweren Sekundärveränderungen im Sinne einer Koxarthrose. Nach operativen Maßnahmen dient die Röntgenuntersuchung zur Kontrolle von Stift- und Plattenlage und der Stellung von Femurkopf und Hüftgelenkpfanne sowie zur Beurteilung des Heilungsverlaufes. Da diese Kinder im Laufe ihres Lebens sehr häufig röntgenologisch untersucht werden, ist gerade hierbei zur Verhütung eines genetischen Strahlenschadens auf den Strahlenschutz der Gonaden zu achten (S. 37). Er sollte bei Kontrollaufnahmen grundsätzlich angelegt werden.

Aseptische Knochennekrose

Die *Osteochondrosis deformans coxae juvenilis (Morbus Perthes-Calvé-Legg)*, eine aseptische Nekrose der Femurkopfepiphyse, tritt zwischen dem 3. und 16. Lebensjahr auf. Lange nach Beschwerdebeginn kommt es zu Zerklüftungen und konfluierenden Aufhellungsherden im knöchernen Epiphysenkern. Der Gelenkspalt bleibt im Gegensatz zur Koxitis unverändert erhalten. Im weiteren Verlauf schreitet der Prozeß unter zunehmender Verkleinerung und Strukturverdichtung des

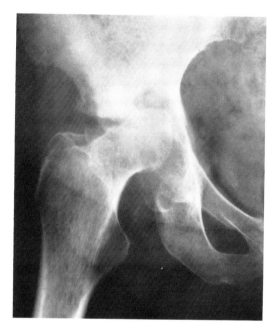

Abb. 167. Coxitis tuberculosa rechts. Destruktion des Femurkopfes und der Gelenkpfanne. Aufhebung des Gelenkspaltes. Sequester im Os ilium oberhalb des ehemaligen Gelenkspaltes

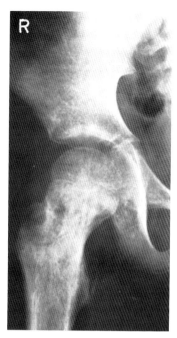

Abb. 168. Osteomyelitis des Femurhalses. Destruktionen im Femurhals. Osteoporose. Pyarthros

Femurkopfkernes fort (Abb. 165). In der Metaphyse bilden sich kleine Geröllzysten. Spätbefunde sind Femurkopfdeformierungen, Gelenkspaltverschmälerungen, Coxa vara sowie Subluxationen. Ein Stillstand der Erkrankung kann in jedem Stadium eintreten, so daß viele Femurkopfveränderungen als Restfolge eines Morbus Perthes angesehen werden müssen.

Auch die *Epiphyseolysis capitis femoris*, die bei Jugendlichen zwischen dem 12. und 15. Lebensjahr vorkommt, gehört zu den aseptischen Nekrosen. Bei ihr liegt ein Abgleiten des Femurkopfkernes vom Schenkelhals vor (Abb. 166). Das Abscheren des Femurkopfkernes ist oft auf der Beckenübersichtsaufnahme nicht nachweisbar oder nur gering ausgeprägt (Abb. 166a). Es kann daher leicht übersehen werden. Zur Diagnosestellung und Bestimmung des Abweichungsgrades sind Aufnahmen in Lauenstein-Stellung notwendig, auf denen das Abkippen des Femurkopfkernes leicht erkannt werden kann (Abb. 166b). In unbehandelten Fällen entwickelt sich eine Kopfnekrose oder eine Coxa vara.

Hüftgelenkentzündungen

Unter den Hüftgelenkentzündungen ist die *Coxitis tuberculosa* die häufigste (Abb. 167), unter der Skelettuberkulose die dritthäufigste Manifestation. Nach negativem Röntgenbefund im Frühstadium findet sich als erstes Zeichen eine Osteoporose in Femurkopf und Pfannendach sowie eine Verschmälerung des Gelenkspaltes. In der Folgezeit treten Usurierungen der Gelenkflächen und osteolytische Knochenherde auf. Endzustand ist eine progressive Zerstörung des Femurkopfes oder eine Ankylose (Abb. 167).

Die *Iliosakraltuberkulose* kommt mit Usurierungen, kleinen Destruktionsherden und Verschmälerung der Fugen sehr selten und dann doppelseitig zur Darstellung.

Im Gegensatz zur Coxitis tuberculosa zeichnet sich die *akute unspezifische Koxitis* durch einen schnelleren Verlauf aus. Die röntgenologischen Veränderungen unterscheiden sich nicht wesentlich von tuberkulösen Entzündungen.

Bei einer primär im Femurhals auftretenden *hämatogenen Osteomyelitis* (Abb. 168) bilden sich nach Auftreten eines sympathischen Reizergusses eine Gelenkspaltverbreiterung, eine Gelenkflächenzerstörung mit Subluxation des Femurkopfes sowie eine Ausweitung der Pfanne oder eine Protrusio acetabuli aus.

Die *rheumatische Arthritis* äußert sich nach negativem Befund im Frühstadium in einer gelenknahen Osteoporose und einer Gelenkspaltver-

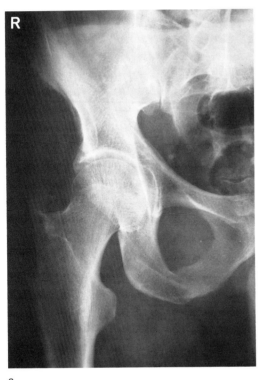 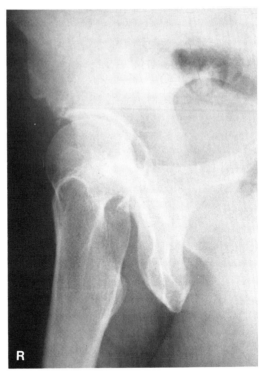

Abb. 169. Koxarthrose.
a) Hüftgelenk a.-p. Angedeutete Osteophyten im Pfannendach. Keine Gelenkspaltverschmälerung
b) Faux-Profil-Aufnahme. Verschmälerung des Hüftgelenkspaltes als Frühzeichen einer Koxarthrose

schmälerung. Später finden sich degenerative Gelenkveränderungen. Die röntgenologische Differentialdiagnose ist meistens unmöglich.
Während die Diagnose der Beckenosteomyelitis schwierig zu stellen ist, bleibt als Sonderform die *Ostitis pubis,* die nach suprapubischen Operationen auftreten kann, zu erwähnen. Entkalkungen und Zerstörungen der symphysennahen Abschnitte sowie spätere Ankylosierung werden nachweisbar.
Die meist bei Frauen auftretende (Hyperostosis triangularis ilii) kennzeichnet sich durch eine uni- oder bilaterale dreieckförmige Sklerosierung gewöhnlich auf der iliakalen Seite der Sakroiliakalfuge. Gelegentlich treten differentialdiagnostische Probleme gegenüber der Sakroiliakalarthritis auf, die durch eine Tomographie ausgeschlossen werden muß.

Degenerative Hüftgelenkveränderungen

Die *Koxarthrose* oder *Osteoarthrosis deformans* ist die häufigste Erkrankung des Hüftgelenkes und entsteht in den meisten Fällen als primäre Degenerationserkrankung oder seltener als Nachkrankheit aller den Gelenkknorpel schädigenden Prozesse. Es bestehen keine festen Beziehungen zwischen der klinischen Symptomatik und der Schwere des Röntgenbefundes. Kriterien der Koxarthrose sind eine Verschmälerung des Gelenkspaltes, eine Osteophytose, Knochenverdichtungen und Zysten. Die zeitliche Reihenfolge ihres Auftretens ist unterschiedlich. Ferner werden sie nicht immer gleichzeitig, sondern in verschiedenen Kombinationsformen nachweisbar. In den meisten Fällen beobachtet man als erstes Zeichen eine reaktive Osteophytose an den Rändern des Pfannendaches und des Femurkopfes (Abb. 169). Eine ungleichmäßige Gelenkspalt-Verschmälerung infolge zunehmender Knorpeldegeneration wird in 30–40% der beginnenden Koxarthrose auf dem a.-p. Bild nicht sichtbar. Erst „Faux-profil"-Aufnahmen lassen diese im vorderen oberen oder hinteren unteren Gelenkabschnitt erkennen. An den Stellen stärkerer Belastung kommt es zur Ausbildung von Knochenverdichtungen. Seltener und zu einem späteren

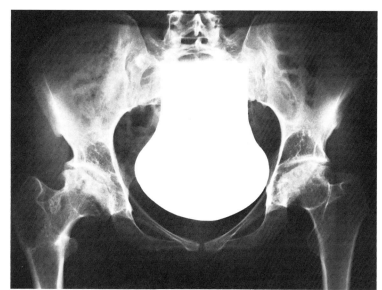

Abb. 170. Schwere Koxarthrose. Verschmälerung des Hüftgelenkspaltes. Destruktionen und Geröllzysten im Femurkopf und Pfannendach. Partielle Femurkopfnekrose

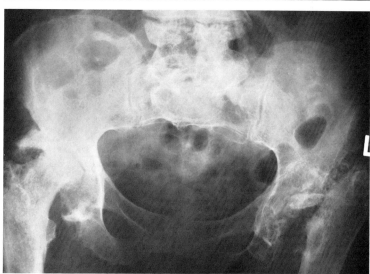

Abb. 171. Neuropathische Koxarthrose beidseits. Luxation des Femurs links. Völliger Schwund des linken Femurkopfes. Femurkopfnekrose rechts

Zeitpunkt entwickeln sich infolge Blutungen zystenähnliche Resorptionsherde *(Geröllzysten)* von unterschiedlicher Größe im Pfannendach und Femurkopf. Im Spätstadium (Abb. 170) bestehen ausgedehnte Sklerosen und Osteophyten, eine hochgradige Gelenkspaltverschmälerung mit Schwund der Gelenkflächen sowie Femurkopf- und Pfannendachdeformierungen mit vereinzelten Subluxationen, z.B. beim *Malum coxae senile* (Abb. 171). Die Ankylose gehört nicht zum Bild der Koxarthrose. Bei der operativen Therapie der schweren Koxarthrose wird nach Resektion des Femurkopfes und -halses eine Totalendoprothese eingefügt. Die Röntgenkontrolle ergibt Hinweise auf die Position der Prothese in der mit Kunststoffmasse ausgefüllten Gelenkpfanne (Abb. 172), auf Lockerung der Prothese und sekundäre entzündliche Veränderungen.

Neben der *posttraumatischen Hüftkopfnekrose* (Abb. 92) muß die *idiopathische* erwähnt werden. Ferner kann sich nach intraartikulärer Kortikosteroidapplikation eine Destruktion des Femurkopfes entwickeln. Unregelmäßige Begrenzung, durch Resorption bedingte Aufhellungen und nekrosebedingte Strukturverdichtungen des Hüftkopfes sind verdächtige Röntgenzeichen einer Kopfnekrose, die in einer völligen Destruktion des Hüftkopfes enden kann.

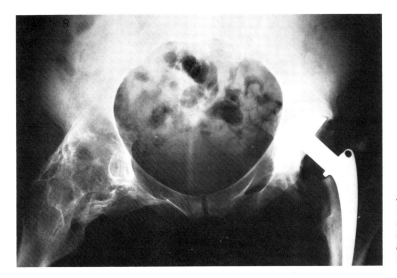

Abb. 172. Totalendoprothese links wegen schwerer Koxarthrose. Weichteilverknöcherungen links. Myositis ossificans rechts mit Ankylose des linken Hüftgelenkes

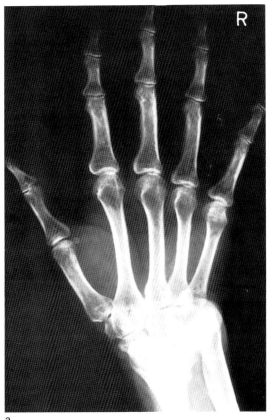
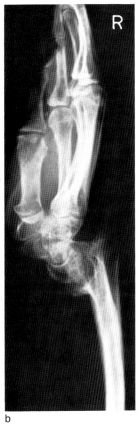

a b

Abb. 173. Pseudo-Madelung-Deformität nach in Fehlstellung verheilter Radiusfraktur

Extremitäten

Anomalien

Die zahlreichen, oft symmetrisch vorkommenden Anomalien und Fehlbildungen sind vielfach mit anderen Mißbildungen kombiniert. Es sollen nur die häufigsten Formen aufgezählt werden.

Radius- und Ulnaaplasien finden sich öfter als das Fehlen von Tibia und Fibula.

Die *kongenitale Synostose* der proximalen *Radius-*

und *Ulnaenden,* manchmal verbunden mit einer volaren Dislokation des Radiuskopfes, bewirkt eine Pro- und Supinationsunfähigkeit des Vorderarmes.

Oberhalb des Ellenbogengelenkes treten gelegentlich ein *Processus supracondylaris* mit kaudalwärts gerichteter Spitze, ein *Foramen supratrochleare* und eine Verknöcherung des Sehnenansatzes des M. triceps als *Olekranonsporn* auf.

Die meist doppelseitige angeborene *Subluxation* des *Radiuskopfes* bewirkt eine radiale Achsenabknickung des Unterarmes *(Cubitus valgus).* Hierbei ist der Ellbogengelenkwinkel, der durch die Längsachsen des Humerus und der Ulna bestimmt wird, kleiner als der normale von 170°, im Gegensatz zum *Cubitus varus* mit einem Winkel von über 170°.

Bei der gewöhnlich doppelseitigen *Madelung-Deformität* handelt es sich um eine vorzeitige Verknöcherung der distalen Radiusepiphyse auf der ulnaren Seite. Daraus resultieren ein steiles Abfallen der Radiusgelenkfläche ulnarwärts und der ulnaren Gelenkfläche radialwärts sowie eine bajonettartige Abknickung der Hand nach volar. Die in Fehlstellung verheilte Radiuskopffraktur mit radiovolarer Bajonettstellung bezeichnet man als Pseudo-Madelung (Abb. 173).

Beim *Genu valgum* bilden die Längsachsen des Femurs und der Tibia einen nach lateral offenen Winkel mit asymmetrischer lateraler Gelenkspaltverschmälerung, beim *Genu varum* einen nach medial offenen Winkel mit Verschmälerung des medialen Gelenkspaltes.

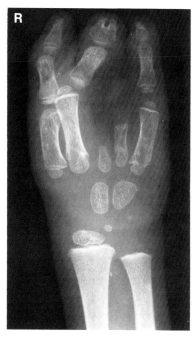

Abb. 174. Oligodaktylie der rechten Hand. Syndaktylie der Endphalanx des 2. Fingerstrahles

Anomalien der Patella sind Agenesien, Hypoplasien, Luxationen oder eine Patella bi- oder tripartita. Sehr selten ist die angeborene Pseudarthrose der Tibia.

Poly- oder *Oligodaktylien* (Abb. 174) sind eine Vermehrung oder Verminderung der Finger- oder Zehenstrahlen, *Hyperphalangien* oder *Brachy-*

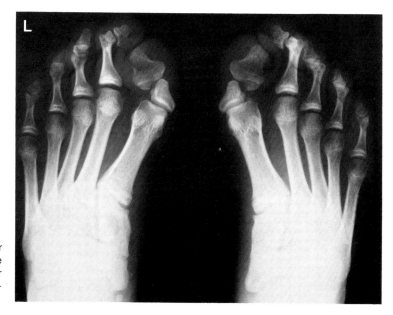

Abb. 175. Verkürzung der Grundphalanx der Großzehe beiderseits. Fehlstellung der Endgelenke des 2. Zehenstrahles

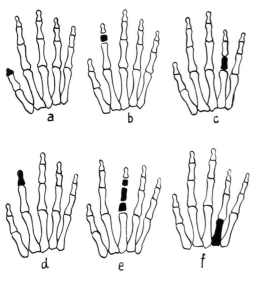

a = Brachytelephalangie
b = Brachymesophalangie
c = Brachybasophalangie
d = Brachyhypophalangie
e = Brachyhyperphalangie
f = Brachymetakarpie

Abb. 176. Schema der verschiedenen Formen der Brachydaktylie

metakarpien eine Verlängerung oder Verkürzung (Abb. 175, 176) der Knochen. Bei Verwachsungen spricht man von ossären oder kutanen *Syndaktylien* (Abb. 174). Unter *Klinodaktylie* versteht man eine Abbiegung der Endphalanx gegenüber einer verkürzten Mitelphalanx, unter *Kamptodaktylie* eine Beugestellung des mittelgelenkes des 5. Fingers. Klumpfüße oder -hände, Spaltfüße oder -hände sowie *Pero-* oder *Phokomelien* stellen schwere Mißbildungen dar. Von den zahlreichen Fußdeformitäten sollen nur die *Fersenbeinsporne*, die *Haglund-Ferse* als kräftige Exostose in der oberen hinteren Ecke des Kalkaneus sowie der *Hallux valgus* mit Lateralabwicklung im Großzehengrundgelenk, oft verbunden mit einer Arthrose, erwähnt werden.

Eine Spongiosavarietät stellen die sog. solitären Kompaktainseln dar, die in den kleinen Knochen und den Epiphysen der langen Röhrenknochen vorkommen.

Aseptische Nekrosen

Von den zahlreichen aseptischen Nekrosen werden nur die folgenden besprochen. An der Hand kennt man die *Dietrich-Erkrankung* der Metakarpalköpfchen II, III oder IV, ferner die bei Jugendlichen seltene, vorwiegend bei Handarbeitern auftretende *Kienböck-Lunatummalazie* (Abb. 177). Bei dieser wird nach anfangs negativem Röntgenbild erst Monate später eine Fissur sichtbar, auf die eine zunehmende Verdichtung und Zusammensinterung des Os lunatum folgt.

Aseptische Nekrosen der Finger- und Zehenepiphysen sind als *Thiemann-Erkrankung* bekannt.

Eine seltene Nekrose ist die *Chondropathia* oder *Chondromalacia patellae* mit kleineren muldenförmigen Defekten an der Patellagelenkfläche und späterer Zerstückelung des Patellakernes.

Die meistens zwischen dem 13. und 18. Lebensjahr einsetzende Zerklüftung und Verdichtung der Tuberositas tibiae spricht für einen *Morbus Osgood-Schlatter* (Abb. 178).

Am Fuß findet man die *Freiberg-Köhler-Erkrankung* (Köhler II, Abb. 179) als aseptische Nekrose der Metatarsalköpfchen II–V und die zwischen dem 5. und 9. Lebensjahr vorkommende *Nekrose des Os naviculare pedis* (Köhler I, Abb.180).

Eine Strukturverdichtung und Fragmentation der Kalkaneusapophyse kennzeichnet die *Apophysitis calcanei*.

Entzündliche Knochenveränderungen

Mit Einführung der Antibiotika hat sich das klinische und röntgenologische Bild der *hämatogenen unspezifischen Osteomyelitis* gewandelt. Abortivformen sind häufig. Man unterscheidet eine akute und chronische Osteomyelitis, den Brodie-Abszeß und die sklerosierende Osteomyelitis Garré.

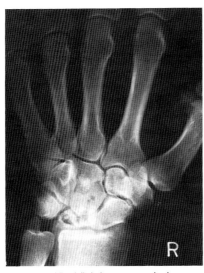

Abb. 177. Kienböck-Lunatummalazie

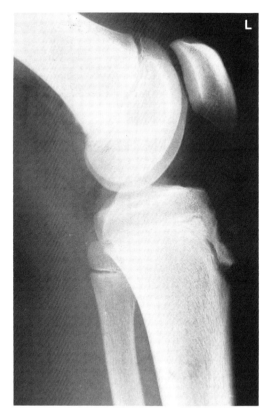

Abb. 178. Osgood-Schlatter-Erkrankung

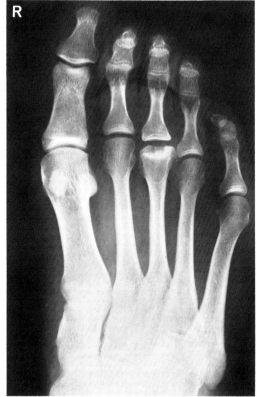

Abb. 179. Freiberg-Köhler-Erkrankung (Köhler II) am Kopf des Os metatarsale III

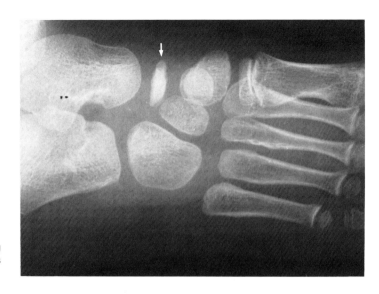

Abb. 180. Köhler-Erkrankung des Os naviculare pedis rechts (Köhler I) (↓)

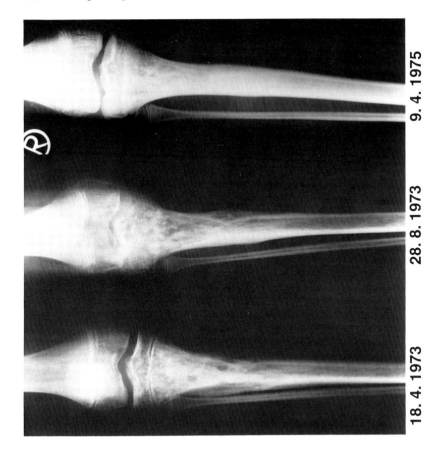

Abb. 182. Frische Osteomyelitis in der proximalen Tibia. Osteoporose, partielle Destruktion der Kompakta und mäßige periostale Knochenappositionen

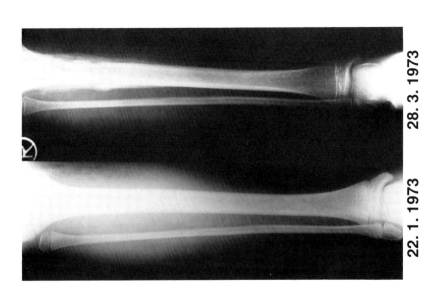

Abb. 181. Osteomyelitis der Tibia.
a) Frühes Stadium, Weichteilschwellung.
b) Spätstadium, Knochendestruktion und periostale Neubildung

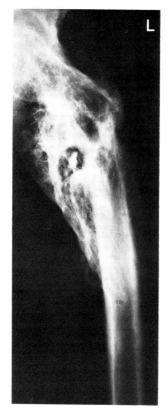

Abb. 183. Chronische Osteomyelitis im proximalen Femurdrittel nach Schußbruch. Fehlstellung des Femurs. Strukturauflockerung und starke periostale Knochenreaktionen. Sequester innerhalb einer unregelmäßig begrenzten Aufhellung

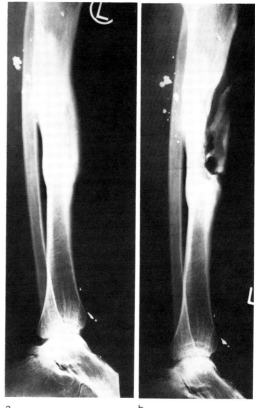

a   b

Abb. 184. Osteomyelitis in der Tibia nach einem Schußbruch. Ankylose im Talonavikulargelenk nach einer Osteomyelitis. Fremdkörper.
a) Sequester innerhalb einer Aufhellung, die in der strukturverdichteten Tibia liegt.
b) 5 Monate später. Nach Exazerbation Demarkierung eines großen Knochenstückes aus der Tibiavorderkante (Totenlade)

Die röntgenologischen Veränderungen *der akuten Osteomyelitis,* die frühestens nach 2–3 Wochen bevorzugt in den Dia- und Metaphysen der langen Röhrenknochen nachweisbar werden, sind im Frühstadium sehr diskret. Neben einer Weichteilschwellung (Abb. 181) beobachtet man ungefähr nach dem 14. Tag einen unregelmäßig begrenzten Rarefizierungsbezirk sowie eine mäßige periostale Knochenapposition als Folge eines subperiostalen Abszesses (Abb. 181). Mit längerer Krankheitsdauer entwickeln sich singuläre oder multiple Zerstörungsherde (Abb. 182) in den strukturaufgelockerten Bezirken, sog. *Spongiosanekrosen,* und eine Zunahme der Periostreaktionen. Außerdem treten Abszesse in Form von unregelmäßigen Aufhellungen auf, die von sklerotischen Randsäumen umgeben sind. Im Spätstadium kommen *Sequester* (Abb. 183, 184b), die an verdichteten Knochenbezirken innerhalb einer osteoporotischen und partiell sklerotischen Region sichtbar werden, zur Darstellung. Sie sind eindeutiger auf Schichtaufnahmen als auf Übersichtsbildern nachweisbar.

Die *Totenlade* (Abb. 184b) infolge Abstoßung eines größeren Knochenstückes findet man heute selten. Der Entzündungsprozeß kann sich in die Epiphyse und in das Gelenk ausdehnen. Im wachsenden Skelett macht er gewöhnlich an der Epidiaphysenfuge halt, so daß Wachstumsstörungen selten auftreten.

Der Übergang in die *chronische Osteomyelitis* ist fließend. Verdächtig sind die weitere Ausdehnung der Destruktionen, eine unscharfe Demarkierung gegenüber dem gesunden Knochen, das Auftreten

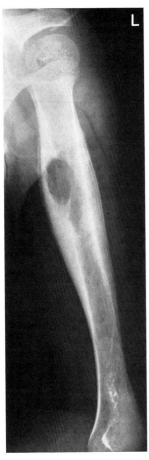

Abb. 185. Brodie-Abszeß. Unregelmäßig begrenzte Aufhellung im Humerus und deutliche Periostitis ossificans

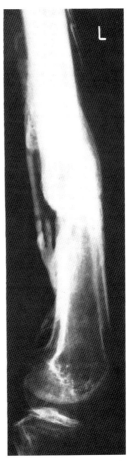

Abb. 186. Sklerosierende Osteomyelitis mit diffuser Sklerose und periostaler und paraossaler Knochenneubildung im distalen Femurabschnitt

neuer Sequester und die Zunahme der periostalen Appositionen. Es finden gleichzeitig ein Knochenanbau und eine -zerstörung statt. Die Exazerbation einer chronischen Osteomyelitis erkennt man an dem Auftreten neuer Destruktionsherde und Sequester innerhalb einer stark sklerosierten Knochenregion.
Bei Abortivformen kann oft keine Diagnose gestellt werden. Eine umschriebene Osteoporose und Rarefizierung der Kortikalis verlangen besondere Beachtung.
Die Ausheilung der Osteomyelitis erfolgt je nach der Schwere der röntgenologischen Veränderungen entweder vollständig ohne wesentliche Knochenveränderungen oder unter Verdickung des Knochens mit kräftiger strähniger Sklerosierung und Konturdeformierung (Abb. 181 und 182). Die differentialdiagnostische Abgrenzung einer chronischen Osteomyelitis gegenüber einem osteo-

genen Sarkom kann wegen der kaum differenten Röntgenbilder in manchen Fällen Schwierigkeiten bereiten, so daß bei klinischem Tumorverdacht nur die Probeexzision die richtige Diagnose gewährleistet. Ferner kann die Angiographie zur Differentialdiagnose nutzbringend eingesetzt werden.
Die Osteomyelitis der Finger und Zehen, das *Panaritium ossale*, zeichnet sich durch eine vorwiegende Knochenzerstörung ohne wesentliche Periostreaktion aus.
Zentrale Aufhellungen mit umgebender Sklerose in den Metaphysen der langen Röhrenknochen sprechen für einen Brodie-*Abszeß* (Abb. 185).
Als *sklerosierende Osteomyelitis Garré* (Abb. 186) wird die blande Verlaufsform mit einer umschriebenen Sklerosierung ohne Destruktion oder Sequesterbildung bezeichnet.
Die Diagnose der *tuberkulösen Knochenerkran-*

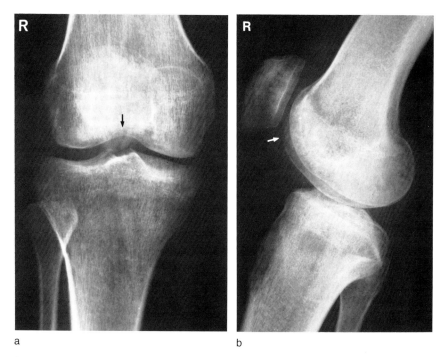

Abb. 187. Arthritis tuberculosa.
a) a.-p. Bild. Geringe subchondrale Osteoporose in Gelenknähe (→).
b) Seitenaufnahme. Zerstörung der vorderen Gelenkfläche des rechten Femurkondylus (→)

kung ist schwierig und erst nach längeren Verlaufskontrollen möglich, da sie leicht mit der unspezifischen Osteomyelitis verwechselt werden kann. Immer muß nach anderen Organmanifestationen einer Tuberkulose gefahndet werden.
Eine röntgenologische Frühdiagnose gibt es nicht. Im Gegensatz zur akuten Osteomyelitis ist frühestens nach 3 Monaten als erster Befund eine umschriebene Osteoporose faßbar. Danach entwickeln sich zentrale oder randständige Knochendefekte *(Karies)*, manchmal Sequester, die zu ausgedehnten Zerstörungen führen. Wesentlich erscheint das Fehlen oder die nur geringe Ausprägung von periostalen Knochenappositionen und reaktiven Sklerosen. Der tuberkulöse Knochenabszeß bzw. die -kaverne lokalisiert sich meistens im Schaftende. Sie zeigt nur eine geringe Randsklerose und eine mäßige Periostreaktion, im Gegensatz zur Osteomyelitis. Mitunter sieht man um den Knochenherd kalkdichte Schatten, die durch verkalkten Eiter hervorgerufen werden. Bei tuberkulösen Prozessen in Epi- und Metaphyse besteht immer die Gefahr einer Gelenkbeteiligung. Charakteristisch ist das Bild der *Spina ventosa* mit starken periostalen Auflockerungen an den Diaphysen der Phalangen von Hand und Fuß, wobei innerhalb der Auftreibung der Knochenherd zunächst nicht sichtbar, sondern erst nach stärkerer Knochenzerstörung faßbar wird.

Die bei der *konnatalen Lues* bekannte Periostitis, Osteomyelitis und Osteochondritis kommen oft kombiniert vor. Eine unregelmäßige Begrenzung der Metaphysenenden, verstreute diaphysäre und epiphysäre Herde von Destruktionen und Proliferationen sind Ausdruck einer Lues. Typisch erscheint eine starke Periostitis mit lamellenartigen Auflagerungen sowie Verbiegungen der Tibia (Säbelscheidentibia).

Die latente konnatale Lues manifestiert sich in einer chronischen Periostitis und Ostitis im späten Kindesalter.

Die erworbene *Erwachsenenlues* äußert sich als Periostitis luica, zirkumskripte Gumma oder diffuse gummöse Osteomyelitis. Periostale Knochenauflagerungen und diffuse Sklerosierungen herrschen vor. In der Abgrenzung gegenüber einer Osteomyelitis bringt die serologische Untersuchung die entscheidende Klärung.

Die früher als ossäre Manifestation einer Tuberkulose gedeutete *Ostitis multiplex cystoides* (Morbus Jüngling) ist pathogenetisch unklar. Die vorwiegend in den kleinen Röhrenknochen auf-

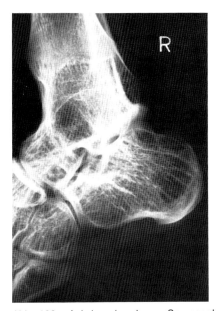

Abb. 188. Ankylose im oberen Sprunggelenk nach Arthritis tuberculosa. Arthrose im unteren Sprunggelenk. Knochendystrophie

tretende Erkrankung erkennt man an isolierten oder disseminierten, unscharf begrenzten Aufhellungen, die zum Teil konfluieren, oder an grobwabigen Strukturen mit Verdünnung der Knochenrinde. Sklerosen oder Gelenkeinbrüche fehlen. Zur Differentialdiagnose stehen Zysten, Defekte bei der rheumatischen Arthritis oder xanthomatöse Tumoren zur Debatte.

Entzündliche Gelenkveränderung

Die Arthritis wird in spezifische und unspezifische, akute und chronische Formen unterteilt. Bei negativem Röntgenbild im Frühstadium sind erst später sekundäre, jedoch keine pathognomonischen Befunde zu erheben. Die Röntgenbefunde sind sehr vieldeutig. Allein aus dem radiologischen Befund ist selten eine ätiologische Einordnung der Gelenkveränderungen möglich. Die Deutung des Röntgenbildes sollte nur in Verbindung mit der Klinik erfolgen.

Die *unspezifische Arthritis* entsteht durch direkte Infektion oder durch Übergreifen einer Osteo-

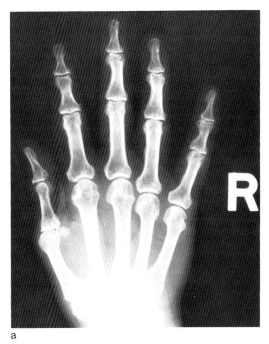
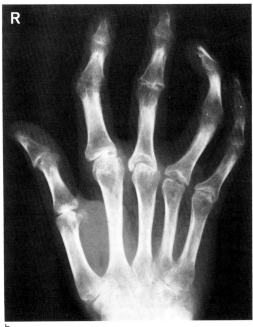

a b

Abb. 189. Primär chronische Polyarthritis.
a) Rechte Hand. Geringgradige polyarthritische Veränderungen im Bereich der Phalangealgelenke mit mäßigen Usurierungen der Gelenkflächen und vereinzelten kleinen Zysten. Degenerative Veränderungen im Bereich der Handwurzelknochen
b) Rechte Hand. Ausgeprägte polyarthritische Veränderungen im Bereich der Karpometakarpo-, Metakarpophalangeal- und Phalangealgelenke mit ausgeprägten Usurierungen der Gelenkflächen, Zysten und Osteoporose. Ankylose einzelner Phalangealgelenke. Subluxationen

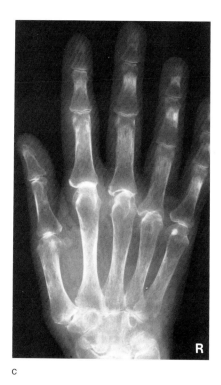
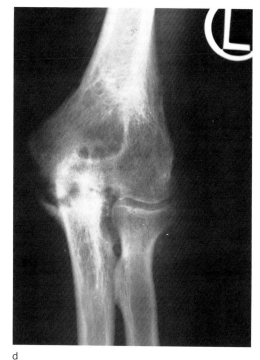

c) Rechte Hand. Polyarthritische Veränderungen an allen Handgelenken, besonders an den Handwurzelgelenken
d) Arthritische Veränderungen im linken Ellbogengelenk

myelitis. Nach anfänglicher Weichteilschwellung mit Ausweitung der Gelenkkapsel durch einen Erguß kommt es nach 7–10 Tagen infolge einer Knorpelzerstörung zu einer progredienten Gelenkspaltverschmälerung. Damit gehen eine regionäre Entkalkung und eine Destruktion der subchondralen Knochenanteile einher.
Bei der langsam verlaufenden *chronischen Arthritis* entwickeln sich Gelenksspaltverschmälerungen und Usurierungen der Gelenkflächen. Sekundär tritt eine Arthrosis deformans ein.
Die *tuberkulöse Arthritis* nimmt einen protrahierten chronischen Verlauf. Nach einem anfänglichen Gelenkerguß beobachtet man nach Monaten eine graduell unterschiedliche Osteoporose der gelenknahen Knochenabschnitte (Abb. 187) und eine Einengung des Gelenkraumes. Danach folgen marginale Usurierungen und kleinere Defekte der artikulierenden Gelenkflächen (Abb. 187b) mit Ankylose als Endzustand (Abb. 188). Bei der *Caries sicca*, die meistens im Schultergelenk auftritt, fehlt der Gelenkerguß.
Die röntgenologische Differentialdiagnose zwischen unspezifischer und tuberkulöser Arthritis ist schwierig und manchmal unmöglich. Die Punktion des betroffenen Gelenkes klärt die Diagnose. Im allgemeinen führt die unspezifische Arthritis zur frühzeitigen Gelenkspaltverschmälerung und zuerst zu Knochendestruktionen an den stärker belasteten Gelenken. Die Einengung des Gelenkraumes ist bei der Tuberkulose ein Spätzustand. Die Zerstörung der artikulierenden Gelenkflächen tritt dagegen früher auf. Ankylosierungen sind bei der unspezifischen Arthritis seltener als bei der tuberkulösen.
Im akuten Stadium der rheumatischen Arthritis ist die Röntgenuntersuchung nutzlos. Erst die chronischen Formen zeigen pathologische Röntgenbefunde.
Die *rheumatische Arthritis* tritt zunächst in den Interphalangeal-, Metakarpophalangeal-, Metatarsophalangeal- und Radioulnargelenken mit bilateraler symmetrischer Verteilung auf (Abb. 189a–c). Später werden die zentralwärts gelegenen Gelenke befallen (Abb. 189d). Röntgenologisch beobachtet man zuerst in Gelenknähe eine Osteoporose, der marginale Usuren, wellenförmige Konturierungen der Gelenkflächen und Verschmälerung der Gelenkräume folgen (Abb. 189a). Im Endstadium liegen Geröllzysten, Sub-

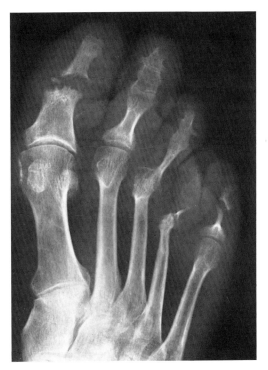

Abb. 190. Arthritis mutilans. Osteolysen an den Grundphalangen des 1., 4. und 5. Zehenstrahles und am Köpfchen des Os metatarsale 3 und 4

luxationen und Ankylosen (Abb. 189 b u. c) vor. Exazerbationen und Remissionen führen zur sekundären Arthrosis deformans. Knochenwülste an den Köpfchen der Mittelphalangen *(Heberden-Knötchen)* dürfen nicht mit arthritischen Veränderungen oder Sehnenansatzstellen an den Diaphysen der Phalangen verwechselt werden.
Die Symptomentrias Urethritis, Konjunktivitis und Polyarthritis wird als *Reiter-Syndrom* bezeichnet. Röntgenologisch zeigen die betroffenen kleinen Finger- und Fußgelenke eine Verschmälerung der Gelenkspalten, eine Osteoporose, geringe periostale Knochenappositionen und selten Knochendestruktionen.
Ähnliche Veränderungen zeigen die bei Kindern und Jugendlichen vorkommende *Still-Chauffard-Erkrankung*, die mit Lymphknotenvergrößerungen und Milzschwellung einhergeht, und das *Felty-Syndrom* bei Frauen jenseits des 45. Lebensjahres, das mit Milz- und Lymphknotenvergrößerungen sowie Blutbildveränderungen kombiniert ist.
Polyarthritische Veränderungen sind bei der Sklerodermie, die außerdem Kalkablagerungen in den Weichteilen der Fingerenden zeigt, sowie bei der Psoriasis, bei der vorwiegend die Interphalangealgelenke befallen sind und eine Resorption der Nagelkränze eintritt, nachweisbar.
Bei der *Arthritis mutilans* finden sich neben polyarthritischen Veränderungen massive Osteolysen der Ossa metacarpalia und metatarsalia sowie der Phalangen (Abb. 190).
Von der *Arthritis urica* werden das Großzehengrundgelenk und das -endgelenk, bekannt als *Podagra*, seltener die Knie- und die kleinen Handgelenke betroffen. Die Uratablagerungen in den periartikulären Geweben *(Gichttophi)* führen zunächst zu Gelenkschwellungen, ohne daß ossäre Befunde zu erheben sind. Bisweilen liegt eine geringe Entkalkung vor. Im weiteren Verlauf führen die Gichttophi zu umschriebenen Substanzdefekten (Abb. 191 a u. b) an den Epiphysenkanten, die mit einem dünnen Sklerosesaum als Zysten imponieren können. Sehr selten treten Verkalkungen der Tophi ein. Die Lochdefekte sind uncharakteristisch, nur ihre Lokalisation und Zahl sind typisch. Später entwickelt sich durch die Knorpelzerstörung eine Arthrosis deformans. Differentialdiagnostische Schwierigkeiten können gegenüber der Polyarthritis auftreten. Hier entscheidet die Lokalisation der Veränderungen.
Mit der Gicht dürfen nicht die in der Subkutis röntgenologisch sichtbaren Kalkablagerungen bei der *Kalkgicht (Calcinosis interstitialis localisata)* (Abb. 192a), die ohne Skelettveränderungen einhergehen, oder generalisierte Kalkablagerungen, z. B. bei der Sklerodermie (Abb. 192 b), verwechselt werden.
Bei der *Ochronose* führt die Deponierung der Homogentisinsäure zu hyper- und atrophischen Veränderungen, Zysten- und Osteophytenbildungen sowie gelenkfernen rundlichen Zerstörungen.

Degenerative Gelenkveränderungen

Die *Arthrosis deformans* ist Folge einer Degeneration des Gelenkknorpels, die als polyartikuläre Erkrankung älterer Menschen neben der Wirbelsäule und den Hüftgelenken vorwiegend die Knie- (Abb. 193), Talonavikular-, Metakarpophalangeal- und Interphalangealgelenke (Abb. 194), Akromioklavikular- und Schultergelenke (Abb. 195) befällt, ebenso wie die sekundäre Arthrosis deformans nach entzündlichen oder traumatischen Gelenkerkrankungen. Beide Formen differieren röntgenologisch nicht. Die Röntgendiagnose der Arthrosis deformans bedeutet schon einen Spätzustand. Es besteht keine Kongruenz zwischen röntgenologischen und klinischen Befunden. Charakteristische und „frühe" Zeichen einer

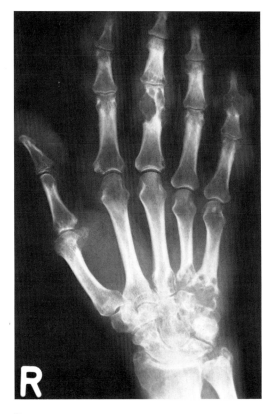 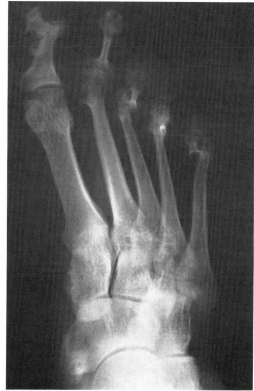

a   b

Abb. 191. Arthritis urica.

a) Rechte Hand. Gichttophi an den Basen der Ossa metacarpalia III—V sowie an den Phalangen des 3.—5. Fingerstrahles mit ausgestanzten Knochendefekten. Weichteilschwellungen

b) Rechter Fuß. Ausgestanzte Lochdefekte in den Knochenabschnitten des 1. Zehenstrahles durch Gichttophi

degenerativen Gelenkerkrankung sind Osteophyten an den Knochenrändern von unterschiedlicher Größe. Im weiteren Verlauf entwickeln sich unregelmäßige Schliffflächen an den Gelenkenden sowie eine zunehmende Sklerosierung der gelenknahen Knochenabschnitte durch die Knorpelzerstörung. Durch lokale Knochendestruktionen und Blutungen entstehen subchondrale Geröllzysten, die entweder als glattwandige Aufhellungen mit stark sklerotischen Rändern oder als randständige Defekte an den Gelenkflächen sichtbar werden. Sie sind ein konstanter Befund an den überlasteten Gelenken, treten jedoch auch bei anderen Gelenkerkrankungen auf. Später kommt es an den stärker belasteten Stellen zur Verschmälerung der Gelenkspalten, gelegentlich bis zu ihrem völligen Schwund, so daß die abgeschliffenen Knochen die Artikulation übernehmen. Daraus resultieren Subluxationen und Instabilitäten der Gelenke.

Seltener sieht man intra- und periartikuläre Kalkablagerungen, besonders im Kniegelenk, die durch Verkalkung eines abgesprengten Knochenstückes oder eines Synoviaanteiles entstehen und als freie Gelenkkörper erscheinen. Gelegentlich lassen sich bei einer Meniskusdegeneration Verkalkungen nachweisen.

Die posttraumatisch oder ohne erklärbare Ursache auftretende *Osteochondrosis dissecans* manifestiert sich außer im Ellbogen-, Hüft- und oberen Sprunggelenk meistens im Kniegelenk (Abb. 196a u. b), und zwar in 20% bilateral. Die ischämische Nekrose eines Knochenstückes erkennt man röntgenologisch an einer Aufhellung bzw. einem Defekt an der gelenknahen Oberfläche des Femurs oder am Unterrand der Patella (Mausbett) und an einem isolierten Knochenfragment (Gelenkmaus). Dieses liegt entweder frei im Gelenkraum oder seltener im Mausbett.

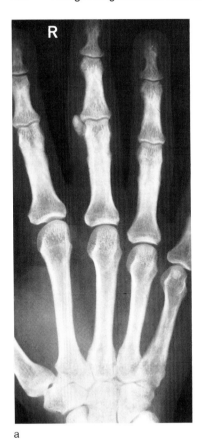 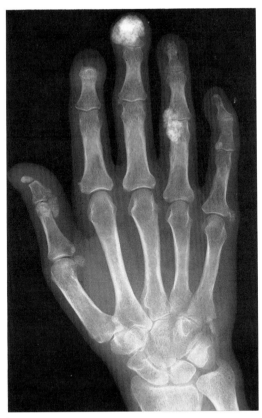

Abb. 192. Calcinosis.

a) Calcinosis interstitialis localisata in Höhe des Mittelgelenkes des 3. Fingers

b) Calcinosis interstitialis generalisata bei Sklerodermie

Die *neuropathische Arthrose (Charcot-Gelenk)* bei der Tabes dorsalis, der Syringomyelie, den Querschnittsläsionen oder den Myelodysplasien kennzeichnet sich durch ausgeprägte degenerative Veränderungen mit Subluxationen, Luxationen, Nekrosen, Infraktionen und Frakturen, vorwiegend an den unteren Extremitäten (Abb. 171, 197) und an der Wirbelsäule. Vor allem die Syringomyelie führt zu exzessiven hypertrophischen Deformitäten, besonders an den Gelenken der oberen Extremitäten.

Am Fuß ist das *Malum perforans pedis* mit Knochendestruktionen, Sequestern und Fisteln bekannt.

Bei den *hämorrhagischen Arthropathien* (Blutergelenk) kommt es vorwiegend im Knie- und Ellbogengelenk (Abb. 198) durch rezidivierende Blutungen zu Kapselverdickungen, Destruktionen von Knorpeln und Knochen sowie sekundär zur schweren Arthrosis deformans, Subluxation, Luxation und Kontraktur.

Die *periartikulären Gewebe* können von einem Entzündungsprozeß (Bursitis, Tendinitis, Fibrositis) betroffen werden, wobei röntgenologisch in manchen Fällen Kalkablagerungen sichtbar werden. Die Kalkdeponierung in der Supraspinatus-, seltener in der Infraspinatussehne, besonders deutlich auf leicht abduzierten Aufnahmen oberhalb des Tuberculum majus sichtbar, wird als *Periarthritis humeroscapularis* (Abb. 199) bezeichnet. Außerdem finden sich in Gelenknähe Kalkablagerungen in den Bursae *(Bursitis calcarea)* und in den Sehnen *(Tendinitis calcarea)*, vorwiegend im Bereich des Schulter-, Ellbogen- und Kniegelenkes.

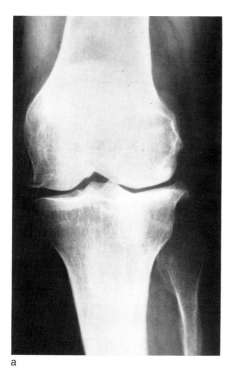 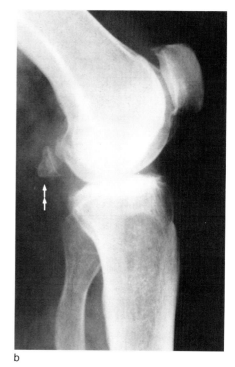

Abb. 193. Gonarthrose mit Gelenkspaltverschmälerung und Osteophyten an den Gelenkflächen. Patellofemoralarthrose mit Osteophyten an der Patellagleitfläche. Arthrose der Fabella (→→)

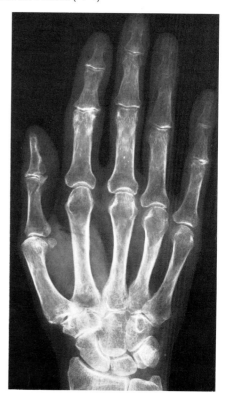

Abb. 194. Arthrose der Handgelenke. Gelenkspaltverschmälerungen, subchondrale Spongiosaverdichtungen und Osteophyten, besonders deutlich am Karpometakarpalgelenk I (Rizarthrose)

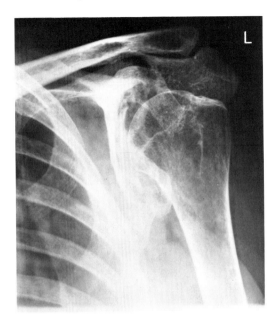

Abb. 195. Schwere Arthrosis deformans des Schultergelenks. Pathologische Fraktur des Akromions in einer Osteolyse bei einem Plasmozytom

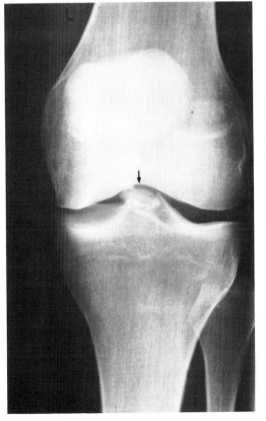

a

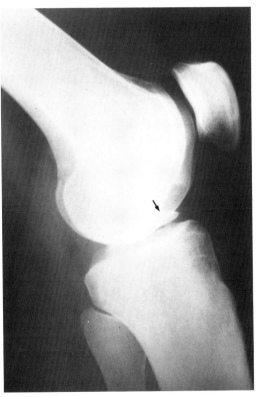

b

Abb. 196. Osteochondrosis dissecans (↓)

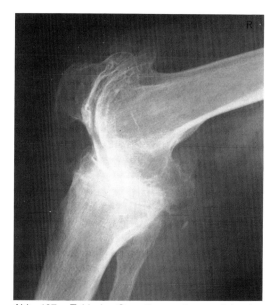

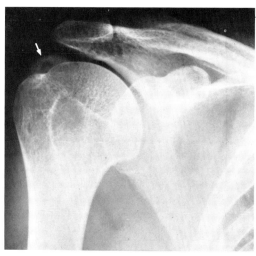

Abb. 199. Periarthritis humeroscapularis. Verkalkung der Supraspinatussehne (↘)

Abb. 197. Tabische Gonarthrose. Ausgeprägte degenerative Veränderungen an Femur, Tibia und Patella. Fraktur der Patella. Subluxation. Osteochondrosis dissecans. Verkalkungen in den verdickten Weichteilen

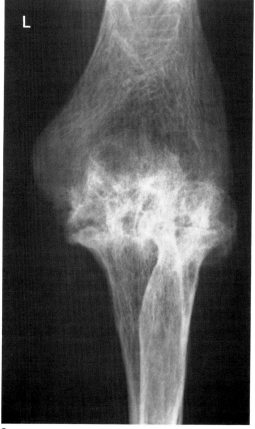

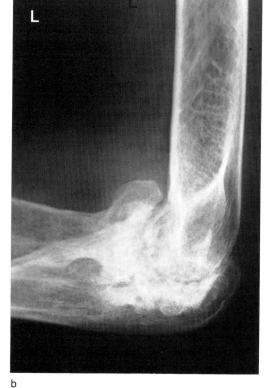

b

Abb. 198. Blutergelenk in 2 Ebenen. Degenerative Veränderungen des rechten Ellbogengelenkes

a

Röntgendiagnostik der inneren Organe

Thoraxorgane

Lunge und Pleura

Die Röntgenuntersuchung ist für die Diagnostik aller Lungenerkrankungen unerläßlich. Es ist wichtig zu berücksichtigen, daß wir im Röntgenbild der Lungen nur makroskopische und keine mikroskopischen Veränderungen sehen. Wenn auch bestimmte Lungenerkrankungen fest umrissene röntgenologische Veränderungen zeigen, so trifft dies für viele pathologische Zustände nicht zu. Voraussetzung einer optimalen Lungendiagnostik ist daher, die Wertung des Röntgenbildes immer in Verbindung mit den klinischen Befunden durchzuführen. Dies vermeidet Über- oder Unterbewertungen bzw. Mißdeutung der Röntgenbefunde.

Methoden

An gewöhnlichen *Methoden* stehen die Thoraxaufnahme im dorsoventralen und seitlichen Strahlengang mit normaler oder Hartstrahltechnik (gelegentlich Schrägaufnahme) und die Durchleuchtung zur Verfügung, die bei speziellen Fragestellungen durch die Tomographie in mehreren Ebenen, die Bronchographie und selten durch eine Angiokardiographie oder ein Pneumomediastinum zu vervollständigen sind. Eine Ergänzung der Thoraxaufnahme in funktioneller Hinsicht bedeutet die Radioisotopendiagnostik der Lungen in Form der Lungenperfusionsszintigraphie oder der Inhalationsszintigraphie (Abb. 211). Die Wertung eines Lungenszintigrammes soll immer nur in Verbindung mit der Thoraxaufnahme erfolgen. Durchleuchtung und Aufnahme sind nicht konkurrierend, sondern ergänzen sich und sind für sich allein diagnostisch oft unzulänglich. So muß man z.B. wissen, daß kleinfleckige Lungenverschattungen (z.B. Miliartuberkulose, leichte Silikose) auch dem Geübten bei der Durchleuchtung schon durch das begrenzte Auflösungsvermögen des Durchleuchtungsschirmes entgehen. Andererseits bleiben bei einer alleinigen dorsoventralen Aufnahme allzuoft Veränderungen hinter dem Herzen (z.B. Infiltrationen oder Atelektasen im linken Unterlappen, Tumoren im linken unteren Abschnitt des Mediastinums [Abb. 286a u. b]) unerkannt. Daneben haben Durchleuchtung und Aufnahme ganz unterschiedliche Aufgaben. Die Durchleuchtung ermöglicht vor allem die Beurteilung funktioneller Aspekte (z.B. Zwerchfellbeweglichkeit), während die Aufnahme das morphologische Geschehen „dokumentarisch" fixiert. Eine Durchleuchtung soll heute aus Gründen der Strahlendosisreduzierung und der erhöhten Information mit Bildverstärker-Fernsehtechnik durchgeführt werden.

Methodisch halten wir folgenden *Untersuchungsgang* für angezeigt:

1. Bei allen Erkrankungen der Lungen (oder bei klinischem Verdacht) ist eine dorsoventrale (d.-v.) Großaufnahme mit einem Fokus-Film-Abstand von zwei Metern anzufertigen, die meistens (besonders zur Lokalisation eines Prozesses) durch eine Seitenaufnahme ergänzt werden muß.

2. Die Durchleuchtung dient zur Ergänzung der Aufnahme, wie z.B. Abgrenzung eines Pleuraergusses von Infiltrationen, Beurteilung des Zwerchfelles und des Mediastinums bzw. seiner Organe. Bei eindeutigem Befund durch Aufnahmen in 2 Ebenen kann auf sie verzichtet werden.

3. Zur Verlaufsbeurteilung einer Lungenerkrankung (z.B. Tuberkulose) ist aus folgenden Gründen nur die Großaufnahme angezeigt: a) kleinere bis mittelgradige Form-, Größen- und Strukturveränderungen eines pathologischen Lungenprozesses sind „nur" durch *Vergleichsaufnahmen* faßbar (Progredienz oder Regredienz einer Tuberkulose); b) die somatische Belastung der Haut des Patienten (abgesehen vom Arzt) ist bei der Lungenaufnahme mit 0,1 R erheblich geringer

als bei einer Bildverstärker-Durchleuchtung von z. B. 1 Minute Dauer mit 1,5 R. Entsprechend gilt dies auch für die Gonadendosis (Tab. 4, S. 35). Dies ist besonders bei einer jahrelangen Verlaufskontrolle der Lungentuberkulose zu beachten. Durch die Bildverstärker-Fernsehdurchleuchtung wird die Patientendosis gegenüber der gewöhnlichen Leuchtschirmdurchleuchtung bei gleicher Untersuchungsdauer auf 45–30% reduziert.

4. Bei Reihenuntersuchungen großer Bevölkerungsgruppen sind Schirmbildaufnahmen (Schirmbildphotographie) auf Mittelformat (70×70 oder 100×100 mm) diagnostisch ausreichend; am besten auch in 2 Ebenen. Zur exakten Diagnostik sind pathologische Veränderungen im Schirmbild immer durch Großaufnahmen zu ergänzen. Keinesfalls ist die Durchleuchtung für Reihenuntersuchungen angebracht, da a) die Strahlenbelastung der Patienten und vor allem die des Arztes wesentlich größer ist als bei der Schirmbildphotographie (bei Schirmbilduntersuchungen wird der Arzt überhaupt nicht durch Röntgenstrahlen belastet), b) bei der Reihendurchleuchtung neben der subjektiv unterschiedlichen Erfahrung durch die natürliche Ermüdung des Arztauges krankhafte Befunde übersehen werden können.

5. Zum Nachweis oder Ausschluß von Einschmelzungen eines Lungenprozesses (z. B. tuberkulöse Kavernen, Abszesse) sind Schichtaufnahmen erforderlich. Das gleiche gilt für Veränderungen im Bereich der Trachea, der großen Bronchialäste (z. B. Bronchusstenose durch einen Tumor) und der Lungengefäße.

6. Die Beurteilung peripherer Bronchialveränderungen verlangt eine Bronchographie (z. B. Differentialdiagnose Bronchiektasen – chronisch deformierende Bronchitis).

7. Bei pathologischen Lungenprozessen, die nicht eindeutig dem Lungenparenchym oder dem Gefäßsystem beizuordnen sind, wie z. B. arteriovenöse Lungenfisteln, ist eine Angiokardiographie angezeigt.

Zusammenfassend ist die *Röntgenaufnahme der Lungendurchleuchtung aus folgenden Gründen vorzuziehen:*

1. Die Aufnahme gibt mehr *Informationen* als die Durchleuchtung (z. B. miliare Herde, exakte anatomische Lokalisation bei Aufnahmen in 2 Ebenen).

2. Die Aufnahme ist ein *objektives Dokument*, das zwischen mehreren Ärzten am selben Ort oder an einem anderen Ort austauschbar und von mehreren Ärzten beurteilbar ist, ohne daß eine erneute Strahlenbelastung des Patienten erforderlich ist.

3. Die *Strahlenbelastung* des Patienten ist bei einer Aufnahme wesentlich geringer als bei einer Durchleuchtung (Thoraxaufnahme, d.-v.: Belastung der Rückenhaut 0,1 R; Durchleuchtung: Bildverstärker-Fernsehtechnik ca. 1,5 R/min; konventioneller Leuchtschirm: 10 R/min).

4. Abschließend sei daher betont, daß eine Beurteilung der Lungen nur durch eine Durchleuchtung unzulänglich ist und als Kunstfehler gewertet werden kann.

Die technischen Aufnahmebedingungen sind wie die Durchleuchtungstechnik auf S. 27 und S. 28 besprochen. Wichtig ist, die Lungenaufnahme stets in inspiratorischem Atemstillstand und im Stehen anzufertigen, weil in Exspiration durch den Zwerchfellhochstand und den verminderten Luftgehalt der Lungen besonders über den Unterfeldern Verschattungen entstehen, die fehlgedeutet werden können. Außerdem wird das durch den Zwerchfellhochstand quer gelagerte Herz irrtümlich als verbreitert und in Verbindung mit den verstärkten basalen Lungenstrukturen als myogene Dilatation mit Lungenstauung gewertet. Bei der Seitenaufnahme muß die kranke Lungenseite filmnah sein, da nur das filmnahe Objekt scharf zur Darstellung kommt.

Während die Thoraxaufnahme im Stehen im d.-v. Strahlengang angefertigt wird, wird bei sehr kranken Patienten, die nicht stehen oder sitzen können, oder bei kleinen Kindern eine v.-d. Thoraxübersichtaufnahme am liegenden Kranken durchgeführt. Diese wird im Gegensatz zur Aufnahme im Stehen mit einem Fokus-Film-Abstand von 1 m angefertigt, weil die Decken der Untersuchungsräume zu niedrig sind oder bei fahrbaren Röntgengeräten der Fokus-Film-Abstand nicht auf 2 m zu vergrößern ist. Im Vergleich mit der d.-v. Thoraxübersicht (Fokus-Film-Abstand 2 m), die am stehenden bzw. sitzenden Patienten aufgenommen wird, ist auf den v.-d. Aufnahmen im Liegen die Vergrößerung stärker (z. B. Herz) und die Bildschärfe weniger gut.

Betrachtung der Lungenaufnahme

Kriterien einer technisch guten Lungenaufnahme (Abb. 200) sind:

1. Filmabschnitte außerhalb des Thorax oder Halses, die von ungeschwächten Röntgenstrahlen getroffen wurden, müssen tiefschwarz sein. Dies beweist eine ausreichende Belichtung und Entwicklung.

2. Das Herz muß glasklar abgebildet sein, was eine ausreichende Fixierung und Wässerung des Filmes anzeigt.

172 Röntgendiagnostik der inneren Organe

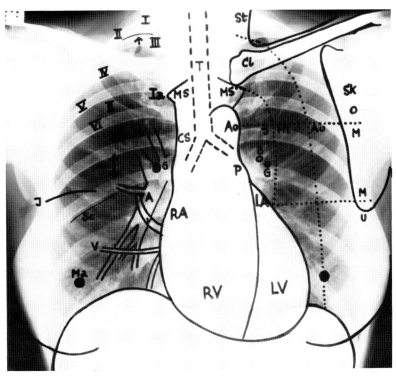

Abb. 200. Normale Strukturen und Konturen in der d.-v. Thoraxaufnahme

I	= 1. Rippe	Sc	= Sulcus costae	T	= Trachea
II	= vorderer Anteil der 2. Rippe	↕	= Interkostalraum	MS	= Manubrium sterni
III–VI	= hinterer Anteil der 3.–6. Rippe	J	= Interlobärlinie	Cl	= Klavikula
Ia	= Knorpel der 1. Rippe	St	= M. sternocleido-	Ma	= Mamille
↑	= Umschlagfalte der parietalen Pleura am hinteren Anteil der 2. Rippe		mastoideus	Sk	= Skapula

Herz

Ao	= Aortenknopf – distaler Bereich des Aortenbogens	LV	= linker Ventrikel
CS	= V. cava superior	A	= Lungenarterien (rechte Unterlappenarterie)
P	= Pulmonalissegment – Truncus pulmonalis	V	= Lungenvenen
RA	= rechter Vorhof	G●	= orthograd getroffenes Lungengefäß
LA	= linkes Herzohr	B○	= orthograd getroffener Bronchus
RV	= rechter Ventrikel		

Lungenabschnitte

O--- = Oberfeld   M--- = Mittelfeld   U--- = Unterfeld   J = innere Zone   Mi = Mittelzone   Au = äußere Zone

3. Die 4 obersten Zwischenwirbelräume der BWS und der obere Trachealabschnitt müssen abgrenzbar sein und die hinteren unteren Rippenabschnitte im Herzschatten unsichtbar werden, wodurch die richtige Aufnahmehärte bewiesen ist.
4. Rippen, Herzränder und Lungengefäße müssen scharf begrenzt sein, was die nötige Schärfe der Aufnahme (Ausschaltung von Bewegungsunschärfen durch sehr kurze Belichtungszeiten) beweist.
5. Die Beurteilung technisch schlechter Aufnahmen kann zu Fehldiagnosen führen und sollte daher unterbleiben. Die *Betrachtung* einer Thoraxaufnahme erfolgt am zweckmäßigsten nach einem bestimmten Schema, und zwar: 1. knöcherner Thorax, 2. Zwerchfell, 3. Lunge, 4. Herz und Mediastinum. Da Herz, Mediastinum und Zwerchfell gesondert besprochen sind, werden hier nur knöcherner Thorax und Lungen abgehandelt.

Rippen

Strukturen und Konturen der Rippen sind auf Aufnahmen mit normaler Technik besser als auf Hartstrahlaufnahmen zu beurteilen.
Von den *Rippen* sind normalerweise nur die knöchernen Anteile im Röntgenbild erkennbar, wogegen die vorderen knorpeligen Abschnitte erst bei Verkalkungen sichtbar werden. Dies ist ein röntgenologischer Befund, der im Alter sehr häufig ist, aber auch in früheren Dezennien vorkommt, und

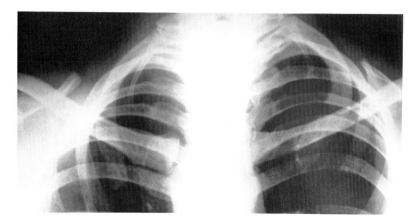

Abb. 201. Halsrippe bds.

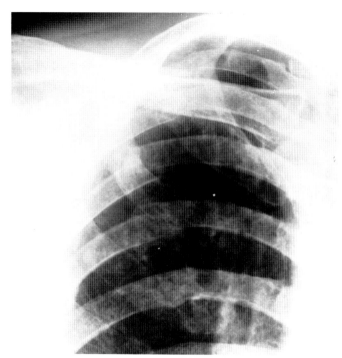

Abb. 202a. Rippenfrakturen des hinteren Anteiles der 4.–6. Rippe rechts

dem keine pathologische Bedeutung beizumessen ist. Verkalkte Rippenknorpel dürfen nicht mit verkalkten intrapulmonalen Prozessen verwechselt werden. Vordere und hintere Rippenanteile sind an ihrem unterschiedlichen Verlauf zu erkennen. Während die vorderen Rippenanteile von seitlich oben nach medial unten ziehen und bei fehlender Verkalkung des knorpeligen Anteils in deutlichem Abstand vom Mediastinalschatten enden, verlaufen die hinteren Rippenabschnitte von der Wirbelsäule aus nur leicht nach unten geneigt nach außen. Die Zwischenrippenräume nehmen seitlich an Höhe ab. Einen horizontalen Rippenverlauf mit erweiterten Zwischenrippenräumen sieht man beim Emphysem, mit verschmälerten z. B. bei Atelektasen, schrumpfenden Pleuraprozessen und beiderseits im oberen Thoraxbereich bei asthenischen Konstitutionstypen. Die Rippenkonturen sind normalerweise glatt. Einkerbungen bzw. Usuren am unteren Rand der hinteren Rippen sind durch die im Sulcus costae verlaufenden erweiterten Interkostalarterien bedingt und ein typisches Zeichen der Aortenisthmusstenose (Abb. 318a). Die praktisch wichtigste *Rippenanomalie* ist die

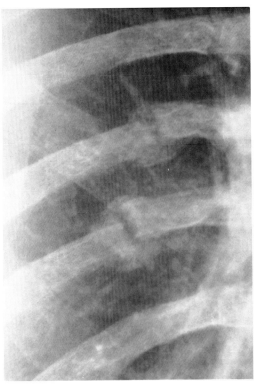 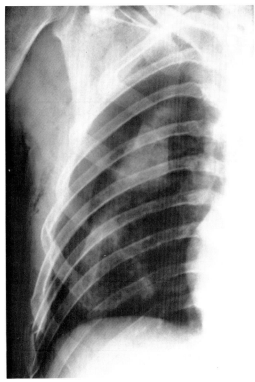

Abb. 202b. Alte Fraktur des hinteren Anteiles der 6. und 7. Rippe rechts mit periostalem Kallus. Frakturspalt noch sichtbar

Abb. 203. Rippenserienfraktur der 5. bis 8. Rippe rechts. Traumatischer Pneumothorax rechts und Hautemphysem

Halsrippe (Abb. 201). Sie ist meist schwächer als die erste Rippe und liegt vorn und medial von dieser in Höhe der Lungenspitze. Sie kann ein- oder doppelseitig vorkommen. Daneben kommen folgende Anomalien vor: Hemiarthrosen, Defekte der 1. Rippe, Spaltbildungen, Zwischenrippengelenke, Gabelrippen und knöcherne Brückenbildungen. Rippenfrakturen sind als freier Spalt oder als Dehiszenz der Fragmente erkennbar (Abb. 202). Bei nachgewiesenen *Rippenfrakturen*, besonders Serienfrakturen, ist immer auf einen Pneumothorax (Abb. 203), einen Hämatothorax und auf Lungenkontusionsherde zu achten; evtl. Zusatzaufnahmen der Lungen in In- und Exspiration. Verheilte Rippenfrakturen sind an einer spindelförmigen Auftreibung, die dem Kallus entspricht, zu erkennen (Abb. 202 b). Sie dürfen nicht mit Lungenherden verwechselt werden (Durchleuchtung). Zu beachten ist ferner die Struktur der Rippen, die Auskunft über Osteoporosen, Osteolysen oder -sklerosen gibt. Osteolytische Defekte weisen auf Metastasen hin.

Thoraxtrauma

Bei *Thoraxtraumen* muß die Röntgenaufnahme des Thorax folgende sechs Fragen grundsätzlich beantworten:

1. Rippen:	Einzelfraktur Serienfraktur
2. Pleuraraum:	Pneumothorax Spannungspneumothorax Hämatothorax
3. Mediastinum:	mediastinales Emphysem mediastinales Hämatom Aortenaneurysma
4. Lunge:	Atelektase Infiltration
5. Herz:	Herzbeuteltamponade Herzkontusion bzw. myogene Dilatation Cor pulmonale
6. Zwerchfell:	Ruptur

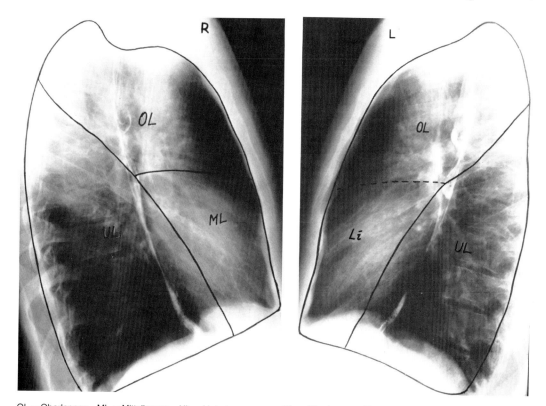

OL = Oberlappen ML = Mittellappen UL = Unterlappen

Abb. 204. Rechtes Seitenbild mit Lungenlappengrenzen

OL = Oberlappen Li = Lingula UL = Unterlappen

Abb. 205. Linkes Seitenbild mit Lungenlappengrenzen

Dies verlangt eine Systematik in der Beurteilung der Aufnahme. Außerdem sind Zusatzaufnahmen in Form von kurzfristigen Kontrollaufnahmen z. B. bei einem Spannungspneumothorax (s. S. 186) oder einer Herzbeuteltamponade und eine direkte bzw. indirekte venöse Aortographie zum Nachweis (s. S. 251) oder Ausschluß eines thorakalen Aortenaneurysmas häufig erforderlich.

Sehr deutlich sind die Deformierungen des Thorax, z. B. bei Kyphoskoliosen, röntgenologisch erkennbar. Dabei kann die Beurteilung der Lungen durch die Raumeinengung der skoliotischen Seite sehr erschwert sein, so daß Infiltrationen hier oft erst bei einer rotierenden Durchleuchtung sichtbar werden. Zu beachten ist, daß man die skoliotische Brustwirbelsäule bei mäßiger Verbiegung besonders rechts nicht als krankhafte Verbreiterung des Mediastinalschattens wertet, was sowohl durch eine harte Aufnahme, in der die Rippenansätze an der Wirbelsäule sichtbar sind, als auch durch eine Durchleuchtung exakt zu klären ist.

Röntgenanatomie der Lunge

Da normalerweise die *Lungenlappengrenzen* im dorsoventralen Bild nicht sichtbar sind, unterteilt man die Lungenfelder zur topographischen Beschreibung von abnormen Veränderungen am besten in 3 Abschnitte (Abb. 200); von oben nach unten: Ober-, Mittel-, Unterfeld; von der Thoraxmitte: innere, mittlere und äußere Zone. Dieses anatomisch und topographisch ungenaue Vorgehen wird durch eine gleichzeitige *Seitenaufnahme* exakter, weil hier die Lappenüberschneidungen des d.-v. Bildes wegfallen (Abb. 204, 205). Dabei läßt sich durch Aufnahmen in 2 Ebenen eine weitgehend genaue anatomische Lappen- und Segmentlokalisation von Lungenverschattungen durchführen, wie es in Abb. 206 und 207 schematisch dargestellt ist. Dieses Vorgehen ist bei thoraxchirurgischen Fragestellungen unerläßlich und muß dann häufig durch eine Bronchographie ergänzt werden.

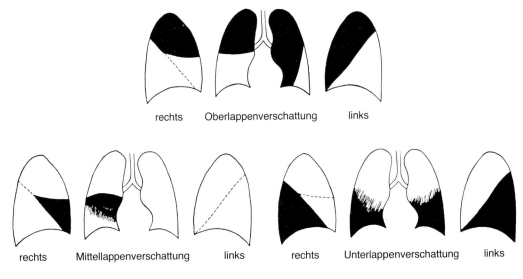

Abb. 206. Lobäre Flächenschatten

Eine gewisse anatomische Lokalisation eines Lungenprozesses ist durch das sogenannte „Silhouettenzeichen" möglich. Treten zwei Medien mit der gleichen Dichte, zum Beispiel von Wasser, unmittelbar in Berührung, so wird in der d.-v. Thoraxaufnahme (Summationsaufnahme) die bestehende Berührungsfläche verwischt und unsichtbar. Wenn zum Beispiel eine Verdichtung in der Lunge dem Herzen oder der Aorta unmittelbar anliegt, wird die Grenze zwischen diesen beiden Medien verwischt. Wird also durch einen rechtsseitigen Lungenherd der rechte Herzrand verwischt, dann liegt dieser Herd vorn im rechten Mittellappen (Abb. 232a). Wird dagegen durch einen Oberlappenherd links der Arcus aortae verwischt, so liegt der Prozeß dorsal im apikoposterioren Oberlappensegment. Trotz dieser topographischen Aussagemöglichkeiten durch das Silhouettenzeichen ist zur exakten anatomischen Lokalisation eines Lungenherdes immer eine Röntgenuntersuchung mit Aufnahmen in zwei senkrecht zueinander stehenden Ebenen erforderlich.

Jedem *Lungensegment* entspricht ein Segmentbronchus (die internationale Nomenklatur zeigt Abb. 208). Die topographischen Verhältnisse von Lungenveränderungen werden besonders deutlich im Bronchogramm in 2 Ebenen (Abb. 210a u. b). Ohne auf die einzelnen und zahlreichen Variatio-

---

Zu Abb. 207.

1a = Pneumonie oder frische Atelektase des apikalen rechten Oberlappensegmentes; nach dem d.-v. Bild kann es sich auch um Pneumonie des Lobus venae azygos oder atelektatische Schrumpfung des ganzen rechten Oberlappens handeln
1b = Pneumonie oder Atelektase des apikalen und posterioren linken Oberlappensegmentes
2a = Pneumonie oder Atelektase des dorsalen rechten Oberlappensegmentes
2b = 1b
3a und 3b = Pneumonie oder Atelektase des anterioren rechten resp. linken Oberlappensegmentes. Geht auf der d.-v. Aufnahme der Flächenschatten nicht bis an die laterale Thoraxwand heran, so kann der Schatten von demjenigen einer Hilusvergrößerung nicht unterschieden werden
3xa und b = Verschattung des axillären Segmentes des rechten wie linken Oberlappens
4a = Pneumonie oder Atelektase des lateralen Segmentes des rechten Mittellappens
4b = Pneumonie des oberen Lingulasegmentes des linken Oberlappens; auf der d.-v. Aufnahme von Hilusvergrößerung nicht zu unterscheiden

5a = Pneumonie oder Atelektase des medialen Segmentes des rechten Mittellappens; auf der d.-v. Aufnahme von einer Hilusverschattung oder kleinem Erguß im unteren Abschnitt des großen schrägen Interlobärspaltes nicht zu unterscheiden
5b = Pneumonie oder Atelektase des unteren Lingulasegmentes des linken Oberlappens
6a und 6b = Pneumonie oder Atelektase des apikalen Unterlappensegmentes der rechten wie linken Lunge; auf der d.-v. Aufnahme Verwechslung mit Hilusvergrößerung möglich
7a = Pneumonie oder Atelektase des kardialen Segmentes des rechten (ausnahmsweise auch des linken) Unterlappens; auf der d.-v. Aufnahme Verwechslung mit stark geschrumpftem, atelektatischem Unterlappen, ferner mit Verschattung des posterobasalen Segmentes möglich
8a und 8b = Pneumonie oder Atelektase des anterobasalen Segmentes beider Unterlappen
9a und 9b = Pneumonie der Atelektase des laterobasalen Unterlappensegmentes beidseits
10a und 10b = Pneumonie oder Atelektase des posterobasalen Unterlappensegmentes beidseits; Verwechslungen wie bei 7 möglich

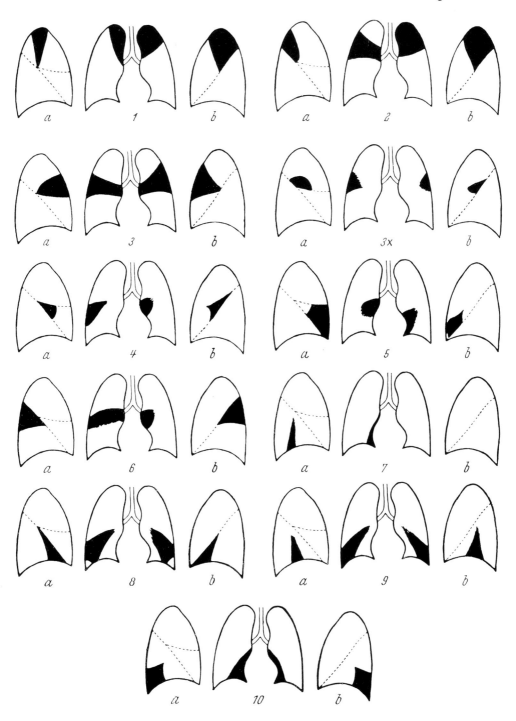

Abb. 207. Segmentäre Flächenschatten

178   Röntgendiagnostik der inneren Organe

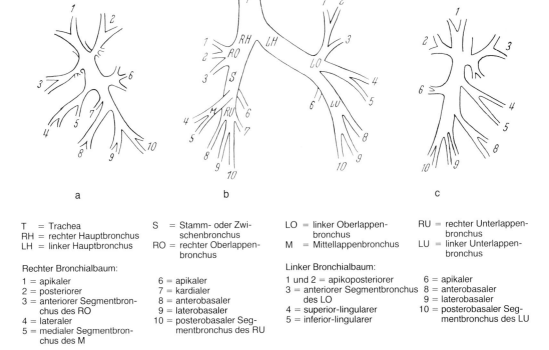

T	= Trachea	S	= Stamm- oder Zwischenbronchus	LO	= linker Oberlappenbronchus	RU	= rechter Unterlappenbronchus
RH	= rechter Hauptbronchus	RO	= rechter Oberlappenbronchus	M	= Mittellappenbronchus	LU	= linker Unterlappenbronchus
LH	= linker Hauptbronchus						

Rechter Bronchialbaum:
1 = apikaler
2 = posteriorer
3 = anteriorer Segmentbronchus des RO
4 = lateraler
5 = medialer Segmentbronchus des M
6 = apikaler
7 = kardialer
8 = anterobasaler
9 = laterobasaler
10 = posterobasaler Segmentbronchus des RU

Linker Bronchialbaum:
1 und 2 = apikoposteriorer
3 = anteriorer Segmentbronchus des LO
4 = superior-lingularer
5 = inferior-lingularer
6 = apikaler
8 = anterobasaler
9 = laterobasaler
10 = posterobasaler Segmentbronchus des LU

Abb. 208. Nomenklatur und Numerierung des Bronchialbaumes von vorn (b) und seitlich gesehen (a = rechts, c = links; mediale Aufsichten) (nach F. K. Fischer)

nen des Bronchialbaumes einzugehen, sei vermerkt, daß im Oberlappen rechts ein zusätzliches axilläres Segment vorhanden ist. Wichtig ist, daß nur rechts ein Mittellappen vorkommt und der entsprechende Bronchus vom Zwischenbronchus abgeht. Links findet sich dagegen in dieser Region die Lingula, die als Teil des Oberlappens ihren Bronchus auch vom Oberlappenbronchus abzweigt (Abb. 208 b). Auf der linken Seite fehlt gegenüber rechts im Unterlappen das kardiale Segment.

Die normale *Lungenzeichnung* der Thoraxaufnahme wird ausschließlich durch die Lungengefäße gebildet (Abb. 200). Dabei ist zu unterscheiden zwischen den zentralen, d.h. den Lappengefäßen, und den kleinen peripheren Gefäßästen. Der *Lungenhilus*, der sich im Mittelfeld beiderseits paravertebral abbildet, wird gewöhnlich nur durch die *Lungengefäße* gebildet. Bronchen und Lymphknoten sind normalerweise nicht schattengebend. Die zentralen und peripheren Bronchialäste sind auf der normalen Thoraxaufnahme nicht sichtbar, weil sie Luft enthalten und von den lufthaltigen Alveolen umgeben sind. Normale Lymphknoten sind zu klein, um faßbare Absorptionsunterschiede zur Umgebung zu ergeben. Der *rechte Hilus* erscheint im d.-v. Bild übersichtlicher, weil der linke teilweise vom Hauptstamm des Truncus pulmonalis oder vom Herzen überlagert wird. Es ist wichtig, die relative Lage der normalen Hili zu kennen. Bei über 97% aller Menschen ohne Lungenerkrankungen liegt der linke Hilus etwas höher als der rechte. Die restlichen 3% weisen einen auf beiden Seiten gleich hohen Hilus auf. Die Lungenarterien und Lungenvenen werden vom Hilus zur Peripherie hin schmäler, was besonders deutlich auf Schichtaufnahmen zu sehen ist (Abb. 209 a u. b). Die Gefäße verzweigen sich wie die Bronchen baumartig zur Peripherie. Dabei ist zu beachten, daß die Arterien den Bronchialästen folgen, d.h. in den einzelnen bronchopulmonalen Segmenten verlaufen, während die Lungenvenen sich nicht streng an diese Segmenteinteilung halten. Sie verlaufen vielmehr zwischen den einzelnen Lungensegmenten. Besonders im herznahen Bereich nehmen die Venen einen von den Arterien abweichenden Verlauf, indem sie in mehr oder weniger horizontaler Richtung zum linken Vorhof ziehen (Abb. 209 a u. b). Beachtung verdient besonders die Weite der zentralen Lungenarterien. Da die rechte Unterlappenarterie in ihrem Längsverlauf getroffen

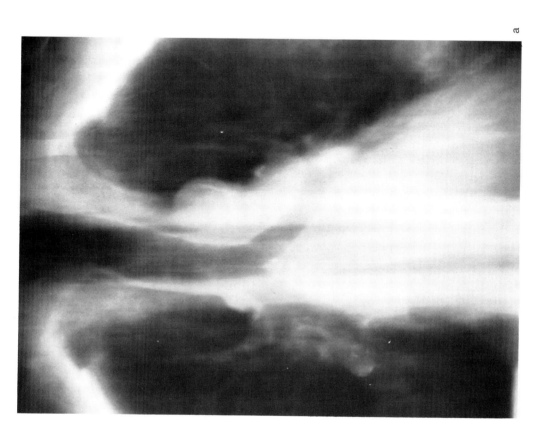

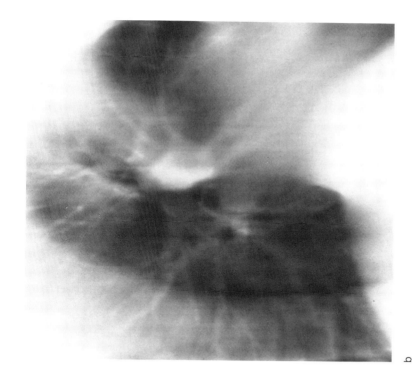

Abb. 209. Normales Tomogramm der Lungen. Konventionelle Röntgentechnik.
a) v.-d. Tomogramm: Darstellung der Lungengefäße, des zentralen Bronchialbaumes beiderseits und der V. azygos rechts.
b) Seitliches Tomogramm: Darstellung der Lungenarterien und -venen und des zentralen Bronchialsystems der re. Lunge

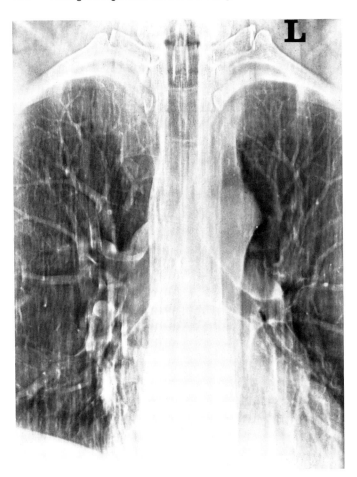

Abb. 209.

c) Xerotomogramm, v.-d. Tomogramm: Normale Darstellung des Tracheobronchialsystems beiderseits, der Lungengefäße und der V. azygos rechts

wird, sind Messungen der Gefäßweite hier am besten durchzuführen. Als Meßpunkt dient die Kreuzungsstelle der rechten Unterlappenarterie mit dem rechten Zwischenbronchus. Eine Weite der Unterlappenarterie über 15 mm (2-m-Aufnahme) ist in der Regel als krankhaft anzusehen und kommt z. B. bei pulmonaler arterieller Hypertonie vor. Differentialdiagnostisch wichtig ist die Form des Hilus. Die Pulmonalarterien weisen auch bei einer Dilatation immer einen glatten, lateralkonvexen Rand auf (Abb. 347), während z. B. Hilusvergrößerungen durch vergrößerte Lymphknoten in der Regel eine knollenartige Form mit polyzyklischer Begrenzung zeigen (Abb. 278).

Orthograd getroffene Gefäße (Abb. 200) kommen als runde Substrate besonders im Hilusbereich zur Darstellung und dürfen nicht mit vergrößerten oder verkalkten Lymphknoten oder Infiltrationen verwechselt werden, was besonders bei Erweiterung der Gefäße leicht möglich ist. Eine Unterscheidung gelingt aber immer, wenn man bei der Durchleuchtung den Patienten dreht. Ein rundlicher Schatten, der durch ein orthograd getroffenes Gefäß verursacht ist, wird sich bei einer anderen Projektion auflösen, während rundliche Schatten durch Lymphknoten oder Infiltration (z. B. Metastasen) drehkonstant sind.

Im Gegensatz zu den Gefäßen stellen sich *orthograd* getroffene größere *Bronchialäste* als Ringschatten dar (Abb. 200), die eine Aufhellungszone (Luft) umschließen. Sie dürfen nicht als kleine pulmonale Höhlen angesehen werden, was in einer anderen Projektionsrichtung sofort zu entscheiden ist. Bei der Drehung verschwindet nämlich ein Ringschatten, der durch einen orthograden Bronchus gebildet wird, während eine echte pulmonale Höhle drehkonstant ist.

Die Kenntnis von normalen Strukturen und Konturen im Thorax ist zur Vermeidung diagnostischer Irrtümer wichtig. Diese projizieren sich teilweise in die Lungen. Im Bereich der Lungenspitzen sind folgende Strukturen und Konturen zu beachten

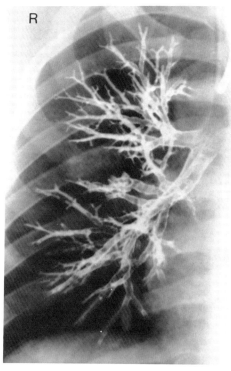
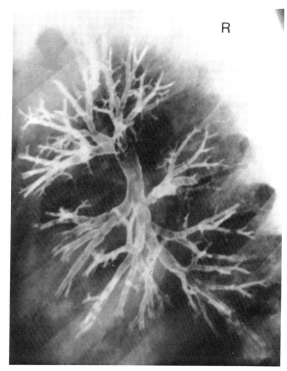

Abb. 210. Normales Bronchogramm der rechten Lunge.
a) d.-v. Bild.
b) Seitenbild

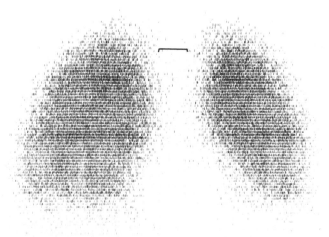

Abb. 211. Perfusionsszintigramm der Lungen (i.v. Injektion von 100 μCi ^{131}J-Albumin-Partikeln), normaler Befund

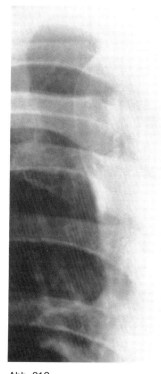

Abb. 212.
Lobus v. azygos

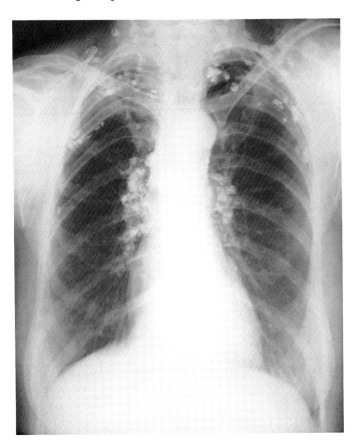

Abb. 213. 1. Verkalkte extrapulmonale Hals- und Achsellymphknoten beidseits, die sich teilweise auf die Lungen projizieren; 2. verkalkte Hilus- und Mediastinallymphknoten; 3. Elongatio aortae

(Abb. 200): 1. An der zweiten Rippe wird an der unteren hinteren Begrenzung durch die Umschlagfalte der *parietalen Pleura*, die hier von den Röntgenstrahlen tangential getroffen werden kann, ein zarter Schatten sichtbar. 2. Am oberen Rand der Klavikula verursacht die tangential getroffene Thoraxhaut einen horizontalen Begleitschatten, der medial in den Schatten des *M. sternocleidomastoideus* übergeht, welcher die Lungenspitzen mehr oder weniger stark überlagern kann. 3. Die *A. subclavia* wird besonders links manchmal als schmale bogenförmige Verdichtung unterhalb der 2. oder 3. Rippe sichtbar. 4. Relativ häufig sieht man eine feine bogenförmige Linie an der Medialseite des rechten Spitzenfeldes, die zum oberen Hiluspol zieht und hier mit einer tropfförmigen Verdichtung enden kann (Abb. 212). Die Linie entspricht der Pleura eines akzessorischen *Lobus v. azygos;* die Verschattung im hilusnahen Bereich dieser Linie wird durch die orthograd getroffene V. azygos gebildet. Sie darf bei normaler Lage zwischen Trachea und Oberlappenbronchus (besonders im Tomogramm, s. Abb. 209) nicht mit vergrößerten Lymphknoten verwechselt werden. 5. Im rechten Mittelfeld kann schon normalerweise eine zarte Linie sichtbar werden, wenn die viszeralen Pleurablätter zwischen Ober- und Mittellappen *(interlobäre Pleura)* von den Röntgenstrahlen tangential getroffen sind. Erst wenn dieser horizontale Strichschatten wesentlich breiter als ein Haar ist, weist er auf eine interlobäre Schwiele oder einen Erguß hin. Durch den Verlauf des Interlobiums kann es vorkommen, daß sich der Spalt als doppelte Haarlinie abzeichnet. Neben der Dicke sind Verlagerungen der Interlobärlinie nach oben und unten zu beachten. Sie weisen auf eine Schrumpfung in dem Lungenlappen hin, in dessen Richtung die Interlobärlinie verlagert ist. 6. Im mittleren Lungenfeld kann sich namentlich bei muskulösen Männern beiderseits der *M. pectoralis* als breiter Schatten abheben. Er läßt sich immer nach lateral bis in die Weichteile der Axialfalte verfolgen und bei der Durchleuchtung durch Palpation verschieben und somit sicher von pulmonalen Infiltrationen unterscheiden. 7. Das untere Lungenfeld wird bei Frauen beiderseits

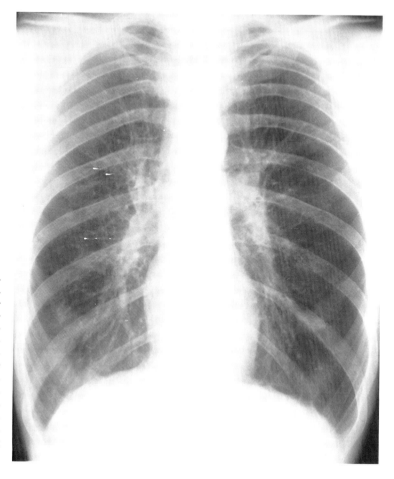

Abb. 214. Lungenemphysem. Zwerchfelltiefstand beidseits. Vermehrte Strahlendurchlässigkeit der Lungen, besonders basal. Horizontaler Verlauf der hinteren Rippenanteile. Erweiterung der Interkostalräume. Reduzierung der peripheren Lungengefäßzeichnung, bes. links. Erweiterte zentrale und enge periphere Lungenarterien (pulmonale – arterielle – Hypertonie). Steil gestelltes Herz infolge Zwerchfelltiefstand

durch die *Mammae* verschattet, die wohl nie fehlzudeuten sind. Dagegen können die *Mamillen*, die auch beim Manne manchmal sichtbar sind, als pulmonale Rundherde mißgedeutet werden. Die typische symmetrische Lage der Mamillen und ihre Verschieblichkeit bei der Durchleuchtung schützen vor einer falschen Bewertung. 8. Auf harten d.-v. Aufnahmen kann durch die Pleura parietalis und das umliegende Bindegewebe besonders links paravertebral ein Begleitschatten sichtbar werden, der vom Hilus bis zum Zwerchfell zieht und nicht mit der Aorta descendens oder paravertebralen Abszessen bzw. Lymphknoten zu verwechseln ist. 9. Verkalkungen im Spitzenbereich können durch *verkalkte Halslymphknoten* (Abb. 213) oder Strumaanteile verursacht sein, was eine drehende Durchleuchtung, bei der sich diese Prozesse extrapulmonal lokalisieren, sofort klärt. Verkalkte Rippenknorpel, besonders im Bereich der 1. Rippe, sind nicht als Lungenherde, im Mittelfeld nicht als verkalkte Hiluslymphknoten anzusprechen. 10.

Summationsschatten durch Rippenköpfchen und Querfortsätze der BWS sind nicht mit vergrößerten Lymphknoten zu verwechseln. 11. Der äußere Rand des *Manubrium sterni*, der bei einer leichten und unbewußten Drehung des Patienten oft sichtbar wird, darf links nicht als Verkalkung im Aortenbogen fehlgedeutet werden. Dasselbe gilt in diesem Bereich für eine Verdichtung durch Summation von Processus transversus und Rippenköpfchen.

Abnorme Lungenveränderungen

Das natürliche Kontrastmittel für die Röntgendiagnostik der Lungen und der Pleura ist die intraalveoläre Luft. Wir müssen unterscheiden zwischen einem *verminderten* und einem *vermehrten Luftgehalt* der Lungen. Wird zum Beispiel die intraalveoläre Luft durch irgendein Substrat (zum Beispiel intraalveoläres Exsudat) ersetzt oder bei einer Obturationsatelektase resorbiert, so wer-

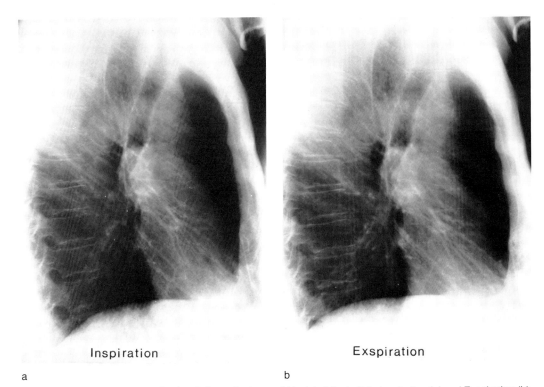

Abb. 215. Lungenemphysem. Rechte Seitenaufnahme mit Hartstrahltechnik in Inspiration (a) und Exspiration (b). Verstärkte Transparenz der Lungen retrosternal und retrokardial in Inspiration (a), die in Exspiration (b) besonders retrosternal sich nicht wesentlich ändert

den die Röntgenstrahlen in diesem Bereich stärker geschwächt (Absorption), der Röntgenfilm wird daher weniger geschwärzt. Die Folge ist eine Aufhellung (weiß) auf dem Röntgenfilm (Negativ) bzw. eine Verschattung (schwarz) auf dem Durchleuchtungsschirm bzw. in der positiven Kopie des Röntgenfilmes. Obschon sich der Ausdruck Lungenverschattung eingebürgert hat, spricht man röntgenphysikalisch und röntgenanatomisch bei einem umschriebenen verminderten Luftgehalt in den Lungen am besten von einer Verdichtung.

Vermehrter Luftgehalt

Ganz allgemein muß man zwischen einer vermehrten und einer verminderten Strahlendurchlässigkeit der Lungen unterscheiden. Einer *vermehrten Strahlendurchlässigkeit* (d.h. verminderten Strahlenabsorption) beider Lungen oder auch einzelner Abschnitte entspricht in der Regel und bei einwandfreier Aufnahmetechnik ein vermehrter intraalveolärer Luftgehalt mit gleichzeitigem partiellen Untergang des Lungenparenchyms, wie es beim *Emphysem* vorkommt (Abb. 214). Man muß aber berücksichtigen, daß die Helligkeit der Lungen individuell sehr schwankt und durch den Grad der Inspiration mitbestimmt wird.

Emphysem

Ein ausgeprägtes Emphysem weist neben der vermehrten Transparenz folgende Röntgenzeichen auf: 1. Tiefstand und Abflachung beider Zwerchfelle; 2. verminderte Zwerchfellbeweglichkeit; 3. keine wesentliche Änderung der Helligkeit der Lungen in In- und Exspiration. 4. Seitenaufnahmen in maximaler In- und Exspiration erlauben bei übereinstimmenden Aufnahmebedingungen durch den Vergleich der Helligkeit des retrosternalen und retrokardialen Raumes eine gewisse graduelle Wertung des Lungenemphysems (Abb. 215 a u. b). Bei schwerem Emphysem ist die verstärkte Transparenz in In- und Exspiration unverändert. Die vergleichende d.-v. Aufnahme in Exspirationsstellung ist für den Nachweis des unilateralen obstruktiven Emphysems bzw. einer zentralen Bronchusobstruktion ganz allgemein (Abb. 216 a–c) besonders geeignet. Da die Luft auf der Seite der Obstruktion nicht genügend ausströmen kann, bleibt die Lunge auf dieser Seite in Exspiration

Abb. 216. Zentrale linksseitige Bronchusobstruktion durch Adenom im li. Hauptbronchus (operativ und histologisch bestätigt).

a) Aufnahme in Inspiration. Unauffälliger Lungen- und Herzbefund.

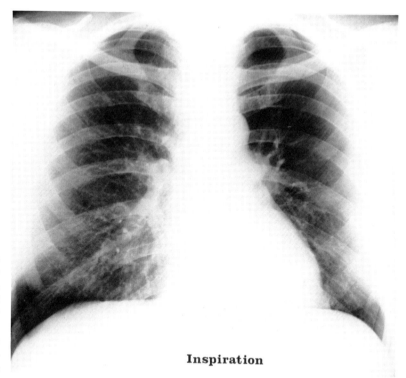

Inspiration

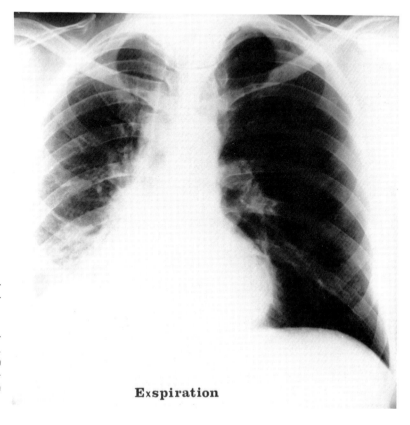

b) Aufnahme in Exspiration. Verstärkte Transparenz der linken Lunge bei Überblähung durch exspiratorische Ventilstenose. Tiefstand des linken Zwerchfelles. Verlagerung des Herzens nach rechts.

Exspiration

Röntgendiagnostik der inneren Organe

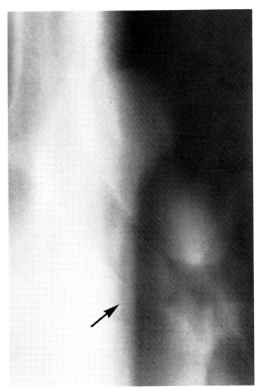

216c) Tomogramm. Tumor (→) im linken Hauptbronchus abgrenzbar.

gedehnt und daher verstärkt strahlentransparent, außerdem wird das Herz infolge der exspiratorischen Drucksteigerung in der verstärkt transparenten Lunge in die kontralaterale Seite verlagert (Abb. 216b). (Beispiele: zentrales Bronchialkarzinom, Fremdkörper im Hauptbronchus.)
Bei Lungenaufhellungen sind folgende Gruppen zu unterscheiden: 1. diffuse Aufhellungen beider Lungen (z.B. Emphysem); 2. lokale Lungenaufhellungen: a) mit nachweisbarer, jedoch oft verminderter Lungenzeichnung (z.B. lokales Emphysem; Hypoplasie von Lungenarterien), b) ohne Lungenzeichnung (z.B. große intrapulmonale Höhlen oder Zysten; Pneumothorax).
Bei einseitig hellen Lungen muß man neben einem einseitigen Emphysem immer extrapulmonale Ursachen, wie z.B. Thoraxasymmetrien mit vermindertem Tiefendurchmesser der hellen Seite oder bei Frauen Mammaamputationen und eine gedrehte Stellung des Patienten bei der Aufnahme, beachten.

Pneumothorax

Ein *Pneumothorax* (Abb. 217, 218a u. b) wird durch folgende Zeichen nachweisbar: Die Lungengefäßzeichnung reicht nicht bis zur lateralen Thoraxwand. Die viszerale Pleura ist abgrenzbar. Die Lunge ist auf der Seite des Pneumothorax mehr oder minder stark kollabiert (Kompressionsatelektase bzw. -kollaps, Abb. 217, 218). Bei Überdruck im Pleuraraum werden die Mediastinalorgane in die kontralaterale Thoraxseite (Abb. 218) verlagert, und das homolaterale Zwerchfell steht tief. Diese Mediastinalverlagerung ist in Exspiration auffälliger und weist dann auf einen exspiratorischen Ventil-Spannungspneumothorax hin. Im übrigen ist ein Pneumothorax in Exspiration immer deutlicher als in Inspiration nachweisbar (Abb. 217 a u. b), weil das Thoraxvolumen in Exspiration kleiner ist und dem unveränderten Volumen der Pleuraluft ein kleinerer Raum zur Verfügung steht. Gelegentlich wird ein Pneumothorax nur in maximaler Exspiration sichtbar.

Verminderter Luftgehalt

Eine verminderte Strahlendurchlässigkeit (d.h. vermehrte Strahlenabsorption) kann intra- oder extrapulmonale Ursachen haben. So können beide Lungenfelder z.B. bei einer Lungenstauung oder beim Lungenödem (Abb. 220) durch die ödematöse Durchtränkung getrübt sein. Auch bei einer Verminderung der Strahlendurchlässigkeit sind extrapulmonale Faktoren zu beachten, wie z.B. Adipositas oder starke Entwicklung der Thoraxmuskulatur. Ebenfalls ist der Ventilationsgrad wichtig. Aufnahmen in Exspiration sind immer dichter und strukturreicher als Aufnahmen in Inspiration. Dieser Zustand ist sofort am hohen Zwerchfellstand (normalerweise 10.–11. hintere Rippe) erkennbar. Bei Pleuraergüssen oder Schwarten – beiderseits oder einseitig – erscheinen die Lungen ebenfalls weniger hell als normal.

Lungenverschattungen – Lungenverdichtungen

Neben der Lage sind Zahl und Form der Lungenverschattungen bzw. -verdichtungen zu beachten. Man unterscheidet zweckmäßigerweise folgende Typen:

1. *Flächenhafte* Verschattungen; solitär oder multipel (z.B. Infiltration bei Pneumonie, Tuberkulose, Lungeninfarkt, Atelektase, Pleuraerguß).

2. *Zirkumskripte* Verschattungen; isoliert oder disseminiert.

a) Fleckschatten oder Herdschatten; fein- oder grobfleckig.

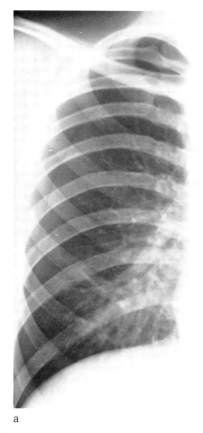 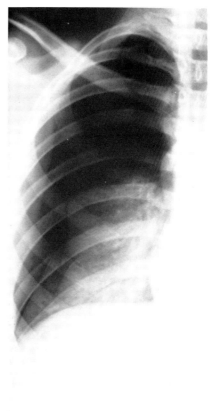

Abb. 217. Spontanpneumothorax rechts.
a) Aufnahme in Inspiration. Schmaler Mantelpneumothorax.
b) Aufnahme in Exspiration. Pneumothorax wesentlich deutlicher und größer abgrenzbar. Kompressionsatelektase der rechten Lunge

b) Rundschatten; solitär oder multipel.

c) Ringschatten; solitär oder multipel.

d) Streifenschatten; meist disseminiert, selten solitär.

Flächenhafte Lungenverschattungen

Wenn auch für die Erkennung und zur Beurteilung der Ausdehnung von Lungenverschattungen der Röntgenbefund führend ist, so kann er oft erst durch die klinische Symptomatologie kausal gedeutet werden. Das gilt auch manchmal für die Differentialdiagnose zwischen pneumonischen und tuberkulösen Infiltrationen. Der Nachweis von Tuberkelbakterien im Sputum gibt hier den Ausschlag.
Große, flächenhafte Lungenverdichtungen zeichnen sich röntgenologisch durch ihre Homogenität, in der einzelne Herde nicht mehr differenzierbar sind, aus. Sie können entweder durch eine Infiltration oder eine Atelektase bzw. durch beide kombiniert sowie durch einen Pleuraerguß verursacht sein. Infiltrationen und Atelektasen können ganze Lappen befallen oder sind auf einzelne Lappensegmente beschränkt. Der Pleuraerguß ist auf der Aufnahme im Stehen basal lokalisiert.

Infiltration, Atelektase, Pleuraerguß

Die entscheidende Frage ist, wie sind röntgenologisch lobäre *Infiltrationen* und *Atelektasen* einerseits zu unterscheiden und andererseits vom Pleuraerguß abzugrenzen? Gemeinsam ist bei Infiltration und Atelektase die Homogenität und die in der Regel scharfe Begrenzung der Verdichtung am Interlobium (Abb. 221, 222, 224–228). Unterschiede sind durch das Volumen des erkrankten Lappens gegeben. Bei ausgedehnten Infiltrationen (z.B. Pneumonie) ist das Volumen eines Lappens entweder unverändert oder sogar

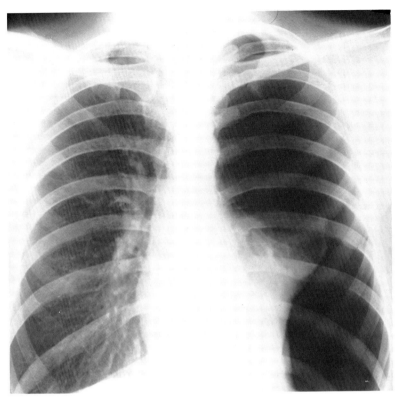

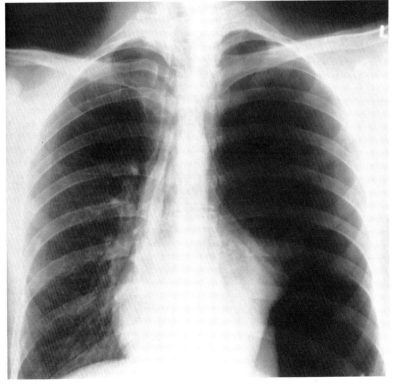

Abb. 218. Pneumothorax links, Spontanpneumothorax. Totalkollaps der linken Lunge.

a) Aufnahme in Inspiration: Herz mittelständig.

b) Aufnahme in Exspiration: Verdrängung des Herzens und der Trachea nach rechts als Ausdruck eines exspiratorischen Ventil-Spannungspneumothorax

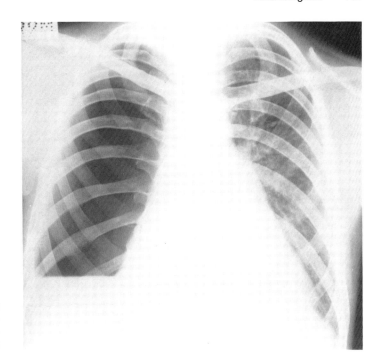

Abb. 219. Seropneumothorax rechts. Totale Kompressionsatelektase der rechten Lunge. Verdrängung des Herzens nach links

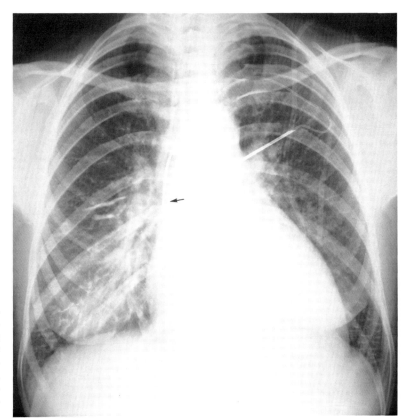

Abb. 220.
a) Lungenödem, interstitiell beiderseits. Kerley-B- und -A-Linien beiderseits. Kleiner Pleuraerguß mit interlobärem Anteil rechts. Vergrößerung des linken Ventrikels. Subklaviakatheter (←).

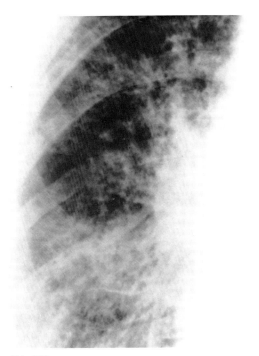
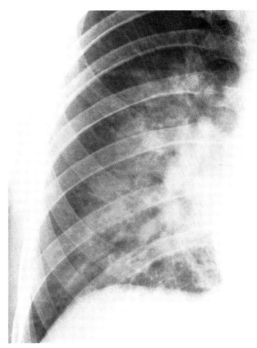

Abb. 220.

b) Kardiale intraalveoläre Lungenstauung. Ausschnitt rechte Lunge. Lobuläre Herdschatten in der gesamten rechten Lunge, vorwiegend basal.

c) Kardiales intraalveoläres Lungenödem. Ausschnitt rechte Lunge. Lobuläre, konfluierende Herde vorwiegend parahilär

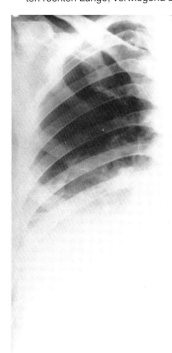

Abb. 221. Infiltration des rechten Unterlappens bei Lobärpneumonie
a) d.-v. Bild
b) rechtes Seitenbild

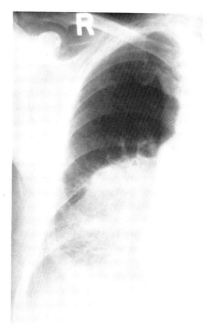
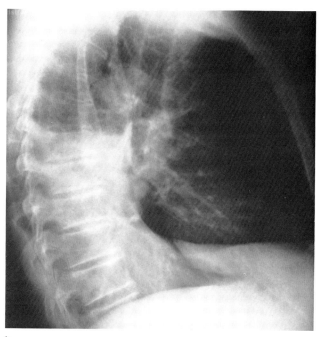

Abb. 222. Atelektase des rechten Unterlappens, Volumenverminderung des rechten Unterlappens (vgl. mit Abb. 221)

a) d.-v. Bild   b) rechtes Seitenbild

vermehrt, während bei Atelektasen nach einer gewissen Dauer das Lappenvolumen abnimmt. Durch den Sog kann bei ausgedehnten Atelektasen das Zwerchfell hochgezogen und das Mediastinum in die atelektatische Lungenseite verlagert werden (Abb. 233a, 234a, 235a). Einen guten Überblick über die Mediastinalverlagerung gibt im exakt eingestellten d.-v. Bild die Lage der Trachea. In Inspiration kann dann das Mediastinum in die atelektatische Lungenseite angesaugt werden. Diese Symptome sind aber meist erst beim massiven Lungenkollaps, z.B. Atelektase einer ganzen Lunge, nachweisbar. Auch bei chronisch entzündlichen Prozessen kann der befallene Lungenabschnitt schrumpfen und im Übersichtsbild eine Obturationsatelektase vortäuschen, bzw. eine Kontraktionsatelektase bedingen (Abb. 235a, 272a). Differentialdiagnostisch entscheidend sind dann die Tomographie und die Bronchographie. Bei einer frischen oder chronischen Lungeninfiltration sind im Tomogramm oder auf harten Übersichtsaufnahmen innerhalb der Verschattung die lufthaltigen Bronchen *(positives Pneumobronchogramm)* abzugrenzen (Abb. 227b, 235b); sie werden im Bronchogramm mit Kontrastmittel ge-

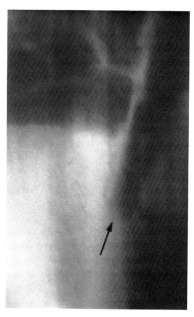

c) Seitliches Tomogramm mit Verschluß des rechten Unterlappenbronchus durch Bronchialkarzinom (→), negatives Pneumobronchogramm (histologisch Plattenepithelkarzinom). Obturationsatelektase

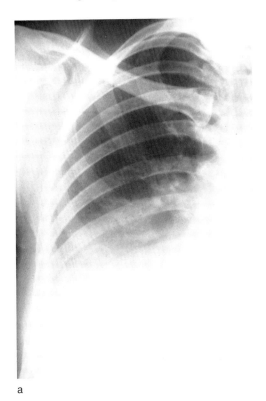
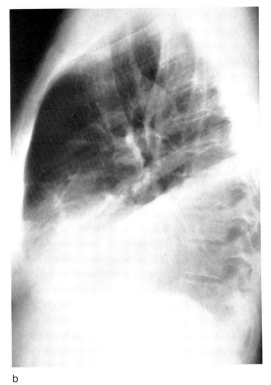

Abb. 223. Pleuraerguß rechts.

a) d.-v. Aufnahme im Stehen.

b) Rechte Seitenaufnahme im Stehen.

c) Aufnahme in rechter Seitenlage mit d.-v. Strahlengang. Der basale Erguß (a) ist auf der d.-v. Aufnahme in rechter Seitenlagerung an die laterale Thoraxwand abgelaufen

füllt (Abb. 235 c). Dagegen sind bei einer Obturationsatelektase die Bronchen frei von Luft. Der Verschluß ist im Tomogramm und im Bronchogramm direkt nachweisbar und lokalisierbar (Abb. 222 c, 228 c). Verschwindet innerhalb weniger Stunden eine große flächenhafte Lappen- oder Segmentverdichtung, so weist dies immer auf die Atelektase hin. Differentialdiagnostisch wertvoll kann das Verhalten der nichtverschatteten Lungenbezirke sein. So wird die Atelektase eines Lungenlappens indirekt an der verstärkten Aufhellung bzw. Gefäßarmut der nichtbefallenen Lungenteile durch die kompensatorische Lungendehnung erkennbar, was beim Vergleich mit dem kontralateralen Lungenabschnitt meist sichtbar ist (Abb. 233 a, 237 a). Dieses Zeichen ist besonders dann

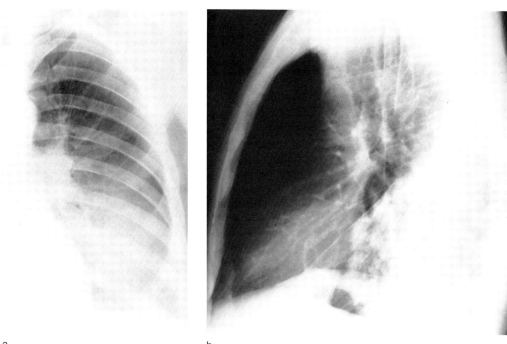

a b
Abb. 224. Infiltration des linken Unterlappens. Lobärpneumonie.
a) d.-v. Bild.
b) linkes Seitenbild

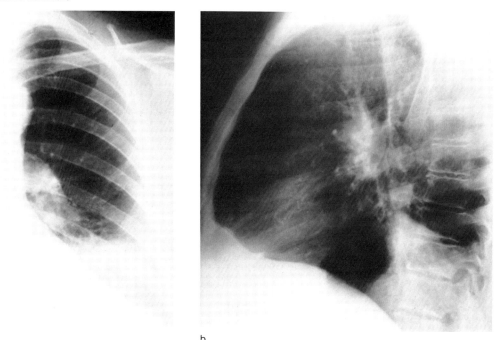

a b
Abb. 225. Atelektase des linken Unterlappens bei Bronchialkarzinom (histologisch Plattenepithelkarzinom). Deutliche Volumenverminderung des linken Unterlappens (vgl. mit Abb. 224), Obturationsatelektase.
a) d.-v. Bild.
b) linkes Seitenbild

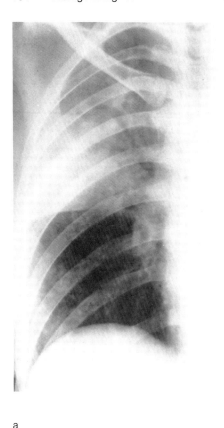 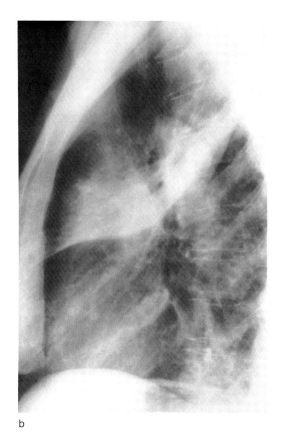

Abb. 226. Infiltration des rechten Oberlappens. Lobärpneumonie. Positives Pneumobronchogramm.
a) d.-v. Bild.
b) rechtes Seitenbild

wichtig, wenn der atelektatische linke Unterlappen im dorsoventralen Bild vom Herzen vollständig überlagert wird und bei einer starken Schrumpfung im Seitenbild keine deutliche Verschattung mehr verursacht.

Zusammengefaßt sind folgende *direkte Atelektasezeichen* (Kollapszeichen) im Röntgenbild nachweisbar (Abb. 222, 225, 228):

1. Verlagerung der intralobären Septen in Richtung auf den atelektatischen Lungenanteil hin.

2. Verminderte Strahlentransparenz des atelektatischen Lungenlappens bzw. -segmentes. Dieser Befund wird aber auch bei einer Infiltration gefunden. Wenn eine Lappen- oder Segmentatelektase nicht komplett ist, d. h. der befallene Lungenabschnitt noch Luft enthält, sind die Gefäße in ihm noch abgrenzbar, sie liegen aber enger zusammen als normalerweise. Wenn die Bronchen innerhalb dieses partiell atelektatischen Gebietes sichtbar sind (Pneumobronchogramm), dann liegen auch sie dichter zusammen. Diese Befunde werden vor allen Dingen bei der Kontraktionsatelektase gesehen (Abb. 235 a–c).

Der basale, seitlich ansteigende *Pleuraerguß*, der sich auf der d.-v. und Seitenaufnahme nicht immer von einer lobären Infiltration oder Atelektase abgrenzen läßt (Abb. 223 a u. b), ist mit Hilfe der Aufnahme in Seitenlagerung im d.-v. Strahlengang (Abb. 223 c, 249 a u. b) durch die Verlagerung des Pleuraergusses an die seitliche Thoraxwand einwandfrei nachweisbar. Dabei muß der Patient auf die Thoraxseite gelagert werden, in welcher der Pleuraerguß vermutet wird. Im Gegensatz zum lageverschieblichen freien Pleuraerguß sind Infiltration und Atelektase lagekonstant.

Infiltrationen

Ursachen einer Infiltration sind meist Pneumonien, Tuberkulose und Lungeninfarkte. Selten wächst ein Tumor infiltrativ in die Lungen.

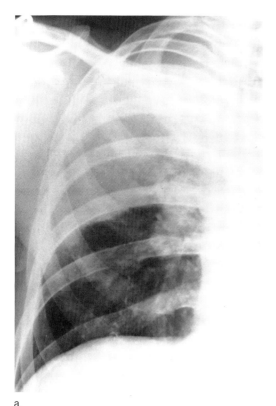

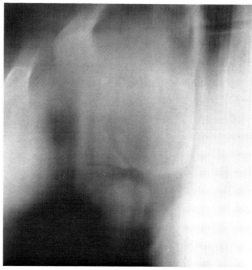

Abb. 227. Infiltration des rechten Oberlappens. Lobärpneumonie.
a) d.-v. Summationsaufnahme.
b) v.-d. Tomogramm. Positives Pneumobronchogramm

Pneumonie

Man unterscheidet verschiedene Formen der Pneumonie:

A. Primäre Pneumonien:

Bakterielle Pneumonien: (z.B. Pneumokokken, Staphylokokken, Streptokokken, Klebsiellen, Rickettsien, Bruzellen u.a.).
Nichtbakterielle, sogenannte atypische Pneumonien: (Viren, Psittakose, Lymphogranulom, Trachom, Mykoplasmen, Pilze, Parasiten, eosinophile Pneumonien).

B. Sekundäre Pneumonien:

1. durch Kreislaufstörungen, kardiale Insuffizienz,

2. durch Bronchuserkrankungen (z.B. Bronchiektasen, Bronchusstenosen),

3. durch toxische Schäden (Nitrosegas, Kohlenoxyd, Urämie),

4. bakterielle Superinfektionen bei unterschiedlichen Erkrankungen,

5. Lipoidpneumonien (z.B. Aspiration von Paraffin, Öl u.a.).

Zu flächenhaften Infiltrationen führen in der Regel nur die Formen der Gruppe A und aus der Gruppe B meist nur die Pneumonie infolge einer Bronchusstenose. Die bakteriellen Pneumonien weisen meist das homogene lappen- oder segmentbegrenzte Infiltrat auf. So entspricht bei Pneumonien des ganzen *Oberlappens* oder seines anterioren Segmentes (Abb. 226, 227) im d.-v. Bild eine scharfe Linie vom Hilus bis zur seitlichen Thoraxwand und im Seitenbild vom Hilus zur vorderen Thoraxwand der Grenze zwischen Ober- und Mittellappen. Zur Unterscheidung von einer Atelektase ist es wichtig, ob die Begrenzungslinie der Verdichtung weitgehend horizontal verläuft oder wie bei der Atelektase im d.-v. Bild seitlich nach oben und im Seitenbild nach vorn oben verlagert ist (Abb. 228 a u. b). Ist im d.-v. Bild die Spitzenregion frei, so deutet dies darauf hin, daß nur das anteriore oder posteriore Segment infiltriert ist, während im Seitenbild eine normale Helle des dorsalen Oberlappenbereiches eine Infiltration des posterioren Segmentes ausschließt (s. Schema in Abb. 207).

Die *Mittel- und Unterlappeninfiltration* rechts verursacht im d.-v. Bild einen unscharfen Flächenschatten, der die laterobasalen Lungenpartien

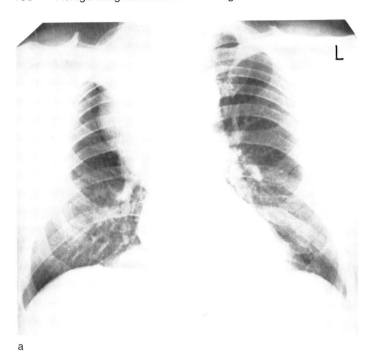

Abb. 228. Atelektase des rechten Oberlappens durch Bronchialkarzinom. Obturationsatelektase (histologisch kleinzelliges Karzinom).
a) d.-v. Bild. Volumenverminderung des atelektatischen rechten Oberlappens. Erheblich vergrößerte Lymphknoten im rechten Hilus und im rechten Mediastinum durch Lymphknotenmetastasen.
b) Rechtes Seitenbild, Volumenverminderung des Oberlappens.
c) Bronchogramm, Verschluß des rechten Oberlappenbronchus durch Bronchialkarzinom, Obturationsatelektase

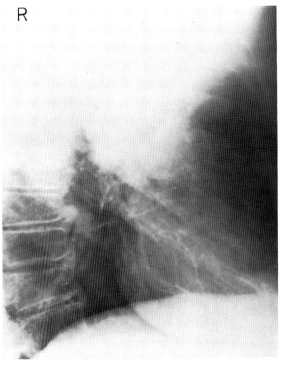

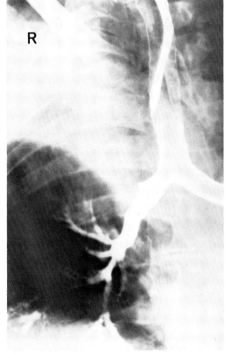

meist frei läßt. Exakt sind Mittel- und Unterlappeninfiltration und Atelektase nur im rechten Seitenbild zu lokalisieren (Abb. 232 a u. b). Hier erkennt man eine dreieckförmige Verdichtung, deren Spitze am Hilus und deren Basis an der vorderen Thoraxwand liegt. Das gleiche gilt für die Lingula der linken Lunge, nur daß diese im d.-v. Bild bei einer Infiltrierung eine Verschattung bedingt, die im Gegensatz zur Mittellappeninfiltration weiter nach kaudal und lateral reicht. Für die Unterscheidung einer Infiltration von einer Atelektase des rechten Mittellappens ist besonders das Volumen des verdichteten Mittel- und Unterlappens im Seitenbild wichtig. Ist der Dreieckschatten schmal und an der vorderen Thoraxwand nicht breiter als in der Mitte, so weist dies auf eine Atelektase hin (Abb. 232 b). Eine andere Differentialdiagnose ist zum interlobären Erguß gegeben. Dieser zeichnet sich aber dadurch aus, daß er beim Befallensein des ganzen Interlobärstreifens im Seitenbild, neben einer mehr spindelförmigen Verschattung, immer nach hinten den Hilus bis zur dorsalen Thoraxwand überragt. Im übrigen ist die Differenzierung zwischen interlobärem Erguß, besonders wenn nur der vordere Abschnitt des Interlobärraumes betroffen ist, und einer Infiltration und besonders einem atelektatischen Mittellappenprozeß immer schwierig und ohne Untersuchung des Bronchialbaumes nicht möglich. Daneben ist zu beachten, daß ein isolierter Interlobärerguß sehr selten ist und meist eine Atelektase (z.B. durch Bronchialkarzinom oder Kompression des Mittellappenbronchus von außen durch Lymphknoten; sogenanntes Mittellappensyndrom) vorliegt. Auch die Unterscheidung im d.-v. Bild in Kreuzhohlstellung, bei der der Interlobärspalt mehr tangential getroffen wird und eine Verschattung im Mittelfeld durch einen Interlobärerguß schärfer wird, ist für eine exakte Differentialdiagnose nicht ausreichend, da dies auch für die Mittellappeninfiltration bzw. -atelektase zutrifft.
Infiltrationen des ganzen *Unterlappens* führen beiderseits im d.-v. Bild zu ausgedehnten flächenhaften Verdichtungen ohne scharfe obere und untere Grenze (Abb. 221 a, 224 a). Dies ist anatomisch aus folgenden Gründen verständlich: 1. reicht das apikale Unterlappensegment dorsal weit nach oben, 2. wird der Unterlappen vom Mittellappen bzw. der Lingula im d.-v. Bild überlagert, 3. reicht die Lingula im d.-v. Bild vorn lateral bis zum Zwerchfell, so daß links mehr als rechts bei einer Infiltration des Unterlappens die lateralen basalen Partien frei bleiben können. Hier entscheidet wiederum das Seitenbild (Abb. 221 b, 224 b), in welchem eine dorsale homogene Verschattung sichtbar wird, die sich von oben hinten

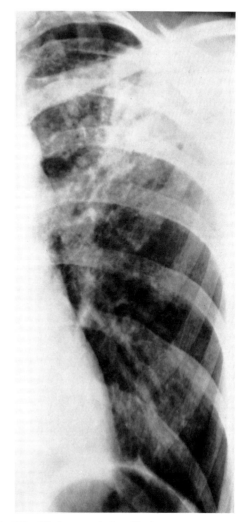

Abb. 229. Frische exsudative Oberlappentuberkulose links. Lobuläre Infiltrationen

nach unten vorn verbreitet, aber nicht bis an die vordere untere Thoraxwand reicht, weil hier Mittellappen oder Lingula liegen.
Eine gleichzeitige Infiltrierung mehrerer Lappen oder Segmente verschiedener Lappen ist besonders durch Aufnahmen in zwei Ebenen zu erkennen, was beim Studium des Schemas in Abb. 206 und 207 offensichtlich wird.
Für die klinisch-röntgenologische Bewertung einer *Lobärpneumonie* sind folgende Punkte zu beachten: 1. Eine Pneumonie führt am ersten oder zweiten Tag aufgrund des pathologisch-anatomischen Geschehens (Anschoppung, Crepitatio indux) oft nicht zu einer homogenen Verdichtung; es ist daher ratsam, Aufnahmen auch am dritten und vierten Tage zu wiederholen, auf denen dann

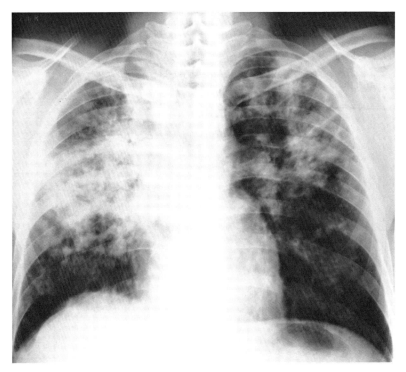

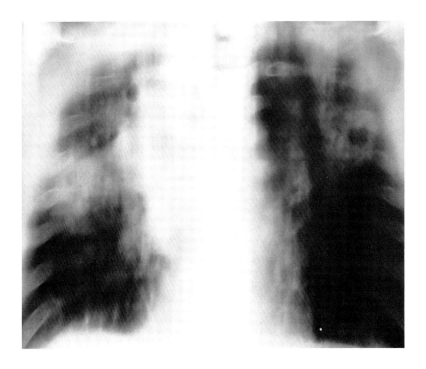

Abb. 230. Frische exsudativ-multikavernöse Lungentuberkulose beiderseits.
a) d.-v. Summationsaufnahme. Lobuläre Infiltrationen in beiden Lungen, besonders rechts.
b) v.-d. Tomogramm. Mehrere kleinere Kavernen links und rechts dorsal im Oberlappen

die volle Ausdehnung der Pneumonie sichtbar wird. 2. Durch eine antibiotische Therapie kann die Ausbreitung der Infiltrierung kupiert werden. Wichtiger ist aber, daß die Dauer der Resorption auch nach Entfieberung durch die Antibiotika nicht beschleunigt wird. Im Durchschnitt ist eine Normalisierung des röntgenologischen Befundes, d. h. eine vollständige Resorption des alveolären Exsudates, erst nach 2–3 Wochen zu sehen. Infiltrationen, die länger als 4 Wochen bestehen, weisen auf eine Resorptionsverzögerung hin. Hierfür sind oft extrapulmonale Ursachen (pulmonale oder extrapulmonale Begleitkrankheiten, allgemeine Schwäche des Organismus) oder Komplikationen verantwortlich. Die Diagnose „chronische Pneumonie" ist immer nur mit größter Zurückhaltung zu stellen. Man muß stets nach Ursachen der verzögerten Resorption, wie z.B. Tuberkulose oder maligner Tumor (Bronchialkarzinom), fahnden.

Eine flächenhafte, aber meist weniger dichte und mehr schleierartige Verschattung sieht man oft bei der *Viruspneumonie,* bei der auch mehrere Segmente gleichzeitig oder abwechselnd befallen sein können. Die Diagnose kann nur klinisch-serologisch gestellt werden; wertvoll ist die Diskrepanz zwischen Röntgenbefund und physikalischem Befund.

Alle *anderen Pneumonieformen* (Abb. 254–256) zeigen keine spezifischen röntgenologischen Zeichen. Sie können mehr oder weniger flächenhafte oder herdförmige multiple, aber selten homogene und lappenbegrenzte Infiltrate zeigen. Das gilt besonders für die Grippepneumonie, die von der großen flächenhaften Infiltration (lobäre Pneumokokkenpneumonie) bis zu beidseitigen, multiplen fleckigen Herden (lobuläre Form) ein sehr variables Röntgenbild aufweist. Relativ große und flächenhafte Schatten sind oft beiderseits bei den verschiedensten Formen der Pilzpneumonie (Abb. 256) zu sehen (z.B. Aktinomykose, Pilzbefall der Lungen nach langer antibiotischer Therapie). Das *Löfflersche eosinophile Lungeninfiltrat* (Bluteosinophilie bis zu 70%) zeichnet sich durch die Flüchtigkeit des röntgenologischen Befundes aus; es darf nach einigen, höchstens nach 10 Tagen nicht mehr nachweisbar sein.

Wenn auch das Röntgenbild für die verschiedensten Typen der primären und sekundären Pneumonien keine charakteristischen Zeichen gibt, so ist die Ausdehnung und allein der Nachweis von Infiltrationen wichtig und manchmal entscheidend für die klinische Beurteilung des Krankheitsbildes.

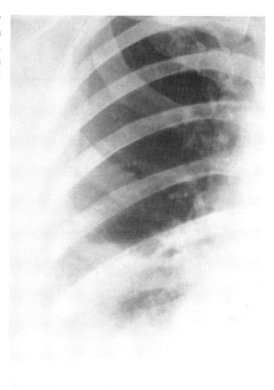

Abb. 231. Lungeninfarkt im rechten Mittel- und Unterlappen

Tuberkulose

Flächenhafte Lungenbefunde durch eine *Tuberkulose* können sehr vielgestaltig sein. Sie variieren an Größe, Form und Zahl und können in allen Lappen lokalisiert sein. Ihre Begrenzung ist namentlich im exsudativen Stadium der Tuberkulose meist unscharf (Abb. 229, 230a). Die Lokalisation des sogenannten Frühinfiltrates ist am häufigsten im Unterlappen, namentlich im apikalen Segment; d. h., es lokalisiert sich im d.-v. Bild infraklavikulär ins Oberfeld oder in Hilushöhe und im Seitenbild dorsal in die Unterlappenspitze. Die letztere Lokalisation wird manchmal ohne Seitenbild oder Schichtaufnahme nicht erkannt. Oft geht die *Primärtuberkulose* mit einer gleichzeitigen Vergrößerung der hilären oder mediastinalen Lymphknoten einher, was auch das einzige Zeichen der Primärtuberkulose, besonders im Kindesalter, sein kann. Die Frage, ob vergrößerte Hiluslymphknoten vorliegen oder nicht, ist durch Schichtaufnahmen oft eindeutiger als im gewöhnlichen Bild zu entscheiden. Auch können bei der Tuberkulose

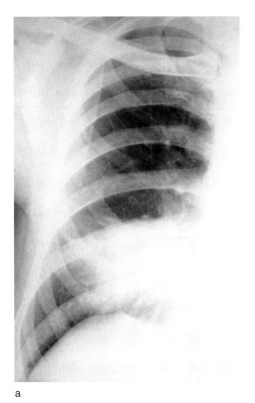 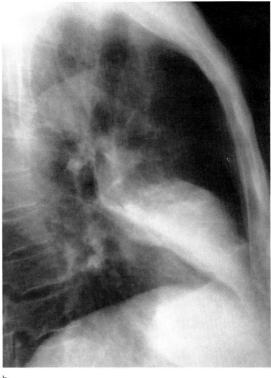

Abb. 232. Mittellappenatelektase rechts bei Bronchialkarzinom (histologisch Plattenepithelkarzinom).
a) d.-v. Bild mit flächenhafter Verschattung, mäßiger Zwerchfellhochstand rechts.
b) Rechtes Seitenbild mit Volumenverkleinerung des atelektatischen Mittellappens

„flüchtige" Frühinfiltrate vorkommen, die dann oft durch eine umschriebene Atelektase infolge Bronchuskompression (Lymphknoten) vorgetäuscht waren. Als Endzustand der Primärtuberkulose sieht man beim Erwachsenen häufig einen kalkdichten Lungenherd und eine Verkalkung eines oder mehrerer Hiluslymphknoten (Abb. 213).

Eine ausgedehnte und oft lappenbegrenzte, flächenhafte Verdichtung — wie bei der bakteriellen Pneumonie — verursacht die sogenannte *käsige Pneumonie* (lobäre Form). Ihre tuberkulöse Genese ist röntgenologisch allein nie sicher festzustellen. Begleitende Herde in anderen Lungenabschnitten, fehlender oder stark verzögerter Rückgang der Verschattung oder Einschmelzung der Infiltration weisen zwar auf die Tuberkulose hin. Entscheidend bleibt aber immer der Bakteriennachweis im Sputum, der oft erst nach mehrmaligen Untersuchungen gelingt, aber immer frühzeitig erstrebt werden muß.

Multiple, mehr oder weniger flächenhafte Herde sieht man bei „lobulären" *exsudativen Tuberkulosen* (Abb. 229, 230a). Ihre Größe ist unterschiedlich, und ihre Konturen sind durch ein begleitendes perifokales Ödem oft unscharf. Manchmal konfluieren diese Herde zu einem mehr oder weniger homogenen Schatten bis zur Segment- oder Lappenverschattung.

Man muß auch heute noch an dem Grundsatz festhalten, daß bei jeder flächenhaften Lungeninfiltration die Tuberkulose zur Differentialdiagnose steht. Entscheidend sind oft der klinische Befund und letztlich der „Bakteriennachweis". Wenn aber z. B. nach 10–14 Tagen eine Lungenverschattung, auch im infraklavikulären Feld, röntgenologisch nicht mehr nachweisbar ist, so scheidet die Tuberkulose als Ursache fast sicher aus, insbesondere wenn eine Hilusvergrößerung fehlt. Besteht diese, wäre eine flüchtige Kompressionsatelektase, wie schon erwähnt, zu diskutieren.

Lungeninfarkt

Ein flächenhafter Lungenherd kann auch durch einen *hämorrhagischen Lungeninfarkt* (Abb. 231) bedingt sein. Allgemein wird eine Lungenstauung

Abb. 233. Mittel- und Unterlappenatelektase rechts bei Bronchialkarzinom (histologisch Plattenepithelkarzinom).
a) d.-v. Bild. Flächenhafte Verschattung des geschrumpften rechten Mittel- und Unterlappens. Verziehung des rechten Hilus nach unten, vermehrte Transparenz des überblähten rechten Oberlappens.

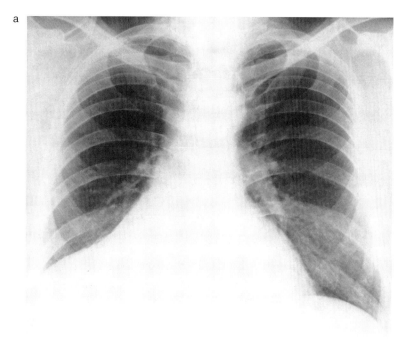

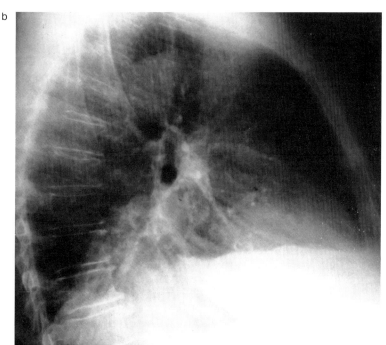

b) Rechtes Seitenbild. Volumenverkleinerung des rechten Mittel- und Unterlappens

als Voraussetzung des hämorrhagischen Infarktes angesehen. Ein typisches Röntgenbild des Lungeninfarktes gibt es nicht. Es werden vielmehr die unterschiedlichsten Formen vom runden, scharf begrenzten Herd bis zur unscharfen Trübungszone gesehen und selten ein keilförmiger Schatten wie im pathologisch-anatomischen Präparat. Die Lokalisation ist häufig im Unterlappen. Wenn auch röntgenologisch allein ein Infarkt nicht sicher zu diagnostizieren ist, so muß bei jeder flächenhaften Verschattung, die mit einer Stauungslunge, einer Herzverbreiterung oder einem Mitralfehler gepaart

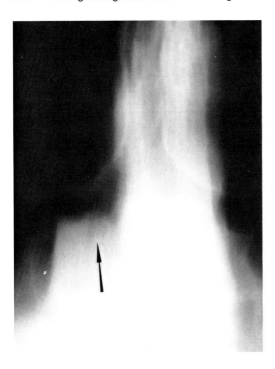

Abb. 233.
c) v.-d. Tomogramm: Verschluß des rechten Zwischenbronchus durch Bronchialkarzinom (←), Obturationsatelektase, negatives Pneumobronchogramm

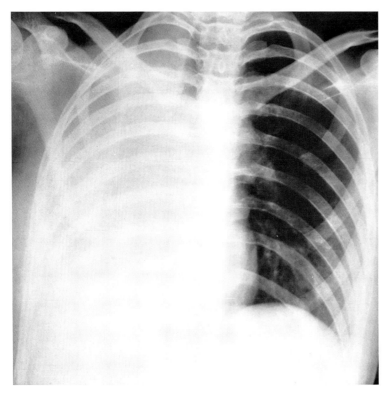

Abb. 234.
a) Totalatelektase der rechten Lunge, Zustand nach Aspiration (Obturationsatelektase), Verziehung von Herz und Trachea nach rechts in die homolaterale Thoraxseite

ist, immer ein Lungeninfarkt diskutiert werden. Häufig werden Lungeninfarkte von Pleuraergüssen begleitet, was ihre Erkennung in den Unterlappen zusätzlich erschwert. Infarkte können auch einschmelzen (Infarktkaverne) und dann Ring- oder Halbmondschatten bilden. Die Dilatation der zentralen Lungenarterien über 15 mm (s. S. 304) beweist beim Lungeninfarkt eine pulmonale arterielle Hypertonie. Für die Diagnose der Lungenembolie ergeben Lungenangiographie und -szintigraphie entscheidende Befunde.

Atelektase

Grundsätzlich sind folgende drei Formen bzw. Mechanismen einer Lungenatelektase bzw. eines Lungenkollapses zu unterscheiden:
1. *Obturationsatelektase* (Abb. 222, 225, 228, 233, 234) (bzw. Obstruktionsatelektase) durch Verlegung bzw. Blockade des Bronchiallumens. Infolge der Bronchusobturation kann die Luft bei der Inspiration nicht mehr in die distal gelegenen Alveolen eintreten. Die dort vorhandene alveoläre Luft wird resorbiert (Resorptionsatelektase), so daß der entsprechende Lungenlappen bzw. das -segment in seinem Volumen vermindert wird. Bei der Obturationsatelektase müssen wir zwischen einer zentralen und einer peripheren Form unter-

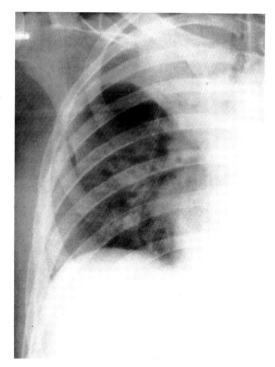

b) Zustand nach bronchoskopischer Absaugung. Rechter Mittel- und Unterlappen wieder belüftet, Oberlappen unverändert atelektatisch.

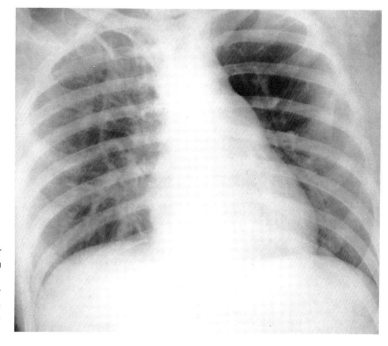

c) Zustand nach erneuter Absaugung des rechten Oberlappenbronchus. Jetzt Belüftung der gesamten rechten Lunge. Herz mittelständig (vgl. mit a)

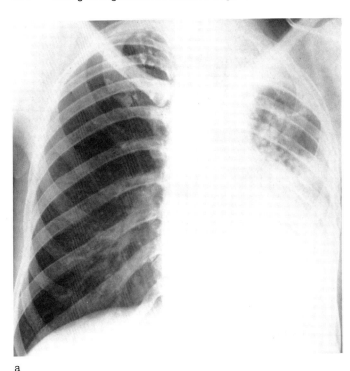

Abb. 235. Kontraktionsatelektase der linken Lunge nach alter Tuberkulose. Pleuraschwarte links. Verkalkte produktive Oberlappenherde rechts.
a) Übersichtsbild. Weitgehende Verschattung der linken Lunge mit Verziehung der Mediastinalorgane in die linke Thoraxseite. Schrumpfung der linken Lunge.
b) Tomogramm. Pneumobronchogramm. Luft im Hauptbronchus, in allen Lappen- und in den Segmentbronchen. Oberlappenkaverne links. Kontraktionsatelektase bzw. Kollaps der linken Lunge, keine Obturationsatelektase. Verkalkte Lymphknoten links im unteren Mediastinum.
c) Bronchogramm links. Chronisch deformierende Bronchitis und Bronchiektasen in allen Segmenten der linken Lunge. Kein Bronchusverschluß und keine Bronchusstenose

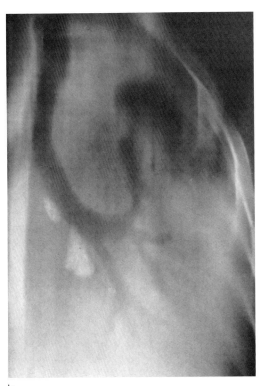

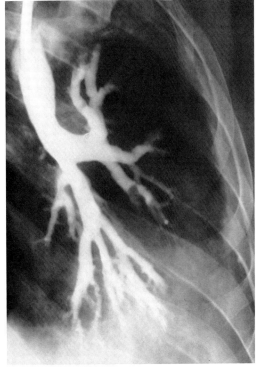

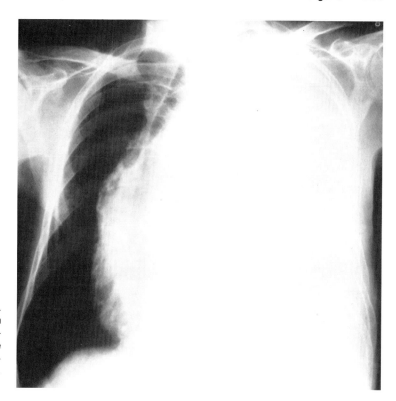

Abb. 236. Pleuraerguß links. Totalverschattung der linken Lunge. Verdrängung von Trachea und Herz in die rechte Thoraxseite, d. h. in die kontralaterale Thoraxseite (vgl. mit Abb. 234 a)

scheiden. Die *zentrale* Obturationsatelektase wird entweder durch eine endobronchiale Veränderung (z. B. zentrales Bronchialkarzinom, Fremdkörper, Bronchustuberkulose) oder einen extrabronchialen Prozeß (z. B. vergrößerte Lymphknoten, Mediastinaltumoren, Aortenaneurysmen) bedingt. Ursache einer *peripheren* Obturationsatelektase sind entzündliche Exsudate oder Schleim, die eine Verlegung der kleinen Bronchiallumina verursachen. Die peripheren Obturationsatelektasen sind im Gegensatz zu den zentralen Formen nicht lappen- oder segmentbegrenzt, sondern bedingen herdförmige Verdichtungen in einem oder mehreren Lungenlappen.

2. *Kontraktionsatelektase* (Abb. 235, 272) bei schrumpfenden chronischen Lungenprozessen (z. B. Tuberkulose, chronische Pneumonie, Silikose, Lungenfibrosen unterschiedlicher Genese). Hierbei wird durch narbige Schrumpfung das Volumen des befallenen Lungenabschnittes vermindert. Im Gegensatz zur Obturationsatelektase ist das Bronchiallumen, besonders zentral, frei durchgängig. Da der geschrumpfte Lappen bei einer Kontraktionsatelektase noch Luft enthält, werden die Bronchen in dem geschrumpften Lungenabschnitt, besonders im Tomogramm (Abb. 235 b, 272 b), jetzt sichtbar. Es ist demnach bei der Kontraktionsatelektase im Gegensatz zu der Obturationsatelektase ein positives Pneumobronchogramm nachweisbar.

3. *Kompressionsatelektase* (Abb. 217–219, 248). Hierbei wird die intraalveoläre Luft durch Druck von außen (z. B. Pneumothorax oder großer Pleuraerguß) aus der Lunge herausgedrückt. Das Ausmaß der Kompressionsatelektase einer Lunge, z. B. beim Pneumothorax, hängt von der Höhe der intrapleuralen Drucksteigerung gegenüber der atmosphärischen Luft ab. Man kann eine Kompressionsatelektase einer Lunge bzw. eines Lungenlappens einfach erkennen, wenn gleichzeitig ein Pneumothorax bzw. ein Pleuraerguß im Röntgenbild nachweisbar ist.

Die Atelektase wird, wenn sie einen *Lungenlappen* befällt, röntgenologisch als homogener und flächenhafter Schatten sichtbar. Das wichtigste Unterscheidungsmerkmal gegenüber der Infiltration ist die Volumenverkleinerung des atelektatischen Lungenlappens, die besonders bei Aufnahmen in 2 Ebenen deutlich wird (vgl. hierzu Abb. 222 a u. b, 225 a u. b, 228 a u. b sowie das Schema in Abb. 206). Berücksichtigt man, daß der Hilus Fixationspunkt der einzelnen Lappen ist, so

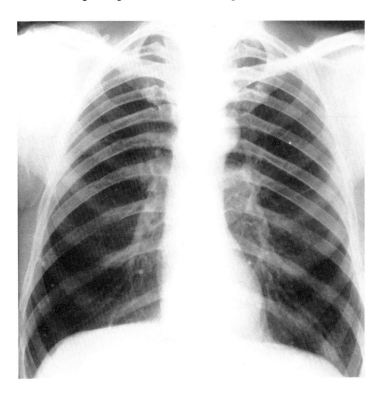

Abb. 237. Bronchialkarzinom rechts (histologisch Plattenepithelkarzinom).
a) d.-v. Bild. Rechte Lunge etwas heller als die linke, kein Tumorschatten, keine Atelektase. Kleiner Hilus rechts. Linke Pulmonalarterie etwas erweitert, kein Tumor!

resultieren bei länger bestehender Atelektase infolge der Schrumpfung typische Lageveränderungen der einzelnen Lappen.

Das *Oberlappen*volumen verringert sich lateral nach oben, so daß im d.-v. Bild eine vom Hilus nach seitlich oben ansteigende scharfe Begrenzung entsteht (Abb. 228 a, 234 b). Im Seitenbild zieht sich der atelektatische Oberlappen zum Zentrum hin zusammen, wodurch eine dreieckige Atelektase mit Spitze im Hilus entsteht und retrosternal ein aufgehellter Raum sichtbar wird (Abb. 228). Demnach wird der atelektatische volumenverminderte Oberlappen nach oben, medial und ventral verlagert (Abb. 228 a u. b). Bei der chronischen Oberlappenatelektase kann sich sein Volumen so stark vermindern, daß der Oberlappen vom oberen Mediastinum nicht mehr abgrenzbar ist. In dieser Situation weist die Kranialverlagerung des rechten Hilus auf die Oberlappenatelektase bzw. Schrumpfung hin. Die Trachea wird namentlich bei einer Oberlappenatelektase in die homolaterale Lunge verzogen (Abb. 228 c, 234 a u. b). Bei postoperativen Aufnahmen im Bett, bei denen eine zusätzliche Seitenaufnahme nicht möglich ist, ist dieser Befund zum Nachweis einer Oberlappenatelektase wichtig. Der *Mittellappen* schrumpft im d.-v. Bild zum Hilus hin (Abb. 232 a), wodurch parahiläre Unterfeldverschattungen rechts bedingt sein können. Im Seitenbild (Abb. 232 b) nimmt er an Höhenausdehnung ab, was je nach Grad der Schrumpfung zu einer relativ schmalen Atelektase vom Hilus zur vorderen Brustwand führt. Der atelektatische rechte Mittellappen (Abb. 232 a) und die atelektatische Lingula bedingen wegen ihrer geringeren Größe nur einen schwachen Schatten in der d.-v. Aufnahme. Zu seiner Lokalisation im d.-v. Bild in den Mittellappen oder die Lingula ist das sogenannte Silhouettenzeichen wichtig (s. S. 200). Der atelektatische *Unterlappen* (Abb. 222, 225) verlagert sich nach medial, kaudal und dorsal. Hierdurch kann rechts eine parakardiale und manchmal dreieckige Verschattung entstehen, deren Spitze im Hilus liegt (Abb. 222 a). Links wird der atelektatische Unterlappen als parakardiale Verschattung sichtbar (Abb. 225 a) oder vollständig vom Herzen verdeckt, so daß er nur auf harten dorsoventralen Aufnahmen als dreieckförmige Atelektase im Herzen sichtbar wird. Seine Dorsalverlagerung wird im Seitenbild an einer keilförmigen Verschattung nachweisbar (Abb. 222 b, 225 b), die vom Hilus nach hinten unten an Breite zunimmt. Bei sehr hochgradigen Unterlappenschrumpfungen, die frei sind von Infiltrationen, kann allerdings im Seitenbild eine Verschattung fehlen. Ein Tiefstand des linken Hilus weist auf eine linksseitige Unterlappenatelektase hin. Eine *Totalatelektase* (Abb. 234 a,

235 a) einer Lunge führt zur vollständigen Verschattung der befallenen Thoraxseite. Sie ist an der Verziehung der Mediastinalorgane in die verschattete Seite erkennbar und dadurch vom großen Pleuraguß (Abb. 236, 248) abgrenzbar. So kann bei einer Totalatelektase rechts sogar das Herz links weitgehend oder vollständig verschwinden.

Wichtige Hinweise für die Diagnose einer Lappenatelektase liefern der meist nachweisbare homolaterale Zwerchfellhochstand (Abb. 233 a) und die Beobachtung der Gefäßzeichnung in den nichtatelektatischen Lungenbezirken. Da diese sich kompensatorisch ausdehnen, werden sie strahlendurchlässiger und heller als normalerweise. Ihre Gefäßzeichnung ist im Vergleich mit der anderen Seite vermindert (Abb. 233 a, 237 a). Diese relative Gefäßarmut von nichtverschatteten Lungenbezirken ist immer ein verdächtiges Zeichen für eine Atelektase und verlangt eine genaue Abklärung. Dieses Zeichen ist z.B. bei einer Unterlappenatelektase links manchmal das einzige Symptom, welches im d.-v. Bild auf die Unterlappenatelektase hinweist.

Zentrales Bronchialkarzinom

Häufigste Ursache einer Obturationsatelektase ist im Erwachsenenalter das *Bronchialkarzinom*. Bei flächenhaften Lungenverdichtungen ist daher, insbesondere wenn sie mit einer Volumenabnahme des befallenen Lungenlappens einhergehen, immer eine Untersuchung des Bronchialbaumes durchzuführen. Bei Sitz des Karzinoms in einem Haupt- oder Lappenbronchus kann der Bronchusverschluß bzw. der in das Bronchuslumen vorspringende Tumor sehr häufig durch Schichtaufnahmen (Abb. 238 c, 239–241) nachgewiesen werden. Die Tomogramme geben daneben Hinweise über vergrößerte Lymphknoten im Hilus oder im Mediastinum, die beim Bronchialkarzinom meist metastatischer und im Hilus selten (etwa 10%) entzündlicher Genese sind (Abb. 241–243). Periphere Stenosen im Bereich der Segment- oder Subsegmentbronchen sind dagegen nur im Bronchogramm nachzuweisen (Abb. 228 c, 237 b) bzw. im Szintigramm (Abb. 246). Ihre Trennung in tumoröse und entzündliche (z.B. Tuberkulose, selten chronische Pneumonie) Stenosen bzw. Verschlüsse ist aber oft sehr schwierig. Da bei einem Bronchialkarzinom oft erst begleitende entzündliche Bronchialprozesse zum Verschluß des Bronchus führen und diese lokalen Schleimhautschwellungen reversibel sind, kann sich eine Atelektase in diesem Stadium spontan und vorübergehend aufhellen. Dies darf aber nicht dazu verführen, von

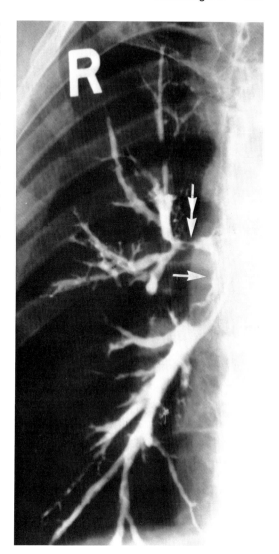

b) Bronchogramm rechts. Tumoröse Aussparung im rechten Haupt- und Zwischenbronchus (→), tumoröse Stenose des Oberlappenbronchus (→→)

einer Untersuchung des Bronchialbaumes abzusehen. Diese Forderung gilt um so mehr, als im Tomogramm und besonders im Bronchogramm auch dann ein intrabronchial wachsender Tumor schon nachweisbar ist, bevor er zur Atelektase führt (Abb. 237 a u. b, 238 a–c). Man sieht dann neben Stenosen oft Aussparungen in der Kontrastmittelsäule, die dem in das Bronchuslumen vorspringenden Tumor entsprechen. In seltenen Fällen ist ein *Bronchialadenom* oder ein *Bronchialkarzinoid* sowie eine *Metastase* eines anderen primären Organtumors Ursache einer Bronchusstenose bzw. eines -verschlusses.

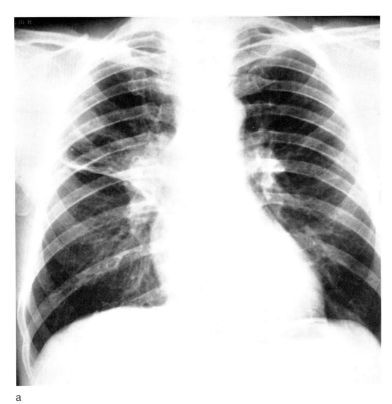

Abb. 238. Bronchialkarzinom rechter Oberlappen mit Lymphknotenmetastasen im rechten Hilus und im rechten oberen Mediastinum (histologisch kleinzelliges Karzinom).

a) Übersichtsbild. Partielle Durchlüftungsstörung des rechten Oberlappens. Lymphknotenvergrößerungen im rechten Hilus.
b) Rechtes Seitenbild. Lymphknotenvergrößerungen im rechten Hilus. Partielle Durchlüftungsstörung des anterioren Oberlappensegmentes rechts.
c) v.-d. Tomogramm. Stenose des rechten Oberlappenbronchus (←). Vergrößerte Lymphknoten im rechten Hilus und im rechten oberen Mediastinum

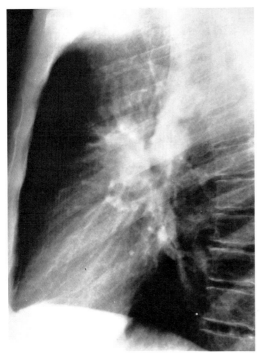

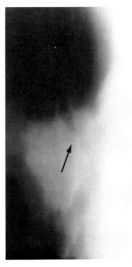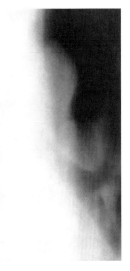

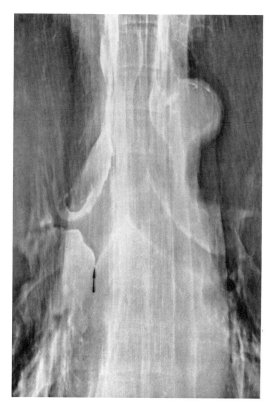

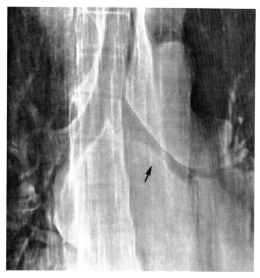

Abb. 240. Xerotomogramm: Bronchialkarzinom. Stenose im linken Hauptbronchus (→) bis in den Unterlappenbronchus reichend. (Histologisch: Plattenepithelkarzinom)

Abb. 239. Bronchialkarzinom, Xerotomogramm: Stenose (←) des rechten Zwischenbronchus. Vergrößerte hiläre und mediastinale Lymphknoten durch Metastasen. Histologisch kleinzelliges Bronchialkarzinom

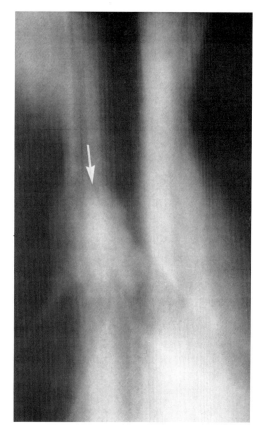

Abb. 241. Polypöser Tumor in der Trachea und in Höhe der Bifurkation.
Tomogramm: Der Tumor wölbt sich von rechts in die Trachea und in beide Hauptbronchen vor (←) (histologisch Zylindrom)

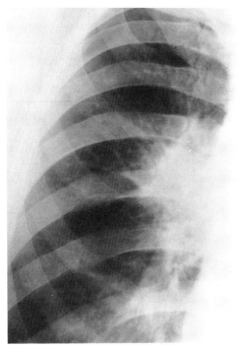
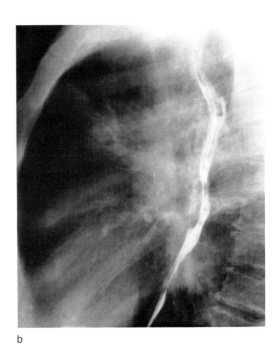

a

b

Abb. 242. Bronchialkarzinom (histologisch Plattenepithelkarzinom).
a) Übersichtsbild. Vergrößerte Lymphknoten im rechten Hilus mit partieller Durchlüftungsstörung des anterioren Oberlappensegmentes.
b) Rechtes Seitenbild. Vergrößerte Lymphknoten im rechten Hilus und im hinteren Mediastinum mit Impressionen am Ösophagus
(operativ bestätigt)

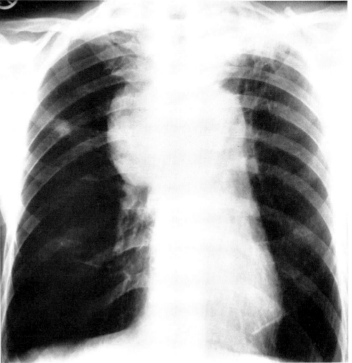

Abb. 243. Bronchialkarzinom des rechten Oberlappens mit oberer Einflußstauung.
a) Übersichtsbild. Lymphknotenmetastasen im rechten oberen Mediastinum, keine Atelektase. Alte zirrhotische Oberlappentuberkulose links mit apikaler Pleuraschwiele.

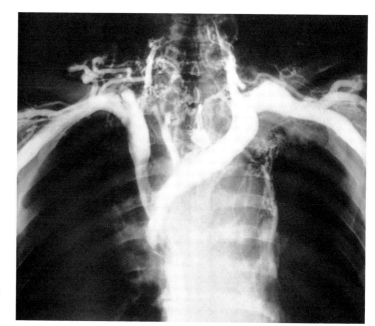

b) Oberes Venokavogramm: Kompression der oberen Hohlvene durch mediastinale Lymphknotenmetastasen. Einflußstauung

Andere Bronchusstenosen

Weiter kann ein intrabronchialer *Fremdkörper* (Abb. 247a u. b) zu einer Atelektase führen. Von einer Lappen- oder Segmentatelektase sind die peripheren *Obturationsatelektasen* durch Verstopfung *kleiner Bronchen* abzugrenzen. Sie werden besonders häufig im Kindesalter oder postoperativ bei älteren Menschen gefunden, bei denen Schleimpfröpfe, die nicht abgehustet werden können, das Lumen der kleinen Bronchen verlegen. Im Röntgenbild erkennt man bei diesen peripheren Obturationsatelektasen meist multiple, lobuläre Herde von unterschiedlicher Form und Größe, die bevorzugt in schlechter belüfteten Lungenteilen und in hypostatischen oder vaskulär gestauten Abschnitten liegen (Abb. 254). Herdförmige Atelektasen auf dem Boden einer Bronchiolitis oder fibrösen Bronchitis sind subpleural meistens ausgeprägter als im Lungenkern.

Kompressionsatelektasen sind einfacher zu klären, da in der Regel die Ursache, z.B. Pneumothorax (Abb. 217, 218) oder raumfordernde Prozesse, im Röntgenbild direkt nachweisbar ist.

Pleuraerguß

Flüssigkeit im Pleuraspalt (Abb. 223, 248) führt zu einer flächenhaften Verschattung, deren Intensität von der Tiefenausdehnung (Schichtdicke) des Ergusses abhängig ist. Die Verteilung des Ergusses wird von der Retraktionskraft der Lungen und der

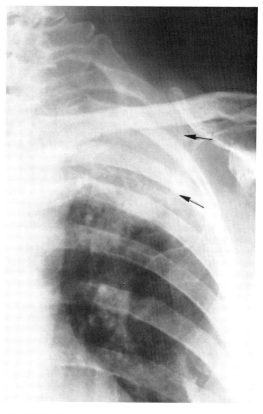

Abb. 244. Peripheres Bronchialkarzinom, linker Oberlappen, Pancoast-Tumor. Partielle Destruktion der 2. Rippe (←) (histologisch gesichert)

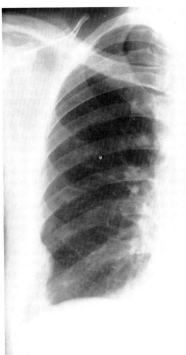
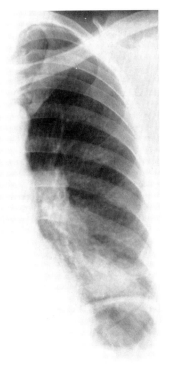
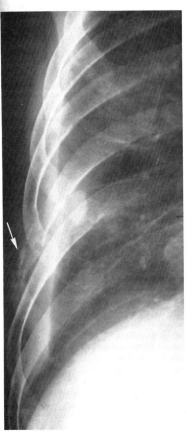

Abb. 245. Bronchialkarzinom linker Unterlappen.
a) Übersichtsbild im Stehen ohne Streustrahlenraster. Partielle Durchlüftungsstörung des linken Unterlappens. Vergrößerte Lymphknoten im linken Hilus. Pleurale Verdichtung rechts lateral unten.
b) Aufnahme mit Streustrahlenraster im Liegen. Osteolytische Destruktionen im Bereich der 9. Rippe rechts (←), Pleuraerguß rechts. Vergleiche mit a), Rippendestruktion in a) nicht sichtbar (histologisch Plattenepithelkarzinom)

Schwerkraft der Flüssigkeit beeinflußt. Bei geschlossenem freien Pleuraspalt sammelt ein Erguß sich vorwiegend in den basalen Partien an, wodurch zuerst eine Verschleierung des Recessus costodiaphragmaticus bedingt wird, die besonders hinten nachweisbar ist. Erst bei einer Flüssigkeitsmenge von 300–400 ml führt der Pleuraerguß in aufrechter Körperstellung zu einer deutlichen Verschattung. Größere Ergüsse sind hauptsächlich über dem Zwerchfell und im kostalen Pleuraspalt lokalisiert. Der durch sie bedingte homogene Schatten verliert sich allmählich nach oben und medial (Abb. 248). Dagegen kann seitlich ein Schattenband mit nach innen konkaver Begrenzung bis zur Spitze ansteigen, welches der Ellis-Damoiseau-Linie entspricht. Dieses röntgenologische Phänomen ist verständlich, wenn man berücksichtigt, daß die Schichtdicke des Ergusses, die von den Röntgenstrahlen durchdrungen wird, lateral (tangentiale Projektion) größer ist als medial. Daher nimmt medial die Schattenintensität auch meist ab. Man muß aber beachten, daß Kompressionsatelektasen eine zusätzliche Verschattung verursachen, so daß sich die Schattenintensität nicht immer nach der Mitte hin verringert. Sehr große Pleuraergüsse führen zur Totalverschattung einer Thoraxhälfte. Sie sind durch die Verdrängung der Mediastinalorgane (z. B. Herz) in die entgegenge-

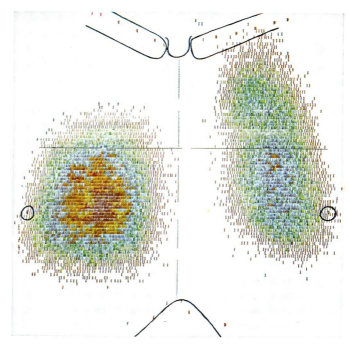

Abb. 246. Farbszintigramm nach Injektion von 100 µCi ^{131}J-Albumin-Partikeln: Aktivitätsausfall im rechten Oberfeld. Bei der auf die Szintigraphie hin durchgeführten Bronchoskopie fand sich ein partiell stenosierender Tumor im Abgang des Oberlappenbronchus rechts (histologisch Plattenepithelkarzinom)

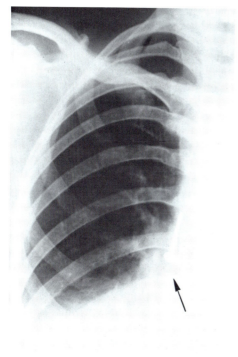

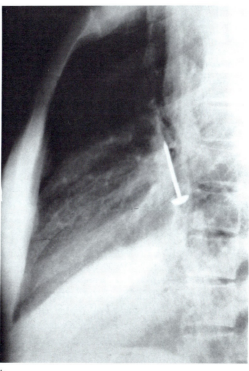

a b

Abb. 247. Metallischer Fremdkörper (Nagel) im rechten Zwischenbronchus (←). Atelektase des rechten Mittel- und Unterlappens.

a) d.-v. Bild.
b) Rechte Seitenaufnahme

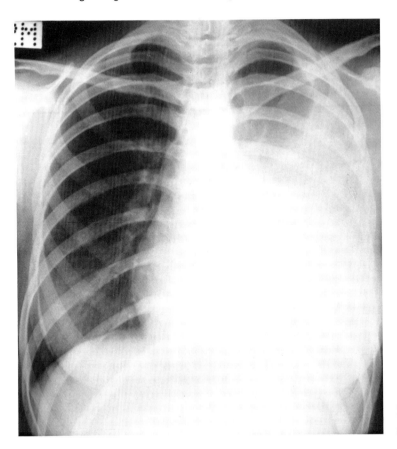

Abb. 248. Pleuraerguß links. Herz etwas nach rechts verdrängt

setzte Thoraxseite von der Totalatelektase einer Lunge, bei der die Mediastinalorgane in die verschattete Lungenseite verzogen sind, abzugrenzen (vgl. Abb. 234a, 235a, 236).
Zum Nachweis kleiner und vor allem *basal lokalisierter Pleuraergüsse* ist eine Aufnahme (Abb. 249a u. b) in Seitenlagerung des Patienten mit d.-v. oder v.-d. Strahlenrichtung erforderlich. Bei freiem Pleuraspalt läuft dann der Erguß nach seitlich oben ab und führt zu einer Verschattung, die der lateralen Thoraxwand anliegt. In dieser Position sind selbst kleine Pleuraergüsse (bis zu 50 ml) noch nachweisbar, und außerdem läßt sich durch diese Untersuchungstechnik ein einseitiger Zwerchfellhochstand einwandfrei von einem isolierten basalen Pleuraerguß abgrenzen. Auf der linken Seite weist der vergrößerte Abstand der Magenblase vom vermeintlichen Zwerchfell ebenfalls auf einen subpulmonalen Erguß hin. Daneben werden durch die Ergußverlagerung nach lateral und kranial Infiltrationen im Unter- und Mittellappen, die bei normalen Aufnahmen im Stehen verdeckt sind, sichtbar.

Aussagen über die Genese eines Pleuraergusses sind röntgenologisch nur bei gleichzeitig nachweisbarer Grundkrankheit möglich. Auch erlaubt die Röntgenuntersuchung keine Differenzierung der Flüssigkeitsansammlung (Transsudat, Exsudat, Empyem, Blut, Chylus). Bei einer muskulären Herzinsuffizienz ist das Pleuratranssudat häufig nur rechts lokalisiert; ist es doppelseitig nachweisbar, dann ist der Erguß rechts größer als links. Aus dieser Tatsache läßt sich bei einem isolierten linksseitigen Pleuraerguß eine muskuläre Herzinsuffizienz als Ursache ausschließen. Voraussetzung ist aber, daß der Pleuraspalt rechts nicht obliteriert ist. Umschriebene Verschattungen der Thoraxwand können durch abgesackte und *gekammerte Pleuraergüsse* (Abb. 250a u. b) bedingt sein, was eine partielle Verklebung der Pleurablätter voraussetzt und seltener bei einer umschriebenen Durchlüftungsstörung vorkommt. Sie wölben sich dann oft nach medial konvexbogig vor und können auch im wandständigen Bezirk des Interlobärspaltes gelegen sein. Zu ihrer Lokalisation in den Pleuraraum ist es erforderlich, diese Verschattun-

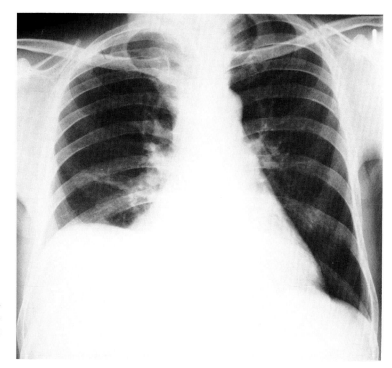

Abb. 249. Pleuraerguß rechts.

a) Aufnahme im Stehen: basale Lokalisation des Pleuraergusses, der einen Zwerchfellhochstand rechts vortäuscht.

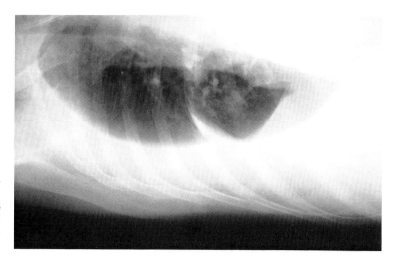

b) Aufnahme in rechter Seitenlagerung und d.-v. Strahlengang: Der Erguß ist nach lateral und kranial und teilweise in den Interlobärraum ausgelaufen

gen in irgendeiner Richtung an die Thoraxwand, der sie breit anliegen, zu projizieren (Durchleuchtung mit Schräg- und Seitenaufnahmen). Sie müssen von Pleuratumoren, peripheren Lungentumoren (Abb. 244, 245 a u. b) und Neubildungen, die von den Rippen ausgehen, abgegrenzt werden. Dies gelingt nur dann, wenn z.B. bei einem lokalisierten Erguß der Pleuraspalt oberhalb noch frei ist und dieser dann im Liegen sich nach kranial oder seitlich verteilt; d.h., der Erguß ändert in dieser Situation seine Form im Gegensatz zum Tumor. In der Regel ändern abgekapselte Pleuraergüsse bei veränderter Körperlage ihre Form und Lokalisation nicht. Destruierte Rippen im Bereich der pleuralen bzw. extrapleuralen Verschattung weisen auf einen malignen Tumor hin (Abb. 244, 245 b). Im Zweifelsfalle ist eine gezielte Probepunktion durchzuführen.

Ein Erguß, der auf einen *Interlobärspalt* begrenzt ist, führt im d.-v. Bild je nach seiner Lokalisation zu

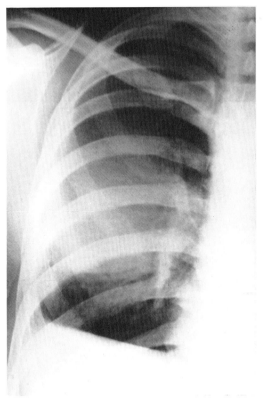 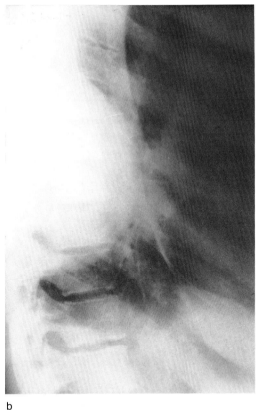

a b

Abb. 250. Gekammerter Pleuraerguß rechts (durch Punktion gesichert).
a) d.-v. Bild. Erguß über Mittel- und Oberfeld. Zwerchfelladhäsion rechts lateral.
b) Seitenbild. Dorsale Lage des gekammerten Ergusses mit konvexbogiger Begrenzung nach ventral

unterschiedlich gelegenen flächenhaften Verschattungen. Diese homogenen und im Seitenbild manchmal spindelförmigen Schatten, die beiderseits von lufthaltigem Lungengewebe umgeben sind, müssen durch ein Seitenbild in die interlobären Regionen lokalisierbar sein, um als interlobärer Erguß angesprochen zu werden. Sie können entweder den großen Interlobärspalt oder nur Teile einnehmen. So darf eine spindelförmige Verschattung, die sich im Seitenbild in die Region des rechten großen Interlobärspaltes projiziert, nur dann als interlobärer Erguß gedeutet werden, wenn sie den Hilus bis zur hinteren Thoraxwand überragt.
Der Röntgendiagnose „isolierter interlobärer Erguß" haftet letztlich selbst bei geübten Untersuchern immer eine gewisse Unsicherheit an, da er ohne Untersuchung des Bronchialsystems (seitliches Tomogramm, Bronchographie) nie sicher von Lappen- oder Segmentatelektasen abzugrenzen ist. Dies gilt besonders für Verdichtungen in Höhe des vorderen Anteiles des schrägen Interlobärspaltes, bei dem es sich meist um Atelektasen des Mittellappens (Abb. 232b) bzw. der Lingula und nicht um isolierte interlobäre Ergüsse handelt. Zudem sollte man bedenken, daß der isolierte interlobäre Erguß eine Seltenheit ist, und immer nach der Grundkrankheit fahnden, die beim Erwachsenen oft ein Bronchialkarzinom und beim Kinde meist eine Tuberkulose ist. Kleine freie oder abgekapselte interlobäre Pleuraergüsse finden sich rechts relativ häufig im Rahmen einer muskulären Herzinsuffizienz. Sie bedingen eine rundliche bzw. spindelförmige Verdichtung meist über dem rechten Mittel- und Oberfeld und werden häufig als „Pseudotumoren" bezeichnet. Diese verschwinden regelmäßig nach Kompensation der Herzinsuffizienz (sog. vanishing tumor).
Wenn zum Pleuraerguß Luft hinzukommt oder wenn sich in einem Pneumothorax ein Erguß ansammelt, handelt es sich um einen *Seropneumo-*

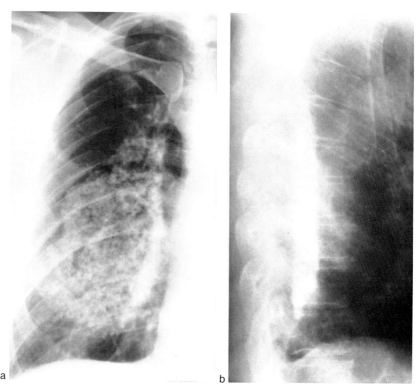

Abb. 251. Verkalkte Pleuraschwarte rechts.
a) d.-v. Bild.
b) Rechtes Seitenbild: dorsale Lage der verkalkten Pleuraschwiele

thorax. Dieser ist im Röntgenbild sicher an dem Ergußspiegel im freien Pleuraraum (Abb. 219) erkennbar. Der freie Pleuraerguß ist daran erkennbar, daß sich der Ergußspiegel bei geneigtem Rumpf immer horizontal einstellt. Eine Aussage über die Genese oder Beschaffenheit des Pleuraergusses (Exsudat, Empyem, hämorrhagischer Erguß) ist röntgenologisch auch beim Seropneumothorax nicht möglich (Probepunktion!).

Folgen eines Pleuraergusses, insbesondere eines entzündlichen, sind meist *Pleuraschwarten*, deren Ausdehnung und Lage von Fall zu Fall verschieden ist. Bei sehr dicken Schwarten können flächenhafte Verschattungen resultieren, die sich in günstiger Position als scharf begrenzte Streifenschatten irgendwo in die Pleura projizieren müssen. Liegt die Verschattung basal, so wird sie meist von einer Adhäsion des Zwerchfelles begleitet (Abb. 250a, 251). Spitzenschwarten zeigen eine zeltförmige Auszipfelung. Bei ausgedehnten Schwarten sind gleichzeitig Verziehungen der Nachbarorgane oder

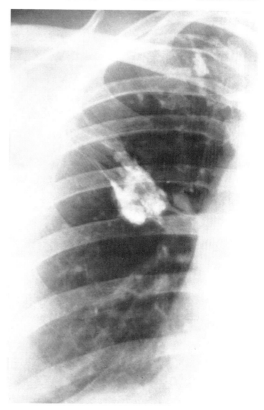

Abb. 252. Produktive, verkalkte Lungentuberkulose rechts

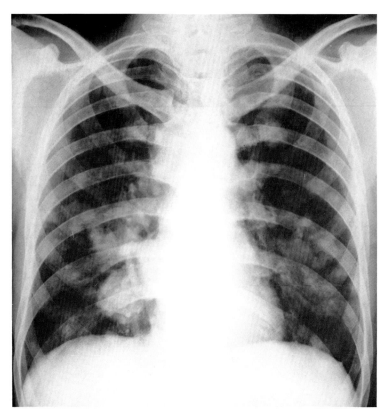

Abb. 253.
a) Lungenmetastasen beidseits und Lymphknotenmetastasen im rechten oberen Mediastinum

Schrumpfungen der befallenen Thoraxseite nachweisbar. Nicht selten verbirgt sich hinter einer ausgedehnten Schwarte ein Resterguß, der nur durch Probepunktion zu klären ist. Eine Pleuraschwarte allein führt niemals zu einer Totalverschattung der Lunge. Einfach ist die Diagnose, wenn Pleuraschwarten verkalkt sind (Abb. 251). Man sieht dann gitterförmige Kalkschatten, die sich bei der Durchleuchtung immer aus den Lungen herausdrehen lassen. Nie ist die ganze Pleuraschwarte verkalkt, meist die viszerale Pleura. Diese Verkalkungen können auch auf die interlobäre Pleura übergreifen, was im Seitenbild leicht zu erkennen ist.

Herdförmige Lungenverschattungen

Fleckschatten sind die häufigsten abnormen Lungenveränderungen im Röntgenbild. Sie kommen solitär und multipel, symmetrisch und asymmetrisch in allen Lungenabschnitten vor. Ihre Größe erstreckt sich von groben bis zu miliaren Flekken.
Die Beurteilung größerer Fleckschatten ist sehr vieldeutig und verlangt neben einer Beachtung der Nachbarorgane, z.B. Hili und Herz, eine Berücksichtigung der klinischen Befunde. Die häufigsten Ursachen sind: Lungentuberkulose (hämatogene Form), Bronchopneumonie, Silikose, Metastasen oder Granulomatosen (z.B. Lymphogranulomatose und Sarkoidose), interstitielle Lungenprozesse, Atelektasen (lobuläre Form), intraalveoläre Lungenstauung bzw. -ödem. Eine *intraalveoläre Exsudation* (z.B. Bronchopneumonie) ist von einer *intraalveolären Transsudation* (Lungenstauung) primär im Röntgenbild allein nicht zu differenzieren, weil beide Zustände unscharfe lobuläre Herdschatten verursachen (vgl. Abb. 220 u. 254). Verschwinden lobuläre Herde nach entsprechender Therapie kurzfristig, so handelte es sich um eine intraalveoläre Transsudation oder um periphere Obturationsatelektasen.

Tuberkulose

Grobe Fleckschatten durch eine *Tuberkulose* (Abb. 229, 230, 264 a) können in allen Lungenabschnitten vorkommen. Ihr Nachweis in den Spitzen und Obergeschossen, mit meist asymmetrischer Lokalisation, macht die tuberkulöse Genese sehr wahrscheinlich, besonders wenn sich im zugehörigen Hilus vergrößerte Lymphknoten finden. Es können allerdings auch bei unspezifischen Lungenprozessen Hilusvergrößerungen vorkommen. Zentrale Kalkeinlagerungen in groben Fleckschatten sind typisch für *produktive* tuberkulöse Prozesse (Abb. 252), wogegen weiche unscharfe Flecken auf *exsudative* Herde hinweisen (Abb. 229, 230). Die Frage, ob es sich um einen aktiven oder inaktiven Prozeß handelt, ist röntgenologisch allein nicht zu entscheiden. Zunahme oder Rückbildung der Veränderungen innerhalb weniger Wochen beweisen allerdings eine Aktivität. Nur Verlaufsserien geben Anhalt über Besserung oder Verschlechterung der Lungentuberkulose.

Bronchopneumonie

Bronchopneumonien kommen ebenfalls in allen Lungenpartien vor, am häufigsten werden sie in den Unterlappen gefunden (Abb. 254–256). Die Fleckschatten sind immer weich und meist unscharf. Ihr Rückgang nach wenigen bis zu 14 Tagen grenzt sie von tuberkulösen Herden ab.

Pneumokoniosen

Bei der *Pneumokoniose* (meist handelt es sich um *Silikosen*) sind die Veränderungen in der Regel symmetrisch in beiden Lungen, bei freien Spitzenfeldern, ausgeprägt. Zudem sind die Fleckschatten oft härter oder kalkdicht. Die Unterfelder sind bei einer ausgeprägten Silikose häufig durch ein Emphysem vermehrt strahlendurchlässig. Silikotische Herde sind nicht reversibel und oft progredient. Man unterscheidet nach dem Röntgenbild drei *Stadien der Silikose*. Stadium I: verstärkte netzartige Zeichnung mit symmetrisch verstreuten, zwischengelagerten kleinen Fleckschatten. Stadium II: Zunahme an Zahl und Größe der Herde, die über beide Lungen verteilt sind (Schneegestöberlunge) mit oft gleichzeitiger Hilusvergrößerung (Abb. 257). Stadium III: flächenhafte Verschattungen meist symmetrisch und in den seitlichen Oberfeldern lokalisiert (Abb. 258). In den fortgeschrittenen Stadien ist eine Kombination von Silikose und Tuberkulose relativ häufig. Vorwiegend einseitige Verdichtungen können darauf hinweisen, besonders wenn sich Höhlen (Kavernen) nachweisen lassen. Neben tuberkulösen Kavernen können eingeschmolzene silikotische Schwielen Ursache von Höhlen sein.

Lungenmetastasen

Metastasen (Abb. 253) können in allen Lungenabschnitten, sehr selten in den Spitzen, auftreten. Sie sind in der Regel multipel, scharf begrenzt und

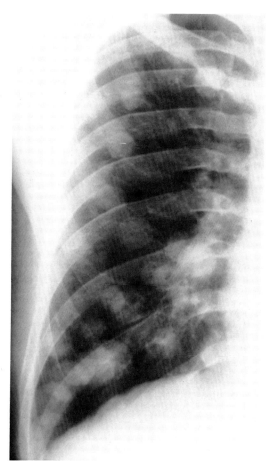

b) Lungenmetastasen. Multiple Rundherde. (Ausschnitt rechte Lunge)

zeigen bei Verlaufskontrollen meist eine Zunahme an Größe und Zahl. Hinweise auf Sitz und Art des Primärtumors sind aus Form und Größe der Lungenmetastasen nicht zu gewinnen. Sie sind immer Folge einer hämatogenen Metastasierung.

Miliare Lungenherde

Feinkörnige, miliare Fleckschatten werden vorwiegend bei folgenden Erkrankungen gesehen: 1. Miliartuberkulose, 2. miliare Form der Sarkoidose (M. Boeck) (Abb. 273), 3. leichte Pneumokoniose, 4. Hämosiderose. Es wurde schon erwähnt, daß miliare Fleckschatten bei der Durchleuchtung nicht erkannt werden. Bei entsprechender klinischer Fragestellung ist also immer eine Aufnahme erforderlich. Auch entsprechen die einzelnen Knötchen nicht einzelnen Herden, sie sind vielmehr durch Summation vieler hintereinanderliegender Knötchen verursacht.

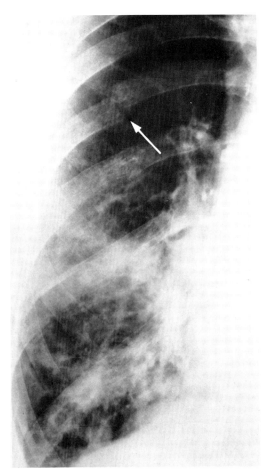

Abb. 254. Bronchopneumonische Herde im rechten Mittel- und Unterlappen. Fraktur des hinteren Anteiles der 7. Rippe rechts mit geringer Fragmentverschiebung (→)

Bei der *Miliartuberkulose* (Abb. 259) sind entweder ältere Spitzenherde zu sehen, oder es findet sich an irgendeiner anderen Stelle ein größerer tuberkulöser Herd. Daneben können die Hiluslymphknoten vergrößert sein. Häufig sind die Schatten in den Obergeschossen, besonders bei Jugendlichen und Kindern, etwas dichter und größer als in den Untergeschossen. Die Diagnose Miliartuberkulose ist heute deshalb so wichtig, weil diese durch Antibiotika geheilt werden kann. Daher besteht bei allen unklaren Temperaturen zu Recht die Forderung nach einer Lungenaufnahme.

Bei der *leichten Silikose* sind die Spitzen frei von Fleckschatten, die Knötchen in den Oberfeldern nicht größer als in Mittel- und Unterfeldern, und meist ist der Einzelherd schärfer begrenzt als bei der miliaren Tuberkulose.

Kleinfleckige *hämosiderotische Herde* (Abb. 260) sind in der Regel in den Mittel- und Unterfeldern am stärksten ausgeprägt. Sie sind immer kombiniert mit Zeichen einer Lungenstauung und finden sich, abgesehen von der idiopathischen Lungenhämosiderose, in der Regel bei Mitralstenosen. Selten verknöchern diese siderofibrösen Knötchen und werden dann kalkdicht. Durch den gleichzeitigen Nachweis des Mitralfehlers (Vergrößerung des linken Vorhofes!) ist eine Hämosiderose von den anderen miliaren Herden abzugrenzen.

Bei *disseminierten Lungenmetastasen* sind die Herde meist nicht so regelmäßig und symmetrisch wie bei der Miliartuberkulose oder der Silikose. Die Fleckschatten nehmen hierbei oft von oben nach unten an Zahl, Dichte und Größe zu. Zudem zeigen sie bei Verlaufskontrollen eine Größenzunahme. Bei der *Lymphangiosis carcinomatosa* (Abb. 261) kommt dazu noch eine vermehrte netzartige, streifige Zeichnung (Einwachsen der Metastasen in die peribronchialen und -vaskulären Lymphbahnen).

Im Kindesalter kann eine *Bronchiolitis* ein miliares Lungenbild verursachen. Miliare Veränderungen treten auch bei Viruspneumonien oder bei Grippe auf. Diese Fleckschatten sind aber meist größer als z.B. diejenigen bei der Miliartuberkulose.

Lungenrundherde

Größere *Rundherde* in den Lungen sind zwar röntgenologisch leicht nachweisbar, aber oft sehr schwierig zu deuten. Sie können einzeln oder multipel auftreten, intrapulmonal oder randständig pleural gelegen sein. Die häufigsten Ursachen bei *solitärer* Lokalisation sind: 1. periphere Lungentumoren (Abb. 262) (insbesondere das Bronchialkarzinom, Sarkom, Chondrom, Neurinom, Dermoid, Teratom u.a.), 2. Tuberkulom (Abb. 263), 3. Lungenmetastase, 4. Echinokokkuszyste (Abb. 268), 5. geschlossene Lungen- oder bronchogene Zyste (Abb. 269a), 6. Lungeninfarkt, 7. Lungengumma, 8. arteriovenöse Lungenfistel. Bei *multiplen* Rundschatten (Abb. 253 a u. b) ist in erster Linie an Metastasen zu denken, seltener handelt es sich um eine grobknotige Tuberkulose. Wenn die Rundherde größer werden und wenn neue hinzukommen, sind es Metastasen.

Kalkeinlagerungen in solitären Rundherden (besonders im Tomogramm nachweisbar) machen die tuberkulöse Genese wahrscheinlich; dafür sprechen auch begleitende kleinere Herde in der Umgebung eines Rundherdes mit und ohne Verkalkung (Abb. 263). Ein kurzfristiges Wachstum des Rundherdes spricht mehr für eine maligne Neubildung als für alle anderen Ursachen (Abb. 262 a–c). Selbst ein

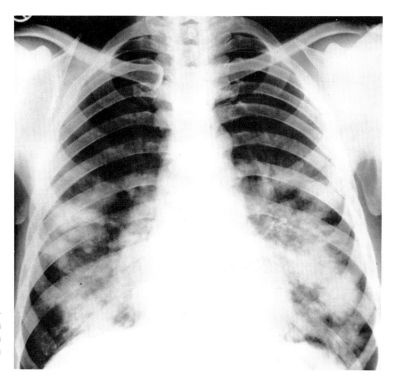

Abb. 255. Ornithosepneumonie. Lobuläre Infiltration in beiden Lungen, besonders in den Unterlappen (serologisch und autoptisch gesichert)

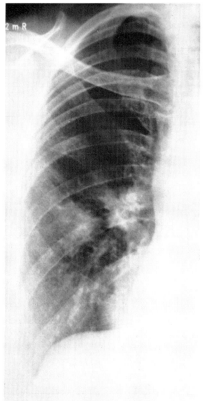

bronchographisch nachgewiesener Verschluß in einem peripheren Bronchus erlaubt nicht eindeutig die Differentialdiagnose, z.B. zwischen einem Tuberkulom und einem peripheren Bronchialkarzinom (Abb. 262, 275a), wenn auch konische Stenosen, die von deformierenden Bronchialveränderungen in den Nachbarsegmenten begleitet sind, eher für eine Tuberkulose sprechen. Oft wird der periphere Bronchialbaum im Bereich des Rundherdes nur verlagert. Isolierte pulmonale Rundherde (Ausnahme solitäre Metastase bei bekanntem Primärtumor) sollen bei nachgewiesener Wachstumstendenz chirurgisch reseziert werden. Durch eine gezielte Punktion des Rundherdes unter Fernsehdurchleuchtungskontrolle (Lungenbiopsie) ist seine Histologie ohne Thorakotomie vielfach zu klären.
Bei *Echinokokkuszysten* (Abb. 268) ist selten eine feine, ringförmige Aufhellungszone zu sehen, die durch eine Luftsichel zwischen Echinokokkusmembran und Lunge verursacht wird. Kommt es zum Zerfall der Zyste und zur Verbindung mit dem

Abb. 256. Pilzpneumonie rechts (Candida albicans +++). Lobuläre Infiltrationen in allen Lungenabschnitten, besonders im rechten Mittel- und Unterlappen

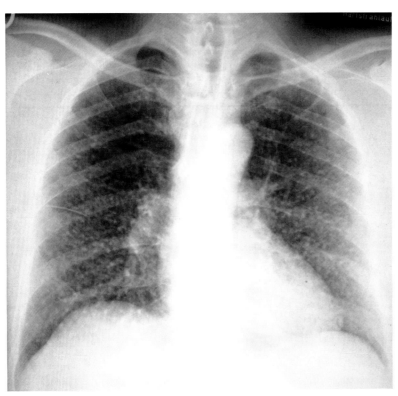

Abb. 257. Silikose II.
a) Symmetrischer Befall beider Lungen mit stärkerer Beteiligung der Lungenperipherie. Interlobärschwiele rechts.

Bronchialbaum, d. h. wird der Zysteninhalt mehr oder weniger ausgehustet, so wird oft ein Flüssigkeitsspiegel sichtbar. Erst dann ist die Diagnose durch Echinokokkuskolizes im Sputum zu sichern.
Der Rundherd durch einen *Lungeninfarkt* (Abb. 231) ist durch die begleitende Lungenstauung und die Herzveränderung (Hilusvergrößerung oder Mitralherz) häufig zu diagnostizieren. Rundverschattungen durch arteriovenöse Lungenfisteln werden bei Preßatmung (Valsalva-Versuch) infolge der Zuflußdrosselung kleiner; daneben wird ihre Verbindung mit dem Gefäßsystem im Tomogramm meist nachweisbar. Eindeutig sind sie im Angiokardiogramm durch Kontrastierung der zuführenden erweiterten Arterie und der abführenden dilatierten Vene zu erkennen. In Pleuranähe geht der pulmonale Rundschatten in einen „Kreissegmentschatten" über, da die Pleura als Barriere wirkt. Zur genauen Lokalisation des Rundschattens sind eine rotierende Durchleuchtung oder Aufnahmen in 2 Ebenen erforderlich.

Ringschatten

Ringschatten (Abb. 269 b) sind entweder dadurch bedingt, daß krankhaft verdichtetes Lungengewebe in dem vom Ringschatten eingeschlossenen Bereich untergegangen ist, oder es handelt sich bei zarten Ringschatten ohne begleitende Verschattung um lokal überblähte Lungenabschnitte (z. B. bullöses Emphysem). Ringschatten sind zu unterteilen in solche ohne und mit Flüssigkeitsspiegel. Bei Flüssigkeitsspiegeln entsteht ein Halbmondschatten (Abb. 269 c), der die Verbindung des basal mit Sekret und oberhalb mit Luft gefüllten Raumes mit dem Bronchialbaum beweist. Flüssigkeitsspiegel in einer pulmonalen Höhle sind nur bei Verbindung des Kavums mit dem Bronchialbaum möglich. Sie sind im Stehen oder in Seitenlagerung und nicht bei Aufnahmen in Rücken- oder Bauchlage (z. B. Tomogramm in horizontaler Lage) nachweisbar. Die häufigste Ursache eines Ringschattens ist die *tuberkulöse Kaverne*, d. h., jeder Ringschatten muß so lange als tuberkulös angesehen werden, bis durch wiederholte negative Sputum- und Magennüchternsaftuntersuchungen die Tuberkulose ausgeschlossen ist. Andererseits darf bei wiederholt tuberkulosenegativem Sputumbefund an der Diagnose tuberkulöse Kaverne nicht festgehalten werden. Die Größe einer tuberkulösen Kaverne erstreckt sich von kleinkirschgroßen bis zu faustgroßen, einen ganzen Lungenlappen einnehmenden

Höhlen. Sekretspiegel in ihnen sind selten und dann gering, weil das Sekret besonders bei großen Kavernen durch den Drainagebronchus abfließen kann. Häufig hat das tuberkulöse Kavum eine relativ dicke Wand und ist von infiltriertem oder atelektatischem Lungengewebe umgeben. Durch die Überlagerung mit verschatteten Lungenbezirken wird die *Kaverne* oft erst im *Tomogramm* sichtbar (Abb. 264–266); das gilt besonders für kleine bis mittelgroße Höhlen. Eine Schichtuntersuchung ist also bei allen tuberkulösen Lungenprozessen zum Nachweis oder Ausschluß eines Kavums erforderlich. Ringschatten in nichtverschatteten Lungenabschnitten können außer durch Emphysemblasen, die sich vorwiegend über den Lungenspitzen finden, durch lufthaltige Lungenzysten bedingt sein, oder sie sind Folge geometrisch-optischer Bedingungen infolge Narbenbildungen der Lunge, der Pleura oder durch Gefäße verursacht, wodurch eine Kaverne vorgetäuscht werden kann. Ein Ringschatten darf nur dann als Kaverne angesprochen werden, wenn er im Tomogramm in der scharf angeschnittenen Schicht überall geschlossen ist.

Der Ringschatten ohne und häufiger mit Flüssigkeitsspiegel ist typisch für den *Lungenabszeß* und die *Lungengangrän*. Meist ist die Wand des Ringes verdickt und umgeben von verdichteten Lungenbezirken. Weitere Ursachen von Ringschatten sind bronchiektatische Kavernen, Infarktkavernen (eingeschmolzener Infarkt) und der Lungenechinokokkus sowie eingeschmolzene Tumoren. Tumorkavernen haben oft eine unregelmäßige, dicke Wandung mit zapfenartigen Vorsprüngen ins Lumen (Abb. 267), was tomographisch gut darstellbar ist. Multiple, meist zartere und kleinere Ringschatten in beiden Lungen sind typisch für die *Zystenlunge* (Abb. 270), eine Erkrankung, bei der es sich um eine angeborene Veränderung handelt. Sie ist besonders gut im Tomogramm nachweisbar und ist abzutrennen von solitären Lungenzysten. Die Zystenlunge ist oft mit einer homolateralen arteriellen Hypoplasie (Abb. 271a u. b) gepaart. Zystische oder bronchiektatische Prozesse in Höhe der Unterlappen können einer „Lungensequestration" entsprechen. Diese ist nachgewiesen, wenn im thorakalen Aortogramm eine abnorme Bronchialarterie diesen Bezirk versorgt.

Streifenschatten

Vorwiegend *streifenförmige* Verdichtungen der Lungen haben folgende Ursachen: 1. Gefäße (Lungenstauung), 2. fibröse oder zirrhotische Lungenprozesse, Granulomatosen, 3. Neubildungen

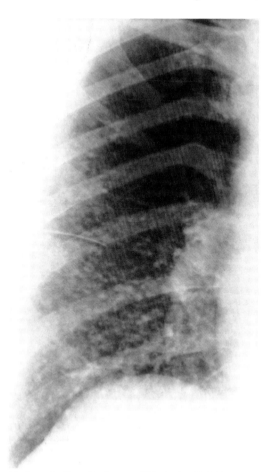

b) Ausschnitt rechte Lunge. Silikotische Knötchen vorwiegend lateral und basal

(Lymphangiosis carcinomatosa), 4. Sekret in den erweiterten mittleren Bronchialästen (Bronchiektasen), 5. plattenförmige Atelektasen, 6. umschriebene pleurale Verdickungen.

Lungenstauung

Die Lungenstauung (Abb. 336a u. b, 337a–c) ist durch erweiterte und vermehrt gefüllte Gefäße gekennzeichnet; d.h., die symmetrisch streifigen Schatten entsprechen Gefäßverläufen und sind nicht von diesen zu trennen. Daneben sind die Hili durch die mehr oder weniger stark dilatierten Arterien und Venen verbreitert. Ihre unscharfe Begrenzung weist auf das begleitende Lungenödem im Lungenkern hin. Das Ödem bedingt daneben eine allgemeine Trübung der Lungenfelder (verminderte Strahlendurchlässigkeit) und führt beim ausgeprägten Lungenödem zu flächenhaften, meist symmetrischen Verschattungen. Typisch für Lun-

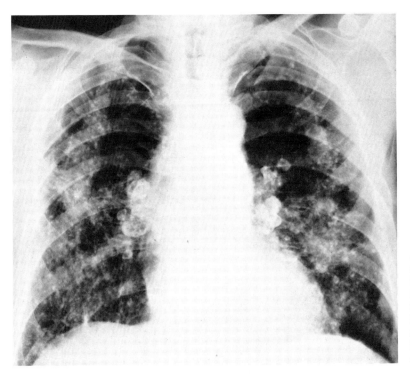

Abb. 258. Silikose III. Silikotische Schwielen über beiden Ober- und Mittellappen. Schalenförmige Verkalkung der Hiluslymphknoten beidseits; sog. Eierschalenhili bei Silikose. Aortendilatation

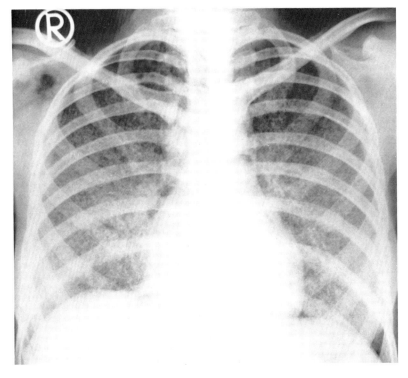

Abb. 259.
a) Miliartuberkulose.

genstauung und Lungenödem ist eine Intensitätsabnahme der Trübungen vom Zentrum zur Peripherie. Eine gleichzeitige Herzverbreiterung oder ein Mitralfehler machen die Diagnose einer Lungenstauung im ausgeprägten Zustand leicht, während leichte Formen einer subjektiven Wertung unterliegen.

Lungenfibrosen

Fibrotische Prozesse im Gefolge von *Pneumokoniosen* (Abb. 258) (z. B. Silikose) oder bei zirrhotischen Lungentuberkulosen (Abb. 272) zeichnen sich ebenso wie Lungenveränderungen bei Speicherkrankheiten durch vorwiegend streifige Verschattungen aus. Dabei sind die silikotischen Prozesse in der Regel beiderseits symmetrisch ausgeprägt, wogegen bei der zirrhotischen Lungentuberkulose häufig nur ein Lappen — vorwiegend der Oberlappen — befallen ist (Abb. 272). Hier weist die Verziehung des Oberlappenbronchus oder der Trachea auf den schrumpfenden Prozeß hin. Die *Lymphangiosis carcinomatosa* (Abb. 261) zeigt streifige Verdichtungen, die vorwiegend die Mittel- und Unterfelder betreffen und nicht immer symmetrisch ausgeprägt sind. Die rasche Progredienz der Befunde weist auf das karzinomatöse Geschehen hin. Dagegen zeigen die meist symme-

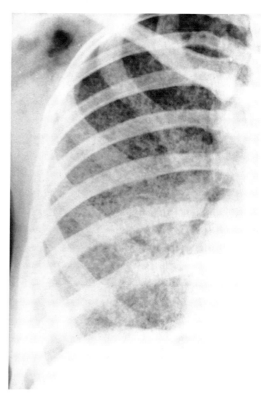

b) Ausschnitt rechte Lunge. Miliare Herde nehmen von kranial nach kaudal an Zahl und Dichte zu

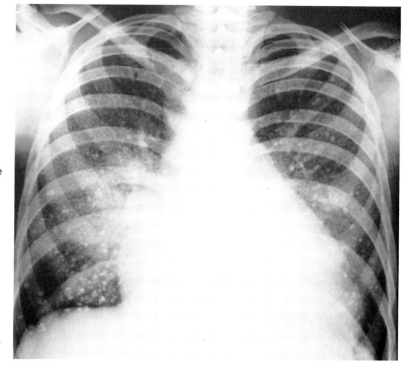

Abb. 260. Hämosiderose der Lungen bei Mitralstenose.

a) Partielle Verknöcherung der hämosiderotischen Knötchen in beiden Unterlappen; siderofibrotische Knötchen im Lungenkern dichter als in der Lungenpheripherie. Verbreiterung des Herzens nach rechts und links. Pulmonalissegment vorgewölbt.

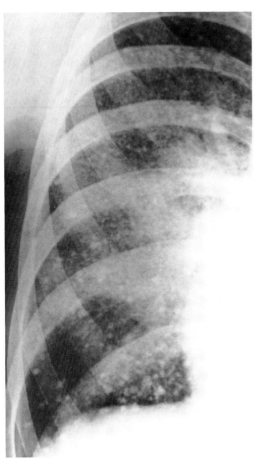

b) Ausschnitt rechte Lunge. Ausgeprägte Hämosiderose mit partieller Verknöcherung basal

trischen Prozesse bei der *Sarkoidose* der Lungen (Stadium II und III) (Abb. 274 a u. b) nur eine langsame Änderung oder bleiben stationär und sind oft gleichzeitig mit einer Vergrößerung der Hiluslymphknoten gepaart. Radiogene Lungenfibrosen werden häufig nach Bestrahlung eines Bronchialkarzinoms mit relativ scharfer Markierung des Bestrahlungsfeldes beobachtet (Abb. 275 b). Seltener werden sie in diffuser Form nach Bestrahlung eines Mammakarzinoms beobachtet.

Bronchiektasen

Bronchiektasen werden im gewöhnlichen Röntgenbild nur nachweisbar, wenn sie mit Sekret gefüllt sind (Abb. 276). Es resultieren dann entweder vorwiegend streifenförmige (zylinderförmige Bronchiektasen) oder fleckförmige Verschattungen mit und ohne kleine Sekretspiegel bzw. wabige Strukturen (sackförmige oder zystische Bronchiekta-

sen). Sie sind am häufigsten in den Unterlappen nachweisbar; die Streifenschatten ziehen vom Hilus nach unten und außen, sie sind dicker als die Gefäße und verjüngen sich nur wenig zur Peripherie (Abb. 276 a u. b). Im Tomogramm in zwei Ebenen ist die Trennung von Gefäßen leichter als im gewöhnlichen Röntgenbild. Zudem sind hier begleitende, schrumpfende Parenchymprozesse oder sogar peribronchiale Wandveränderungen besser zu erkennen. Fehlen Sekretstauung oder erhebliche peribronchiale Prozesse, so versagen Übersichtsbild und Tomographie. Die Methode der Wahl zur Erkennung und genauen Lokalisation von Bronchiektasen ist die Bronchographie. Im Bronchogramm (Abb. 276c u. d, 277) sind neben der Trennung in zylinder- und sackförmige Bronchiektasen oft gleichzeitig chronisch deformierende Bronchialveränderungen im zugehörigen Haupt- oder Lappenbronchus oder in den benachbarten Segmentbronchen erkennbar. Gleichzeitig werden Schrumpfungen der bronchiektatischen Lappen und kompensatorische Dehnungen der übrigen Lungenabschnitte sehr deutlich. Eine Bronchusstenose gehört nicht zum üblichen Bild der Bronchiektasen. Ein scharfrandiger Abbruch der Kontrastmittelfüllung weist auf einen Sekretstopp hin, während kleinere Aufhellungen in der Kontrastmittelsäule durch Luftbläschen bedingt sind (Abb. 276 d). Das Kontrastausgußbild bei Bronchiektasen ähnelt einem verdorrten Ast, während ein normaler Bronchialbaum mit bis zur Peripherie gefüllten kleinen Bronchen dem belaubten Baum ähnlich sieht. Für eine eventuelle Operationsindikation (Resektion der befallenen Lappen und Segmente) ist es Aufgabe der Röntgenuntersuchung, die Lokalisation der Bronchiektasen exakt festzulegen. Das erfordert immer eine bronchographische Untersuchung der ganzen Lunge.

Akute oder chronische *Bronchitis* ergeben kein röntgenologisches Substrat und sind röntgenologisch im Übersichtsbild nicht zu diagnostizieren. Im Bronchogramm ist dagegen die chronisch deformierende Bronchitis an Wandunregelmäßigkeiten und Kaliberschwankungen der Bronchialäste, vereinzelt an säckchenförmigen Ausstülpungen der Bronchialwand, die erweiterten Schleimdrüsengängen entsprechen, nachzuweisen. Die Bronchographie ist in der Diagnostik der chronischen Bronchitis deshalb wichtig, weil diese klinisch oft von Bronchiektasen nicht zu trennen ist.

Horizontale Streifenschatten oberhalb des Zwerchfelles in den dorsalen Unterlappenpartien entsprechen *plattenförmigen Atelektasen*. Sie weisen auf eine Funktionsstörung des Zwerchfelles entweder durch abdominelle oder intrathorakale

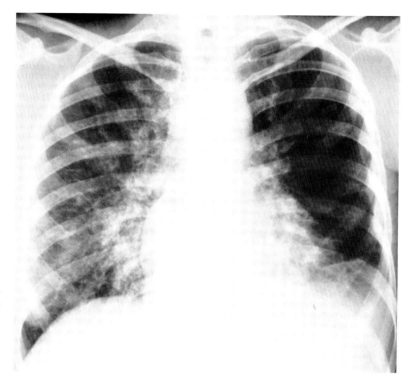

Abb. 261. Lymphangiosis carcinomatosa in beiden Lungen. Zustand nach Ablation der linken Mamma wegen Mammakarzinom (autoptisch gesichert)

Prozesse hin und müssen von den sogenannten Kerley-Linien (Abb. 312a), die durch verdickte Interlobärsepten bedingt sind, abgegrenzt werden. Letztere liegen in den seitlichen basalen Lungenabschnitten, sind zarter und kürzer als die plattenförmigen Atelektasen und weisen auf eine venöse – nicht arterielle – pulmonale Drucksteigerung hin, z. B. bei Mitralstenosen.

In den übrigen Lungenabschnitten kommen solitäre, meist scharf begrenzte Streifenschatten durch intrapulmonale Narben, umschriebene thoraxwandständige Pleuraverdickungen oder Interlobärschwielen vor. Eine umschriebene vermehrte Strahlendurchlässigkeit in der Umgebung des Strichschattens weist auf ein vikariierendes lokales Emphysem und damit auf die lokalisierte pulmonale Schrumpfung als Ursache des Strichschattens hin.

Bei der Betrachtung und Beurteilung einer Röntgenaufnahme der Lungen sollte man sich grundsätzlich die Frage vorlegen, ob der pathologische Prozeß *intraalveolär oder interstitiell* gelegen ist.

Intraalveoläre Erkrankungen

Charakteristische röntgenologische Kriterien eines *intraalveolären* Lungenprozesses sind: (s. Abb. 226, 230, 254, 255)

1. Azinöse Schatten, rundlich-ovalär, nicht größer als 5–7 mm ⌀ mit einer unscharfen Begrenzung
2. Bei stärkerer Ausprägung konfluieren die Einzelherde; zusätzlich noch vorliegende Herde wie in 1. gestatten die intraalveoläre Zuordnung
3. Segmentäre und lobäre Verteilung der Verschattung
4. Positives Pneumobronchogramm oder Pneumoalveologramm.

Interstitielle Erkrankungen

Charakteristische röntgenologische Kriterien eines *interstitiellen* Lungenprozesses sind: (s. Abb. 220, 261, 274, 312b, 337c)

1. Retikuläre, wabige und streifenförmige Strukturen
2. Interlobuläre Septumlinien, horizontal oder hiloradiär (Kerley-A-B- u. C-Linien)
3. Peribronchiale und perivaskuläre Verdichtungen
4. Unscharfe Begrenzung der zentralen Lungenarterien bzw. unscharfe perihiläre Zone
5. Subpleurale Verdichtung; Verbreiterung des kleinen Interlobärspaltes rechts (breiter als eine Haarlinie)
6. „Kranialisierung" der Lungenperfusion; Ver-

228 Röntgendiagnostik der inneren Organe

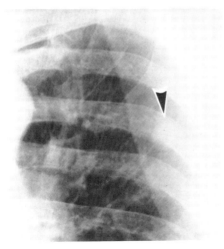

a 26. 11. 73

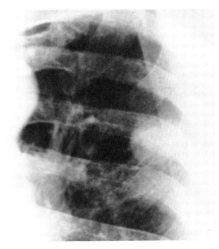

b 19. 8. 75

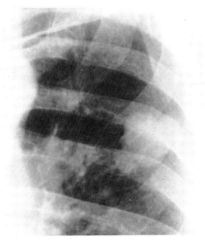

c 9. 10. 75

Abb. 262 a–c. Peripheres Bronchialkarzinom (histologisch: Plattenepithelkarzinom). Verlauf über 2 Jahre. Kleiner Rundherd links im anterioren Oberlappensegment (a = 6 mm Querdurchmesser). b) Größenzunahme des Rundherdes in 23 Monaten (15 mm Querdurchmesser); c) Nach weiteren 2 Monaten weitere Größenzunahme des Rundherdes mit polyzyklischer Begrenzung (operativ bestätigt, keine Lymphknotenmetastasen)

stärkte Lungengefäßzeichnung in den Oberfeldern im Vergleich zu den Unterfeldern als Folge der interstitiellen kaudalen Druckerhöhung mit Umleitung der Lungenperfusion (z.B. interstitielle Lungenstauung, Abb. 220).

Hilusvergrößerungen

Bei Hilusvergrößerungen sind zwei Gruppen zu unterscheiden: 1. durch erweiterte Gefäße (zentrale Pulmonalarterien), 2. durch vergrößerte Lymphknoten. Beide Formen können ein- und doppelseitig vorkommen.

Der *Stauungshilus* (Abb. 336a, 337b) ist doppelseitig, unscharf begrenzt und setzt sich durch die erweiterten Lungengefäße strahlenförmig in die Peripherie fort. Bei der Durchleuchtung oder im Kymogramm ist er weitgehend bewegungslos. Doppelseitige Hilusveränderungen durch einen vermehrten Lungendurchfluß *(Hyperämiehilus)* (Abb. 321a), z.B. Links-rechts-Shunt bei angeborenen Herzfehlern (Vorhofseptumdefekt, Ventrikelseptumdefekt, offener Ductus arteriosus), sind dagegen scharf begrenzt, weil die Vergrößerung ausschließlich durch die manchmal enorm dilatierten Lungen*arterien* bedingt ist und ein begleitendes Stauungsödem im Lungenkern fehlt. Zudem weisen die dilatierten, volumenüberbelasteten zentralen Lungenarterien bei der Durchleuchtung und im Kymogramm verstärkte Eigenpulsationen (Hilus-

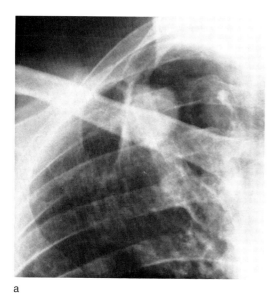 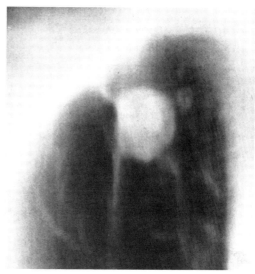

Abb. 263.
a) Tuberkulom im rechten Oberlappen, Rundherd in Höhe der Klavikula mit produktiven Begleitherden.
b) Tomogramm. Kalkeinlagerung im Tuberkulom, begleitende Herdschatten, umschriebene Pleuraadhäsion in Höhe des Rundherdes

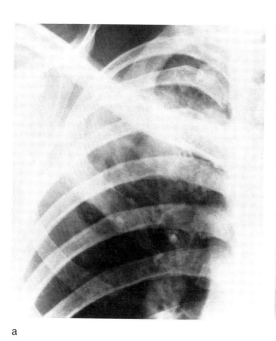 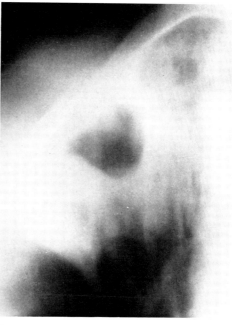

Abb. 264. Kavernöse Oberlappentuberkulose rechts.
a) Übersichtsbild: Kaverne innerhalb der Infiltration infraklavikulär nicht nachweisbar.
b) Tomogramm: Kaverne deutlich abgrenzbar

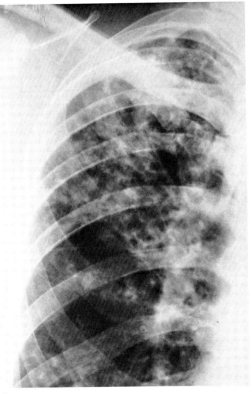 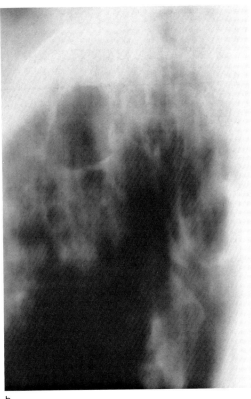

a b

Abb. 265. Ältere multikavernöse Oberlappentuberkulose rechts.
a) Übersichtsbild: lobuläre Infiltrationen im mäßig geschrumpften rechten Oberlappen. Kavernen nicht abgrenzbar.
b) Tomogramm: mehrere bis walnußgroße Kavernen im rechten Oberlappen. Pneumobronchogramm

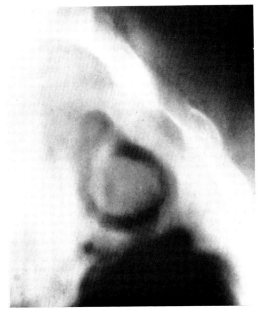 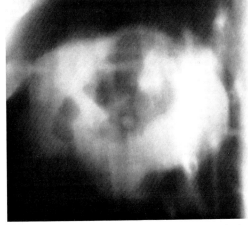

Abb. 267. Tumorkaverne im Tomogramm. Histologisch Plattenepithelkarzinom

Abb. 266. Aspergillom in einer tuberkulösen Kaverne

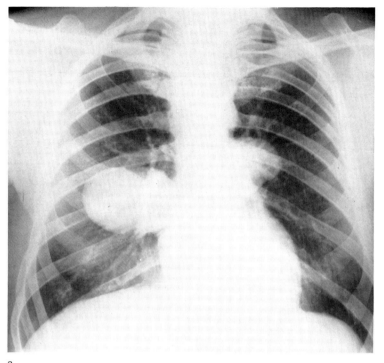

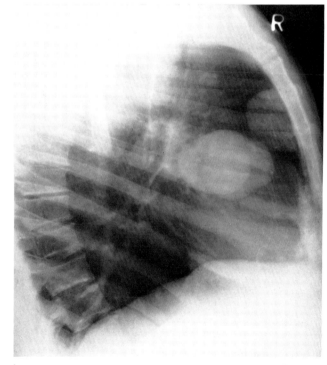

Abb. 268. Echinokokkuszysten (histologisch gesichert).

a) d.-v. Bild. Rundherde in Höhe des rechten Mittelfeldes, die sich im Seitenbild (b) in das mediale Mittellappensegment lokalisieren. Links Rundherd in Hilushöhe (a), der im Seitenbild ventral im anterioren Oberlappensegment gelegen ist

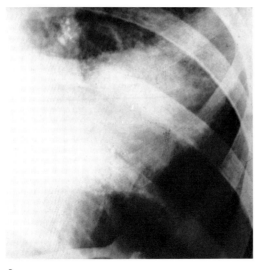
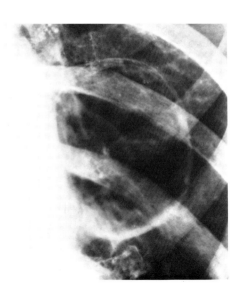

a b

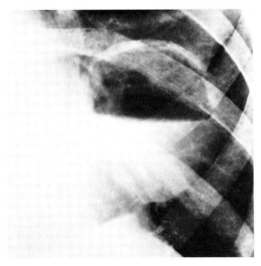
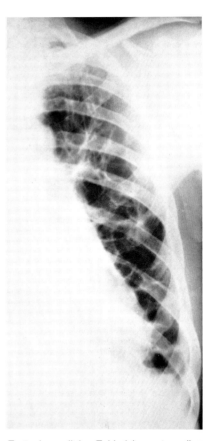

c

Abb. 269. Bronchogene Zyste im linken Unterlappen.
a) Rundherd: Zyste mit Sekret gefüllt, keine Verbindung mit dem Bronchialbaum.
b) Ringschatten: Zysteninhalt über den Bronchialbaum entleert, Zystenmembran als Ringschatten abgrenzbar.
c) Sekretspiegel, Zyste partiell mit Sekret und Luft gefüllt. Verbindung der Zyste mit dem Bronchialbaum

Abb. 270. Zystenlunge links. Zahlreiche zartwandige Ringschatten in der gesamten Lunge. Gleichseitige arterielle Gefäßhypoplasie. Geringe Verlagerung des Herzens in die linke Thoraxseite

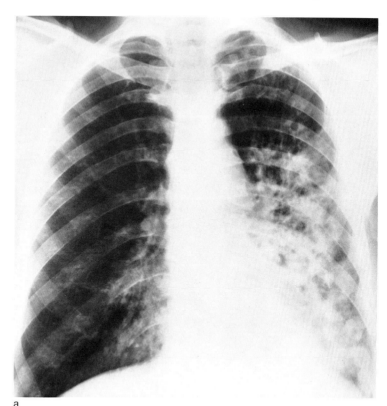

Abb. 271. Infizierte Zystenlunge links.

a) Zahlreiche Zysten im Ober- und Unterlappen links mit Sekret gefüllt. Einzelne Sekretspiegel.

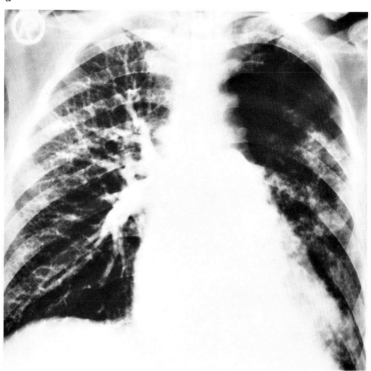

b) Lungenangiogramm: angeborene Hypoplasie der Lungenarterien links in der Zystenlunge. Normales Lungenarteriogramm rechts

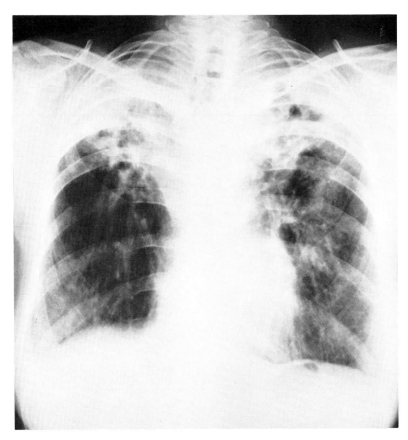

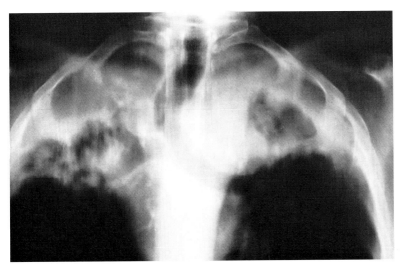

Abb. 272. Zirrhotische Oberlappentuberkulose beidseits.

a) Übersichtsbild: hochgradige Schrumpfung beider Oberlappen mit Hochziehung der Hili und gestreckten Unterlappenarterien. Apikale Pleuraschwiele beidseits. Emphysem der Unterlappen.

b) Tomogramm: Schrumpfung beider Oberlappen und Verziehung des Bronchialbaumes beidseits nach kranial. Verziehung der Trachea nach rechts. Bronchiektasen in beiden Oberlappen. Kaverne im linken Oberlappen

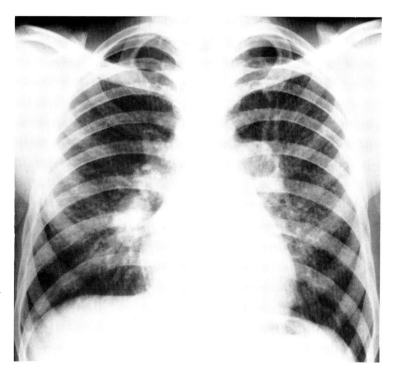

Abb. 273. Sarkoidose der Lungen. Vergrößerung der Hiluslymphknoten beiderseits; streifig-fleckige symmetrische Verdichtung in beiden Lungen. Stadium II

tanz) auf (Abb. 321 c), was sie eindeutig vom Stauungshilus oder von Hilusvergrößerungen durch Lymphknoten abgrenzt. Daneben ist beim Hyperämiehilus die Lungenperipherie unauffällig, wogegen sie beim Stauungshilus oft eine netzartige Strukturvermehrung und allgemeine Trübung zeigt.
Beim Emphysem ist wie bei allen Lungen- oder Bronchialerkrankungen, die zu einer pulmonalen arteriellen Hypertonie führen, die Hilusvergrößerung durch die erweiterten Arterien verursacht. Sie zeigen aber in der Regel keine verstärkten Pulsationen.
Hilusvergrößerungen durch *vergrößerte Lymphknoten* (Abb. 273, 278) sind in der Regel polyzyklisch und scharf begrenzt. Ihre knollige Form grenzt sie vom Hyperämiehilus ab. Dies ist oft schon im Übersichtsbild möglich und gelingt sicher im Tomogramm, in dem neben den Gefäßen die vergrößerten Lymphknoten als polyzyklische Schatten eindeutig zu sehen sind. Ursachen einer doppelseitigen Hiluslymphknotenvergrößerung sind: Tuberkulose, Sarkoidose (Morbus Boeck) (Abb. 273, 274), Lymphogranulomatose, Lymphosarkom, Leukämie und selten rheumatische Prozesse. Bei der Silikose können neben vergrößerten Lymphknoten erweiterte Arterien, die durch die pulmonale arterielle Hypertonie bedingt sind, an der Hilusvergrößerung beteiligt sein.

Die *Sarkoidose* (Morbus Boeck) kann allein die Hiluslymphknoten befallen. Die Unterscheidung von der Tuberkulose ist dann röntgenologisch in der Regel nicht möglich. Bestehen aber gleichzeitig perihiläre Lungenherde oder symmetrische, fleckige, streifige oder flächenhafte Verschattungen, so wird die Diagnose einer Sarkoidose wahrscheinlicher (Abb. 273, 274), insbesondere wenn eine Silikose anamnestisch auszuschließen ist.
Bei Kindern ist nur bei ausgeprägter Vergrößerung der Lymphknoten die Hilusvergrößerung auffallend. In vielen anderen Fällen ist die Beurteilung oft subjektiv und durch Kontrollaufnahmen (Progredienz und Regredienz der Befunde) zu klären. Man soll in dieser Situation aus Gründen des Strahlenschutzes und der Dokumentation nur *Kontrollaufnahmen* und nie Kontrolldurchleuchtungen machen.
Vorwiegend *einseitige* Hilusvergrößerungen werden bei der Primärtuberkulose gesehen, bei der in der Regel gleichzeitig der Lungenherd, der oft mit einer radiären Streifenzeichnung Verbindung zum Hilus hat, nachweisbar ist. Beim erwachsenen Mann — bei der Frau seltener — ist das Bronchialkarzinom (Abb. 238a, 242a u. 243a) häufigste Ursache einer einseitigen Hilusvergrößerung, die oft fingerförmige Fortsätze zur Peripherie zeigt. Diese Befunde sind immer durch Untersuchungen des Bronchialbaumes (Tomographie, Bronchogra-

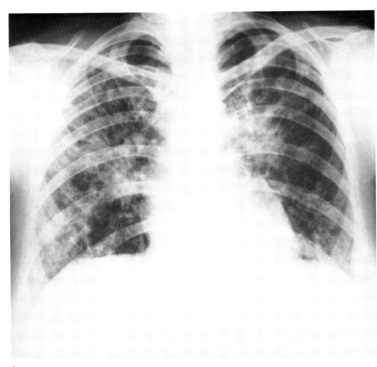

Abb. 274. Sarkoidose der Lungen; Stadium III. Verlauf einer Lungenfibrose beiderseits.
a) 1953.

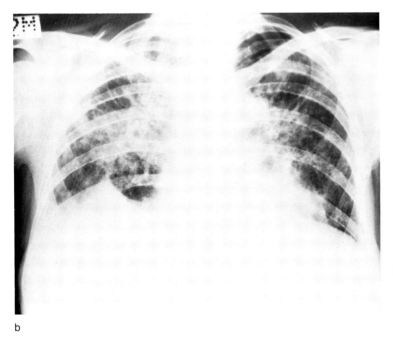

b) 1959; progrediente Fibrose in beiden Lungen mit Hochziehung des rechten Zwerchfelles

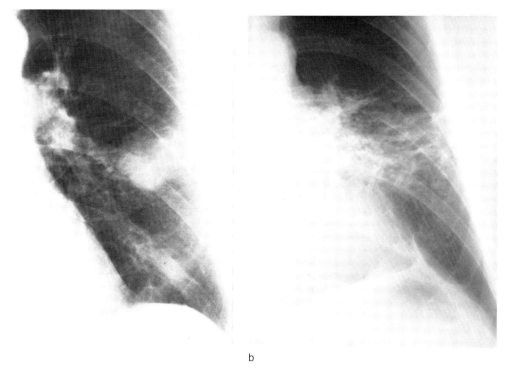

a b

Abb. 275. Peripheres Bronchialkarzinom links (Lungenpunktion, histologisch Plattenepithelkarzinom). Rundherd links in der Lingula.
a) Übersichtsaufnahme vor der Bestrahlung.
b) Aufnahme ein Jahr später nach Telekobaltbestrahlung (6000 R/H). Lungenfibrose umschrieben im Bestrahlungsbereich. Kein Tumorrezidiv

phie), die einen direkten Nachweis der Tumorstenose (Abb. 238 c) erlauben, zu klären. Vergrößerte Hiluslymphknoten weisen beim Bronchialkarzinom meist auf Metastasen hin. In anderen Fällen ist die Hilusvergrößerung durch den peribronchial wachsenden Primärtumor bedingt und selten durch entzündliche Lymphknotenschwellung.
Glattrandige, einseitige *Prozesse* in *Hilushöhe* (Abb. 280a, 284a) können folgende Ursachen haben: Tumormetastasen, gutartige Tumoren (z. B. Teratom, Dermoidzyste, Sympathikusneurinom, Thymom, aberrierende Struma), hochsitzende Perikarddivertikel, einseitige Dilatationen einer Pulmonalarterie und Aortenaneurysmen (Abb. 288a). Die Pulmonalisdilatation ist durch verstärkte Pulsationen und Volumenschwankungen (kymographisch Aufhellungs- und Verschattungsstreifen im Zentrum der Verschattung) abzutrennen. Das Aortenaneurysma läßt sich in keiner Position von der Aorta trennen; wichtigste Untersuchungsstellung ist die linke Schrägstellung. Die Pulsationsphänomene sind zur Abgrenzung von Neubildungen unsicher. Die Differenzierung der anderen Prozesse ist sehr schwer oder unmöglich. In keinem Fall darf eine hochgradige Vorwölbung des Pulmonalisbogens durch den dilatierten Hauptstamm der Pulmonalis (Abb. 321 a, 347) als hiläre oder mediastinale Neubildung gedeutet werden. Durch Seitenaufnahmen bzw. bei der Durchleuchtung lassen sich oft Verschattungen in Höhe des Hilus in andere Lungenpartien oder in das vordere oder hintere Mediastinum lokalisieren (Abb. 283 a u. b, 284 a u. b, 285 a u. b).

Mediastinum

Anatomisch wird unter dem Mediastinum der Raum verstanden, der sich zwischen Sternum und Wirbelsäule erstreckt und der seitlich beiderseits von der Pleura mediastinalis und unten vom Zwerchfell begrenzt wird. Man unterscheidet ein vorderes (retrosternaler Raum), mittleres (mit Herz und großen Gefäßen), hinteres (retrotrachealer und retrokardialer Raum) und oberes Mediastinum. Die röntgenologische Beurteilung des Mediastinums verlangt immer Aufnahmen in 2 Ebenen,

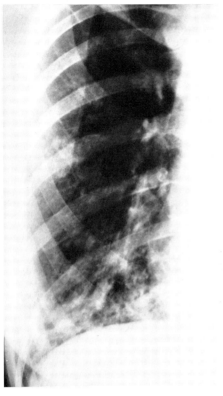 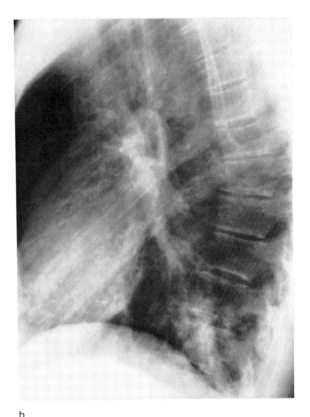

Abb. 276. Bronchiektasen im rechten Unter- und Mittellappen.
a) d.-v. Übersichtsbild, Ausschnitt rechte Lunge.
b) Rechtes Seitenbild: streifige Verdichtungen durch sekretgefüllte Bronchiektasen, besonders im rechten Unterlappen. Volumenverminderung des rechten Unterlappens

rotierende Durchleuchtung im Stehen und Liegen mit Zielaufnahmen, Kontrastmitteluntersuchung des Ösophagus, Tomogramm, eventuell Kymogramm, Angiokardiogramm und Pneumomediastinum.
Pathologische Prozesse im Mediastinum sind durch folgende Veränderungen erkennbar:

1. Konturänderung,
2. Verbreiterungen – ein- oder doppelseitig –,
3. Verlagerung der Trachea, des Ösophagus oder sogar des ganzen Mediastinums.

Ursachen abnormer Mediastinalbefunde können sein:

1. Neubildungen bzw. Mißbildungen oder tumorartige Vergrößerungen mediastinaler Organe,
2. Gefäßdilatationen (Aorta, Pulmonalis und obere Hohlvene),
3. entzündliche Prozesse,
4. traumatisch bedingte Prozesse.

Ursache von ein- oder doppelseitigen und oft mehrbogigen Mediastinalverbreiterungen sind in der Regel tumorartige Prozesse, die zu unterteilen sind in:

1. Vergrößerungen von Organen oder Organteilen des Mediastinums,
2. Neubildungen im Mediastinum,
3. von den Lymphknoten ausgehende Neubildungen,
4. Mißbildungen.

Vergrößerung von Mediastinalorganen: Der häufigste Mediastinaltumor ist die *intrathorakale* oder die *substernale Struma* (Abb. 279 a u. b); d.h., die Struma kann teilweise oder ausschließlich im Thoraxraum liegen, oder eine Halsstruma ragt in die Thoraxapertur hinein. Es resultieren daraus vorwiegend einseitige und manchmal doppelseitige Verbreiterungen des oberen Mediastinums. Charakteristisches Symptom ist die Beweglichkeit der

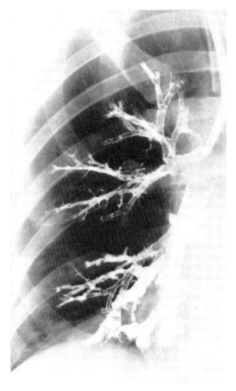 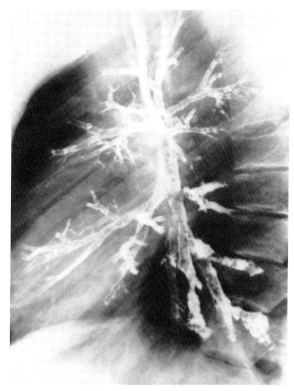

c
d

c u. d) Bronchogramm.
c) d.-v.
d) Rechtes Seitenbild: zylinderförmige und sackförmige Bronchiektasen in allen Unterlappensegmenten, geringgradig auch im Mittellappen. Chronisch deformierende Bronchitis im anterioren Oberlappensegmentbronchus, Erweiterung der Schleimdrüsen

Struma während der Durchleuchtung beim Husten und Schlucken nach oben, wodurch sie sich von allen anderen Mediastinaltumoren unterscheidet. Eine weitere Methode zur Abgrenzung einer intrathorakalen Struma von anderen Mediastinaltumoren stellt die Szintigraphie mit radioaktivem ^{131}J dar, da das Nuklid in der Struma gespeichert wird (Abb. 280a u. b). Manchmal kommen Verkalkungen in der Struma vor, die von Verkalkungen in der Lunge und verkalkten paratrachealen Lymphknoten abzugrenzen sind (Schluckbeweglichkeit der verkalkten Strumaknoten!). Fast regelmäßig führt die intrathorakale Struma zu Verdrängungen und manchmal Einengungen der Trachea und des Ösophagus (Abb. 279a u. b), die bis zur ausgeprägten Trachealstenose und Tracheomalazie führen können. Diese Befunde sind auf härteren Trachealaufnahmen oder im Tomogramm gut zu übersehen.

Im Säuglingsalter ist die *Thymuspersistenz* (Abb. 281) häufigste Ursache von meist beiderseitigen Verbreiterungen des oberen und vorderen Mediastinums. Das Röntgenbild ist vielgestaltig, manchmal ist eine typisch scharfe, fast dreieckige Begrenzung der äußeren unteren Kante der Verschattung zu sehen.
Echte *Neubildungen* im Mediastinum können gut- oder bösartig sein. Maligne sind: echte Sarkome, z. B. Spindelzellsarkome, Sarkome oder Karzinome des Thymus und von substernalen Strumaanteilen, Sympathogoniome; semimaligne sind die Neurinome, die meist paravertebral im hinteren Mediastinum liegen (Abb. 286a u. b).
Vergrößerungen von Lymphknoten können zu erheblichen Mediastinalverbreiterungen führen (Abb. 282, 283a). Durch die Verschmelzung und Übereinanderprojektion der Einzelherde entstehen oft polyzyklische Randkonturen. Meist sind

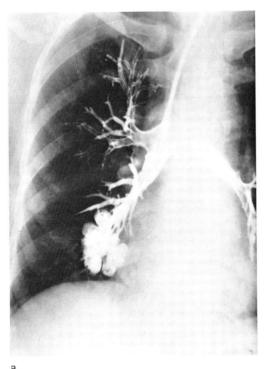
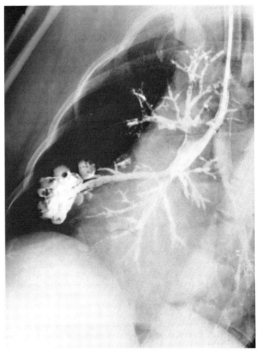

a   b

Abb. 277. Bronchogramm. Sackförmige Bronchiektasen im rechten Mittellappen (operativ gesichert).
a) d.-v. Aufnahme: Schrumpfung des rechten Mittellappens, der sich auf den rechten Herzrand projiziert.
b) Linke Schrägaufnahme: Schrumpfung des rechten Mittellappens mit sackförmigen Bronchiektasen ventral gelegen

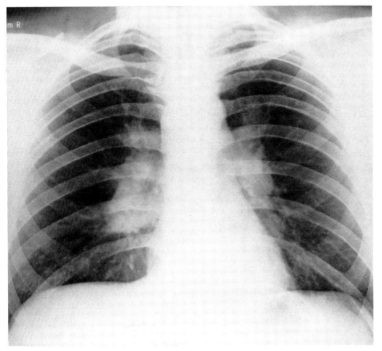

Abb. 278. Vergrößerte Hiluslymphknoten beiderseits
a) d.-v. Bild.

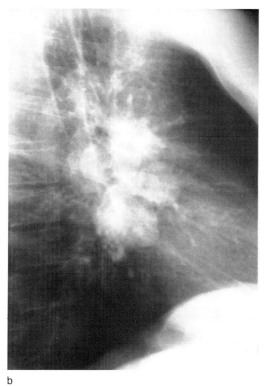

b

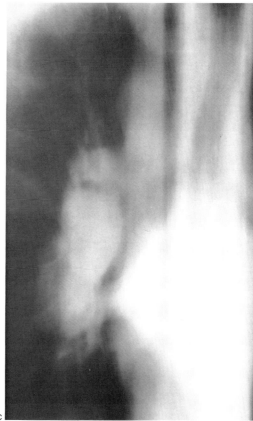

c

b) Rechtes Seitenbild (histologisch: Sarkoidose, Stadium I).

c) Tomogramm, v.-d. Strahlengang. Vergrößerte Hiluslymphknoten rechts mit polyzyklischer Begrenzung und vergrößerte Lymphknoten im rechten vorderen oberen Mediastinum. Zentrales Bronchialsystem frei, keine Bronchusstenose (histologisch: Lymphgranulomatose)

die Verbreiterungen asymmetrisch. Ursachen lymphogener Mediastinalverbreiterungen können sein:

1. Primäre Lymphknotenneoplasien (z. B. Lymphogranulom – Hodgkin; Lymphosarkom, Retikulosarkom – non Hodgkin Lymphome)
2. Leukämien
3. Sekundäre Lymphknotenneoplasien (Metastasen)
4. Entzündliche Lymphknotenvergrößerungen (z. B. Tuberkulose, Sarkoidose, postpneumonisch)

Die röntgenologische Symptomatologie bietet zu wenig Unterschiede, um eine ausreichende Trennung dieser Formen durchzuführen. Dies ist nur bei Beachtung aller klinischen Befunde, die nach Möglichkeit durch histologische Untersuchungen peripherer Lymphknoten zu ergänzen sind, möglich. Durch die Mediastinoskopie mit Biopsie sind Lymphknotenvergrößerungen im vorderen, oberen und mittleren Mediastinum histologisch zu klären. Die histologische Diagnose ist deshalb so wichtig, weil Mediastinalverbreiterungen durch Leukämien, Lymphogranulomatosen, Lymphosarkome und Retikulosarkome strahlentherapeutisch gut beeinflußbar sind und bei tuberkulösen Lymphknotenvergrößerungen eine Röntgentherapie kontraindiziert ist (Einschmelzungsgefahr, Streuung). Rasche Verkleinerung der vergrößerten Lymphknoten nach einer Strahlentherapie spricht dann für Neubildungen der hämatopoetischen oder retikuloendothelialen Reihe.

Folgende *Mißbildungen* können einseitige Mediastinalverbreiterungen bedingen: Thymome (Abb. 285 a u. b), Dermoide (Abb. 284 a u. b) bzw. Teratome (Abb. 287 b) (meist im vorderen, mittleren Mediastinum), bronchogene Zysten, Perikardzysten (meist im unteren vorderen Mediastinum).

242 Röntgendiagnostik der inneren Organe

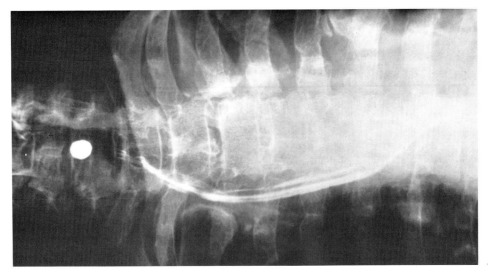

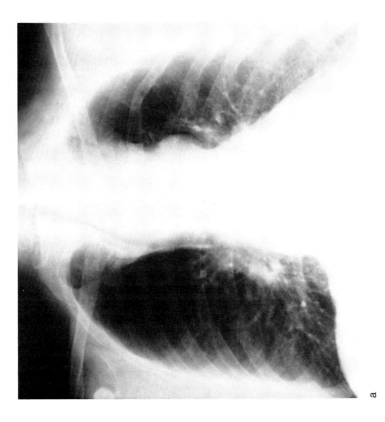

Abb. 279. Substernaler Strumaanteil beiderseits.
a) Verbreiterung des oberen Mediastinums beiderseits.
b) Verlagerung der Trachea und des Ösophagus in Höhe der Klavikel und infraklavikulär nach rechts. Kleines Hypopharynxdivertikel

Abb. 280. Intrathorakale Struma im rechten Anteil des oberen Mediastinums.
a) Bogige Vorwölbung im rechten oberen Mediastinum

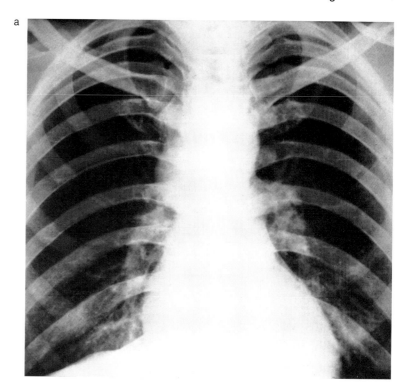

b) Photoszintigramm mit ^{131}J-Speicherung der Schilddrüse und der intrathorakalen Struma rechts oberhalb des Hilus

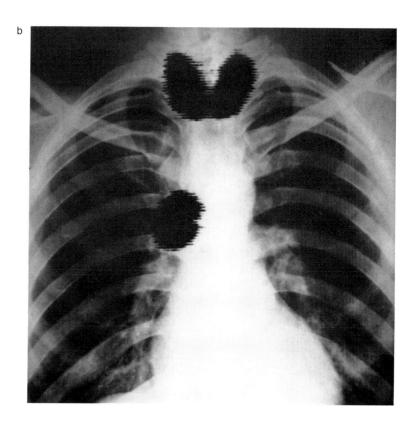

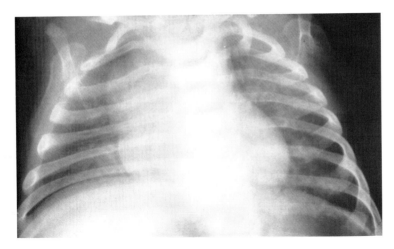

Abb. 281. Thymuspersistenz rechts (5 Wochen alter Säugling). Verbreiterung des rechten Anteiles des oberen Mediastinums durch lateral überragenden Thymus

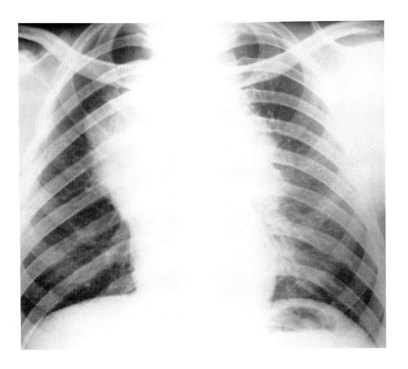

Abb. 282. Mediastinaltumor beidseits durch vergrößerte Lymphknoten. Lymphogranulomatose (histologisch bestätigt)

Ihre Abgrenzung von Lymphknotentumoren ist durch die meist glatte Begrenzung und die Einseitigkeit von substernalen Strumen durch die fehlende Schluckverschieblichkeit möglich, während ihre Artdiagnose nur durch Probethorakotomie möglich ist. In seltenen Fällen können in diesen Gebilden Verkalkungen, teilweise schalenartig an der Peripherie, vorkommen. Zahn- oder Knochenanlagen sind in einem Mediastinaltumor typisch für das Dermoid (Abb. 284a u. b). Bei entsprechender Größe führen diese Mißbildungen zu Kompressionsatelektasen, was ihre frühzeitige Resektion rechtfertigt, abgesehen davon, daß Teratome in etwa 10% maligne entarten können.

Von den angeführten Prozessen sind Verbreiterungen des Mediastinums durch *Dilatationen* oder *Aneurysmen der Aorta* (Abb. 288a u. b, 349a–d) bzw. der großen Arkusgefäße abzutrennen. Diffuse Dilatationen und Aneurysmen der Aorta sind dadurch zu erkennen, daß entweder die Aortenform gewahrt bleibt bzw. die Vorwölbung in keiner Ebene bei der Durchleuchtung von der Aorta zu

Abb. 283. Mediastinaltumor. Lymphosarkom (histologisch bestätigt).
a) d.-v. Übersichtsbild, Verbreiterung des oberen Mediastinums nach beiden Seiten, vorwiegend nach links.
b) Linkes Seitenbild, Lymphknotenvergrößerung vorwiegend im hinteren Mediastinum mit Verlagerung der Trachea nach vorn.
c) Aortogramm, normale Weite und normaler Verlauf der Aorta. Kein Aortenaneurysma

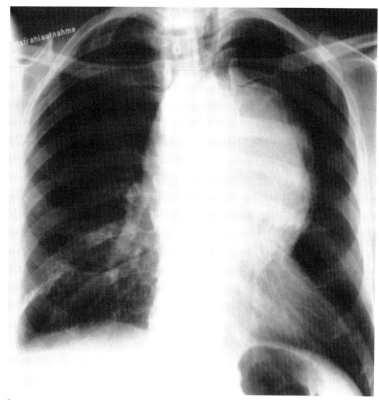

a

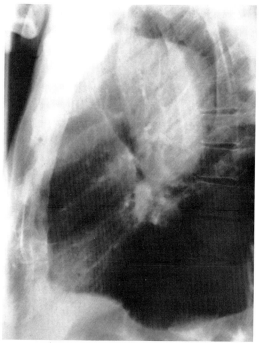

b

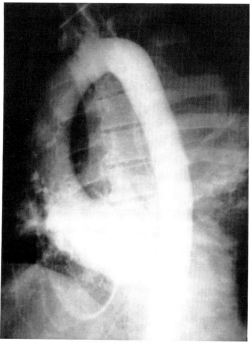

c

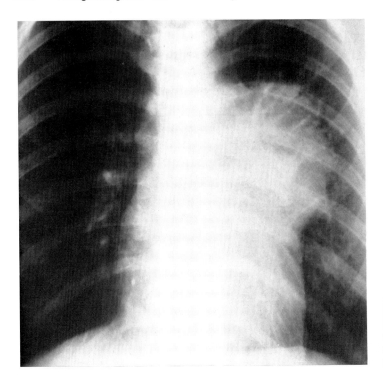

Abb. 284. Dermoidzyste im linken oberen Anteil des vorderen Mediastinums. Zahn- und Knochenanlagen im Mediastinaltumor abgrenzbar.
a) d.-v.

trennen ist (Untersuchung in linker Schrägstellung) (Abb. 349b). Umschriebene sackförmige Aneurysmen (Abb. 288a u. b) sind dagegen sehr schwer von Tumoren abzugrenzen, besonders, wenn letztere der Aorta anliegen. Hier muß im Zweifelsfalle die Kontrastmittelfüllung des Aneurysmas bei der Angiokardiographie oder retrograden Aortographie entscheiden, die unter präoperativen Gesichtspunkten immer durchzuführen sind. Neben der entscheidenden Differentialdiagnose Tumor (*keine* Kontrastmittelfüllung) – Aortenaneurysma (Kontrastmittelfüllung) ergibt die venöse Angiokardiographie zusätzliche Hinweise über einen Einbruch oder eine Kompression der oberen Hohlvene durch einen Tumor. Im oberen Mediastinum können Aneurysmen der Halsgefäße Verschattungen bedingen, die als solche exakt nur durch eine Kontrastmittelfüllung zu diagnostizieren sind.

Entzündliche Prozesse im Mediastinum, die zu Ergüssen führen, verursachen je nach Lage eine Verbreiterung des Mediastinums. Ihre Grenze ist oft unscharf, und sie bedingen bei Gasbildung eine Abhebung der mediastinalen Pleura. Der mediastinale Pleuraerguß führt durch seine Lokalisation zu Vorwölbungen, die oben, unten, vorn und hinten gelegen sein können. Die Diagnose ist schwierig. Der Nachweis von Flüssigkeit ist oft durch die Formänderung der Verschattung bei Lagewechsel des Patienten zu erbringen. Untere Mediastinalergüsse, die im Stehen eine Verbreiterung des Mediastinums oder eine parakardiale Vorwölbung bedingen, verschwinden in Kopftieflagerung und verteilen sich im oberen Mediastinum oder bei dessen Verklebung im subpleuralen Raum.

Ein Senkungsabszeß (Abb. 154e), der immer dorsal paravertebral liegt, kann ebenso wie ein traumatisches Hämatom zur Mediastinalverbreiterung führen. Der Senkungsabszeß bei einer Spondylitis tuberculosa ist durch den destruierenden Wirbelprozeß zu diagnostizieren. Es können aber auch bei anderen destruierenden Wirbelprozessen, z.B. Lymphogranulomatose, Sarkom usw., paravertebrale Weichteilschatten durch vergrößerte Lymphknoten entstehen.

Ein angeborener *Megaösophagus* (Abb. 374) bzw. eine erworbene Ösophagusdilatation ist durch die Kontrastmittelfüllung der Speiseröhre, die grundsätzlich bei allen Mediastinalverbreiterungen durchzuführen ist, als solche sicher zu erkennen. Ebenfalls ist eine Skoliose der Brustwirbelsäule, besonders auf härteren Aufnahmen, nicht mit einer Neubildung im Mediastinum zu verwechseln.

Überblähungen einer Lunge können ebenfalls zu Ortsveränderungen des Mediastinums führen.

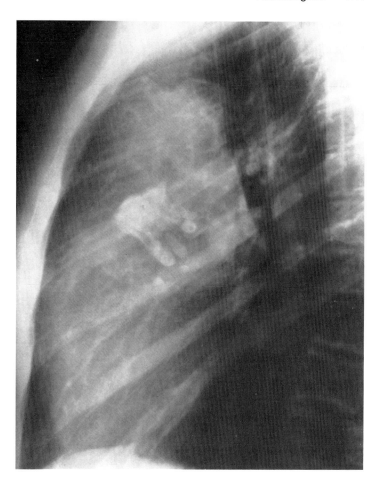

b) Linkes Seitenbild (histologisch bestätigt)

Man erkennt dann eine mediastinale Hernie an einer Aufhellung, die sich vom Mediastinum bis in die andere Lunge vorwölben kann und durch die Pleura scharf begrenzt wird.

Zwerchfell

Das Zwerchfell ist im Röntgenbild gegenüber dem helleren Lungengewebe leicht abzugrenzen, während seine Grenze zum Abdomen gewöhnlich verschwindet. Normalerweise stehen die Zwerchfellkuppen, die im Röntgenbild die Begrenzung bilden, in Höhe der 10. bis 11. hinteren Rippenabschnitte. Krankhafte Prozesse des normalerweise glatt begrenzten Zwerchfelles oder seiner Umgebung äußern sich in Änderungen seiner Form, Lage und Funktion. Die Methode der Wahl zur Beurteilung der Zwerchfellbeweglichkeit, d.h. seiner Funktion, ist die fließende Durchleuchtung bei Atmung, die durch das Atmungskymogramm ergänzt und objektiviert werden kann.

Formänderungen entstehen durch Zwerchfellbukkel, die bedeutungslose Formanomalien darstellen. Sie sind von umschriebenen krankhaften Ausbuchtungen (z.B. partielle Relaxatio diaphragmatica) abzugrenzen, bei denen sich gegenüber der normalen Buckelbildung eine Störung der Bewegung findet. Auch können Neoplasmen des Zwerchfelles (sehr selten) oder vom Abdomen vorwachsende Tumoren (z.B. der Leber) zu umschriebenen Zwerchfellvorwölbungen führen. Klärung kann durch Pneumoperitoneum erfolgen. Bei kräftiger Inspiration oder Tiefstand des Zwerchfelles (Emphysem) werden häufig die *Insertionszacken* (Abb. 289) des Zwerchfelles an den Rippen sichtbar, die nicht als Adhäsionen angesprochen werden dürfen. Umschriebene zeltdachförmige Ausziehungen weisen auf lokale Adhäsionen hin, die besonders an Stellen liegen, an denen ein Interlobärspalt die Zwerchfelloberfläche erreicht. Verwachsungen des Zwerchfelles an der Thoraxwand sind durch eine drehende Durchleuchtung zu lokalisieren (seitlich,

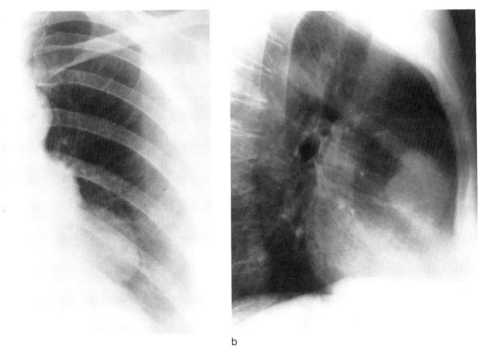

Abb. 285. Thymom im vorderen mittleren Anteil des linken Mediastinums.
a) d.-v. Bild.
b) Linkes Seitenbild (histologisch bestätigt)

vorn oder hinten). Sie äußern sich durch eine Abflachung der Wölbung oder Hochziehung des Zwerchfelles bei fehlender Atemverschieblichkeit im adhärenten Bereich. Die fehlende inspiratorische Entfaltung des Recessus costodiaphragmaticus ist ein typisches Zeichen einer Zwerchfelladhäsion. Dagegen sind Verschattungen des Zwerchfell-Rippen-Winkels durch kleinere Pleuraergüsse lageverschieblich, so daß in Kopftieflage der Winkel frei wird.
Lageänderungen des Zwerchfelles sind in einen Hoch- oder in einen Tiefstand zu unterteilen. *Doppelseitiger Zwerchfellhochstand* findet sich bei erhöhtem intraabdominellem Druck, wie z.B. bei ausgeprägtem Aszites, Meteorismus, Gravidität, Ileus, großen abdominellen Tumoren oder Zysten, bei beidseitigen ausgedehnten schrumpfenden Lungenprozessen und bei starker Adipositas. *Einseitiger* Zwerchfellhochstand tritt bei einer starken Blähung der Magenblase oder der linken Kolonflexur, erheblicher Leber- oder Milzvergrößerung und bei *subphrenischen* oder peritonealen *Abszessen* (Abb. 292, 293) auf. Bei den beiden letzten ist die Beweglichkeit gleichzeitig eingeschränkt, und eine basale pleurale Ergußverschattung weist auf die diaphragmale Durchwanderungspleuritis hin.
Durch die Aufnahme in Seitenlage (Abb. 249 a u. b) ist der basale Pleuraerguß sicher vom einseitigen Zwerchfellhochstand zu trennen. Gashaltige Abszesse sind durch Spiegelbildungen unterhalb des Zwerchfelles zu erkennen, die links aber von der Magenblase abzugrenzen sind.

Pneumoperitoneum

Eine Gassichel beiderseits oder einseitig unterhalb des Zwerchfelles weist immer auf freie Luft im Abdomen hin und ist ein sicheres Zeichen eines *Pneumoperitoneums* (Abb. 290), welches durch Perforation eines intraperitonealen, abdominellen gashaltigen Organs oder artifiziell bedingt sein kann. Eine Aufnahme im Stehen (!) ist zum Nachweis von subdiaphragmaler freier Luft erforderlich. Dabei sollte aus Gründen der Aufnahmebelichtung immer eine Thoraxaufnahme angefertigt werden, weil hier das Pneumoperitoneum zuverlässiger als auf der alleinigen Abdomenaufnahme (überstrahlt) nachweisbar ist. In anderen Fällen, wenn eine Untersuchung des schwerkranken Patienten in auf-

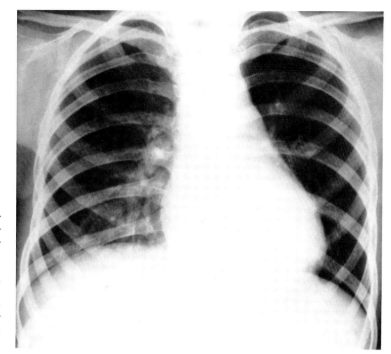

Abb. 286. Neurinom im hinteren unteren Anteil des linken Mediastinums (histologisch bestätigt).
a) d.-v. Übersichtsbild: Tumor nicht abgrenzbar, vom Herzen überlagert.
b) Tomogramm, linkes Seitenbild: Tumor links hinter dem Herzen eindeutig abgrenzbar

rechter Stellung nicht möglich ist, ist der Nachweis von freier Luft in der Bauchhöhle im Liegen (z. B. Rückenlage) durch eine dextrosinistrale Aufnahme zu führen, auf der die freie Luft unterhalb der vorderen Bauchwand sichtbar wird (Abb. 291). Außerdem ist ein Pneumoperitoneum an der lateralen Bauchwand in Seitenlagerung mit d.-v.- oder v.-d.-Strahlengang nachweisbar.

Zwerchfellhochstand

Bei pulmonalen Prozessen tritt ein einseitiger Zwerchfellhochstand bei atelektatischen und schrumpfenden Lungenveränderungen und besonders bei der *Phrenikusparese* auf. Die paradoxe Zwerchfellbeweglichkeit, d. h., im Inspirium wandert das paralytische Zwerchfell nach oben, ist typisch für die Phrenikusparese. Auffälliger ist diese Bewegungsparadoxie im Schnupfversuch (ruckartiges Einatmen), in dem das gesunde Zwerchfell ruckartig tiefer und das paralytische höher tritt (Waagebalkenphänomen). Ursachen einer Phrenikusparese sind in der Regel raumfordernde Mediastinalprozesse (meist Tumoren), selten traumatische oder entzündliche Noxen. Sie ist ferner ein sicheres Zeichen der mediastinalen Lymphknotenmetastasierung, z. B. beim Bronchial- oder Ösophaguskarzinom.

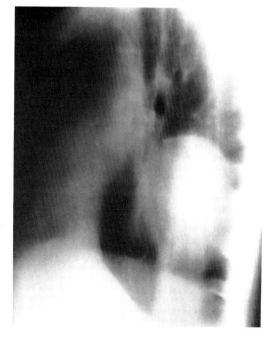

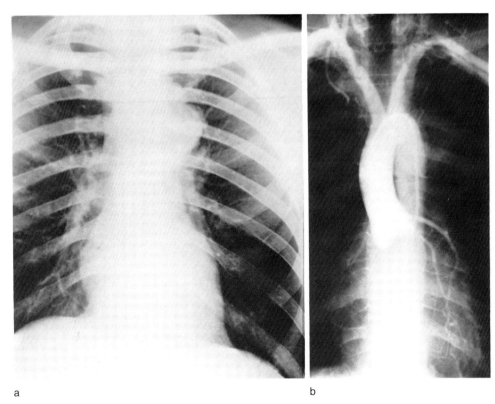

a b

Abb. 287. Dermoidzyste im linken oberen Mediastinum (histologisch gesichert).
a) d.-v. Bild: Verbreiterung des linken oberen Mediastinums.
b) Aortogramm: Der Tumor wird nicht kontrastiert. Normale Aorta

Ausgeprägt kann der einseitige Zwerchfellhochstand bei der *Relaxatio diaphragmatica* sein (Abb. 294a u. b). Im Schnupfversuch erkennt man dann eine Funktionsbehinderung. Begleiterscheinungen der Zwerchfellrelaxation links sind eine Blähung und ein Hochstand des Magens bis zum Magenvolvulus. Bei der rechtsseitigen Relaxation lagert sich das Kolon zwischen Leber und Zwerchfell und wird an der Luftaufhellung in den Kolonhaustrierungen nachweisbar (Koloninterposition). Die Relaxation ist ein Dauerzustand und insbesondere von der Zwerchfellhernie abzugrenzen. Bei der Relaxation ist das Zwerchfell immer gleichmäßig gewölbt, und die Abdominalorgane liegen immer unterhalb.

Zwerchfelltiefstand

Ein beidseitiger *Zwerchfelltiefstand* (11. bis 12. hintere Rippe) findet sich beim schweren Lungenemphysem (Abb. 214) oder bei einer allgemeinen Enteroptose. *Einseitiger* Zwerchfelltiefstand kommt beim Pneumothorax (s. Abb. 218), beim Pleuraerguß und bei raumfordernden thorakalen Prozessen (großen Tumoren) vor. Bei rechtsseitigem Zwerchfelltiefstand wird im rechten Herz-Zwerchfell-Winkel manchmal eine Verschattung sichtbar, die der unteren Hohlvene entspricht.

Zwerchfellhernien

1. *Hiatushernien*
a) gastroösophageale Gleithernie (ösophagogastrische Hernie, axiale Hiatushernie)
b) paraösophageale Hiatushernie
c) gemischte Hiatushernie
2. *Zwerchfellhernien*
a) parasternale Hernie durch das Trigonum sternocostale, Foramen Morgagni;
b) lumbokostale Hernie durch das Trigonum lumbocostale (Bochdalek)
c) lumbale Hernie durch das Trigonum lumbale (Petit)
d) Hernien in allen anderen Zwerchfellpartien (angeborene oder traumatische Defekte [Abb. 301], selten entzündliche, mykotische Prozesse)

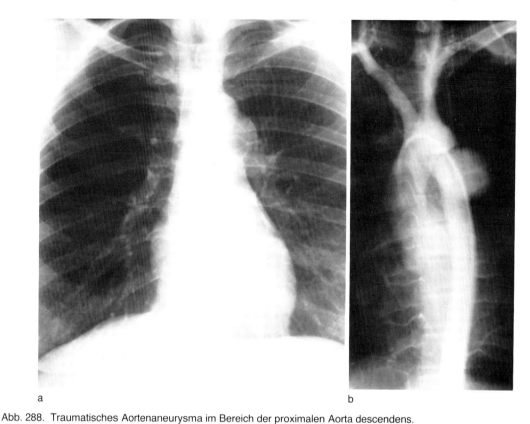

a b

Abb. 288. Traumatisches Aortenaneurysma im Bereich der proximalen Aorta descendens.
a) d.-v. Bild: walnußgroße Vorwölbung des Aneurysmas links unterhalb des Aortenbogens.
b) Aortogramm: Füllung des sackförmigen Aneurysmas der proximalen Aorta descendens mit Kontrastmittel (vgl. Abb. 287)

Um eine echte Hernie handelt es sich dann, wenn der Bruchsack vom Peritoneum ausgekleidet ist. Liegt dagegen neben dem Defekt im Zwerchfell auch ein Defekt im Peritoneum und der diaphragmalen Pleura vor, handelt es sich um einen Prolaps. Diese Zustände sind exakt nur bei einem künstlichen Pneumoperitoneum zu klären (strenge Indikationsstellung). Bei der Hernie wölbt sich dann das Peritoneum oberhalb des Zwerchfelles und des Bruchinhaltes im Thorax vor und ist als zarte Bogenlinie abzugrenzen. Beim Prolaps kommt es dagegen beim Pneumoperitoneum auf der Seite des Prolapses zu einem Pneumothorax, weil die pleuroperitoneale Scheide und das Zwerchfell einen Defekt haben. Bei der Relaxation bleibt die Luft immer unterhalb des Zwerchfelles.

Zwerchfellhernien sind nie direkt am Defekt des Zwerchfelles, welches in der Regel eine normale Lage und Beweglichkeit zeigt, zu erkennen, sondern indirekt an der Verlagerung abdomineller Organe in den Thorax. Hierdurch entstehen Verschattungen ohne und meist mit (Abb. 301 a) Luft-

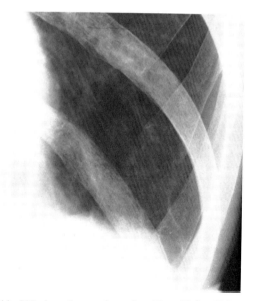

Abb. 289. Insertionszacken des Zwerchfells. Keine Adhäsionen

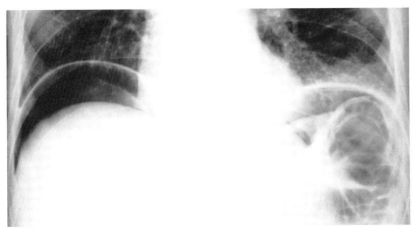

Abb. 290. Pneumoperitoneum. Gassichel beidseits unterhalb des Zwerchfelles

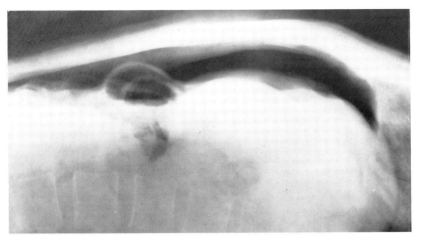

Abb. 291. Pneumoperitoneum. Aufnahme in Rückenlage mit dextrosinistralem Strahlengang. Gasansammlung vorn unter der Bauchwand. Geblähte Dünndarmschlinge

aufhellungen, die vorwiegend in den basalen Lungenpartien gelegen sind. Ihr Charakter ist exakt durch eine Kontrastmitteluntersuchung von Ösophagus, Magen und Kolon zu klären. Man weist dann bei eigentlichen Zwerchfellhernien Magen-, Dünndarm- oder Kolonabschnitte oberhalb des Zwerchfelles nach (Abb. 301 a–c). Die gleichzeitige Seitenaufnahme gibt Auskunft über die anatomische Lokalisation der Hernie. Dieses Vorgehen ist bei allen unklaren basalen Lungenverschattungen erforderlich, da andernfalls allzuleicht Zwerchfellhernien mit prolabierten abdominellen Organen übersehen und fehlgedeutet werden (Abb. 301).
Bei den *Hiatushernien* erfolgt die Verlagerung durch den Hiatus oesophageus (Abb. 295–299). Sie sind nur durch die Kontrastmitteluntersuchung des Magens als solche von den anderen Zwerchfellhernien zu trennen und typologisch zu klassifizieren. Beim Brachyösophagus, der von der Gleithernie abzugrenzen ist (Abb. 366a u. b), ist der Magen infolge der angeborenen Ösophagusverkürzung partiell in den Thorax hochgezogen. Ein gestreckter Ösophagus mündet in diesem Falle in die im Thorax gelegene Magenkardia. Die *paraösophageale Hernie* (Abb. 296, 297) zeichnet sich dadurch aus, daß die Kardia unterhalb des Zwerchfelles liegt und neben dem Ösophagus (meist links) Magenabschnitte in den Thoraxraum verlagert sind. Bei der *gastroösophagealen Gleithernie* (ösophagogastrische Hernie, axiale Hiatushernie), die weitaus die häufigste Form von Hiatushernien ist (etwa 90%), wird neben Magenabschnitten auch die Kardia in den Thorax verlagert; d.h., der Ösophagus mündet im Liegen oberhalb des Zwerchfelles in den Magen (Abb. 295, 298, 299). Die Schlängelung der Speiseröhre weist schon auf den Gleitbruch mit kranialer Verlagerung der Kardia hin. Es kann allerdings durch sekundäre entzündlich-narbige Prozesse auch zu einer sekundären Verkürzung des Ösophagus kommen. Vorstadium

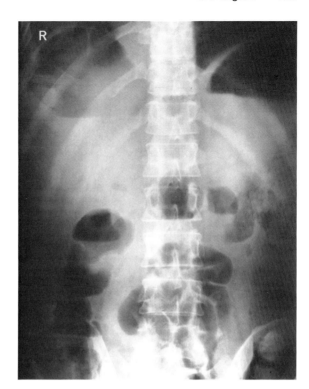

Abb. 292. Subphrenischer Abszeß rechts. Abdomenaufnahme im Stehen mit d.-v. Strahlengang. Sekretspiegel unterhalb des rechten Zwerchfelles, Magenblase links

eines Gleitbruches kann eine *Hiatusinsuffizienz* sein, ohne daß sie immer sicher vom kleinen Gleitbruch abzutrennen ist. Der röntgenologische Nachweis von Hiatushernien, besonders von Gleitbrüchen, erfordert immer eine Untersuchung im Liegen (Kopftieflage) und am zweckmäßigsten in linker Schräg- und Bauchlage in In- und Exspiration sowie Kompression des Abdomens. Gerade kleine Gleitbrüche werden oft dann erst faßbar. Die doppelte, ringförmige Schnürfurche an der Außenkontur des prolabierten Magenfundusabschnittes (Abb. 298), in den die Magenschleimhaut sich kontinuierlich fortsetzt, grenzt die kleine Hiatushernie von dem Vestibulum gastroösophageale (ampulla oesophagi) (Abb. 360) ab. Dabei markieren die Ringe folgende anatomischen Regionen:

1. oberer Ring: Grenze zwischen tubulärem Ösophagus und Vestibulum gastroösophageale,
2. mittlerer Ring: Schatzki-Ring, Schleimhautgrenze zwischen Ösophagus und Magen,
3. unterer Ring: Grenze zwischen herniertem Magenabschnitt und intraabdominellem Magen.

Bei sehr großen paraösophagealen Hiatushernien kann es zu einer totalen Ektopie des Magens in den Thorax kommen (upside-down-stomach),

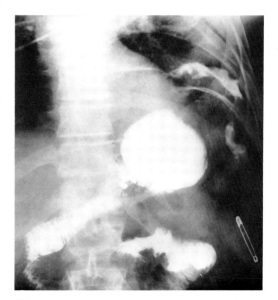

Abb. 293. Postoperativer subphrenischer Abszeß links. Durchwanderungspleuritis links und intrapulmonaler Abszeß links. Nahtinsuffizienz nach Magenresektion und Billroth-I-Anastomose. Kontrastmitteluntersuchung mit Gastrografin

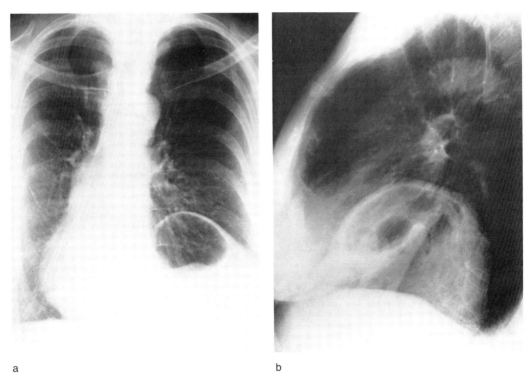

a b

Abb. 294. Relaxatio diaphragmatica links. Hochstand des linken Zwerchfelles. Magen und Kolon unterhalb des linken Zwerchfelles gelegen. Verdrängung des Herzens nach rechts, Dextropositio cordis.
a) d.-v. Aufnahme.
b) Seitenaufnahme

wodurch auf der Thoraxaufnahme im Stehen beiderseits neben dem Herzen Spiegelbildungen entstehen können. Die Situation ist sofort durch eine Kontrastmittelfüllung des Magens zu klären. Bei der *gemischten Hiatushernie* handelt es sich um eine Kombination einer paraösophagealen Hernie mit einer gastroösophagealen Gleithernie, wobei das Vestibulum gastroösophageale und die Kardia zusammen mit dem paraösophagealen Bruchsack nach intrathorakal verlagert sind.

Der röntgenologische Nachweis von Zwerchfellhernien, besonders Hiatushernien, ist deshalb wichtig, weil dadurch oft unklare Anämien (Sickerblutungen oder echte Ulzera im prolabierten Magenabschnitt) oder retrosternale Schmerzen (Herzverlagerung, unklare pektanginöse Beschwerden) geklärt werden. Außer dem Herniennachweis ist die Funktion der Kardia durch Ausschluß oder Nachweis eines Refluxes von Kontrastmittelbrei in den Ösophagus zu beurteilen (Kardiainsuffizienz). Folge einer Refluxösophagitis können Ulzera und Stenosen des Ösophagus sein (Abb. 300). *Die Refluxstenose* ist die wichtigste Komplikation der Hiatushernie, die im Röntgenbild immer nachweisbar und lokalisierbar ist, im Einzelfalle aber zur Abgrenzung von einem Ösophaguskarzinom einer bioptischen Untersuchung durch die Ösophagoskopie bedarf. Besteht keine Kardiainsuffizienz mit gastroösophagealem Reflux, können selbst große Hiatushernien, namentlich bei alten Menschen, klinisch symptomlos sein.

Eine Sonderstellung nehmen angeborene, partielle oder totale einseitige Aplasien des Zwerchfelles ein, die oft mit einem Thoraxmagen der betreffenden Seite gepaart sind. In diesem Falle läßt sich röntgenologisch kein Zwerchfell nachweisen, und der Eingeweideprolaps ist besonders ausgeprägt, so daß Magen- und Darmanteile bis zum Lungenspitzenfeld verlagert sein können.

Herz und Gefäße

Methoden der Röntgenuntersuchung

Die Röntgenuntersuchung ist für die Diagnostik der Herzerkrankungen unerläßlich. Die Wertung der Röntgenbefunde soll immer in Verbindung mit

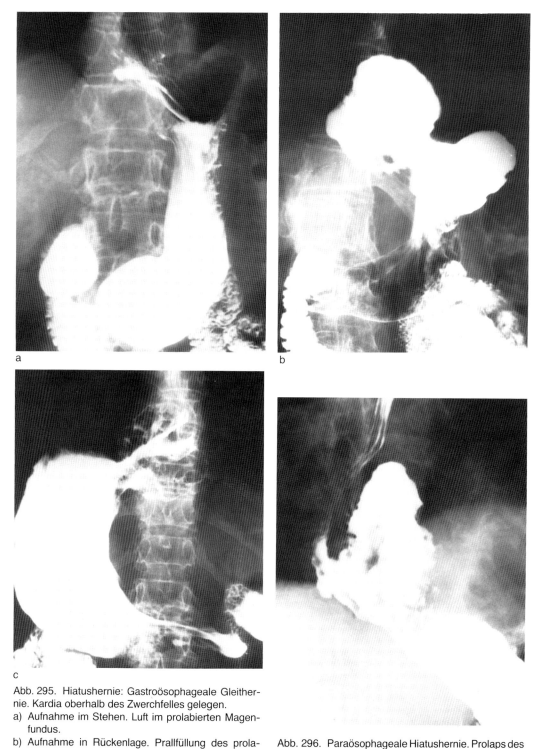

Abb. 295. Hiatushernie: Gastroösophageale Gleithernie. Kardia oberhalb des Zwerchfelles gelegen.
a) Aufnahme im Stehen. Luft im prolabierten Magenfundus.
b) Aufnahme in Rückenlage. Prallfüllung des prolabierten Magenfundus mit Kontrastmittelbrei.
c) Aufnahme in Bauchlage. Faltenwulstungen im prolabierten Magenfundus (histologisch Gastritis)

Abb. 296. Paraösophageale Hiatushernie. Prolaps des Magenfundus durch den Hiatus oesophageus in den Thorax. Kardia unterhalb des Zwerchfelles. Linke schräge Rückenlage

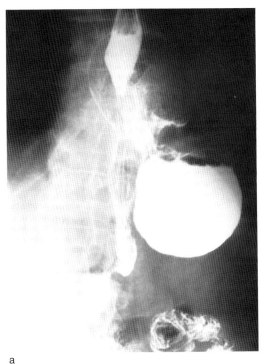
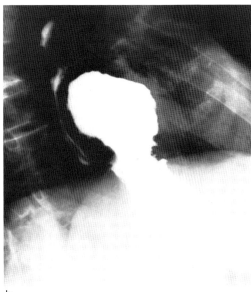

a b
Abb. 297. Paraösophageale Hiatushernie mit partiellem Prolaps des Magens in den Thorax. Inkompletter Volvulus des Magens.
a) d.-v. Aufnahme im Stehen.
b) Aufnahme in linker Seitenlage. Normale Position der Kardia

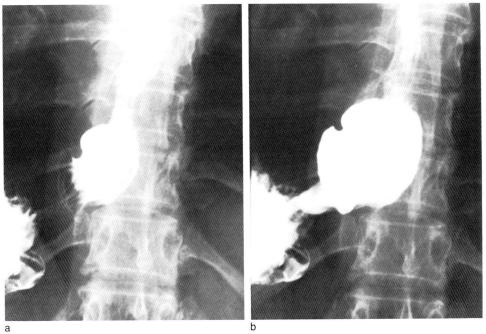

a b
Abb. 298. Kleine gastroösophageale Gleithernie. Aufnahme in Bauchlage. Kardia oberhalb des prolabierten kleinen Fundusabschnittes. Ringe an der Außenkontur des prolabierten Fundusabschnittes (s. Text S. 253)

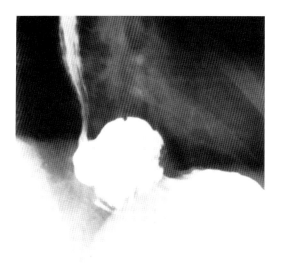

Abb. 299. Gemischte Hiatushernie. Aufnahme in linker schräger Rückenlage. Kardia oberhalb des Zwerchfelles. Paraösophagealer Prolaps eines deutlichen Fundusabschnittes

den klinischen Untersuchungsergebnissen (physikalische und elektrokardiographische) erfolgen.
An den gewöhnlichen *Methoden* stehen zur Verfügung: Herzfernaufnahme (Fokus-Film-Abstand 2 m), Schräg- und Seitenaufnahmen, Kontrastmitteluntersuchung des Ösophagus, Durchleuchtung mit Bildverstärker-Fernsehtechnik. Speziellere Methoden sind die Flächen- und Elektrokymographie und insbesondere die Angiokardiographie (venöse, selektive Dextro- und Lävokardiographie, retrograde Aortographie, Koronarographie) sowie der Herzkatheterismus.
Mit der rotierenden *Durchleuchtung* gewinnt man einen plastischen Eindruck über Herzgröße und -form. Weiter sind die Pulsationen der Herzränder und großen Gefäße, die Lagebeziehungen des Herzens zu seinen Nachbarorganen, intrakardiale Verkalkungen und in begrenztem Ausmaß die Größenverhältnisse der einzelnen Herzhöhlen zu beurteilen.
Die dorsoventrale *Herzfernaufnahme* (Abb. 302 a) erlaubt durch den großen Abstand zwischen Röhrenfokus und Film eine Beurteilung der wirklichen Herzgröße, weil die Darstellung des Herzens praktisch in parallelem Strahlengang erfolgt. *Schräg-* und *Seitenaufnahmen* (Abb. 302 b–d) ergänzen das d.-v. Bild und geben infolge der Übersicht über die vordere und hintere Herzkontur manchmal wichtige und entscheidende Hinweise für die Größenverhältnisse der einzelnen Herzhöhlen.

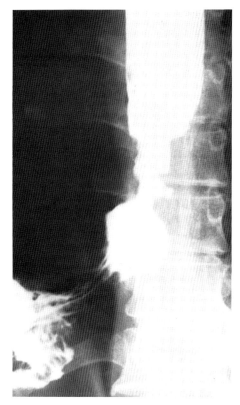

Abb. 300. Gastroösophageale Gleithernie. Refluxstenose im distalen Ösophagus mit Ulcus oesophagi; Barret-Syndrom (histologisch bestätigt)

Die Kontrastmittelfüllung des *Ösophagus* erlaubt neben Lageanomalien des Aortenbogens, des Verlaufs der Aorta descendens und Anomalien im Bereich der Aortenbogengefäße vor allem eine Größenbeurteilung des linken Vorhofes.
Die *Flächenkymographie* (Abb. 303 u. 304) und die Elektrokymographie dienen der Registrierung der Pulsationsphänomene des Herzens, der Aorta und der großen Lungenarterien. Dabei hat die Flächenkymographie den Vorteil, neben der Pulsation von Herz und großen Gefäßen Form- und Größenveränderungen des Herzens auf einem Bild zu fixieren. Der Vorzug der Elektrokymographie liegt in der zeitlichen und räumlichen Dehnung der Pulsationskurven, so daß Einzelheiten besser übersehbar sind.
Die *Angiokardiographie* (Abb. 306) (Kontrastmittelfüllung des Herzens) gibt Hinweise über die anatomischen Größenverhältnisse und Formveränderungen der einzelnen Herzhöhlen bzw. ihrer Klappenapparate, ihre Lagebeziehungen zueinander und über Mißbildungen im Bereich der Herz-

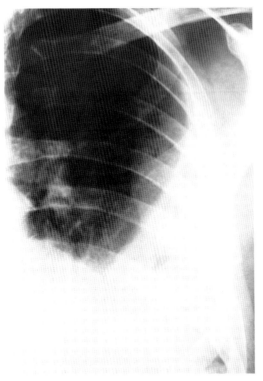
a

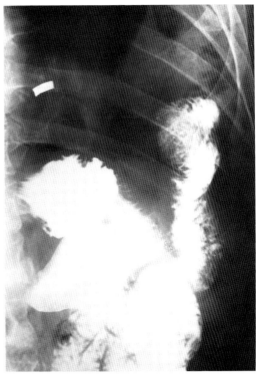
b

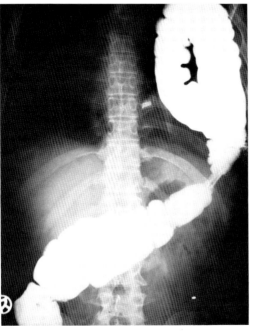
c

Abb. 301. Traumatische Zwerchfellhernie links.
a) Übersichtsbild des linken Thorax. Basale und laterale Verschattung über der linken Lunge mit Luftaufhellungen basal. Stecksplitter paravertebral.
b) *MDP*. Prolaps mehrerer Jejunumschlingen in den linken Thorax.
c) Kolonfüllung. Prolaps des linken Querkolons und der linken Flexur in den linken Thorax

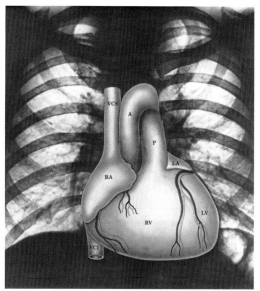
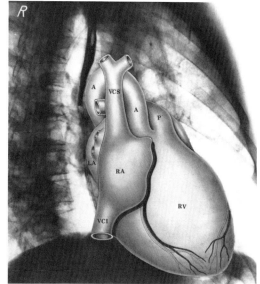
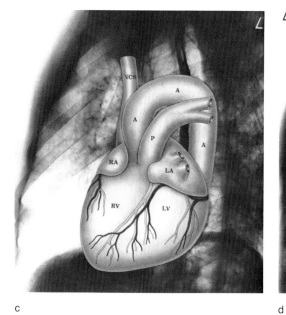
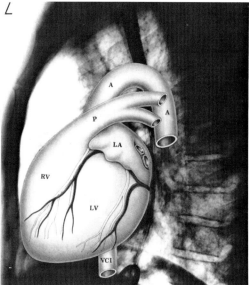

Abb. 302. Lage der einzelnen Herzhöhlen und der großen Gefäße in verschiedenen Projektionen.
a) Dorsoventrales Bild.
b) Rechtes Schrägbild.
c) Linkes Schrägbild.
d) Linkes Seitenbild

260 Röntgendiagnostik der inneren Organe

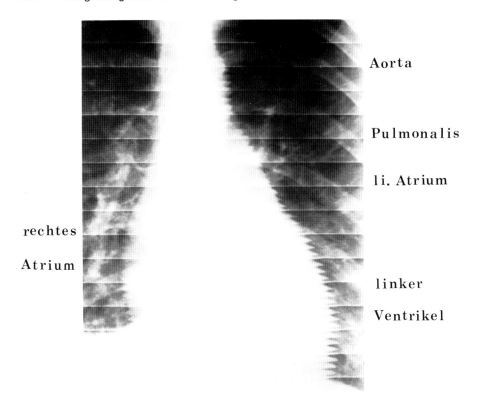

Abb. 303. Kymogramm. Normales Herz

höhlen und der großen Gefäße. In der kardiologischen Diagnostik werden praktisch nur noch die selektiven Methoden angewandt, weil ihr Informationsgehalt größer ist als bei der venösen Angiokardiographie. Dabei wird das Kontrastmittel entweder über einen transvenös eingeführten Herzkatheter direkt in den rechten Vorhof bzw. rechten Ventrikel (selektive Dextrokardiographie) (Abb. 320c), die Pulmonalarterie (selektive Pulmonalisarteriographie) oder über einen transarteriell-aortal vorgeführten Katheter direkt in den linken Ventrikel (selektive Lävokardiographie) (Abb. 307) injiziert. Die *Koronarographie* (Abb. 340–343) (aortale Übersichts- oder selektive Koronarographie) erlaubt eine Beurteilung von Ursprung, Verlauf und Lumen der großen Koronararterien. Bei der selektiven Koronarographie wird alternierend jedes Koronarostium mit Spezialkathetern sondiert und manuell 5–6 ccm Kontrastmittel jeweils injiziert.

Aufgabe des *Herzkatheterismus* (Abb. 305) ist es, Aussagen über den Druck und die Sauerstoffsättigung des Blutes in den Herzhöhlen zu gewinnen; daneben lassen sich Defekte der Herzscheidewände oft direkt sondieren und eine selektive Kontrastmittelfüllung von Herz- und Gefäßabschnitten durchführen.

Topographie der Herzhöhlen im gewöhnlichen Röntgenbild

Auf der gewöhnlichen Herzfernaufnahme sind die einzelnen Herzhöhlen normalerweise nicht voneinander zu trennen. Das Herz stellt sich vielmehr als homogenes Organ dar. Wir sind daher gezwungen, aus den Herzkonturen und ihren Formveränderungen Rückschlüsse auf Lage und eventuell Größe der einzelnen Herzhöhlen zu ziehen. Dabei können wir nur sagen – und dies auch nicht regelmäßig –, welcher Herzabschnitt randständig ist. Die Ausdehnung der Herzkavitäten zum Herzzentrum ist nicht beurteilbar. Einen halbwegs gültigen Überblick über die Größenverhältnisse des Herzens als Ganzes und seiner einzelnen Höhlen gewinnt man nur, wenn man das Herz in den vier Standardprojektionen betrachtet:
1. d.-v. Bild,
2. rechtes vorderes Schrägbild,

3. linkes vorderes Schrägbild,
4. linkes Seitenbild.

Im *dorsoventralen Bild* sind normalerweise folgende Herz- und Gefäßabschnitte randständig (Abb. 302 a): Links von oben nach unten:

1. distaler Bereich des Aortenbogens,
2. Hauptstamm der Pulmonalarterie,
3. linkes Herzohr,
4. linker Ventrikel.

Rechts von oben nach unten:
1. V. cava superior,
2. rechter Vorhof.

Man muß beachten, daß die Brustwand bei der dorsoventralen Herzfernaufnahme der Kassette anliegt, damit Vergrößerungen ausgeschlossen werden. Es ist nicht erlaubt, die Herzfernaufnahme im ventrodorsalen Strahlengang, d. h. mit dem zum Film gewendeten Rücken, anzufertigen, weil hierbei wegen des großen Abstandes des Herzens vom Film eine ungültige Vergrößerung des Herzens zustande kommt. Unterhalb des Aortenbogens wölbt sich im d.-v. Bild unterschiedlicherweise links ein Bogen vor, der allgemein als Pulmonalissegment bezeichnet wird. Dieser Bogen wird immer von dem Truncus pulmonalis und nicht durch den vor den Pulmonalklappen gelegenen Conus pulmonalis gebildet. Bei einer Dilatation der Pulmonalarterie kann dieses Segment stark vorspringen.

Im *rechten vorderen Schrägbild* (1. schräger Durchmesser oder Fechterstellung), in der sich der Patient mit seiner rechten Schulter zum Film hindreht (Drehungswinkel 45 bis 60 Grad), ergeben sich folgende Verhältnisse (Abb. 302 b):

Vordere Begrenzung von oben nach unten:
1. Aorta ascendens (teilweise),
2. Truncus pulmonalis,
3. Conus pulmonalis,
4. linker Ventrikel (mit schmaler Kalotte im unteren Abschnitt).

Hintere Begrenzung von oben nach unten:
1. Gefäße (V. cava superior, distaler Arcus aortae und Aorta descendens, rechter Hauptstamm der A. pulmonalis),
2. linker Vorhof,
3. rechter Vorhof,
4. V. cava inferior.

Der Raum, der in dieser Stellung nach hinten von der Wirbelsäule und nach unten vom Zwerchfell begrenzt wird, heißt *retrokardialer* Raum. In ihm verlaufen der Ösophagus und die Aorta descendens. Eine Vergrößerung des linken Vorhofes nach hinten bewirkt im rechten Schrägbild eine Ver-

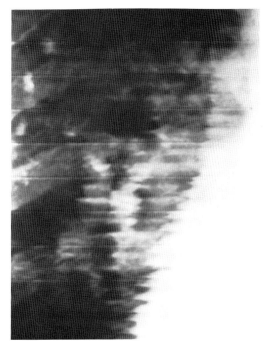

Abb. 304. Kymogramm. Originalausschnitt rechter Hilus. Verstärkte pulsatorische Eigenbewegungen der zentralen Lungenarterien bei angeborenem Herzfehler mit vermehrtem Lungendurchfluß, Links-rechts-Shunt

schattung des normalerweise hellen retrokardialen Raumes. Exakt faßbar wird die Vergrößerung des linken Vorhofes in einer umschriebenen Dorsalverlagerung des mit Kontrastmittelbrei gefüllten Ösophagus (Abb. 313).

Im *linken vorderen Schrägbild* (zweiter schräger Durchmesser, Boxerstellung), in dem sich der Patient mit seiner linken Schulter zum Film dreht (Drehungswinkel etwa 45–60 Grad), sind folgende Abschnitte randbildend (Abb. 302 c):

Vorn:
1. Aorta ascendens,
2. rechtes Herzohr,
3. rechter Ventrikel.

Normalerweise ist in dieser Position das rechte Herzohr nur noch mit einer schmalen Kalotte randständig, und der rechte Ventrikel überragt in einem flachen konvexen Bogen nach vorn den Aortenursprung. Der Conus pulmonalis liegt noch im Herzschatten und ist also noch nicht randständig. Hinten sind folgende Abschnitte randbildend:

1. Aorta descendens und Pulmonalgefäße,
2. linker Vorhof,

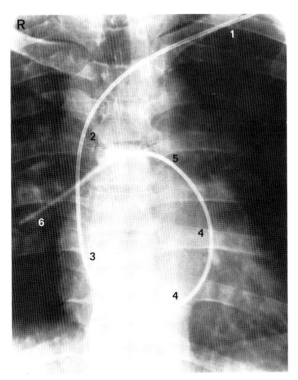

Abb. 305. Herzkatheter von der linken Kubitalvene eingeführt. Katheterpositionen: 1 = V. subclavia sinistra, 2 = V. cava superior, 3 = rechter Vorhof, 4 = rechter Ventrikel, 5 = Hauptstamm der Pulmonalarterie, 6 = rechte Unterlappenarterie

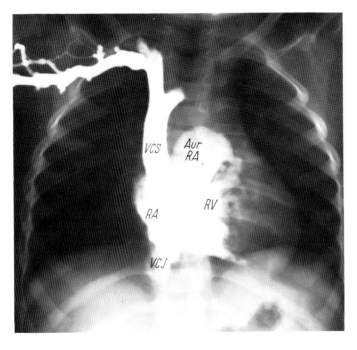

Abb. 306. Venöses Angiokardiogramm bei einem 3jährigen Kind, v.-d. Position. Normales Dextro- und Lävogramm (aus Thurn, P.: Angiokardiographie. In: Lehrbuch der Röntgendiagnostik, 6. Aufl., Bd. I, hrsg. von H. R. Schinz, W. E. Baensch, W. Frommhold, R. Glauner, E. Uehlinger, J. Wellauer. Thieme, Stuttgart 1965). a u. b Dextrogramm.

a) Füllung der oberen (VCS) und retrograd der unteren (VCI) Hohlvene, des rechten Vorhofes (RA) einschließlich Herzohr (Aur. RA).

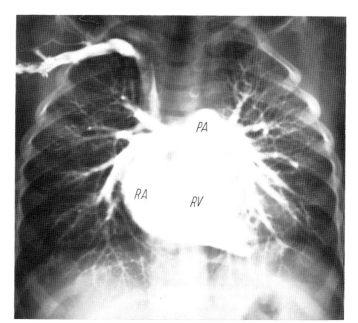

b) Spätes Dextrogramm. Ventrikeldiastole. Periphere Lungenarterienfüllung. PA = Truncus pulmonalis, RA = rechter Vorhof, RV = rechter Ventrikel.

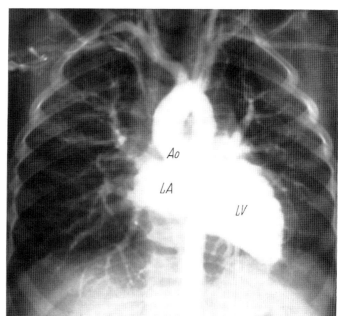

c) Lävogramm. Ventrikeldiastole. Füllung der Lungenvenen, des linken Vorhofes in Systole, des linken Ventrikels in Diastole, der Aorta einschließlich der Arkusarterien. LA = linker Vorhof, LV = linker Ventrikel, Ao = Aorta

3. linker Ventrikel,
4. V. cava inferior (manchmal).

Der Raum, der vorn vom linken Vorhof, hinten von der Wirbelsäule und oben vom Gefäßstiel bzw. der Aortenschleife gebildet wird, heißt Aortenfenster. Ist dieser Raum auffallend hell, so weist dies auf enge Lungenarterien, d.h. auf eine verminderte Blutdurchströmung der Lungen hin.

Bei einer Drehung von 45 Grad verläuft im linken Schrägbild das *Septum interventriculare* annähernd in der Strahlenrichtung, so daß beide Ventrikel weitgehend symmetrisch nach vorn (rechter) und hinten (linker) ausladen.
Im *Seitenbild* — in der Herzdiagnostik verwendet man üblicherweise das linke Seitenbild, in dem die linke Thoraxseite dem Film anliegt — ergibt sich folgende Topographie (Abb. 302 d):

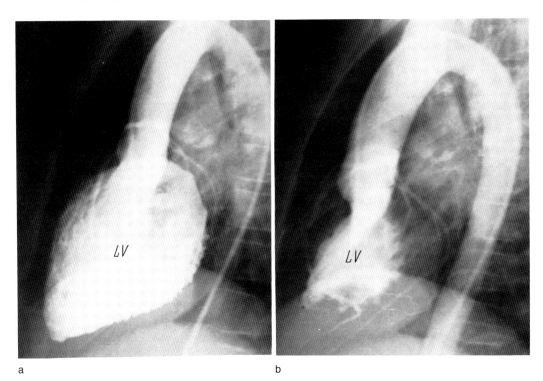

a   b

Abb. 307. Selektives Lävokardiogramm. Aufnahmeposition: linke Seitenlage, dextrosinistraler Strahlengang. Retrograde Vorführung des Katheters von der A. femoralis über die Aorta in den linken Ventrikel.

a) Ventrikeldiastole
b) Ventrikelsystole: kleiner Restblutanteil im Ausflußtrakt des linken Ventrikels, vollständige Kontraktion des linken Ventrikels. Aorta unauffällig (aus P. Thurn, A. Düx, A. Schaede, H.-H. Hilger: Selektive Lävokardiographie. In: Ergebnisse der medizinischen Strahlenforschung, Bd. I., hrsg. von H. R. Schinz, R. Glauner, A. Rüttimann. Thieme, Stuttgart 1964)

Vorn:
1. Aorta ascendens,
2. Hauptstamm der Pulmonalarterie,
3. rechter Ventrikel,

Normalerweise bleibt zwischen vorderem oberen Herzrand und vorderer Thoraxwand ein schmaler Raum frei (retrosternaler Raum).

Hintere Begrenzung:
1. Aorta descendens und Pulmonalgefäße,
2. linker Vorhof,
3. linker Ventrikel,
4. untere Hohlvene.

Die enge Lagebeziehung zwischen Ösophagus und linkem Vorhof macht es verständlich, daß ein vergrößerter linker Vorhof die Speiseröhre in dieser Position umschrieben nach hinten verlagert.
Aus dieser topographischen Übersicht ergibt sich, in welchem Strahlengang bzw. welcher Stellung des Patienten die einzelnen Herzabschnitte am besten randständig und damit übersichtlich werden. Da sich entsprechend ihrer räumlichen Anordnung die Herzhöhlen in unterschiedlicher und typischer Weise ausdehnen, können bei Vergrößerungen einzelner Herzhöhlen charakteristische Form- und Größenänderungen des Herzens resultieren. Es ist aber zu beachten, daß nur eine deutliche *Dilatation* einer Herzkavität zu faßbaren Form- und Größenänderungen führt. Eine alleinige *Hypertrophie* ist röntgenologisch nie faßbar. Da meist Dilatation und Hypertrophie gepaart sind, spricht man in der Röntgenologie am besten von „Vergrößerung" des Herzens oder einer Herzhöhle. Keinesfalls kann und darf eine isolierte Hypertrophie röntgenologisch diagnostiziert werden.

Vergrößerung der einzelnen Herzhöhlen

Rechter Ventrikel: Der rechte Ventrikel, der vorwiegend an der rechten Vorderfläche des Herzens liegt, dehnt sich bei einer Vergrößerung in seiner

Ausflußbahn nach oben aus. Dadurch wird die Pulmonalarterie nach kranial verlagert und füllt die sogenannte Herzbucht weitgehend aus. Es ist aber nicht jede Herzform mit ausgefüllter Herzbucht und nur leicht vorspringendem Pulmonalissegment als Zeichen einer Vergrößerung des rechten Ventrikels zu werten, da sich diese Konfiguration im Kindesalter häufig und beim Erwachsenen manchmal als normaler Befund findet. In seitlicher Richtung dehnt sich der rechte Ventrikel bei einer Vergrößerung, entsprechend dem Verlauf seiner Einflußbahn von rechts hinten nach links vorn, nach links aus. Dies führt zu einer von Fall zu Fall unterschiedlichen Verbreiterung des Herzens nach links. In vielen Fällen wird der rechte Ventrikel links randständig und nimmt unterhalb der Pulmonalis den ganzen linken Herzrand ein (Abb. 322). Da bei einer Vergrößerung des rechten Ventrikels gleichzeitig eine Rotation des Herzens nach links stattfindet, wird der linke Ventrikel in dieser Situation weitgehend oder vollständig an die linke Herzhinterfläche verlagert. Im rechten Schrägbild (Abb. 302 b) wölbt sich der vergrößerte rechte Ventrikel im Bereich des Conus pulmonalis nach vorn vor. Im linken Schrägbild (Abb. 302 c) bedingt eine starke Vergrößerung der rechten Kammer eine Vorwölbung des Herzens nach vorn, die vom Aortenursprung bis zum Zwerchfell reicht. Im linken Seitenbild (Abb. 302 d) kommt es durch die erweiterte rechte Kammer zu einer Ausfüllung des retrosternalen Raumes, die im oberen Herzbereich bei einer erheblichen Dilatation des Ausflußtraktes deutlich ist. Bei extremen Vergrößerungen dehnt sich der rechte Ventrikel auch nach hinten aus, bzw. er verlagert die linke Kammer so weit nach dorsal, daß es im zwerchfellnahen Bereich zu einer Dorsalausladung des Herzens kommt. Außer den Formänderungen des Herzens ist die Beachtung der Lungenarterien für die Beurteilung des rechten Ventrikels wichtig. Eine Mehrarbeit der rechten Kammer durch Volumen- oder Druckbelastung führt meist zu einer Dilatation der zentralen Lungenarterien, die bei einer ausgeprägten Volumenbelastung verstärkt pulsieren (Hilustanz).

Für die Beurteilung der Größe des rechten Ventrikels sind folgende Projektionen wichtig: d.-v. Bild, rechtes und linkes Schrägbild und linkes Seitenbild.

Linker Ventrikel: Eine Vergrößerung des linken Ventrikels verursacht entsprechend der räumlichen Einstellung seiner Ein- und Ausflußbahn bei einer Dilatation eine Verbreiterung des Herzens nach links unten und hinten. Daraus resultiert im d.-v. Bild eine Herzverbreiterung mit verstärkt ausge-

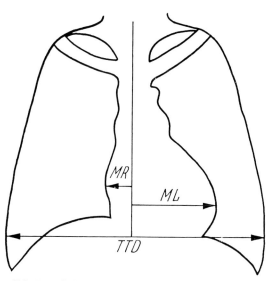

Abb. 308. Schema: Transversaldurchmesser des Herzens und des Thorax (TTD). Medianabstand rechts (MR) + Medianabstand links (ML) = Herztransversaldurchmesser. Thoraxtransversaldurchmesser wird vom inneren Rippenrand in Höhe des linken Zwerchfelles gemessen

prägter Herzbucht. Diese Form (Abb. 309 a, 310 a) wird allgemein „*aortale Konfiguration*" genannt und ist bis auf wenige Ausnahmen (angeborene Herzfehler) typisch für eine Vergrößerung des linken Ventrikels. Im rechten Schrägbild ist die Vergrößerung der linken Kammer nicht zu beurteilen. Die beste Übersicht gibt das linke Schrägbild (Abb. 309 b). Hier wölbt sich der vergrößerte linke Ventrikel besonders im diaphragmalen Bereich verstärkt nach hinten vor. Seine hintere Kontur bildet mit dem Zwerchfell oft einen fast rechten Winkel und kann den Wirbelsäulenschatten überragen. Diese Dorsalausladung des Herzens ist um so mehr typisch für eine Vergrößerung des linken Ventrikels, wenn der vordere Herzrand sich nicht vorwölbt und das Aortenfenster nicht verschattet ist. Im linken Seitenbild ist die Vergrößerung der linken Kammer weniger faßbar. Nur bei ausgeprägter Dilatation wölbt sie sich auch in dieser Stellung verstärkt nach hinten vor, so daß die untere Hohlvene von ihr verdeckt wird.

Neben der Herzform ist die Weite der Aorta für die Beurteilung des linken Ventrikels wichtig. Aortale Konfiguration und dilatierte Aorta sind typische Zeichen der Mehrarbeit der linken Kammer. Pulsiert die Aorta verstärkt (Abb. 309 c), so weist dies auf eine vermehrte Volumenbelastung des linken Ventrikels hin (z. B. Aorteninsuffizienz).

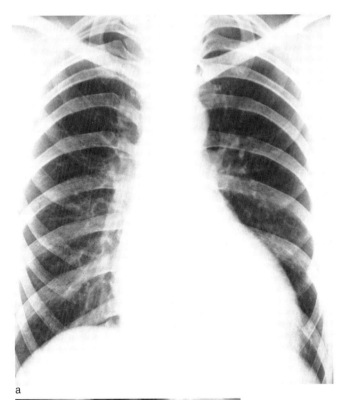
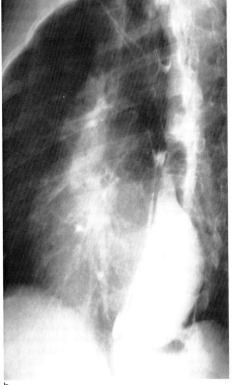
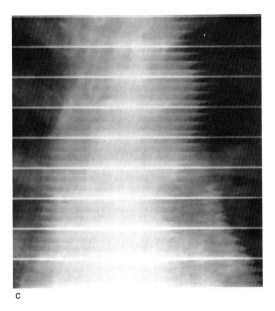

Abb. 309. Aortenklappeninsuffizienz.
a) d.-v. Bild: Verbreiterung des Herzens nach links durch vergrößerten linken Ventrikel. Herzbucht erhalten. Aorta gering erweitert. Normale Lungengefäßzeichnung. Keine Kontraktionsinsuffizienz des linken Ventrikels.
b) Linke Schrägaufnahme: Vergrößerung des linken Ventrikels nach links hinten. Aorta im Aszendensbereich etwas stärker erweitert.
c) Herzkymogrammausschnitt. Stark vergrößerte Amplituden an allen Abschnitten und den abgehenden Aortenbogenarterien als Ausdruck des vergrößerten Schlagvolumens des linken Ventrikels (vgl. Abb. 312d)

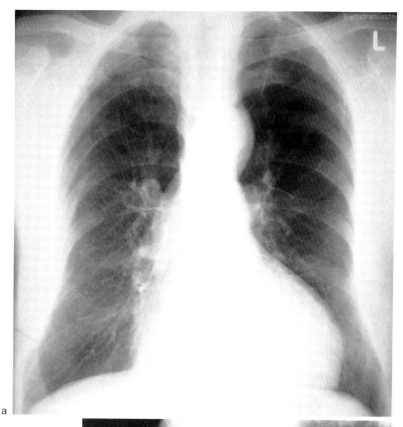

Abb. 310. Verkalkte valvuläre Aortenstenose.

a) d.-v. Bild. Verbreiterung des Herzens nach links durch vergrößerten linken Ventrikel. Poststenotische Dilatation der Aorta ascendens. Elongation und geringe Dilatation der übrigen Aorta. Geringe Lungenstauung als Zeichen der muskulären Kontraktionsinsuffizienz des linken Ventrikels.

b) Linkes Seitenbild. Ausgeprägte Verkalkungen der Aortenklappen (→). Poststenotische Dilatation der Aorta ascendens. Vergrößerung des linken Ventrikels nach links hinten

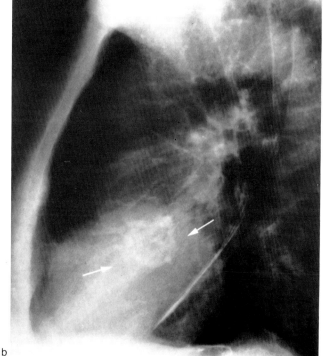

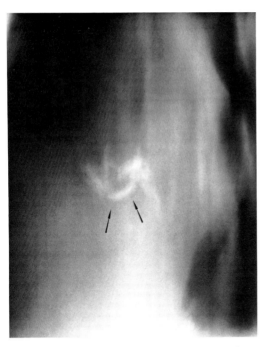

Abb. 311. Verkalkte valvuläre Aortenstenose. Seitliches Tomogramm links mit Darstellung der verkalkten Aortenklappen (→)

Läßt sich bei einer aortalen Konfiguration eine vermehrte Lungengefäßzeichnung erkennen, so deutet dies auf eine muskuläre Kontraktionsinsuffizienz des linken Ventrikels (myogene Dilatation) hin.
Für die Beurteilung der Größe des linken Ventrikels sind folgende Positionen wichtig: d.-v. Bild, linkes Schrägbild (!) und eventuell linkes Seitenbild.
Rechter Vorhof: Eine röntgenologisch faßbare Vergrößerung der Vorhöfe entspricht immer einer ausgeprägten Dilatation. Im dorsoventralen Bild verursacht der vergrößerte rechte Vorhof, der schon normalerweise den ganzen rechten Herzrand einnimmt, eine nach rechts konvexbogige Vorwölbung, die am oberen rechten Herzrand besonders auffällig sein kann. Da sich der erweiterte rechte Vorhof aber auch nach links vorn ausdehnt, geht die Rechtsverbreiterung des Herzens nicht parallel dem Grad der Vorhofdilatation. Im rechten Schrägbild wird bei extremer Erweiterung des rechten Vorhofes der untere Abschnitt des retrokardialen Feldes verschattet. Im linken Schrägbild ist die Vergrößerung des rechten Vorhofes an einer umschriebenen Vorwölbung der vorderen oberen Herzkontur, die den Aortenursprung weit überragt, zu erkennen. Diese Position ist die wichtigste für die Größenbeurteilung des rechten Atriums. Schwierig ist es nur, zu entscheiden, inwieweit die Ventralausladung des Herzens vom rechten Vorhof oder vom Ventrikel verursacht wird; die Vorhofvergrößerung ist immer auf den oberen Herzabschnitt beschränkt. Im linken Seitenbild findet sich kein auffälliger Befund. Zu einer Verlagerung des Ösophagus kommt es selbst bei einer hochgradigen Dilatation des rechten Vorhofes in der Regel in keiner Richtung. Helle Lungenfelder sind neben der Formänderung des Herzens wichtige Befunde, die zusätzlich auf die Erweiterung des rechten Vorhofes hinweisen. Sie sind hier Folge der Blutstauung im rechten Vorhof, die zu einer Verminderung des Lungendurchflusses führt. Wichtige Positionen für die Beurteilung des rechten Vorhofes sind: d.-v. Bild, linkes Schrägbild.
Linker Vorhof: Der linke Vorhof dehnt sich bei einer Vergrößerung entsprechend seiner Lage an der Herzhinterwand aus, und zwar meist nach rechts, seltener nach links. Die enge räumliche Beziehung zwischen Ösophagus und linkem Vorhof führt bei seiner Dilatation immer zu einer umschriebenen Lageveränderung des Ösophagus. Es ist daher zur Größenbeurteilung des linken Vorhofes eine Kontrastmitteluntersuchung des Ösophagus im Stehen und in tiefer Inspiration in d.-v., rechter Schräg- und linker Seitenposition durchzuführen (Abb. 313 a–c). Im dorsoventralen Bild kommt es im rechten oberen Herzabschnitt durch die Überlagerung des vergrößerten linken Vorhofes mit dem rechten zu einem rundlichen dichteren Schatten (besonders auf härteren Aufnahmen), der dem dilatierten linken Vorhof entspricht. Bei hochgradiger Erweiterung kann der linke Vorhof rechts randständig werden oder den übrigen rechten Herzrand überragen, wodurch rechts eine Doppelkontur entsteht. Links kann die Herzbucht im d.-v. Bild vom erweiterten linken Vorhof ausgefüllt oder bei ausgeprägter Dilatation und vorwiegender Ausdehnung nach links sogar vorgewölbt werden. Der Ösophagus wird im d.-v. Bild durch den stark dilatierten linken Vorhof im mittleren Bereich des Herzschattens unterhalb der Trachealbifurkation umschrieben nach rechts (Abb. 313 a) und nur ausnahmsweise nach links verlagert. Im rechten Schrägbild wölbt sich der dilatierte linke Vorhof nach hinten in den Retrokardialraum vor und verdrängt den Ösophagus nach dorsal (Abb. 313 c). Dieser Befund ist im linken Seitenbild regelmäßiger nachweisbar (Abb. 313 b). Für die Größenbeurteilung des linken Vorhofes muß man immer beachten, daß die Ösophagusverlagerung auf den mittleren Herzabschnitt begrenzt ist. Ein extrem dilatierter linker Vorhof kann den linken Hauptbronchus nach oben verlagern und einengen, was zu einer Vergrößerung

des Bifurkationswinkels der Trachea führt (normal etwa 70 Grad). Die Vergrößerung des linken Vorhofes ist von allen Herzhöhlen röntgenologisch am leichtesten und sicher nachweisbar, wenn man regelmäßig eine Kontrastmitteluntersuchung des Ösophagus durchführt. Wichtigste Positionen für die Größenbeurteilung des linken Vorhofs sind folgende: d.-v. Bild, rechtes Schrägbild, linkes Seitenbild (!) mit Ösophagogramm.

Es sei hier vermerkt, daß erweiterte Herzhöhlen andere normale große Herzabschnitte in unkontrollierbarer Weise verlagern können. So kann ein hochgradig dilatierter rechter Ventrikel die linke Kammer nach hinten verdrängen, was die Größenbeurteilung des linken Ventrikels bei gleichzeitiger Erweiterung des rechten erschwert. Ebenfalls kann ein stark dilatierter linker Vorhof die rechte Kammer nach vorn verlagern.

Zur zahlenmäßigen Definition der Herzgrößen genügt für praktische Belange, insbesondere für Vergleichszwecke mit übereinstimmenden Aufnahmebedingungen (2-m-Aufnahme in Inspiration im Stehen oder im Liegen), die Bestimmung des Transversaldurchmessers (Abb. 308). Dieser wird gewonnen, indem man von der vertikalen Thoraxmittellinie den größten Abstand des Herzrandes nach rechts und links mißt und beide summiert. Dieses Maß gibt wie alle linearen oder Flächenmessungen keine Hinweise über die anatomische Größe einzelner Herzabschnitte. Für speziellere Fragestellungen sind Herzvolumenmessungen wertvoll, die neben der vorderen Herzfläche und dem größten Tiefendurchmesser im Seitenbild einen der Herzform angepaßten Korrekturfaktor voraussetzen. Die Frage, wann eine krankhafte Herzvergrößerung vorliegt, ist wegen der normalerweise großen Streuungsbreite der Herzgröße röntgenologisch nur bei einer erheblichen Herzverbreiterung (z. B. Transversaldurchmesser von 20 cm beim Erwachsenen) positiv zu beantworten.

Für die röntgenologische Beurteilung des Herzens, die Form- und Größenveränderungen und Pulsationsphänomene berücksichtigt, muß man sich grundsätzlich merken, daß sich diese nie auf die Herzveränderungen allein stützen darf. Es ist vielmehr wichtig und oft ausschlaggebend, immer gleichzeitig Veränderungen der Aorta und der Lungengefäße zu beachten. Nur bei dieser Betrachtungsweise ist eine nutzbringende röntgenologische Herzdiagnostik möglich. Form- und Größenänderungen des Herzens können bedingt sein durch:
1. erworbene Herzklappenfehler,
2. angeborene Herzfehler,
3. Myokarderkrankungen,
4. Perikarderkrankungen,
5. Hypertonie im großen und kleinen Kreislauf.

Erworbene Herzklappenfehler

Aortenklappenfehler

Aortenklappenfehler und die Hypertonie im großen Kreislauf führen zu einer Vergrößerung des linken Ventrikels (Dilatation und Hypertrophie). Aus der alleinigen Vergrößerung der linken Kammer resultiert die sogenannte aortale Konfiguration, die durch Verbreiterung des Herzens nach links und konkave Herzbucht ausgezeichnet ist (Abb. 309a, 310a). Im linken Schrägbild (Abb. 309b) wölbt sich der vergrößerte linke Ventrikel verstärkt nach hinten vor. Diese Befunde sind allen Aortenklappenfehlern und der Herzumformung bei der Hypertonie gemeinsam. Unterschiede finden sich an den Pulsationsphänomenen des linken Herzrandes und insbesondere der Aorta.

Bei der *Aortenklappeninsuffizienz* (Abb. 309) sieht man infolge der vermehrten Volumenbelastung des linken Ventrikels, die Folge des Rückflusses von Pendelblut in der Diastole aus der Aorta in die linke Kammer ist, am linken Herzrand verstärkte Pulsationen. Diese gehen mit verstärkten Randbewegungen an der oft erweiterten Aorta einher, die im Kymogramm deutlich registrierbar sind und Ausdruck des vergrößerten Schlagvolumens sind (Abb. 309c). Verstärkte Pulsationen an allen Aortenabschnitten sind typisch für die Aorteninsuffizienz und kommen daneben nur noch beim offenen Ductus arteriosus bis zum distalen Aortenbogen vor. Dieser angeborene Fehler ist aber durch die fehlende aortale Konfiguration von der Aortenklappeninsuffizienz zu unterscheiden.

Bei der *Aortenklappenstenose* (Abb. 310) und der Hypertonie besteht eine reine Druckbelastung des linken Ventrikels. Neben der erworbenen oder angeborenen valvulären Form sind die sub- und supravalvulären Formen (angeboren) zu unterscheiden. Im Gegensatz zur Aorteninsuffizienz sind die Pulsationen am linken Herzrand und der Aorta bei allen Formen der Aortenstenose unauffällig oder sogar etwas träge. Häufig sieht man bei der Aortenklappenstenose eine poststenotische Dilatation der Aorta ascendens, die in linker Schrägstellung besonders auffällig wird, während die übrige Aorta regelrecht oder sogar schmal erscheint. Im Gegensatz zur valvulären Aortenstenose ist bei der sub- und supravalvulären Form eine Dilatation der Aorta ascendens nicht vorhanden. Das wichtigste Röntgenzeichen, um bei einer aortalen Konfiguration eine Aortenklappen-

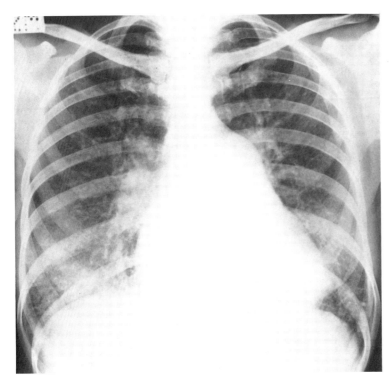

Abb. 312. Mitralklappenstenose mit hochgradiger arterieller und venöser pulmonaler Hypertonie (Druck: Pulmonalarterie: 135/60 mm Hg).

a) d.-v. Bild: Herz gering nach rechts (rechter Vorhof) und nach links (rechter Ventrikel) verbreitert. Starke Dilatation des Hauptstammes der Pulmonalarterie. Dilatierte zentrale und enge periphere Lungenarterien. Erweiterte Oberlappenvenen. Kostophrenische Septumlinien beiderseits.

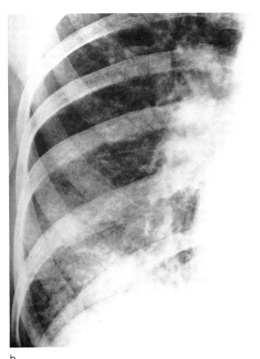

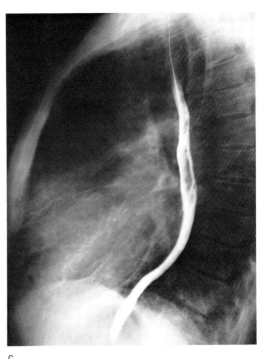

b) Ausschnitt re. Lunge von a
c) Linkes Seitenbild: mäßige Dilatation des linken Vorhofes mit Verlagerung des Ösophagus nach dorsal. Linker Ventrikel nicht vergrößert, Ausflußtrakt des rechten Ventrikels nach vorn oben vorgewölbt.

stenose zu diagnostizieren, ist der Nachweis von *verkalkten Aortenklappen*. Dazu ist es erforderlich, den Aortenursprung im dorsoventralen Bild und in linker Schrägstellung mit ausgeblendetem Röntgenstrahl zu durchleuchten. Man sieht dann die verkalkten Klappen deutlich pulsieren. Sie bedingen unregelmäßige verkalkte Flecken oder Kalkschollen, die sich nicht aus dem Herzen herausdrehen lassen (Abb. 310b). Sie sind im d.-v. Bild im oberen Herzabschnitt in Höhe oder unmittelbar links neben der Wirbelsäule gelegen und projizieren sich im linken Schräg- und Seitenbild in den mittleren oberen Bereich des Herzens und lassen sich besonders gut im Tomogramm nachweisen und lokalisieren (Abb. 311). Verkalkungen der Aortenklappen können entzündlicher und degenerativer Genese sein. Sie beweisen erstens eine valvuläre Aortenstenose und zweitens die Schlußunfähigkeit der hochgradig geschrumpften Klappen; d.h., es liegt neben der Stenose immer ein gewisser Insuffizienzanteil des Aortenostiums vor. Die anatomische Differenzierung der verschiedenen Formen der Aortenstenose ist nur im selektiven Aorto- bzw. Lävokardiogramm möglich.

Die Lungengefäßzeichnung ist bei Aortenfehlern und der Hypertonie im Stadium der vollen Kompensation des mehrbelasteten linken Ventrikels unauffällig. Nach Eintritt einer muskulären Kontraktionsinsuffizienz der linken Kammer kommt es durch die Rückstauung des Blutes aus dem linken Ventrikel zu einer vermehrten Lungengefäßzeichnung oder zu einer Vergrößerung des linken Vorhofes; Befunde, die bei einer aortalen Konfiguration eine Linksinsuffizienz beweisen.

Mitralklappenfehler

Am häufigsten ist die *Mitralklappenstenose*, gefolgt vom kombinierten Mitralfehler, dagegen ist die reine Mitralinsuffizienz selten. Da mit der gewöhnlichen Röntgenuntersuchung eine exakte Trennung der einzelnen Formen nicht immer möglich ist und selbst bei geübten Untersuchern oft unsicher bleibt, werden unter Verzicht einer eingehenden Differentialdiagnose nur die röntgenologischen Leitsymptome herausgestellt. Diese finden sich an der Herzkonfiguration, den Lungengefäßen und der Aorta.

Gemeinsam ist allen Mitralklappenfehlern eine graduell unterschiedliche *Vergrößerung des linken Vorhofes*, die röntgenologisch in über 95% der Fälle nachweisbar ist. Schon auf einer harten d.-v. Aufnahme grenzt sich der dilatierte linke Vorhof rechts im Herzschatten oft als dichter Schatten ab (Abb. 312, 313 a, 315). In Einzelfällen überragt

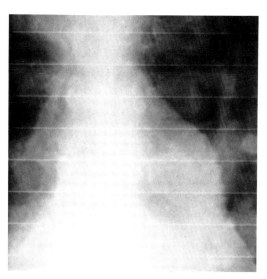

d) Kymogrammausschnitt: verkleinerte Amplituden an dem erweiterten Hauptstamm der Pulmonalarterie und an der Aorta als Ausdruck des reduzierten Schlagvolumens

er den rechten Herzrand. Die wichtigste Untersuchung zur Beurteilung des linken Vorhofes ist die rotierende Kontrastmitteluntersuchung des Ösophagus im Stehen und in Inspiration (s. S. 272). Der dilatierte linke Vorhof verlagert die Speiseröhre im rechten Schräg- und linken Seitenbild in mittlerer Herzhöhe umschrieben nach hinten und manchmal auch nach rechts und nur selten nach links. Das Ausmaß der Ösophagusverlagerung hängt vom Grad der Vorhoferweiterung ab. Durch die *Vergrößerung des rechten Ventrikels* nach oben, besonders bei der *Mitralstenose*, kommt es zur Ausfüllung der Herzbucht und durch die Dilatation des kranial verlagerten Pulmonalishauptstammes zur Vorwölbung des Pulmonalissegmentes (Abb. 312a). Diese Konfiguration, die als „stehende Eiform" bezeichnet wird, ist typisch für Mitralfehler, wenn gleichzeitig eine Vergrößerung des linken Vorhofes nachweisbar ist. Die Herzbreite hängt bei den Mitralfehlern von der Ventrikelgröße ab. Bei der Mitralstenose wird nur der rechte Ventrikel vergrößert, während der linke klein ist. Durch die Vergrößerung der rechten Kammer wird das Herz nach links verbreitert. In vielen Fällen nimmt der vergrößerte rechte Ventrikel sogar den linken Herzrand ein, und der atrophische linke Ventrikel ist durch die gleichzeitige Rotation des Herzens nach links und hinten verlagert. Selbst hochgradige Herzverbreiterungen nach links können bei der reinen Mitralstenose ausschließlich durch den dilatierten rechten Ventrikel bedingt sein.

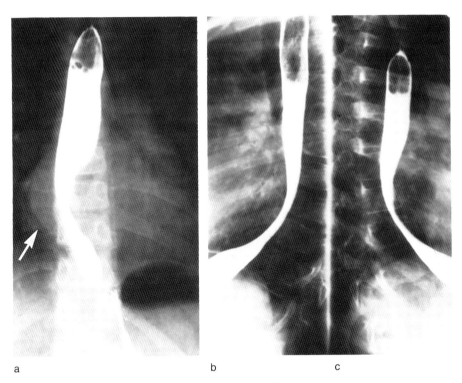

a b c

Abb. 313. Ösophagogramm. Vergrößerung des linken Vorhofes, der im d.-v. Bild (a) rechts als Doppelkontur sichtbar ist (→). Verlagerung des Ösophagus durch den vergrößerten linken Vorhof nach rechts und hinten (b = linkes Seiten-, c = rechtes Schrägbild)

Bei der *Mitralklappeninsuffizienz* (Abb. 315) sind dagegen der linke und oft auch der rechte Ventrikel vergrößert. Sie sind beide an der Herzverbreiterung beteiligt, und die linke Kammer bleibt links randständig. Da die Konfigurationen im dorsoventralen Bild bei allen Formen der Mitralfehler übereinstimmen können, ist die Massenverteilung der Ventrikel an der Herzvorderfläche im gewöhnlichen Röntgenbild nicht auszumachen. So ist besonders beim *kombinierten Mitralfehler* eine absolute Größenbeurteilung beider Ventrikel und damit eine graduelle Wertung der beiden Fehler im gewöhnlichen Röntgenbild nicht möglich. Hierzu ist unter präoperativen Gesichtspunkten die selektive Lävokardiographie durchzuführen, mit der eine graduelle Wertung der Mitralklappeninsuffizienz durch die rückläufige Füllung des linken Vorhofes vom linken Ventrikel aus (Reflux) gelingt (Abb. 316).

Im rechten Schrägbild und im linken Seitenbild wölbt sich besonders bei der Mitralstenose der vergrößerte rechte Ventrikel nach vorn vor. Im Seitenbild kann bei einer starken Dilatation des Conus pulmonalis eine Ausbuchtung am vorderen oberen Herzrand sichtbar werden (Abb. 312c). Eine vermehrte Ausladung des hinteren Herzrandes kann sowohl durch eine alleinige Vergrößerung des rechten Ventrikels als auch durch eine zusätzliche Vergrößerung des linken Ventrikels bei Mitralfehlern verursacht sein. Fehlt eine Vorwölbung des vorderen Herzrandes und damit eine Vergrößerung des rechten Ventrikels, so wird es wahrscheinlicher, daß die verstärkte Dorsalausladung durch einen vergrößerten linken Ventrikel bedingt ist. Die Herzvergrößerung kann bei allen Mitralfehlern erhebliche Ausmaße erlangen. Relativ häufig findet man aber bei kompensierten Mitralstenosen ein normal breites Herz.

Ferner ergeben *Lungengefäße* und Aorta wichtige Röntgenbefunde, die vor allem für die Beurteilung der Hämodynamik wertvoll sind. Bei der arteriellen pulmonalen Hypertonie, besonders infolge der Mitralstenose, sieht man ein vorspringendes Pulmonalissegment (dilatierter Hauptstamm der A. pulmonalis) und erweiterte sowie pulsationslose (kleines Schlagvolumen) zentrale Lungenarterien (Abb. 312d). Ein typisches Symptom der Mitralfehler ist die Lungenstauung, die an der unscharfen

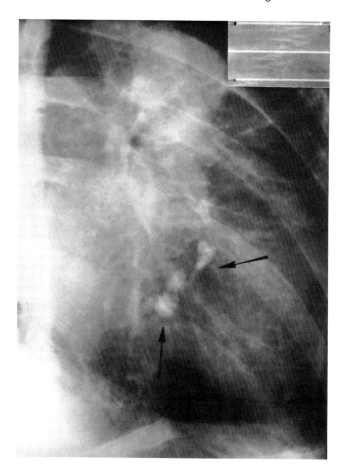

Abb. 314. Verkalkte Mitralklappen (←) bei Mitralstenose. Rechtes Schrägbild. Pulsationen der verkalkten Klappen im Kymogramm nachweisbar (s. Ausschnitt)

Hilusverbreiterung, der verstärkten netzartigen peripheren Lungenzeichnung und einer diffusen Trübung beider Lungen zu erkennen ist (Abb. 312 a). Manchmal sieht man bei der Mitralstenose beiderseits zwischen der retikulären Zeichnung in den Mittel- und Unterfeldern kleine härtere Flecken, die durch eine Hämosiderose der Lungen bedingt sind (Abb. 260). In seltenen Fällen verknöchern diese siderofibrösen Knötchen und verursachen dann kalkdichte Herde. *Kostophrenische Septumlinien* (Kerley-B-Linien) beweisen bei Mitralfehlern eine venöse pulmonale Hypertonie (Abb. 312 a u. b). Eine Dilatation der Oberlappenvenen ist fast regelmäßig bei der Mitralstenose nachweisbar, bei der -insuffizienz fehlt sie meist.
Die Aorta ist infolge des verminderten Schlagvolumens des linken Ventrikels bei ausgeprägten Mitralstenosen schmal, mit abgeschwächten Pulsationen, was im Kymogramm gut nachweisbar ist (Abb. 312 d).
Verkalkte Mitralklappen, die sich in 10 bis 20% bei der Mitralstenose finden, sind bei einer gezielten Durchleuchtung im d.-v. Bild links neben der Wirbelsäule im unteren Herzabschnitt an ihren Pulsationen auszumachen und durch Zielaufnahmen oder seitliche Tomogramme zu fixieren, was besonders gut in leichter rechter Schrägstellung gelingt (Abb. 314). Sie liegen tiefer als die Aortenklappen und projizieren sich auch im linken Schrägbild tiefer und dorsal des Aortenursprungs. Der Nachweis von verkalkten Klappen beweist neben der Stenose einen funktionslosen Klappenapparat und spricht daher für einen Reflux durch das verengte Mitralostium und damit für eine gleichzeitige Mitralinsuffizienz, deren Grad aber nicht abschätzbar ist. Dies ist im Lävokardiogramm möglich.
Die wichtigsten *Röntgenzeichen der Mitralfehler* sind: Herzkonfiguration mit verstrichener Taille, vergrößerter linker Vorhof (!), vorspringendes Pulmonalissegment, schmale Aorta, Lungenstauung, Septumlinien und Hämosiderose.
Es sei hier betont, daß es *ohne den röntgenologi-*

274 Röntgendiagnostik der inneren Organe

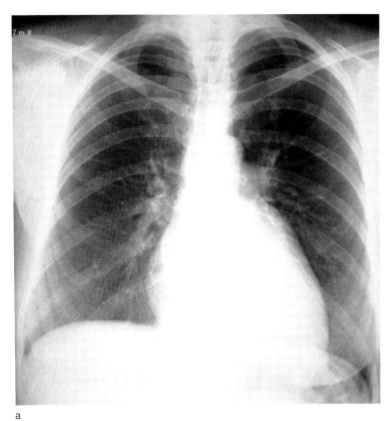

Abb. 315. Mitralklappeninsuffizienz.
a) Vergrößerung des linken Vorhofes und des linken Ventrikels, der im Seitenbild den Ösophagus überragt.
b) Rechter Ventrikel nicht vergrößert. Normale Lungengefäßzeichnung (vgl. mit Abb. 312a).
c) Kymogramm: große Pulsationen am vergrößerten linken Vorhof, der rechts randständig wird, und am linken Ventrikel. Verstärkte Volumenbelastung des linken Ventrikels und des linken Vorhofes

a

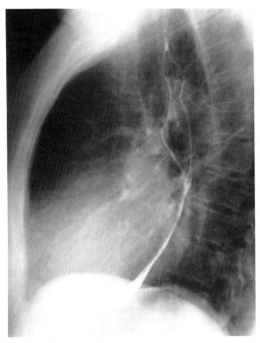

b

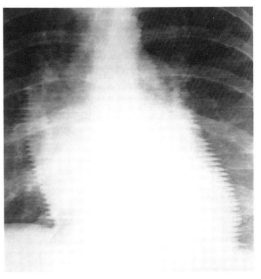

c

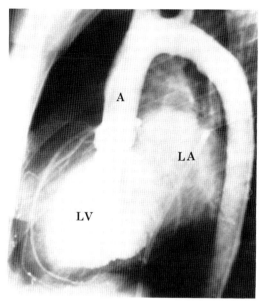 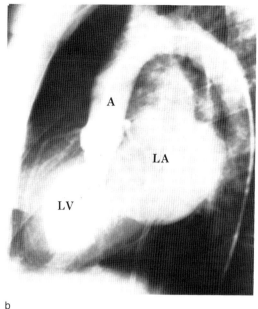

Abb. 316. Mitralklappeninsuffizienz. Retrograde selektive Lävokardiographie.
a) Ventrikeldiastole.
b) Ventrikelsystole: starker Reflux von kontrastiertem Blut in Ventrikelsystole in den erweiterten linken Vorhof (LA). Erweiterung des linken Ventrikels in Diastole (LV). Aorta = A

schen Nachweis einer Vergrößerung des linken Vorhofes nicht erlaubt ist, ein systolisches Herzgeräusch als Ausdruck eines Mitralfehlers zu werten.

Trikuspidalklappenfehler

Isolierte Trikuspidalklappenfehler sind selten. Häufiger ist die Kombination mit Mitralfehlern. Sowohl bei der Trikuspidalstenose als auch bei der -insuffizienz wird der rechte Vorhof vergrößert. Dadurch wird das Herz nach rechts verbreitert. Eine deutliche Rechtsverbreiterung beim mitralen Herzen ist immer verdächtig auf einen begleitenden Trikuspidalfehler. Bei hochgradiger Dilatation des rechten Vorhofes können sehr große Herzen nachweisbar werden (Abb. 317), da außerdem der rechte Ventrikel bei einem kombinierten Mitral-Trikuspidalvitium erheblich vergrößert ist und zudem noch der linke Vorhof erweitert ist. Die Vergrößerung des rechten Vorhofes wird besonders im linken Schrägbild an der Vorwölbung des Herzens unterhalb des Aortenursprunges nachweisbar. Große Ventrikelpulsationen am rechten Herzrand weisen bei diesen Herzverbreiterungen auf eine Trikuspidalinsuffizienz hin. Die Gefäßzeichnung ist beim Trikuspidalvitium im Gegensatz zum Mitralfehler spärlich, da sich das Blut im erweiterten rechten Vorhof staut und somit das Stromvolumen der Lungen vermindert ist. Diese Diskrepanz zwischen Herzverbreiterung und Lungengefäßzeichnung ist bei diesen Herzkonfigurationen immer verdächtig auf einen Trikuspidalfehler und kommt in ähnlicher Weise nur bei großem Perikarderguß vor. Geht bei einem Mitralfehler eine zunehmende Verbreiterung des Herzens nach rechts parallel mit einer Abnahme der Lungenstauung, so beweist dies eine einsetzende relative Trikuspidalinsuffizienz und nicht eine Besserung der Herzleistung. Hochgradige Herzvergrößerungen mit Dilatation aller Kavitäten finden sich bei *multivalvulären* Vitien (Abb. 317) (komb. Mitral-Trikuspidal-Aortenvitium).

Die isolierte Pulmonalklappeninsuffizienz ist eine ausgesprochene Seltenheit, häufiger tritt bei Mitralfehlern mit einer erheblichen Vergrößerung des rechten Ventrikels durch Überdehnung des Pulmonalostiums eine relative Pulmonalklappeninsuffizienz auf. Dies führt zu einer starken Vorwölbung des Pulmonalissegmentes mit verstärkten Pulsationen und auffallend geringer peripherer Lungengefäßzeichnung.

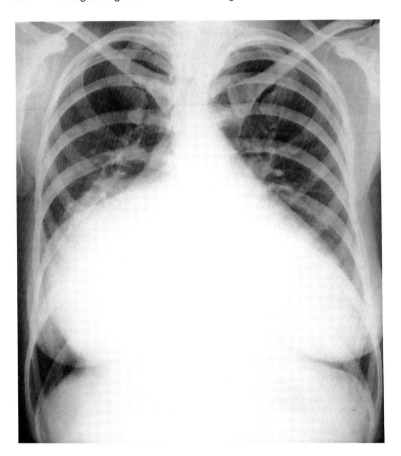

Abb. 317. Multivalvuläres Vitium, Mitralstenose und Trikuspidalinsuffizienz. Hochgradige beidseitige Herzverbreiterung nach rechts durch enorm dilatierten rechten Vorhof. Keine Lungenstauung

Angeborene Herzfehler

Die angeborenen Herzfehler sind am zweckmäßigsten in zwei Hauptgruppen zu unterteilen:

1. Fehler ohne Zyanose,
2. Fehler mit Zyanose.

Diese werden in folgende Gruppen unterteilt:

A. Angeborene Herzfehler ohne Zyanose.

I. Körper- und Lungenkreislauf sind normal getrennt:

1. Isthmusstenose der Aorta (Coarctatio aortae),
2. Aortenstenose: valvulär, sub- und supravalvulär,
3. Pulmonalstenose: valvulär, sub- und supravalvulär.

II. Kurzschlußverbindungen zwischen Körper- und Lungenkreislauf mit Links-rechts-Shunt:

1. Intrakardialer Kurzschluß:
   a) Vorhofseptumdefekt,
   b) Ventrikelseptumdefekt: membranöser und muskulärer.
2. Extrakardialer Kurzschluß:
   a) offener Ductus arteriosus Botalli,
   b) aortopulmonaler Defekt.
3. Extra-intrakardialer Kurzschluß:
   falsche Einmündung der Lungenvenen (in den rechten Vorhof oder in die Hohlvenen).

B. Angeborene Herzfehler mit Zyanose.

I. Fehler der obigen Reihe (ohne Zyanose), die infolge einer pulmonalen Hypertonie und Shuntumkehr zum Rechts-links-Shunt führen können:

1. Vorhofseptumdefekt,
2. Ventrikelseptumdefekt,
3. offener Ductus arteriosus Botalli,
4. aortopulmonaler Defekt.

II. Kurzschlußverbindungen zwischen Lungen- und Körperkreislauf mit Rechts-links-Shunt:

1. Fallot-Tetralogie,
2. Fallot-Trilogie,

Abb. 318. Isthmusstenose der Aorta.

a) Mäßige Dilatation der Aorta ascendens und der A. subclavia sinistra. Kleiner Aortenknopf. Distal davon Stenose an typischer Stelle erkennbar (←←). Herz durch vergrößerten linken Ventrikel nach links verbreitert. Rippenusuren an den hinteren Rippenabschnitten beiderseits (←).
b) Ausschnitt von a. Rippenusuren (←).
c) Im Kymogramm verstärkte Pulsation an der erweiterten A. subclavia sinistra, vermindert Pulsationen an der poststenotischen Aorta descendens

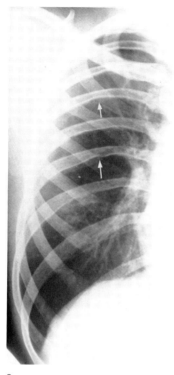
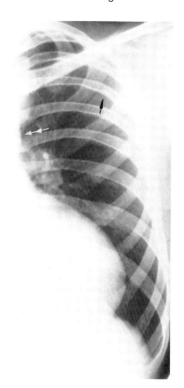

a

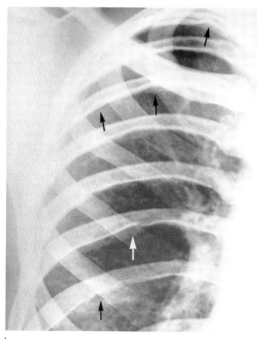

b

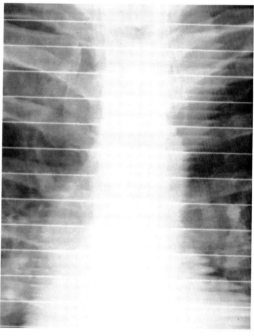

c

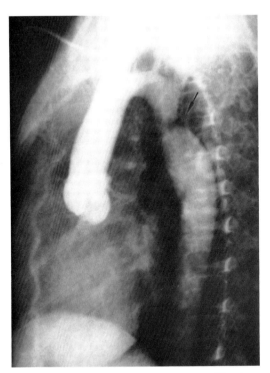

Abb. 319. Isthmusstenose der Aorta, transaxilläre Aortographie: umschriebene ringförmige Stenose an typischer Stelle distal des Abganges der A. subclavia sinistra. Mäßige poststenotische Erweiterung der Aorta descendens. Erweiterte A. thoracica interna, die als Kollaterale dient

3. Trikuspidalatresie,
4. Ebstein-Anomalie der Trikuspidalklappen mit Vorhofseptumdefekt,
5. Truncus arteriosus communis bzw. Pseudotruncus arteriosus communis,
6. „single ventricle", Bilokularherz,
7. Transposition der großen Gefäße,
8. arteriovenöse Lungenfistel.

Die Fehler ohne Zyanose sind zu unterteilen in solche mit einer Stenose im Bereich der Ausflußbahn der Ventrikel bzw. der abführenden großen Gefäße und in solche mit einem Linksrechts-Shunt (d.h., es fließt Blut durch einen Scheidewanddefekt vom arterialisierten linken in das venöse rechte Herz). Bei zyanotischen Fehlern kann die Blausucht entweder im Laufe des Lebens entstehen (Gruppe B I), oder sie besteht von Geburt an (Gruppe B II).
Es übersteigt den Rahmen dieses Buches, eine ausführliche röntgenologische Symptomatologie der angeborenen Herzfehler, einschließlich der Angio-

kardiographie darzulegen. Wir müssen uns hier auf die Erörterung typischer Befunde in Stichworten beschränken.

Angeborene Herzfehler ohne Zyanose

Fehler mit normal getrennten Kreisläufen

Isthmusstenose der Aorta (Coarctatio aortae)

Es handelt sich hierbei um eine Einengung der Aorta, die gewöhnlich am Übergang des Aortenbogens in die absteigende Aorta in der Gegend des Abganges des Ductus arteriosus besteht. Zu unterscheiden sind:

1. Isthmusstenose mit geschlossenem Ductus arteriosus,
2. mit offenem Ductus arteriosus.

Klinisches Leitsymptom ist eine Hypertonie an den oberen und eine Hypotonie an den unteren Extremitäten.

Röntgenbefunde (Abb. 318):
1. Herz mehr oder weniger aortal nach links verbreitert durch Vergrößerung des linken Ventrikels.
2. Deformierung des mediastinalen Gefäßschattens:
a) Erweiterung der Aorta ascendens;
b) oft fehlender oder schmaler Aortenknopf;
c) Einschnürung der Aorta unterhalb des Bogens (Höhe der Stenose), besonders im linken Schrägbild und Tomogramm sichtbar;
d) Dilatation der Aortenbogengefäße links (A. subclavia);
e) verstärkte Pulsation der Aorta ascendens und der Halsgefäße – besonders der A. subclavia sinistra – bei stummer Aorta descendens (Kymogramm) (Abb. 318 c).
3. *Usuren* an den unteren Kanten der hinteren Rippenabschnitte beiderseits, besonders an den oberen Rippen (3.–9. Rippe), durch erweiterte Interkostalarterien, über welche die Blutversorgung der Aorta descendens erfolgt. Dabei besteht eine Umkehr der Strömungsrichtung in den Interkostalarterien von der Thoraxwand zur Aorta descendens. Es ist ein regelmäßiges Symptom (!) jenseits des 10. Lebensjahres bei Isthmusstenosen mit geschlossenem Duktus (Abb. 318). Einseitige Rippenusuren beweisen, daß auf der Seite der fehlenden Usuren, meist links, die A. subclavia in die Stenose einbezogen ist oder distal der Stenose entspringt.
4. Umschriebene Verlagerung des Ösophagus im linken Schrägbild unterhalb des Aortenbogens

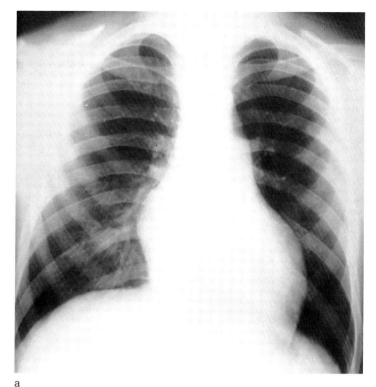

Abb. 320. Valvuläre Pulmonalstenose.
a) Vorwölbung des Pulmonalissegmentes durch poststenotisch dilatierten Truncus pulmonalis.
b) Normal weite bzw. verengte zentrale und periphere Lungenarterien. Vergrößerung des rechten Ventrikels nach vorn oben

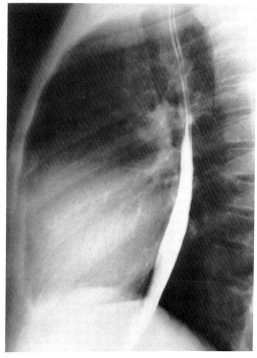

nach vorn durch poststenotisch dilatierte Aorta descendens.
5. Zur genauen Ausdehnung und Formanalyse der Stenose ist zur Operationsindikation eine Kontrastmitteldarstellung – meist eine Aortographie oder transseptale Lävokardiographie – erforderlich. Die Stenose wird dann als Einschnürung unterhalb des Aortenbogens direkt sichtbar (Abb. 319).

Pulmonalstenose

Isolierte Pulmonalstenose: Zu unterscheiden sind die isolierte valvuläre, sub- (infundibuläre) und supravalvuläre Pulmonalstenose. Druckbelastung des rechten Ventrikels und normale oder verminderte Durchblutung der Lungen.

Röntgenbefunde (Abb. 320):
1. Herz normal groß oder leicht verbreitert.
2. Vorwölbung des vergrößerten rechten Ventrikels nach vorn.
3. Oft Prominenz der poststenotisch dilatierten Pulmonalarterie (Pulmonalissegment) bei der valvulären Stenose, nicht bei der subvalvulären Form. Häufig gleichzeitig Dilatation der linken Pulmonalarterie.

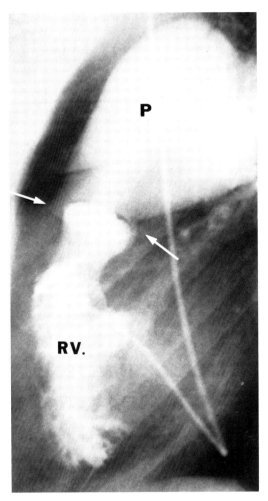

Abb. 320.
c) Selektive Dextrokardiographie. Seitenaufnahme. Verdickung der stenosierten Pulmonalklappen (→). Hypertrophierte Trabekularmuskulatur im rechten Ventrikel (RV). Kontrastmittelstrahl durch das stenosierte Ostium in die poststenotisch stark dilatierte Pulmonalarterie (P). Geringe funktionelle Stenose des Infundibulums des rechten Ventrikels durch muskuläre Hypertrophie

4. Schmale oder normale periphere Pulmonalarterien.
5. Im Angiokardiogramm (selektives Dextrokardiogramm mit Injektion des Kontrastmittels in den rechten Ventrikel) direkter Nachweis der Stenose und Trennung in valvuläre, sub- und supravalvuläre Formen (Abb. 320c).

Fehler mit Kurzschluß zwischen Körper- und Lungenkreislauf (Links-rechts-Shunt)

Vorhofseptumdefekt

Volumenbelastung des rechten Vorhofs und Ventrikels, sekundär oft Druckbelastung des rechten Ventrikels.

Röntgenbefunde (Abb. 321, 322 u. 323):
1. Herz meist nach links verbreitert, mit ausgefüllter Herzbucht durch vergrößerten rechten Ventrikel, der links randständig wird (Abb. 322). Leichte Verbreiterung nach rechts durch vergrößerten rechten Vorhof.
2. Vorwölbung des Herzens nach vorn oben im linken Seitenbild durch den dilatierten Ausflußtrakt des rechten Ventrikels (Abb. 321 b).
3. Dilatation, oft hochgradig, der Pulmonalarterie und ihrer Äste mit verstärkten Pulsationen (Hilustanz), besonders deutlich bei Durchleuchtung und im Kymogramm (Abb. 321 c). Normale periphere Lungenzeichnung, keine Lungenstauung.
4. Schmale Aorta mit verminderten Pulsationen (Abb. 321 c).
5. Diskrepanz zwischen verstärkten Pulsationen der erweiterten Pulmonalis und verminderten der schmalen Aorta (Abb. 321 c).
6. Keine Vergrößerung des linken Vorhofes.
7. Beim Herzkatheterismus direkte Sondierung des Vorhofdefektes möglich. Katheter verläuft dann vom rechten Vorhof durch den Defekt in den linken Vorhof und von dort in eine Lungenvene (Abb. 323).

Als *Lutembacher-Syndrom* wird die Kombination zwischen Vorhofseptumdefekt und Mitralstenose bezeichnet. Im Röntgenbild ist dieser Fehler vom isolierten Vorhofseptumdefekt nicht sicher abzugrenzen. Es kann aber beim Lutembacher-Syndrom zu einer hochgradigen Erweiterung des Truncus pulmonalis und seiner Hauptäste kommen. Trotz der Mitralstenose ist eine Vergrößerung des linken Vorhofes meist nicht nachweisbar, weil das Blut durch den Vorhofseptumdefekt nach rechts abfließen kann.

Ventrikelseptumdefekt

Zwei Typen sind zu unterscheiden:
a) Kleiner Defekt im muskulären Teil des Septums;
b) hochgelegener und meist breiter Defekt im membranösen Teil des Septums mit graduell unterschiedlich über dem Defekt reitender Aorta. Bei Links-rechts-Shunt besteht eine Volumenbelastung für beide Ventrikel und den linken Vorhof.

Röntgenbefunde (Abb. 324 a–d):
1. Herz bei kleinem Defekt meist von normaler

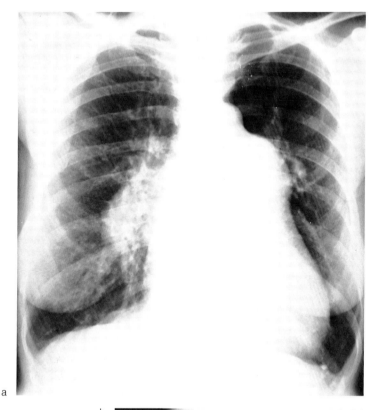

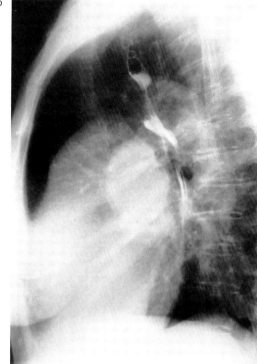

Abb. 321. Vorhofseptumdefekt.
a) Verbreiterung des Herzens nach links durch den vergrößerten rechten Ventrikel, nach rechts durch den dilatierten rechten Vorhof. Starke Erweiterung des Truncus pulmonalis und der zentralen Lungenarterien (vermehrter Lungendurchfluß), schmale Aorta.
b) Linkes Seitenbild: Vorwölbung des erweiterten Ausflußtraktes des rechten Ventrikels nach vorn oben, eingeengter retrosternaler Raum. Normaler Ösophagusverlauf. Der linke Vorhof ist nicht vergrößert.

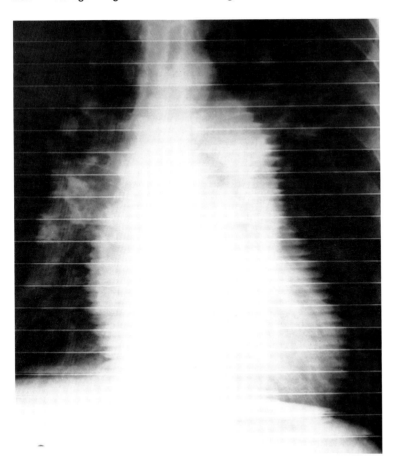

Abb. 321.
c) Kymogramm. Große Pulsationen an dem erweiterten Truncus pulmonalis und an den zentralen Lungenarterien rechts, kleine Pulsationen an der schmalen Aorta

Form und Größe, bei breitem Defekt nach links verbreitert.
2. Bei großem Defekt mit Links-rechts-Shunt Erweiterung des Truncus pulmonalis und seiner Hauptäste mit verstärkten Pulsationen.
3. Aorta unauffällig.
4. Linker Vorhof manchmal leicht vergrößert.
5. Bei Herzkatheterismus direkte Sondierung besonders des hochgelegenen Defektes. Katheter verläuft dann vom rechten Ventrikel in die Aorta ascendens.
6. Im selektiven Lävokardiogramm (Abb. 324d) durch den Übertritt von Kontrastblut vom linken in den rechten Ventrikel Nachweis und Lokalisation des Ventrikelseptumdefektes (solitärer und multipler Defekt).

Ductus arteriosus apertus

Offener Ductus arteriosus (Botalli): Persistenz des Ductus arteriosus, dadurch Verbindung zwischen Aorta und Truncus pulmonalis mit Übertritt von Blut aus der Aorta in die Pulmonalis. Volumenbelastung des linken Vorhofes und Ventrikels und der Lungenstrombahn, sekundär oft Druckbelastung des rechten Ventrikels. Röntgenbefunde (Abb. 325 a u. b):

1. Herz selten normal groß, meist durch vergrößerten linken Ventrikel nach links verbreitert, Taille ausgefüllt.
2. Linker Vorhof meist leicht vergrößert.
3. Aorta normal oder leicht verbreitert mit normalen oder verstärkten Pulsationen, bis zum distalen Arkusbereich (Einmündung des Duktus in den Truncus pulmonalis).
4. Pulmonalissegment durch dilatierte Pulmonalarterie oft vorgewölbt, zentrale Lungenarterien meist erweitert, mit Pulsationen.
5. Dilatation des Infundibulums im absteigenden Aortenbogen (häufiger bei Erwachsenen) (Abb. 325 a).
6. Bei der Herzkatheterisierung direkte Sondierung des offenen Duktus.

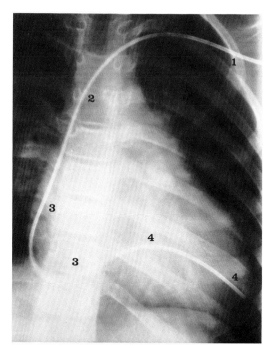

Abb. 322. Herzkatheter bei Vorhofseptumdefekt. Die Katheterspitze liegt im rechten Ventrikel am linken Herzrand. Rechter Ventrikel stark vergrößert und links randständig. Katheterpositionen:

1 = V. subclavia sinistra
2 = V. cava superior
3 = rechter Vorhof
4 = rechter Ventrikel

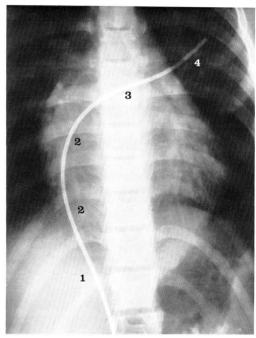

Abb. 323. Vorhofseptumdefekt. Direkte Sondierung des Defektes mit dem Herzkatheter, der von der V. femoralis vorgeführt ist. Katheterpositionen:

1 = V. cava inferior
2 = rechter Vorhof
3 = linker Vorhof
4 = V. pulmonalis sinistra

7. Bei retrograder Aortographie Kontrastmittelfüllung der Lungenarterien von der Aorta aus und direkter Nachweis des Duktus (Abb. 325 b).

Fehleinmündung der Lungenvenen

Die Lungenvenen münden bei diesem Fehler entweder teilweise oder vollständig in den rechten Vorhof oder in die Hohlvenen (normalerweise Einmündung in den linken Vorhof). Dadurch kommt es zur Volumenbelastung des rechten Vorhofes und Ventrikels. Begleitende Anomalie ist meist ein Vorhofseptumdefekt.

Röntgenbefunde (Abb. 326):

1. Herz meist deutlich verbreitert, mit ausgefüllter Taille. Verbreiterung nach rechts durch vergrößerten rechten Vorhof, nach links durch vergrößerten rechten Ventrikel.
2. Vorwölbung des Pulmonalissegmentes durch dilatierte Pulmonalarterie mit verstärkten Pulsationen an den erweiterten Lungenarterien. Schmale Aorta.
3. Bei Einmündung aller Lungenvenen in die oberen Hohlvenen (Persistenz der linken oberen Hohlvene) Verbreiterung des mediastinalen Gefäßschattens beiderseits. Herz und Gefäßband ähneln dann einer „Achterfigur" (Abb. 326).
4. Beim Herzkatheterismus Sondierung von Lungenvenen vom rechten Vorhof aus.

Angeborene Herzfehler mit Zyanose

Fehler, die anfänglich einen Links-rechts-Shunt aufweisen und später infolge einer erheblichen sekundären pulmonalen arteriellen Hypertonie, die höher ist als der Druck im linken Ventrikel, zum Rechts-links-Shunt führen: d. h., es tritt bei den Fehlern erst im Laufe des Lebens eine Zyanose auf.

Großer Ventrikelseptumdefekt mit reitender Aorta. Dies ist der häufigste Fehler dieser Reihe. Es besteht eine Druckbelastung für den rechten Ventrikel.

Röntgenbefunde: In der Regel finden sich keine

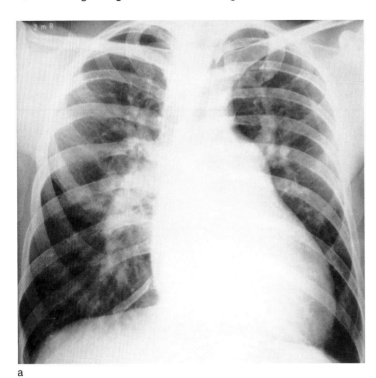
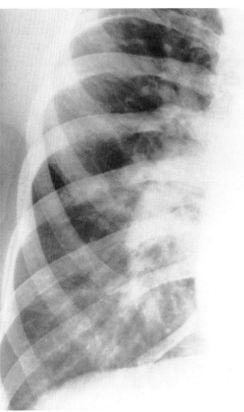
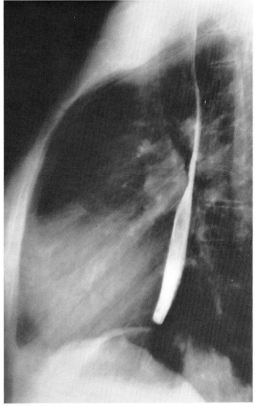

Abb. 324. Ventrikelseptumdefekt mit Links-rechts-Shunt.
a) Herzvergrößerung durch Vergrößerung des rechten und linken Ventrikels. Erweiterung des Truncus pulmonalis und seiner Äste (vermehrter Lungendurchfluß). Normal weite Aorta.
b) Ausschnitt rechte Lunge. Dilatierte zentrale und periphere Lungenarterien bei vermehrtem Lungendurchfluß.
c) Linkes Seitenbild: geringe Vergrößerung des linken Vorhofes, Vergrößerung des linken Ventrikels.

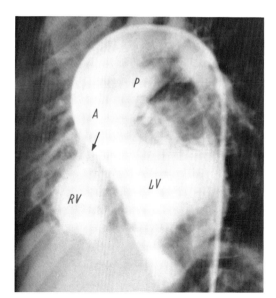

d) Selektive retrograde Lävokardiographie: Aufnahme in linker Schrägstellung. Übertritt von Kontrastblut (→) durch das membranöse Septum unterhalb der Aortenklappen vom linken (LV) in den rechten Ventrikel (RV). Ventrikelseptum zwischen rechtem und linkem Ventrikel von Kontrastmittel ausgespart.
A = Aorta, P = Pulmonalarterien

Unterschiede zum großen Ventrikelseptumdefekt mit Links-rechts-Shunt (ohne Zyanose).

1. Herz meist nach links verbreitert.
2. Pulmonalissegment oft stark prominent, mit verstärkten Pulsationen auch an den Lappenarterien.
3. Manchmal Aortenbogen rechts gelegen.
4. Im Angiokardiogramm Kontrastmittelfüllung der über dem Septumdefekt reitenden Aorta aus dem rechten Ventrikel. Keine Pulmonalstenose. Erweiterte Pulmonalarterien.

Fehler mit Kurzschluß zwischen Lungen- und Körperkreislauf
(Rechts-links-Shunt; Morbus caeruleus)

Fallot-Tetralogie
(häufigster angeborener Herzfehler mit Zyanose)

Anatomie:
1. Pulmonalstenose (meist infundibulär).
2. Hochgelegener membranöser Ventrikelseptumdefekt.
3. Reitende Aorta.
4. Hypertrophie des rechten Ventrikels.
Durch die Pulmonalstenose besteht eine Druckbelastung des rechten Ventrikels. Das venöse Blut des rechten Ventrikels wird teilweise über die reitende Aorta entleert, daher Zyanose. Die Lungendurchblutung ist vermindert.

Röntgenbefunde (Abb. 327–329):
1. Herz manchmal von normaler Form und Größe. In anderen Fällen leicht nach links verbreitert, mit gehobener und abgerundeter Spitze: „Cœur en sabot". Der vergrößerte rechte Ventrikel wird links meist randbildend.
2. Herzbucht ausgeprägt, konkav, mit fehlendem Pulmonalissegment (Pulmonalishypoplasie).
3. Verlagerung des Aortenursprungs im linken Schrägbild nach vorn.
4. Vorwölbung des vergrößerten rechten Ventrikels und oft auch des rechten Vorhofes im linken Schrägbild nach vorn.
5. Helles Aortenfenster (linkes Schrägbild).
6. Schmale Lungenarterien und helle Lungenfelder (verminderter Lungendurchfluß).
7. In 20% der Fälle rechtsseitiger Aortenbogen (Abb. 328), der oft die obere Hohlvene nach rechts verlagert. Aorta weit.
8. Im Ösophagogramm Hinweise über die Lage des Aortenbogens und über Kollateralgefäße, die von der Aorta in die Lunge ziehen (erweiterte Aa. bronchiales). Sie verursachen umschriebene Impressionen am Ösophagus.
9. Angiokardiogramm: Gleichzeitig Kontrastmittelfüllung von weiter Aorta und schmalen Lungengefäßen im Dextrogramm (d.h. bei Füllung des rechten Herzens); Nachweis der reitenden Aorta und der Pulmonalstenose (Abb. 329). Art und exakte Lokalisierung der Pulmonalstenose (valvulär oder infundibulär) besonders übersichtlich im selektiven Dextrokardiogramm in zwei Ebenen.

Fallot-Trilogie

Anatomie:
1. Pulmonalstenose (meist valvulär).
2. Vorhofseptumdefekt bzw. offenes Foramen ovale.
3. Hypertrophie des rechten Ventrikels.
Auch hier besteht durch die Pulmonalstenose eine Druckbelastung des rechten Ventrikels. Infolge der Drucksteigerung im rechten Vorhof kommt es zum Übertritt von venösem Blut über den Vorhofdefekt in den linken Vorhof (Zyanose). Lungendurchblutung vermindert.

Röntgenbefunde:
1. Herz normal groß oder durch vergrößerten rechten Ventrikel etwas nach links verbreitert, Herzspitze manchmal etwas gehoben.

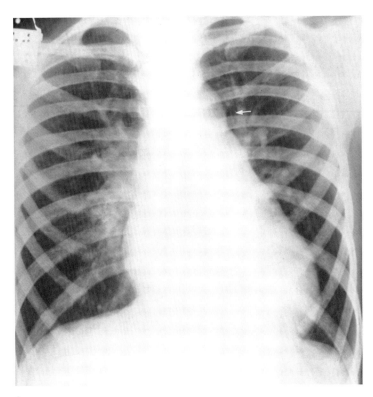

Abb. 325. Offener Ductus arteriosus.
a) Herz nach links durch vergrößerten linken Ventrikel verbreitert. Dilatation des Hauptstammes der Pulmonalarterie und ihrer Äste (vermehrter Lungendurchfluß, Links-rechts-Shunt). Erweiterung der Aorta, besonders im Infundibulumbereich (←).
b) Retrograde thorakale Aortographie: Übertritt des Kontrastmittels durch den offenen Ductus arteriosus (←) von der Aorta descendens (Ao) in den erweiterten Hauptstamm der Pulmonalarterie (P)

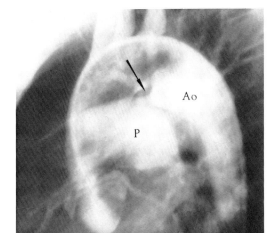

2. Herzbucht ausgefüllt oder manchmal leicht prominent durch poststenotische Dilatation der Pulmonalarterien.
3. Normale oder schmale Lungenarterien, Lungenperipherie hell (verminderter Lungendurchfluß).
4. Lage des Aortenursprunges im linken Schrägbild normal.
5. Im venösen Angiokardiogramm Darstellung des Vorhofseptumdefektes am Übertritt von kontrastiertem Blut vom rechten in den linken Vorhof erkennbar. Im selektiven Dextrokardiogramm (Lage der Katheterspitze im rechten Ventrikel) genaue anatomische Darstellung der Pulmonalstenose.

Atresie der Trikuspidalklappen

Anatomie: Atresie der Trikuspidalklappen, rudimentärer rechter Ventrikel. Vorhofseptumdefekt oder Ventrikelseptumdefekt mit offenem Ductus arteriosus, Pulmonalstenose oder -atresie, Vergrößerung des linken Ventrikels. Septumdefekte und der manchmal vorhandene offene Duktus sind ausgleichende Anomalien, ohne die das Leben nicht möglich wäre.

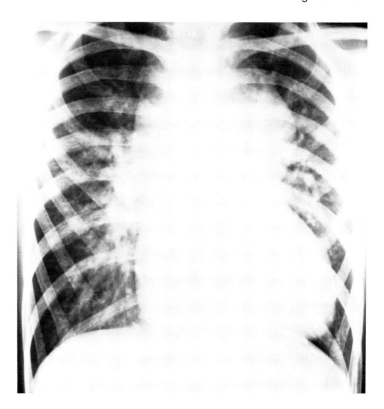

Abb. 326.
a) Einmündung der Lungenvenen in die oberen Hohlvenen und Vorhofseptumdefekt. Typische „Achterfigur" des Herzens und des Gefäßbandes; stark dilatierte obere Hohlvenen beiderseits (kein Mediastinaltumor). Verbreiterung des Herzens nach links durch großen rechten Ventrikel. Vermehrter Lungendurchfluß.

Röntgenbefunde (Abb. 330):
1. Herz nach links leicht verbreitert durch linken Ventrikel. Konkave Herzbucht durch Hypoplasie oder Atresie des Truncus pulmonalis.
2. In linker Schrägstellung überragt der Herzrand infolge Hypoplasie des rechten Ventrikels manchmal nicht den Aortenursprung; vertikaler Verlauf des vorderen Herzrandes (Abb. 330b).
3. Normale oder schmale Lungenarterien, oft helle Lungenfelder (verminderter Lungendurchfluß).
4. Angiokardiogramm: Darstellung des Vorhofseptumdefektes und des linken Ventrikels. In Höhe des rudimentären und manchmal von der Blutströmung ausgesparten rechten Ventrikels sieht man in dem mit Kontrastmittel gefüllten Herzen eine Aussparung. Verminderte Lungenfüllung.

Ebstein-Anomalie der Trikuspidalklappen

Anatomie: Verlagerung der Trikuspidalklappen in den rechten Ventrikel, Klappen oft verwachsen. Dilatation des rechten Vorhofes, der um den Teil, um den die Trikuspidalklappen in den rechten Ventrikel verlagert sind, morphologisch vergrößert ist. Häufig offenes Foramen ovale oder Vorhofseptumdefekt. Funktionell entsprechen die Veränderungen der Trikuspidalklappen einer Stenose oder einer Insuffizienz der Trikuspidalis. Bei bestehendem Vorhofseptumdefekt fließt Blut aus dem rechten Vorhof mit etwas erhöhtem Druck in den linken Vorhof (Zyanose).

Röntgenbefunde (Abb. 331):
1. Herz meist kugelförmig nach rechts (vergrößerter rechter Vorhof) und nach links verbreitert. Herzbucht ausgefüllt.
2. Auffallend schmale, spärliche Lungengefäße, die in Kontrast zu der oft starken Herzvergrößerung stehen. Schmale Aorta.
3. Im linken Schrägbild starke Vorwölbung des erheblich vergrößerten rechten Vorhofes nach vorn.
4. Im Angiogramm Darstellung des vergrößerten rechten Vorhofes und des Vorhofseptumdefektes.
Die Röntgendiagnose Ebsteinsche Anomalie ist bei Ausprägung der Symptome leicht. Sie darf nicht verwechselt werden mit einem großen Perikarderguß oder einer isolierten Trikuspidalstenose. Die deutlichen Herzrandpulsationen grenzen sie vom großen Perikarderguß ab.

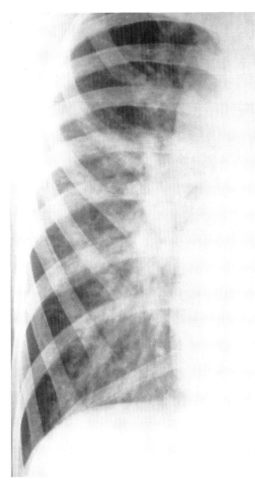

Abb. 326.
b) Ausschnitt rechte Lunge. Dilatierte zentrale und periphere Lungenarterien bei vermehrtem Lungendurchfluß. Atypischer Verlauf der Lungenvenen

Truncus bzw. Pseudotruncus arteriosus

Anatomie:
1. Beim echten Trunkus entspringen die Pulmonalarterien vom gemeinsamen Trunkus, der sich als Aorta fortsetzt (leichte Zyanose).
2. Beim Pseudotrunkus ist der Truncus pulmonalis atretisch. Die Blutversorgung der Lungen erfolgt über Kollateralgefäße aus der Aorta (z. B. dilatierte Bronchialarterien, starke Zyanose). Die röntgenologische Symptomatik des Pseudotrunkus ist von der Fallot-Tetralogie nicht sehr verschieden. Nur sieht man beim Pseudotrunkus anstatt normal verlaufender Lungenarterien manchmal in Hilushöhe atypische und vertikal verlaufende Gefäße, die den Kollateralen entsprechen. Die Aorta ist auffallend weit.

Röntgensymptome des echten Trunkus:
1. Herz nach links durch rechten Ventrikel verbreitert.
2. Pulmonalissegment oft prominent (Pulmonalarterie).
3. Aorta weit, besonders Aorta ascendens.
4. Lungengefäßzeichnung oft leicht bis mittelgradig verstärkt.
5. Im Angiokardiogramm (besonders im selektiven) Nachweis der breiten Aorta (bzw. des Trunkus, der sich aus dem rechten Ventrikel füllt) und des abnormen Ursprunges der Pulmonalarterien vom Trunkus (echter) bzw. Fehlens von Pulmonalarterien (Pseudotrunkus).

Transposition der großen Gefäße

1. Komplette Transposition: Aorta entspringt aus dem venösen rechten und Truncus pulmonalis aus dem arteriellen linken Ventrikel.
2. Partielle Transposition: Aorta und Truncus pulmonalis entspringen gemeinsam entweder aus dem rechten oder linken Ventrikel; ein Gefäß ist also nicht transponiert.

Begleitende Anomalien sind Vorhof-, Ventrikelseptumdefekt und offener Ductus arteriosus, die erst das Leben ermöglichen.

Röntgenbefunde (Abb. 332):
1. Herz nach links verbreitert durch beide Ventrikel.
2. Gefäßband im d.-v. Bild schmal (Hintereinanderlagerung von Aorta und Truncus pulmonalis); im linken Schrägbild wird es breiter.
3. Vermehrte Lungengefäßzeichnung (verstärkter Lungendurchfluß) mit vergrößerten Pulsationen an den zentralen Lungenarterien.
4. Angiokardiogramm: Aorta entspringt aus dem rechten Ventrikel und steigt meist medial auf (nicht rechts wie normal).

Differentialdiagnose der angeborenen Herzfehler

Eine *Differentialdiagnose* der angeborenen Vitien aus Herzkonfiguration und Größenbeurteilung der einzelnen Herzhöhlen ist für den Anfänger sehr schwierig. Bei Berücksichtigung des klinischen Leitsymptomes der Zyanose oder ihres Fehlens erlaubt die röntgenologische Beurteilung der Lungengefäße eine Gruppeneinteilung der angeborenen Fehler.

Von *röntgenologischer Sicht* unterscheidet man folgende *zwei Gruppen*:

Thoraxorgane 289

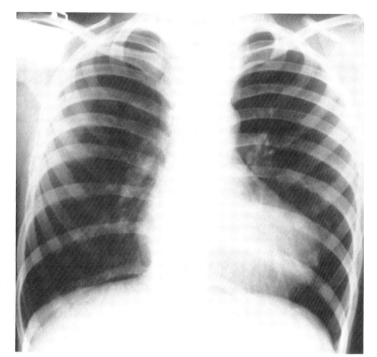

Abb. 327. Fallot-Tetralogie. Herz nach links verbreitert durch vergrößerten rechten Ventrikel. Herzspitze gehoben und abgerundet, Herzbucht erhalten (Cœur en sabot). Aorta erweitert. Aortenbogen links. Schmale Lungenarterien, helle Lungenperipherie (verminderter Lungendurchfluß, Rechts-links-Shunt)

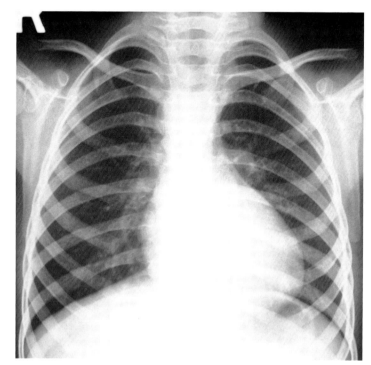

Abb. 328. Fallot-Tetralogie mit Arcus aortae dexter.
a) Herzspitze abgerundet und gehoben. Schmale Lungenarterien, helle Lungenfelder (verminderter Lungendurchfluß, Rechts-links-Shunt). Ausfüllung der Herzbucht bei tiefer infundibulärer Stenose durch poststenotische Konusdilatation

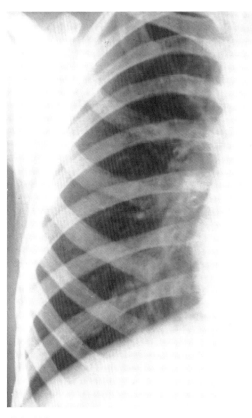

Abb. 328.
b) Ausschnitt rechte Lunge. Schmale zentrale und periphere Lungenarterien bei vermindertem Lungendurchfluß

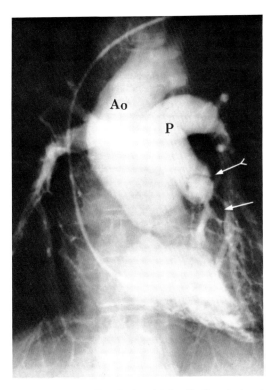

Abb. 329. Fallot-Tetralogie mit infundibulärer (←) und valvulärer (↵) Pulmonalstenose. Im Dextrogramm gleichzeitige Füllung der Pulmonalarterien (P) und der Aorta (Ao) über einen Ventrikelseptumdefekt bei Rechts-links-Shunt

1. Angeborene Vitien mit *vermehrtem Lungendurchfluß*.
2. Angeborene Vitien mit *vermindertem Lungendurchfluß*.

ad 1. Bei einer *vermehrten* Lungengefäßzeichnung (erweiterte zentrale Lungenarterien, oft mit Eigenpulsationen) sind folgende Fehler differentialdiagnostisch zu erwägen:

a) Vitien ohne Zyanose:

1. Vorhofseptumdefekt,
2. Vorhofseptumdefekt mit Mitralstenose (Lutembacher-Syndrom),
3. Ventrikelseptumdefekt (großer),
4. offener Ductus arteriosus,
5. falsche Einmündung der Lungenvenen in den rechten Vorhof.

b) Vitien mit Zyanose:

1. Ventrikelseptumdefekt mit pulmonaler arterieller Hypertonie,
2. Transposition der großen Gefäße,
3. echter Truncus arteriosus.

ad 2. Bei einer *verminderten* Lungengefäßzeichnung (enge zentrale Lungenarterien, helle Lungenperipherie) kommen folgende Fehler in Betracht:

a) Vitien ohne Zyanose:

1. isolierte Pulmonalstenose,
2. Ebstein-Anomalie der Trikuspidalklappen ohne Vorhofseptumdefekt.

b) Vitien mit Zyanose:

1. Fallot-Tetralogie,
2. Fallot-Trilogie,
3. Pseudotruncus arteriosus,
4. Trikuspidalatresie,
5. Transposition der großen Gefäße mit Pulmonalstenose,
6. Ebstein-Anomalie der Trikuspidalklappen mit Vorhofseptumdefekt.

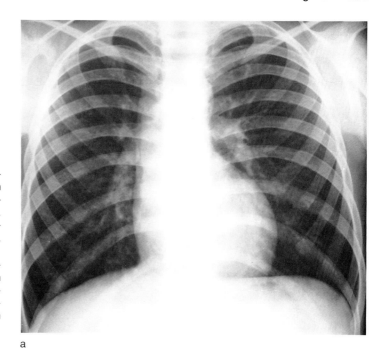

Abb. 330. Trikuspidalatresie.
a) Konkave Herzbucht und gerader Verlauf des rechten Herzrandes infolge Hypoplasie des rechten Ventrikels. Schmale Lungenarterien (verminderter Lungendurchfluß, Rechts-links-Shunt).
b) Linkes Schrägbild. Geradliniger Verlauf des vorderen Herzrandes, der den Aortenursprung nicht überragt, infolge Hypoplasie des rechten Ventrikels

Differentialdiagnostisch wichtig ist auch die Weite der *Aorta*. Eine erweiterte Aorta kann bei folgenden Fehlern vorkommen:
1. Fallot-Tetralogie,
2. Pseudotruncus arteriosus,
3. Trikuspidalatresie,
4. offener Ductus arteriosus,
5. hoher und großer Ventrikelseptumdefekt,
6. echter Truncus arteriosus,
7. Isthmusstenose der Aorta (nur auf Aszendens und Arkus beschränkt),
8. valvuläre Aortenstenose (poststenotische Dilatation der Aszendens).

Eine schmale Aorta besteht bei folgenden Fehlern:
1. Vorhofseptumdefekt,
2. Lutembacher-Syndrom,
3. falsche Einmündung von Lungenvenen in den rechten Vorhof.

Aortenanomalien

Entscheidende Resultate liefert die Röntgenuntersuchung in der Diagnostik der *Lage- und Verlaufsanomalien des Aortenbogens* und seiner Gefäße (Abb. 333, 334). Normalerweise liegt der Aortenbogen links (Abb. 302a) und dellt in dieser Höhe den Ösophagus von links nach rechts etwas ein. Wenn diese Ösophagusimpression umgekehrt von

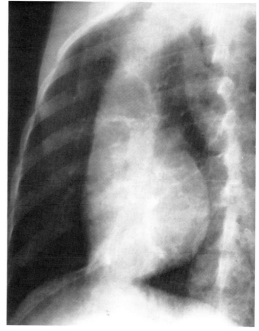

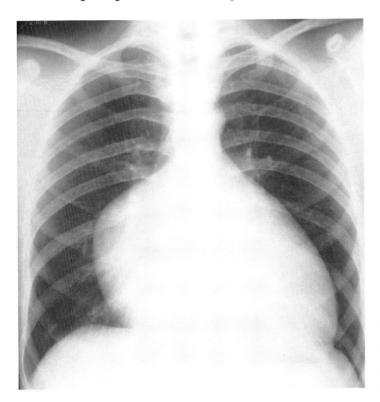

Abb. 331. Ebstein-Anomalie der Trikuspidalklappen mit kleinem Vorhofseptumdefekt. Ausgeprägte kugelförmige Verbreiterung des Herzens nach beiden Seiten durch stark dilatierten rechten Vorhof. Schmale Aorta, enge zentrale und periphere Lungenarterien

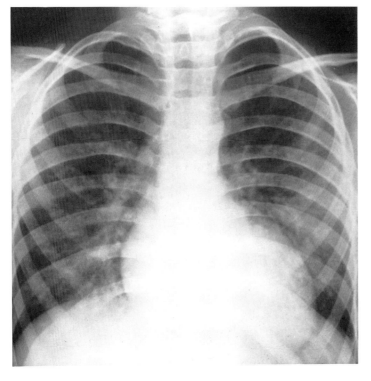

Abb. 332. Transposition der großen Gefäße. Verschmälerung des mediastinalen Gefäßbandes. Transposition von Aorta und Truncus pulmonalis, die hintereinander gelegen sind. Die Herzbucht ist konkav, vermehrte zentrale und periphere Lungengefäßzeichnung (vermehrter Lungendurchfluß)

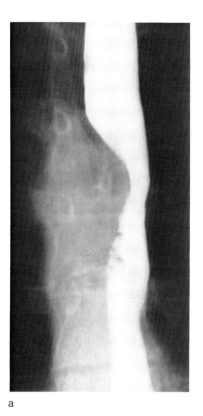 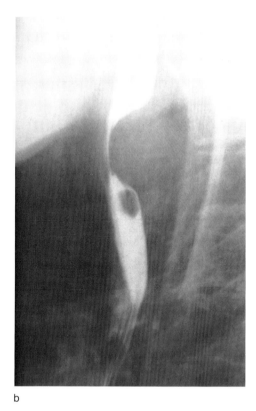

a   b

Abb. 333. Arcus aortae dexter circumflexus. Ösophagogramm.
a) Verlagerung des Ösophagus durch den Aortenbogen von rechts nach links.
b) Seitenbild. Verlagerung des Ösophagus durch den retroösophageal kreuzenden Aortenbogen von hinten nach vorn

rechts nach links erfolgt, so beweist dies den „rechtsseitigen" Aortenbogen (Abb. 333 a). Diese Lageanomalie kann bedeutungslos sein, in anderen Fällen ist sie mit einem angeborenen Herzfehler gepaart. Wird im Seitenbild der Ösophagus gleichzeitig in Höhe des Aortenbogens nach vorn verlagert (Abb. 333 b), so beweist dies, daß der rechts gelegene Aortenbogen hinter dem Ösophagus auf die linke Seite kreuzt, um wieder wie normalerweise links abzusteigen. Eine umschriebene beetförmige Eindellung im Ösophagus unterhalb oder direkt oberhalb des Aortenbogens (Abb. 334a u. b) wird durch ein anomal entspringendes Arkusgefäß verursacht. Meist entspringt die rechte A. subclavia auf der linken Seite als letzter Ast aus dem distalen Aortenbogenbereich und kreuzt entweder hinter oder seltener vor dem Ösophagus zur rechten Halsseite. Ein doppelter Aortenbogen verursacht eine umschriebene beidseitige zirkumferente Eindellung am Ösophagus, wenn dieser von beiden Bögen umfaßt wird.

Dextrokardie

Die häufigste *Lageanomalie* des Herzens ist die *Dextrokardie*, bei der die Hauptmasse des Herzens rechts der Wirbelsäule gelegen ist. Man unterscheidet drei Formen der Dextrokardie:

1. Inversion (Spiegelbilddextrokardie),
2. Dextroversion,
3. Dextroposition.

Bei der *Spiegelbilddextrokardie,* die als isolierte Anomalie ohne Vitium relativ häufig vorkommt, findet sich ein spiegelbildliches Verhalten des Normalzustandes. Meist besteht auch eine Inversion der Bauchorgane, so daß die Magenblase unter dem rechten Zwerchfell zu sehen ist (Situs viscerum inversus totalis). Die *Dextroversion* (Abb. 335), meist mit angeborenen Vitien kombiniert, ist durch eine Drehung des Herzens nach rechts bedingt, so daß der rechte Ventrikel nach rechts oben und der linke nach vorn unten verlagert werden. Das Herz

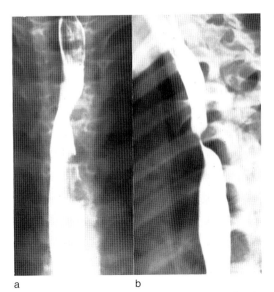

a b

Abb. 334. Ösophagogramm, falscher Abgang der A. subclavia dextra.
a) d.-v. Bild.
b) Linkes Schrägbild. Beetförmige Aussparung am Ösophagus von links unten nach rechts oben (a). Umschriebene Impression des Ösophagus unterhalb des Aortenbogens von vorn nach hinten. Distaler Ursprung der links entspringenden und den Ösophagus kreuzenden A. subclavia dextra

wölbt sich besonders im oberen rechten Abschnitt nach rechts vor. Eine Herzspitze ist im d.-v. Bild nicht abzugrenzen. Der Aortenbogen liegt wie normalerweise links, was die Dextroversion von der Spiegelbilddextrokardie, bei der der Aortenbogen rechts liegt, unterscheidet. Bei der *Dextroposition* wird das Herz durch extrakardiale Prozesse nach rechts verlagert (z. B. linksseitige Zwerchfellhernie) oder verzogen (z. B. Pleuraschwarte rechts).

Myokarderkrankungen

Schädigungen des Herzmuskels können folgende Ursachen haben: rheumatisch, infektiös, allergisch, toxisch, hormonell, degenerativ und avitaminotisch. Alle diese Noxen können eine Leistungsminderung des Herzmuskels bedingen. Es kommt dann zu einer vorwiegenden Dilatation einzelner Abschnitte oder des ganzen Herzens, besonders der Ventrikel, die durch eine Vermehrung des Restblutes bedingt wird. Wenn vor der Myokardschädigung keine hämodynamische Mehrbelastung bestanden hat, wird das muskulär geschädigte Herz vorwiegend verbreitert; seine Randpulsationen können abgeschwächt sein. Das primär myokardgeschädigte und verbreiterte Herz (Abb. 336a) liegt oft wie ausgelaufen dem Zwerchfell auf.

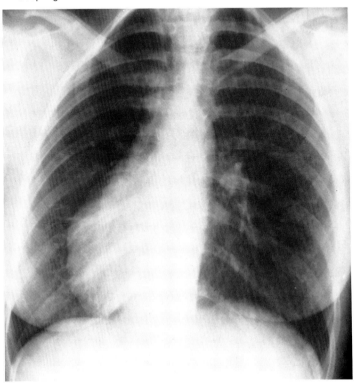

Abb. 335. Dextroversion des Herzens ohne begleitendes Vitium. Herz vorwiegend in der rechten Thoraxseite gelegen und nach vorn rechts oben vorgewölbt (rechter Vorhof). Aortenbogen links gelegen. Aorta descendens links absteigend. V. cava superior rechts gelegen. Magenblase links unter dem Zwerchfell (normaler abdomineller Situs)

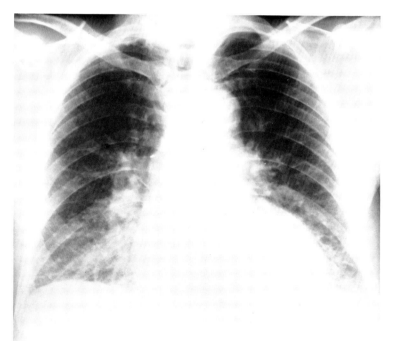

Abb. 336. Myogene Dilatation des linken Ventrikels.

a) Dekompensation. Herz nach links durch myogene Dilatation des linken Ventrikels verbreitert, Lungenstauung, kostophrenische Septumlinien (muskuläre Kontraktionsinsuffizienz des linken Ventrikels). Erweiterung der zentralen Lungenarterien durch sekundäre pulmonale Hypertonie.

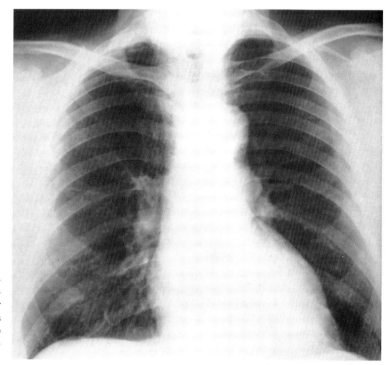

b) Nach Kompensation. Normalisierung der Lungenbefunde. Rückgang der myogenen Dilatation des linken Ventrikels. Normale Herzgröße. Aortendilatation unverändert

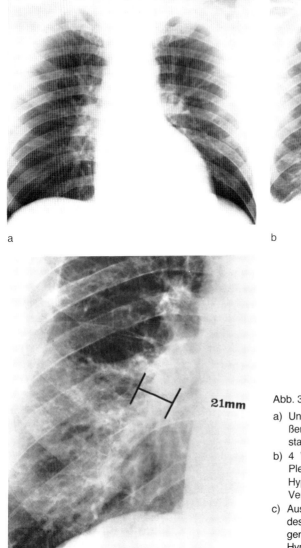

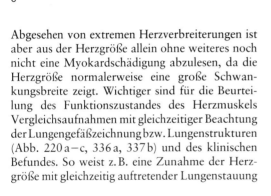

Abb. 337. Zustand nach Myokardinfarkt, Verlauf.
a) Unmittelbar nach Myokardinfarkt geringe Vergrößerung des linken Ventrikels, geringe Lungenstauung. Aortendilatation.
b) 4 Wochen später. Ausgeprägte Lungenstauung, Pleuraerguß rechts. Sekundäre pulmonale arterielle Hypertonie. Progrediente Vergrößerung des linken Ventrikels (globale Herzmuskelinsuffizienz).
c) Ausschnitt rechte Lunge. Muskuläre Insuffizienz des linken Ventrikels mit basaler interstitieller Lungenstauung (B-Linien) und sekundärer pulmonaler Hypertonie. (Dilatation der rechten absteigenden Lungenarterie auf 21 mm)

Abgesehen von extremen Herzverbreiterungen ist aber aus der Herzgröße allein ohne weiteres noch nicht eine Myokardschädigung abzulesen, da die Herzgröße normalerweise eine große Schwankungsbreite zeigt. Wichtiger sind für die Beurteilung des Funktionszustandes des Herzmuskels Vergleichsaufnahmen mit gleichzeitiger Beachtung der Lungengefäßzeichnung bzw. Lungenstrukturen (Abb. 220 a–c, 336 a, 337 b) und des klinischen Befundes. So weist z. B. eine Zunahme der Herzgröße mit gleichzeitig auftretender Lungenstauung (Abb. 337 a u. b) auf eine Myokardschädigung hin. Die Lungenstauung ist dann der Ausdruck der muskulären Kontraktionsinsuffizienz des linken Ventrikels. Daneben kann eine Vergrößerung des linken Vorhofes (Ösophagogramm) bei vorher unauffälligem Befund ebenfalls die myogene Dilatation des linken Ventrikels beweisen; d. h., es ist durch eine starke Dilatation der linken Kammer zu einer relativen Mitralinsuffizienz gekommen. Rückgang der Lungenstauung (Abb. 336 b), der Vergrößerung des linken Vorhofes und der Herz-

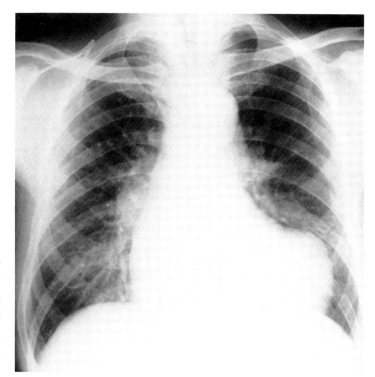

Abb. 338. Herzwandaneurysma im Bereich des linken Ventrikels, Zustand nach Myokardinfarkt.

a) Vorwölbung des Aneurysmas am linken Herzrand oberhalb der Spitze des linken Ventrikels. Herzverbreiterung durch myogene Dilatation des linken Ventrikels. Lungenstauung.

verbreiterung zeigen die Leistungsbesserung des linken Ventrikels an. Im Gegensatz zum linken ist eine Leistungsminderung des rechten Ventrikels röntgenologisch nicht ohne weiteres zu erfassen. Myokardinfarkte können nach schwieliger Umwandlung des infarzierten Bereiches zu Störungen der Herzrandpulsation führen (Abb. 339). Diese äußern sich in stummen Zonen (Hypo-Akinesie) und umschriebenen, in der Systole paradoxen Lateralbewegungen (Dyskinesie), die im Lävokardiogramm und im Kymogramm faßbar sind. So erkennt man manchmal nach Vorderwandinfarkten am linken Herzrand (Versorgungsgebiet des R. interventricularis anterior der A. coronaria cordis sinistra) im Kymogramm in Höhe der Herzspitze in der Systole an Stelle der normalen Medialbewegung paradoxe Lateralbewegungen (Abb. 339). Der geschädigte, kontraktionsinsuffiziente Myokardabschnitt wird also in der Systole durch die Drucksteigerung nach außen vorgewölbt. In einzelnen Fällen tritt als Spätzustand eines Myokardinfarktes eine Ausbuchtung am linken Herzrand auf, die schon im Übersichtsbild zu sehen ist (Abb. 338). Sie ist Folge eines Herzwandaneurysmas und zeigt im Kymogramm entweder keine Pulsation oder systolisch-paradoxe Lateralbewegungen. Diese Herzwandaneurysmen kommen nur am linken Rand oder an der Herzhin-

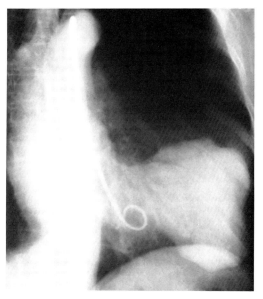

b) Retrograde selektive Lävokardiographie: Ventrikelsystole, Kontrastierung des Herzwandaneurysmas des linken Ventrikels oberhalb und in der Höhe der Ventrikelspitze. Vermehrt Restblut im linken Ventrikel

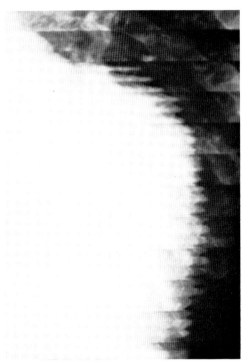

Abb. 339. Herzkymogramm. Ausschnitt vom linken Herzrand. Systolisch paradoxe Lateralbewegungen im Bereich des Herzwandaneurysmas, (Dyskinesie)

terwand vor und nicht rechts, da hier immer der rechte Vorhof randständig ist. Vereinzelt verkalken Myokardschwielen, die zu einer feinen, schalenförmigen Kalkzone, besonders in Höhe der Herzspitze, führen. Sie sind von verkalkten Perikardschwielen abzugrenzen.

Eine morphologische Untersuchung der Koronararterien ist durch die intravitale *selektive Koronarographie* (Abb. 340–343) möglich. Mit dieser Methode sind Anomalien (falscher Ursprung), Verschlüsse und Stenosen der Koronararterien direkt darstellbar. Sie ist Voraussetzung für eine präoperative Diagnostik des Koronararterienverschlusses und für den Nachweis sowie die Lokalisation von singulären (Abb. 341) oder multiplen Stenosen (Abb. 342, 343) bei der Koronarsklerose.

Ein technisch einwandfreies selektives Koronarogramm (Abb. 340–343) sollte folgende Informationen geben:

1. Das gesamte Koronarsystem von den Ostien bis zu den Arterien von etwa 1 mm Durchmesser soll erfaßt werden.

2. Verschlüsse und Stenosen von mehr als 25% des Lumens sollen in mehreren Ebenen nachgewiesen und lokalisiert werden.

3. Ein Kollateralkreislauf soll dargestellt werden.

Diese Forderungen werden durch die selektive Koronarographie mit Injektion des Kontrastmittels in jede Koronararterie erfüllt, die präoperativ durch eine selektive Lävokardiographie zu ergänzen ist.

Perikarderkrankungen

Das Perikard ist normalerweise im Röntgenbild vom übrigen Herzschatten nicht abzugrenzen. Perikarderkrankungen führen zu Veränderungen der Größe, Form, Kontur und Pulsation des Herzens. Relativ häufig ist zwischen Herzspitze und Zwerchfell ein dreieckförmiger Schatten von unterschiedlicher Breite zu erkennen. Dieser erstreckt sich manchmal relativ weit am linken Herzrand nach oben und ist oft etwas transparenter als der eigentliche Herzschatten, von dem er sich aber nicht durch einen freien Raum trennen läßt. Es handelt sich dabei um den sogenannten *perikardialen Fettbürzel*, der durch Fett und Bindegewebe gebildet wird. Er darf namentlich bei größerer Ausdehnung nicht als Verbreiterung des Herzens nach links gewertet werden.

Ein *Perikarderguß* (Abb. 344 a u. b) ist röntgenologisch nur bei einer Größe von etwa 400–500 ml faßbar. Er bedingt dann eine Herzvergrößerung, die zu einer kugeligen, dreieckigen oder bocksbeutelartigen Form führt. Die normale Gliederung der Herzränder geht verloren, und es kann durch die Ansammlung des Ergusses in der Herzbucht zu einer konvexbogigen Vorwölbung kommen. In der Regel fallen die Ränder des verbreiterten Herzens beim Perikarderguß nach medial zum Zwerchfell ab, was ihn von der Herzvergrößerung durch eine alleinige myogene Dilatation, bei der die Herzränder mehr nach lateral zum Zwerchfell abfallen, oft unterscheidet. Bei Untersuchung in Kopftieflage läuft der Perikarderguß bei nachgiebigem und nicht verklebtem Perikard oft nach oben ab, so daß das Herz dann im oberen Abschnitt breiter als im Stehen wird. Größere Perikardergüsse führen immer zu einer Dämpfung der Randpulsationen, die in vielen Fällen vollkommen aufgehoben sind (Abb. 344b). Daneben sind die normalerweise vorhandenen alternierenden Dichteschwankungen in Systole und Diastole im Herzschatten nicht mehr registrierbar, weil sie vom Erguß überlagert werden. Gekammerte Restergüsse können umschriebene Vorwölbungen, besonders am rechten Herzrand, verursachen. Ebenfalls führen *Perikardzysten* und *-divertikel*, die meist angeboren sind, zu um-

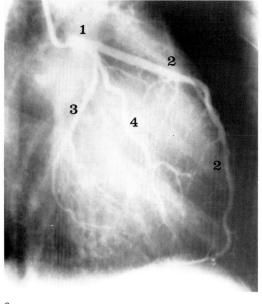
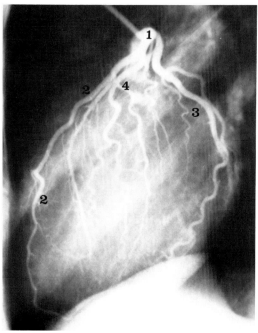
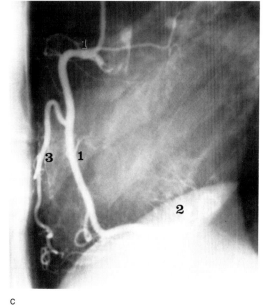

Abb. 340. Selektive Koronarographie; Normalbefund.

a und b) Linke Koronararterie.
a) Rechte vordere Schrägaufnahme.
b) Linke Seitenaufnahme
   1. A. coronaria sin. (Hauptstamm)
   2. Ramus interventricularis ant.
   3. Ramus circumflexus sin.
   4. Ramus diagonalis.
c) Rechte Koronararterie.
   linke Seitenaufnahme
   1. A. coronaria dextra (Hauptstamm)
   2. Ramus posterior interventricularis
   3. Ramus marginalis

schriebenen Vorwölbungen am linken oder rechten Herzrand, von dem sie nicht zu trennen sind. Im Seitenbild sind sie vorn retrosternal und epidiaphragmal gelegen. Ihre röntgenologische Diagnose ist immer eine Wahrscheinlichkeitsdiagnose, weil sie nie sicher von echten Neubildungen im Mediastinum oder der Lunge abzugrenzen sind. Ein Formwechsel der Verschattung bei Atmung oder Lagewechsel weist aber auf ihren zystischen Charakter hin.

Verschwielungen des Perikards, meist nach entzündlichen Prozessen, sind zu unterteilen in die Accretio (Verwachsung des Perikards mit der Umgebung) und in die Concretio pericardii (Verwach-

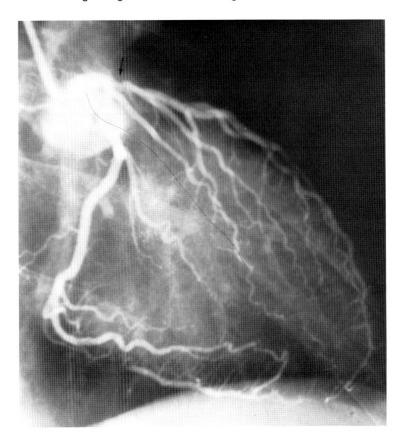

Abb. 341. Selektive linksseitige Koronarographie, rechte Schräglage. Zentrale Stenose (→) am R. interventricularis anterior sinister. R. circumflexus unauffällig

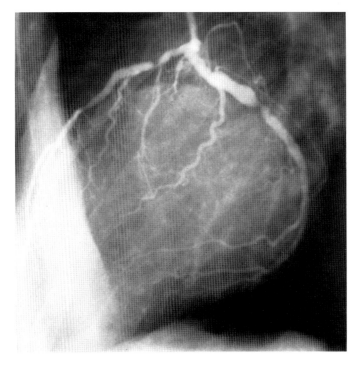

Abb. 342. Selektive linksseitige Koronarographie, linke Seitenaufnahme. Multiple Stenosen, prä- und poststenotische Dilatationen am R. interventricularis anterior sinister und am R. circumflexus. Generalisierte Koronarsklerose

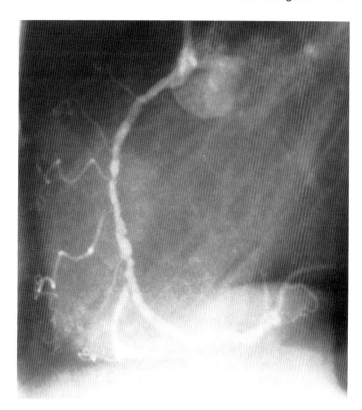

Abb. 343. Selektive rechtsseitige Koronarographie, linke Seitenaufnahme. Multiple Intimapolster am Hauptstamm der rechten Koronararterie. Generalisierte Koronarsklerose

sung der Perikardblätter untereinander). Strangförmige Verwachsungen des äußeren Perikards mit der Umgebung, meist mit der mediastinalen Pleura, sind an umschriebenen Ausziehungen der Herzkontur zu erkennen und oft erst bei exakter Durchleuchtung nachweisbar. Sie können funktionell bedeutungslos sein. Meist ist die Konkretion mit der Akkretion gepaart und kann dann je nach Ausmaß und Schrumpfung der Schwiele zu einer erheblichen Beeinträchtigung der Herzfunktion (Einflußstauung) führen. Für diese Zustände ist der Ausdruck *„konstriktive Perikarditis"* treffend. Das Herz kann normal groß oder bei gleichzeitiger myogener Dilatation verbreitert sein. Die Herzränder zeigen manchmal unregelmäßige Konturen mit Ausziehungen. Wichtig ist, daß durch eine ausgeprägte Akkretion die Lageverschieblichkeit des Herzens aufgehoben bzw. eingeschränkt wird. Ein gleichzeitiger Nachweis von Pleuraschwielen oder Zwerchfelladhäsionen weist auf die durchgemachte Pleuroperikarditis hin. Von großem diagnostischem Wert ist bei der konstriktiven Perikarditis die kymographische Analyse der Herzrandpulsation. Man sieht manchmal teilweise stumme Herzränder und regelmäßig ein *diastolisches Plateau* (Abb. 345). Dies ist Folge der Behinderung der diastolischen Ausdehnung des Herzens bzw. des von der Schwiele eingemauerten Ventrikels und ist bei Ausdehnung über einen ganzen Herzrand typisch für die konstriktive Perikardschwiele. Leicht wird die Diagnose einer Perikardschwiele, wenn diese verkalkt ist. Es muß aber berücksichtigt werden, daß die Verkalkungen auf einer normal belichteten Herzfernaufnahme nicht regelmäßig zu erkennen sind. Immer werden sie bei rotierender Durchleuchtung und auf Schräg- oder Seitenaufnahmen (Abb. 346) nachweisbar. Zudem sind sie dann exakt zu lokalisieren. Ihre Lage an der Herzoberfläche spricht für die Verkalkung des Perikards (Panzerherz) und grenzt sie von anderen Verkalkungen des Herzskelettes ab. Lieblingslokalisationen von Perikardverkalkungen sind der diaphragmale und vordere Abschnitt des rechten Ventrikels, der Sulcus interventricularis und coronarius. Nicht selten wird bei einer ausgeprägten Perikardverschwielung eine Vergrößerung des linken Vorhofes nachweisbar, die dann darauf hinweist, daß der linke Ventrikel in die Verschwielung mit einbegriffen ist und sich diastolisch nur unzureichend ausdehnen kann. Eine Verbreiterung der oberen oder unteren Hohlvene (rechter Zwerchfellwinkel) weist auf die Einflußstauung hin, und

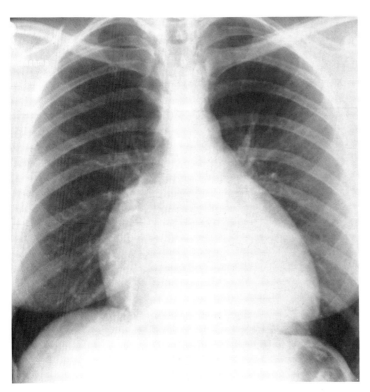

Abb. 344. Perikarderguß.

a) d.-v. Übersichtsaufnahme. Herz nach beiden Seiten, besonders nach rechts, verbreitert. Normale Lungengefäßzeichnung, keine Lungenstauung.

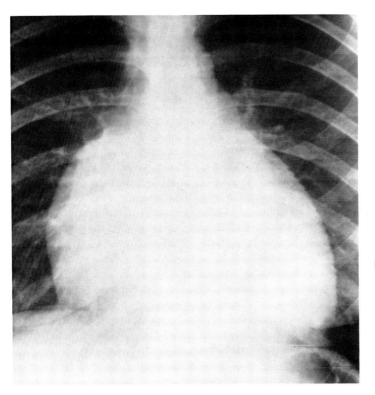

b) Kymogramm. Stumme Herzränder beiderseits. Volumenschwankungen im Herzen nicht mehr sichtbar. Kleine Aortenamplituden als Ausdruck des reduzierten Schlagvolumens. Die Herzverbreiterung nach beiden Seiten ist ausschließlich durch den Perikarderguß bedingt

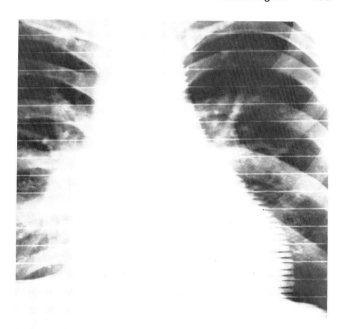

Abb. 345. Konstriktive Perikarditis. Kymogramm: typische diastolische Plateaubildung am linken Herzrand. Aufgehobene Randpulsationen rechts. Kleine Aortenamplituden

abgeschwächte Aortenamplituden demonstrieren die Verkleinerung des Schlagvolumens des linken Ventrikels. Die konstriktive Perikarditis ohne verkalkte Schwiele ist im gewöhnlichen Röntgenbild nicht immer von der Endokardfibrose (Verdickung des Endokards) zu trennen.

Cor pulmonale

Man faßt unter Cor pulmonale alle Mehrbelastungen des rechten Herzens durch eine Drucksteigerung im Lungenkreislauf zusammen; ausgenommen sind die erworbenen und angeborenen Herzfehler, die sekundär zu einer Drucksteigerung in der Lungenstrombahn führen. Röntgenologische Zeichen (Abb. 347), die auf ein Cor pulmonale hinweisen, sind: 1. Vorwölbung des Pulmonalissegmentes durch den dilatierten Hauptstamm der Pulmonalarterie. 2. Vorwölbung des Ausflußtraktes des rechten Ventrikels im rechten Schräg- und im Seitenbild nach vorn oben. 3. Vorwölbung des rechten Herzrandes im d.-v. Bild nach außen und vielleicht nach oben und im linken Schrägbild nach vorn und oben durch den vergrößerten rechten Vorhof. 4. Erweiterung der zentralen Pulmonalarterien (bei Erwachsenen über 15 mm, gemessen am Kreuzungspunkt der rechten Unterlappenarterie mit dem Bronchus, Abb. 347 b) bei engen peripheren Pulmonalarterien und fehlenden Eigenpulsationen der erweiterten Lappenarterien. 5.

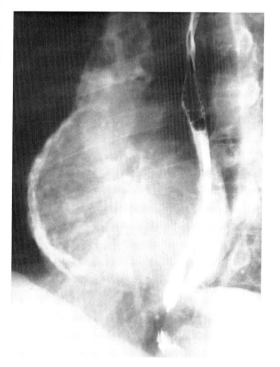

Abb. 346. Verkalkte konstriktive Perikarditis. Linke Schrägstellung. Verkalkte Perikardschwiele umgreift vorn und diaphragmal den rechten und hinten den linken Ventrikel. Normaler Ösophagusverlauf

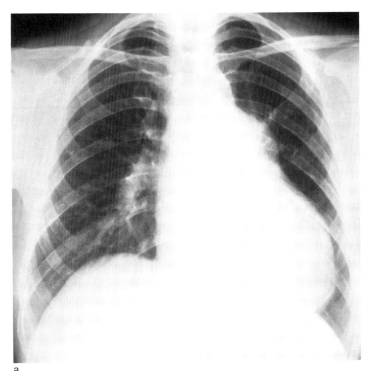

Abb. 347a u. b. Cor pulmonale vasculare. Erweiterung des Hauptstammes der Pulmonalarterie und der zentralen Lungenarterien auf 20 mm (s. Ausschnitt rechte absteigende Lungenarterie in b), enge periphere Lungenarterien. Arterielle pulmonale Hypertonie – Mitteldruck der Pulmonalarterie 50 mmHg. – Verbreiterung des Herzens nach links durch vergrößerten rechten Ventrikel

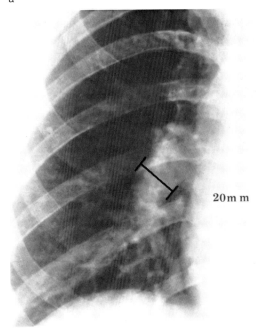

b) Ausschnitt rechte Lunge von a

Zeichen eines Emphysems. Diese röntgenologischen Funde sind selten alle gleich stark ausgeprägt. Das zuverlässigste Röntgenzeichen eines Cor pulmonale ist die Diskrepanz zwischen Erweiterung der zentralen und Verschmälerung der peripheren Pulmonalarterien (Abb. 347) sowie die Vorwölbung der erweiterten rechtsventrikulären Ausflußbahn nach vorn im rechten Schrägbild. Durch die Beachtung dieser Befunde ist bei akuten (z. B. Lungeninfarkt) und chronischen Lungenerkrankungen eine pulmonale arterielle Hypertonie nachweisbar (Verlaufskontrollen).

Aorta

Thorakale Aorta

In der Beurteilung der Aorta ist die Röntgenuntersuchung führend und klinischen Methoden überlegen. Es stehen dieselben Methoden zur Verfügung, die wir beim Herzen anwenden. Die wichtigsten sind: dorsoventrale, linke Schräg- und Seitenaufnahme mit und ohne Tomogramm und Kontrastmittelfüllung des Ösophagus, Durchleuchtung, Kymogramm und Aortographie. Den besten Überblick über den Verlauf der Aorta erhält man in „linker Schrägstellung" (Abb. 302c und 309b), was durch ihren Verlauf von rechts vorn nach links hinten gegeben ist. Normalerweise ist im d.-v. Bild von der Aorta nur der orthograd getroffene Anteil des Arkus links oben (Abb. 302a) randbildend und im linken Schrägbild die vordere

Begrenzung der Aorta ascendens sichtbar. Alle anderen Abschnitte sind bei der normalen Aorta zu wenig schattengebend, um selbst in linker Schrägstellung exakt beurteilbar zu sein. Veränderungen oder Erkrankungen der Aorta kommen isoliert in Verbindung mit Herzerkrankungen vor; letztere sind bei den Herzfehlern erwähnt. Eine röntgenologische Beurteilung der Aorta hat folgende Punkte zu berücksichtigen: 1. Lage und Verlauf, 2. Weite, 3. Länge, 4. Wandbeschaffenheit, 5. Pulsation, 6. Beziehungen zu Nachbarorganen, insbesondere zum Ösophagus.

1. Normalerweise steigt die Aorta vorn rechts auf, um dann mit ihrem Bogen nach links hinten in die etwas links der Wirbelsäule verlaufende absteigende thorakale Aorta zu ziehen. Die enge Lagebeziehung zwischen Aortenbogen und Speiseröhre bedingt in Höhe des Arcus aortae im kontrastmittelgefüllten Ösophagus eine umschriebene Eindellung von links nach rechts. Diese wird bei einer Dilatation des Aortenbogens entsprechend größer. Liegt der Aortenbogen rechts, d. h. biegt der Arcus aortae auf der rechten Seite nach hinten, so wird eine Impression von rechts nach links sichtbar (Abb. 333 a). Ein Arcus aortae dexter ist im gewöhnlichen Röntgenbild bei normaler Weite nicht immer faßbar, aber regelmäßig durch das Ösophagogramm. Beim Erwachsenen ist im normalen Bild das Fehlen des Aortenknopfes links unterhalb der Klavikel immer verdächtig auf einen rechtsseitigen Aortenbogen. Ein dilatierter rechtsseitiger Aortenbogen bedingt eine Vorwölbung am rechten Anteil des oberen Mediastinums, die nicht als Tumor angesprochen werden darf. Die Unterscheidung ist im Ösophagogramm und kymographisch möglich, indem am rechts gelegenen Aortenbogen typische Aortenrandzacken mit Volumenschwankungen registrierbar sind. Im rechten Schrägbild verursacht der normale Aortenbogen, besonders der erweiterte, eine Eindellung am Ösophagus von vorn nach hinten. Lageanomalien der Aorta sind bis auf Verziehungen durch schrumpfende pulmonale Prozesse angeboren und auf S. 291 besprochen.

2. Die Weite der Aorta kann im d.-v. Bild (2-m-Aufnahme) in Höhe des orthograd getroffenen Arkus gemessen werden. Durch den kontrastmittelgefüllten Ösophagus wird die rechte Begrenzung des Aortenbogens markiert, während die linke direkt sichtbar ist. Die normale Aortenweite schwankt beim Erwachsenen zwischen 2,0–3,0 cm. Im hohen Alter sind Weiten bis zu 4,0 cm noch physiologisch. Erweiterungen der Aorta können durch hämodynamische Faktoren und durch anatomische Wandveränderungen (Elastizitätsverlust)

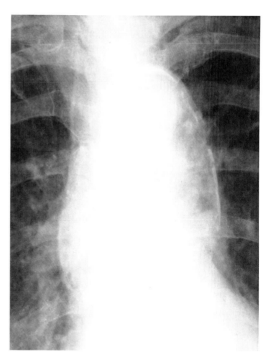

Abb. 348. Aortensklerose. Verkalkung der Aorta ascendens, des Arcus aortae und der Aorta descendens

bedingt sein. Eine Aortendilatation kann diffus oder auf einzelne Abschnitte begrenzt sein. Eine ausgeprägte, diffuse Dilatation führt zu einer Vorwölbung der Aszendens am rechten und der Deszendens am linken Mediastinalrand (Abb. 348), die sehr ausgeprägt sein kann. Vor einer Verwechslung mit einem Mediastinaltumor schützt die Untersuchung in linker Schrägstellung, in der die dilatierte Aorta durch ihren Verlauf immer sicher erkennbar ist. Durch die Dilatation ist ihre Schattenintensität erhöht, zumal wenn zusätzlich sklerosierende Wandveränderungen bestehen; ihr Verlauf wird dann besonders gut übersehbar. Ursachen einer diffusen Aortendilatation sind die Atheromatose, die Sklerose und die Lues.

Umschriebene Dilatationen kommen in allen Aortenabschnitten vor. Im dorsoventralen Bild wölbt sich die dilatierte Aszendens nach rechts, der Arkus nach oben rechts oder links und die Deszendens nach links vor. Umschriebene Aortendilatationen sind meist durch ein *Aortenaneurysma* (luetisch oder sklerotisch) verursacht (Abb. 349). Nur durch die rotierende Durchleuchtung, besonders in linker Schrägstellung, in der die Dilatation nie von der Aorta zu trennen ist, wird das Aortenaneurysma vom Mediastinaltumor abgrenzbar. In Zweifelsfällen ist besonders unter präope-

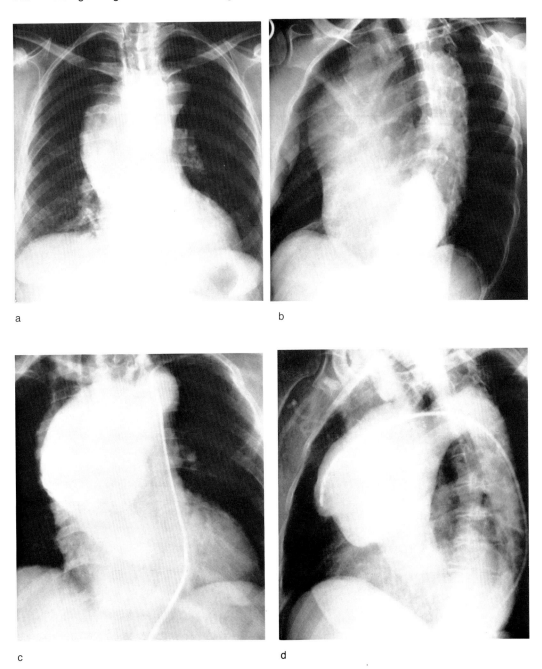

Abb. 349. Aneurysma der Aorta ascendens und des proximalen Arcus aortae.
a) d.-v. Bild. Erweiterung der Aorta ascendens nach rechts und des Arcus aortae nach links oben.
b) Linkes Schrägbild. Hochgradige Erweiterung und Vorwölbung der Aorta ascendens nach vorn.
c u. d) Retrograde thorakale Aortographie. Kontrastfüllung des diffusen Aneurysmas der Aorta ascendens und des proximalen Arkus (c = d.-v. Bild, d = linkes Schrägbild)

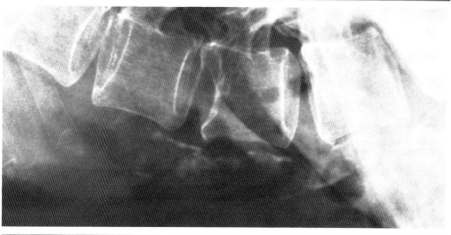
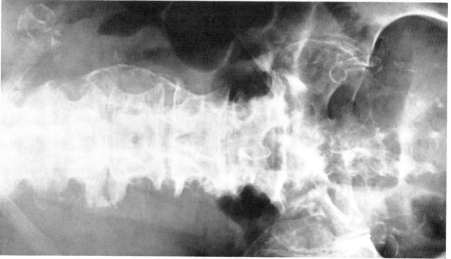

Abb. 350. Arto-arteriosklerose.
a) v.-d. Aufnahme. Sklerose der abdominellen Aorta mit infrarenalem Aneurysma in Höhe LWK 2–3, Sklerose der Beckenarterien bds. und der Milzarterie. Spondylosis deformans der LWS.
b) Seitenaufnahme. Sklerose der abdominellen Aorta.
c) Sklerose der Oberschenkelarterien

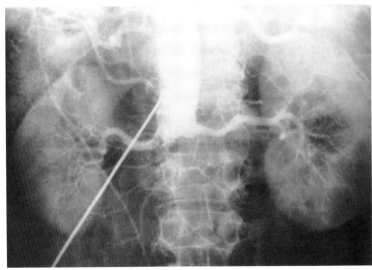

Abb. 351.
a) Translumbale Aortographie. Verschluß der abdominellen Aorta unterhalb der Nierenarterienabgänge. Arteriosklerotische Stenose der Nierenarterien beiderseits. Füllung der Nierenarterien, der Milz- und Leberarterien. Riolan-Anastomose zur Versorgung der unteren Körperregion.

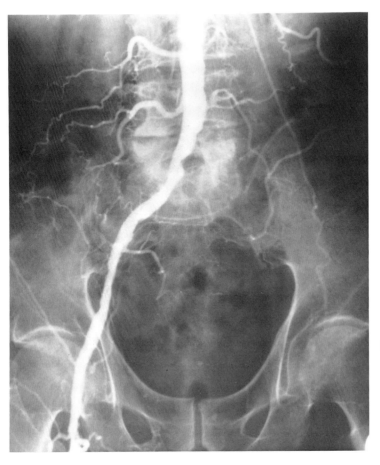

b) Perkutane retrograde abdominelle Aortographie. Verschluß der A. iliaca communis sinistra. Arteriosklerotische Plaques an der abdominellen Aorta und an der rechten A. iliaca communis und externa. Verschluß der A. iliaca interna dextra

Thoraxorgane 309

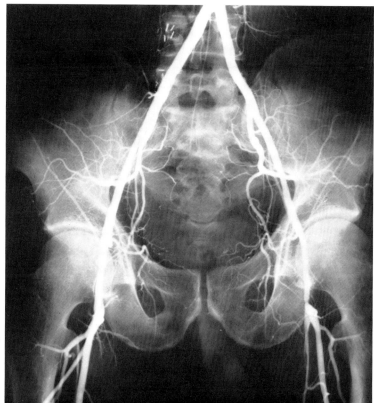

Abb. 352.

a) Perkutane retrograde abdominelle Aortographie. Verschiebeaortoarteriographie. Aortenbifurkation und Beckenarterien beiderseits unauffällig.

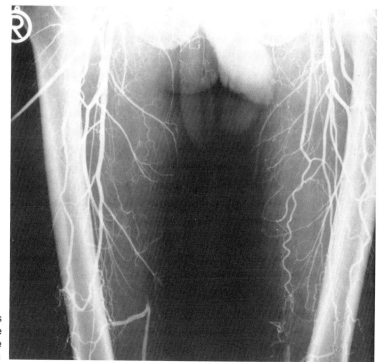

b) Verschluß der A. femoralis beiderseits. Ausgedehnte Kollateralen beiderseits, die den Verschluß überbrücken

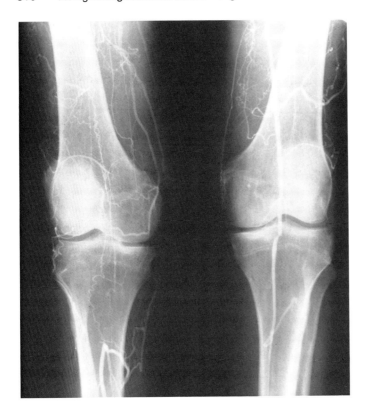

Abb. 352.
c) Verschluß der A. poplitea dextra und Stenose an der A. poplitea sinistra

rativen Aspekten eine Aorto- oder Angiokardiographie durchzuführen (Abb. 349c u. d). Hierbei füllt sich das nicht thrombosierte Aortenaneurysma mit Kontrastmittel, während der Mediastinaltumor frei von Kontrastmittel bleibt (Abb. 287, 288). In einzelnen Fällen kommen multiple Aortenaneurysmen vor, die ebenfalls im linken Schrägbild lokalisierbar sind. Für die klinische Wertung einer Aortendilatation ist zu merken, daß selbst generalisierte und ausgeprägte Erweiterungen, besonders im hohen Alter, nicht ohne weiteres als Krankheit anzusprechen sind, da sie häufig ohne funktionelle Beeinträchtigung vorkommen. Dagegen sind umschriebene Dilatationen immer pathologisch. Außer Aneurysmen, die in allen Aortenabschnitten auftreten können, werden umschriebene Dilatationen der Aorta ascendens bei der Aortenstenose und manchmal bei der Hypertonie gesehen.

Eine isolierte Verschmälerung der Aorta (Aorta angusta) ist sehr selten und meist Begleitsymptom eines Herzfehlers mit kleinem Schlagvolumen des linken Ventrikels (z.B. Mitralstenose, Vorhofseptumdefekt).

3. Eine Verlängerung der Aorta äußert sich durch Verlagerung des Aortenscheitels im Bogenbereich nach oben (Abb. 213). Dadurch springt der Aortenbogen links stärker vor und überragt manchmal die Klavikel nach oben. Vereinzelt wird durch die Elongation der Aortenverlauf mehr gewunden oder sogar geschlängelt, was wiederum im linken Schrägbild zu erkennen ist. Die Verlängerung kann isoliert oder mit einer Dilatation gepaart sein. Sie ist meist Folge von Wandveränderungen oder einer Hypertonie.

4. Veränderungen der Aortenwand werden bei Kalkeinlagerungen nachweisbar. Dieser Zustand entspricht der *Aortensklerose*, deren röntgenologische Diagnose bei Wandverkalkungen leicht ist (Abb. 348). Die häufigste Lokalisation ist der Aortenbogen. Da die linke Wand des Arcus aortae im dorsoventralen Bild von den Röntgenstrahlen tangential getroffen wird, bildet sich die Aortensklerose hier als sichelförmiger Kalkschatten ab, was besonders bei härterer Technik nachweisbar ist. Seltener kommen Verkalkungen in anderen Aortenabschnitten vor. Isolierte Kalkeinlagerungen in der Aszendens machen eine Aortitis luetica wahrscheinlich. Folge der Sklerose ist eine Zunahme der Schattendichte. Man soll sich aber an den Grundsatz halten, daß röntgenologisch eine Aortensklerose nur bei nachweisbarer Kalkeinlagerung diagnostiziert werden darf. Die Wertung

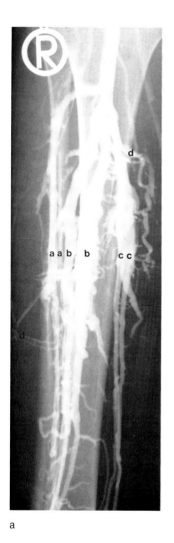 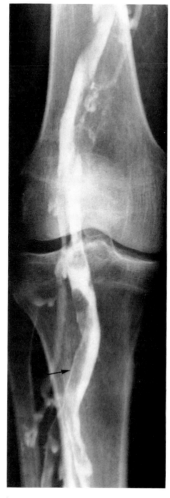 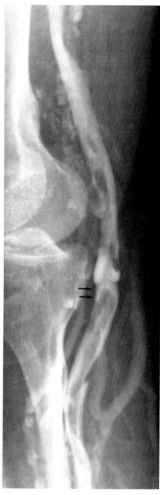

a b c

Abb. 353. Unterschenkelphlebogramm.

a) Normales Phlebogramm der Unterschenkelvenen.
  a = Vv. tibiales anteriores
  b = Vv. peronaeae
  c = Vv. tibiales posteriores
  d = Vv. perforantes

b u. c) Frische Unter-Oberschenkelvenenthrombose. Thromben in der V. poplitea (→ a.-p.-Projektion (b), ⇉ seitliche Projektion (c)).

der Schattendichte ist zu subjektiv und noch von anderen Faktoren abhängig (Aortenweite, Blutvolumen).

5. Große Aortenpulsationen (Abb. 309c) deuten eine vermehrte Volumenbelastung an, die durch ein vergrößertes Schlagvolumen des linken Ventrikels verursacht wird. So pulsieren bei der Aorteninsuffizienz alle Abschnitte und bei der Isthmusstenose der Aorta nur die Aszendens und der Arkus verstärkt, während die absteigende Aorta oft stumm ist. Bei der Sklerose oder bei der atheromatösen Dilatation können die Pulsationen abgeschwächt sein, weil sich das Schlagvolumen in der erweiterten und elastizitätsgeminderten Aorta verliert. Die Aortenpulsationen sind nicht nur durch Volumenschwankungen ihres Inhaltes, sondern auch durch mitgeteilte Bewegungen von der Herzbasis bedingt.

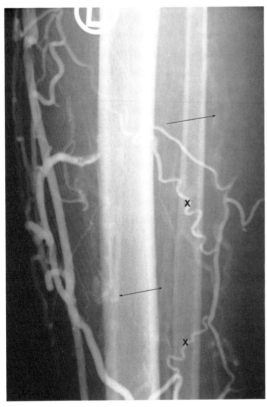 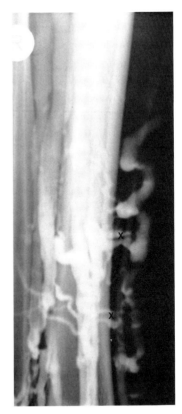

d e

Abb. 353.
d) Thrombose aller tiefen Unterschenkelvenen (→). Kollateralkreislauf über extrafasziale Vv. communicantes (x).
e) Insuffizienz der Vv. perforantes (x)

6. Die dilatierte Aorta beeinflußt den Verlauf des Ösophagus. So wird bei einer generalisierten Dilatation der Ösophagus im Arkusbereich verstärkt nach rechts und oberhalb des Zwerchfelles durch die Deszendens oft nach rechts oder links verlagert. In den schrägen und seitlichen Positionen verlagert die erweiterte Deszendens die Speiseröhre nach vorn, was nicht als raumfordernder tumoröser Prozeß gewertet werden darf. Bei Aneurysmen im Aortenbogen kann es neben Verlagerungen zu ausgeprägten Kompressionen am Ösophagus kommen.

Abdominelle Aorta

Die *Bauchaorta* wird im gewöhnlichen Röntgenbild nur bei Verkalkungen erkennbar (Abb. 350 a u. b). Im d.-v. Bild weisen schmale, vertikal verlaufende Kalkschatten, die sich entweder auf oder links neben die LWS projizieren, auf eine Sklerose der Bauchaorta hin. Bei ausgeprägten Verkalkungen werden Verlauf und Weite der Aorta übersehbar, die sich in manchen Fällen dann bis zur Aortengabel und zu der Aufteilung in die Aa. iliacae communes verfolgen läßt, was besonders gut mit Schichtaufnahmen gelingt. Im Seitenbild ist die Sklerose der Bauchaorta an Verkalkungen, die ventral der Lendenwirbelsäule liegen und in der Form der Aorta entsprechen, noch deutlicher nachweisbar (Abb. 350b). Ausbuchtungen der Kalkschollen, im d.-v. Bild meist nach links (Abb. 350a) und im Seitenbild nach vorn, weisen auf ein sklerotisches Aneurysma der Bauchaorta hin. Bei hochgradiger Sklerose werden neben der Aorta manchmal auch ihre abgehenden Arterien sichtbar. Große Aneurysmen der Bauchaorta können zur Verlagerung im Bereich des Dünndarmes und zu Druckusuren an den Lendenwirbelkörpern führen.

Eine klare Übersicht über anatomisch-morphologische Veränderungen der Bauchaorta, ihrer Äste und der Beckenarterien ist durch die *Aortographie* zu erzielen. Diese kann direkt perkutan translumbal (Abb. 351 a) oder perkutan retrograd (von der A. femoralis aus) ausgeführt werden (Abb. 351 b, 352). Bei Verschlußkrankheiten der Beckenarterien oder tiefem infrarenalen Aortenverschluß (kein Femoralispuls) kann nur die translumbale oder transaxilläre Methode angewandt werden (Abb. 351 a). Außerdem kann bei Aneurysmen die intravenöse (Injektion von 70–100 ml Kontrastmittel in 2–3 Sek.) indirekte abdominelle Aortographie ausreichende Informationen ergeben.

Die Aortographie ist zur Beurteilung von Durchblutungsstörungen (arterielle Verschlußkrankheit) an den unteren Extremitäten notwendig, weil die anatomischen Veränderungen und insbesondere Verschlüsse nicht selten im Bereich der Beckenarterien gelegen sind. Dies gilt besonders für die Indikationsstellung zu operativen Eingriffen. Bei entsprechender Apparatur können in einem Untersuchungsgang Bauchaorta, Becken- und Beinarterien beiderseits dargestellt werden (Abb. 352 a–c).

Periphere Gefäße

Arterien

An den Extremitäten, besonders an den Beinen, werden sklerosierte Arterien auf der Leeraufnahme (Abb. 350 c) als feine gedoppelte kalkdichte Längsschatten entsprechend dem Gefäßverlauf sichtbar. Die Leeraufnahme soll einer Kontrastuntersuchung der Arterien immer vorangehen, weil allein durch ihre Ergebnisse in Verbindung mit dem klinischen Befund häufig eine ausreichende Diagnose möglich ist. Die genaue Lokalisation und die Ausdehnung einer Stenose und eines arteriellen Gefäßverschlusses sind aber erst im Aorto-Arteriogramm möglich. Außer dem Nachweis und der Lokalisation von Stenosen und Verschlüssen ist im Aorto-Arteriogramm der Kollateralkreislauf zu übersehen. Eine isolierte Femoralisarteriographie ist nur bei Verdacht auf arteriovenöse Fisteln, zur Lokalisation einer peripheren arteriellen Embolie oder zur Beurteilung der Anatomie vor einer operativen Rekanalisation eines Arterienverschlusses angezeigt.

Venen

Venensteine – *Phlebolithen* – sind auf der Leeraufnahme als kleine rundliche oder ovale, etwa linsen- bis bohnengroße Verkalkungen nachzuweisen. Sie kommen sehr häufig im kleinen Becken vor und müssen hier von tiefsitzenden Uretersteinen abgegrenzt werden, was bei solitären Phlebolithen oft nur durch die Kontrastfüllung des Ureters (s. Urographie und retrograde Pyelographie) möglich wird. Phlebolithen liegen immer außerhalb des Ureters. Die exakte Beurteilung von Anatomie und Dynamik des venösen Kreislaufes ist im *Phlebogramm* bzw. *Venogramm* (Abb. 353) möglich. Bei dieser Methode wird direkt perkutan oder über einen perkutan eingeführten Katheter das Kontrastmittel intravenös injiziert. Je nach Injektionsart unterscheiden wir zwischen der Extremitätenvenographie, der Beckenvenographie, der unteren und oberen Kavographie und der intraossären Venographie. Domäne der Venographie sind die venösen Thrombosen und ihre Folgen; postthrombotisches Syndrom. Das gilt für ihren exakten Nachweis und ihre Ausdehnung sowie für die anatomische und funktionelle Beurteilung des venösen Kollateralkreislaufes (Abb. 353 d). Letzeres ist gerade für die Operationsindikation und das Operationsverfahren der frischen Thrombose und des varikösen Symptomenkomplexes bei Unterschenkel- und Oberschenkelthrombosen von Bedeutung. Daneben ist im Venogramm Erfolg oder Mißerfolg einer fibrinolytischen Therapie zu objektivieren.

Verdauungstraktus

Hypopharynx

Hypopharynx und Ösophagus dienen beide der Beförderung von Speisen und bilden in dieser Hinsicht eine funktionelle und vielfach auch klinische Einheit. Während die Röntgenuntersuchung in der klinischen Diagnostik der Ösophaguserkrankungen an erster Stelle steht, ist sie im Bereich des Hypopharynx eine wichtige und manchmal entscheidende Zusatzuntersuchung.

Als Hypopharynx wird der kaudale Teil des Pharynx beiderseits (Pars laryngea) bezeichnet. Begrenzung: oben Zungenbein, unten Ösophagusmund, vorn Aditus laryngis, hinten prävertebrale Weichteile. Zur röntgenologischen Orientierung sind drei horizontale Ebenen geeignet (Abb. 354). Von klinischer Sicht ist die Röntgenuntersuchung des Hypopharynx in zwei Ebenen (a.-p. und seitlich) ohne und mit Kontrastmittel und unter Durchleuchtungskontrolle bei neurologischen Störungen, raumfordernden Prozessen, Fremdkörpern und Divertikeln wichtig.

Bei Dysphagien soll die Röntgenuntersuchung in diesem Bereich zur Differentialdiagnose nervaler, tumor- oder fremdkörperbedingter Schluckstörun-

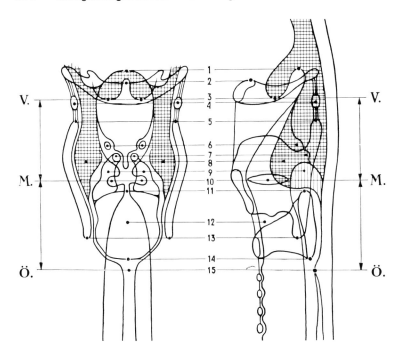

Abb. 354. Röntgenanatomisches Übersichtsschema über Pharynx und Larynx mit den Orientierungsebenen

V = Vallekularebene
M = Morgagni-Ebene
Ö = Ebene der Ösophagusöffnung
1 = oberer Rand der Epiglottis
2 = oberer Rand des Zungenbeines
3 = Boden der Valleculae epiglotticae
4 = Cartilago triticea
5 = Spitze der Oberhörner des Schildknorpels
6 = Cartilago cuneiformis
7 = Cartilago corniculata
8 = Recessus piriformes
9 = Cartilago arytenoidea
10 = Ventriculus laryngis
11 = Oberer Rand der Ringknorpelplatte
12 = Subglottischer Raum
13 = Spitze der Unterhörner des Schildknorpels
14 = unterer Rand der Ringknorpelplatte
15 = Ösophagusmund

(aus *Frik, W.*: Ösophagus. In: Lehrbuch der Röntgendiagnostik, 6. Aufl., Bd. V, hrsg. von *H. R. Schinz, W. E. Baensch, W. Frommhold, R. Glauner, E. Uehlinger, J. Wellauer*. Thieme, Stuttgart 1965)

gen beitragen. Wasserlösliche Kontrastmittel sind bei diesen Fragestellungen wegen der Gefahr des Verschluckens dem Bariumsulfat vorzuziehen. Weitstellung des Pharynx, verstärkte symmetrische oder asymmetrische Kontrastmittelfüllung der Valleculae epiglotticae und der Recessus piriformes mit verzögerter Entleerung sind Frühzeichen einer funktionellen Störung, wogegen kurzfristige Retentionen in den Valleculae epiglotticae besonders im höheren Alter ohne klinische Bedeutung sind. Durch unvollständigen Kehlkopfabschluß kommt es bei schweren Schlucklähmungen zum Übertritt des Kontrastmittels vom Hypopharynx in den Larynx und in die Trachea. Unauffällige Konturen, fehlende Defekte und normales Relief weisen dann auf die nervale Schluckstörung bzw. Schlundlähmung hin.

Unter den *raumfordernden Prozessen,* die primär von der Hypopharynxwand ausgehen, steht das Karzinom im Vordergrund, zu dessen Frühsymptomen die frühzeitige regionäre Lymphknotenmetastasierung zählt. Bei der Untersuchung ohne Kontrastmittel kann eine Verdrängung der Luftröhre von der Halswirbelsäule nach ventral nachweisbar sein, durch die Untersuchung mit Kontrastmittel (Abb. 355) können Füllungsdefekte, Wandinfiltrationen und Reliefveränderungen durch den Tumor nachgewiesen werden. Dabei ist nicht immer zu entscheiden, ob der Tumor primär vom Hypopharynx oder von Nachbarorganen ausgeht. Das gilt für Kehlkopf- und Schilddrüsentumoren, die neben den Reliefveränderungen, wie benigne Strumen, zu Verlagerungen des Hypopharynx führen können. Die Tomographie des *Kehlkopfes* kann in der Diagnostik von Larynxtumoren (Abb. 357) wertvolle und die Laryngoskopie ergänzende Befunde liefern. Das betrifft vor allem die Ausdehnung der Tumoren in den subglottischen Raum.

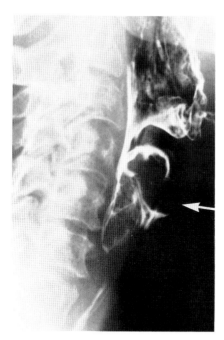

Abb. 355. Hypopharynxkarzinom (histologisch Plattenepithelkarzinom). Walnußgroßer Tumor an der Vorderwand des Hypopharynx (←) in Höhe der Recessus piriformes

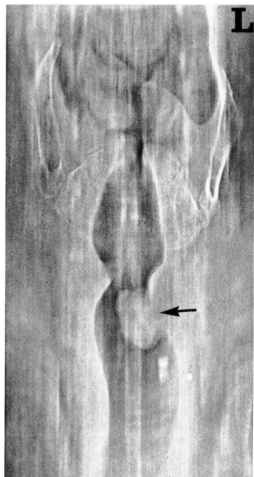

Abb. 356. Xerotomogramm. Subglottischer kirschgroßer Tumor an der linken oberen Trachealwand (←). Metastase eines Schilddrüsenkarzinoms (histologisch gesichert)

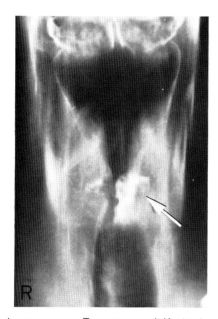

Abb. 357. Laryngogramm: Tomogramm mit Kontrastmittelbeschlag der inneren Konturen des Larynx. Polypöser Tumor im Bereich des Taschen- und Stimmbandes links (histologisch Papillom)

Zwei Drittel aller *Fremdkörper* der Speisewege finden sich im Hypopharynx-Ösophagusmund-Bereich. Aufgabe der Röntgenuntersuchung ist es, sie durch Aufnahmen in 2 Ebenen nachzuweisen und zu lokalisieren (Abb. 379 a u. b u. 380) sowie eine Perforation der Hypopharynxwand auszuschließen oder zu beweisen. Während schattengebende Fremdkörper (z.B. metallische) einfach nachweisbar sind, gelingt dies bei weniger (z.B. Knochen) oder nicht schattengebenden (Kunststoffe, Fleischstücke) durch seitliche oder schräge Leeraufnahmen bzw. durch Kontrastbeschlag nach Trinkenlassen von Kontrastmittel nicht immer. Eine Perforation ist im allgemeinen nur durch eine Kontrastmitteluntersuchung nachweisbar. Neben

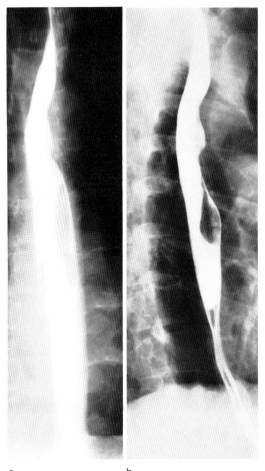

a b

Abb. 358. Normaler Ösophagus.
a) d.-v. Bild. Physiologische Engen in Höhe des Aortenbogens und linken Hauptbronchus mit Impression des Ösophagus von links.
b) Rechtes Schrägbild; Impression von vorn

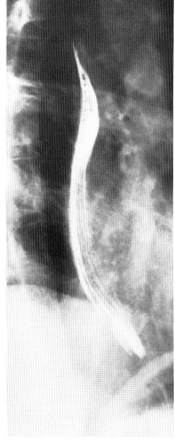

Abb. 359. Normaler Ösophagus. Reliefaufnahme mit zarten, längsgestellten Schleimhautfalten

dem Austritt von Kontrastmittel, z.B. ins Mediastinum oder in die Halsweichteile, weisen abnorme peripharyngeale Weichteilschatten mit Luftblasen und eventuell mit Verdrängung von Hypopharynx und Trachea ebenfalls auf eine Perforation hin.

Ösophagus

Methodik der Röntgenuntersuchung

Da normalerweise der Ösophagus im Röntgenbild nicht sichtbar ist, bedient man sich zu seiner Darstellung eines Kontrastmittels. In der Regel verwendet man wie bei der Magenuntersuchung Bariumsulfat. Zweckmäßigerweise läßt man eine Bariumsulfataufschwemmung von breiiger oder pastenartiger Konsistenz schluckweise trinken. Nur bei Neugeborenen mit Verdacht auf eine kongenitale Ösophagusatresie nimmt man an Stelle des Bariumsulfates ein jodhaltiges, wasserlösliches Kontrastmittel (wie bei der Urographie), weil die Aspiration von Bariumsulfat in die Lungen zu Atelektasen und Entzündungen führen kann.

Man kann die Untersuchung im Stehen, am besten aber im Liegen durchführen, weil dann die Passage des Kontrastmittels verlangsamt ist. Da sich im d.-v. Bild der Ösophagus auf die Wirbelsäule projiziert (Abb. 358a), ist es vorteilhafter, die Untersuchung in rechter bzw. linker Schrägstellung oder unter rotierender Durchleuchtung durchzuführen. Der kontrastierte Ösophagus wird in den schrägen Positionen zwischen Wirbelsäule und

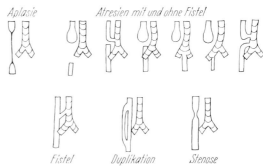

Abb. 361. Fehlbildungen der Speiseröhre (nach *Thomas* 1959) (aus: *Frik, W.:* Ösophagus. In: Lehrbuch der Röntgendiagnostik, 6. Aufl., Bd. V, hrsg. von *H. R. Schinz, W. E. Baensch, W. Frommhold, R. Glauner, E. Uehlinger, J. Wellauer.* Thieme, Stuttgart 1965)

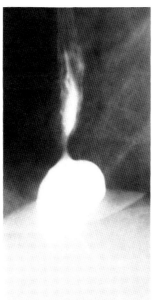

Abb. 360. Vestibulum gastrooesophageale (bzw. Ampulla oesophagi)

Herz im hinteren Mediastinum gut übersehbar (Abb. 358 b). Die Untersuchung beginnt man mit einer Durchleuchtung, bei der folgende Punkte zu beachten sind: Passage, Faltenverlauf, Konturen, Weite und Verlauf des Ösophagus. Veränderungen, die von der Norm abweichen, werden durch Aufnahmen festgehalten, sei es bei der Durchleuchtung am Zielgerät oder mit Bucky-Blenden im Stehen oder Liegen. Aufnahmen unter Durchleuchtungskontrolle am Zielgerät haben den Vorteil, daß pathologische Prozesse in der jeweils günstigsten Phase dargestellt werden können, wogegen Bucky-Blenden-Aufnahmen aufgrund des größeren Fokus-Film-Abstandes schärfer werden, flüchtige Veränderungen aber nicht immer zur Darstellung bringen.
Zum Studium des Faltenverlaufes ist es erforderlich, die Passage des Kontrastmittelbreies bis in den Magen abzuwarten, weil erst im Beschlagbild die Falten sichtbar werden.
Die normale Speiseröhre weist vom Ösophagusmund bis zur Kardia ein zartes und longitudinal verlaufendes Faltenrelief auf (Abb. 359). Ihre Konturen sind bei praller Füllung (Abb. 358) überall glatt. Die Peristaltik ist normalerweise bei der Durchleuchtung nicht sichtbar. Anatomisch sollte man den tubulären-proximalen Teil vom distalen Teil, dem Vestibulum gastrooesophageale, trennen. Dieser Einteilung entspricht funktionell eine proximale Niederdruckzone (Druckwerte wie im Thoraxraum) und eine distale Hochdruckzone (Ruhedruck hier bis zu 30 mmHg höher als im Magen-Antirefluxmechanismus). Im Ösophagus bestehen physiologische Engen (Abb. 358), die durch enge Lagebeziehung zu Nachbarorganen bedingt sind und nicht als krankhaft angesprochen werden dürfen. Sie finden sich in folgenden Regionen: 1. Krikoidknorpel, 2. Aortenbogen, 3. linker Hauptbronchus, 4. Zwerchfell. Sie zeichnen sich wie andere durch Druck von außen bedingte Stenosen dadurch aus, daß Falten und Konturen des Ösophagus in Höhe dieser Engen unauffällig sind.
Im Verlaufe des Schluckaktes kommt es namentlich in tiefer Inspiration zu einer umschriebenen glattbegrenzten Ausweitung des distalen Ösophagus, die der Ampulla oesophagi, bzw. dem *Vestibulum gastrooesophageale,* entspricht (Abb. 360). Sie füllt sich nur flüchtig und entleert sich in Exspiration. Sie darf nicht mit einer Hiatushernie (Abb. 295–300) verwechselt werden.
Eine Störung der Ösophaguspassage kann folgende Ursachen haben: Im oberen Abschnitt können *Schluckstörungen* bzw. Schlundlähmungen eine Passagebehinderung bedingen (s. S. 313).
In den distalen Abschnitten sind Passagestörungen immer krankhaft. Eine Ausnahme bildet nur der temporäre Passagestopp in Höhe des Zwerchfelles in Inspiration. Dieser ist durch die physiologische Einengung des Hiatus oesophageus bei der Zwerchfellkontraktion bedingt. Fließt dagegen in tiefer Inspiration das Kontrastmittel ohne Stopp durch die Kardia, ist dies ein bedingter Hinweis für eine *Hiatusinsuffizienz,* die durch Untersuchungen im Liegen durch den Nachweis des Refluxes von Kontrastmittel zu sichern ist; Zusammenbruch der

318 Röntgendiagnostik der inneren Organe

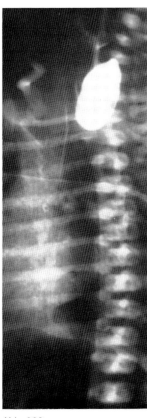 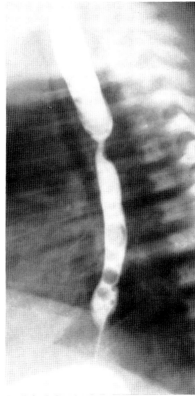 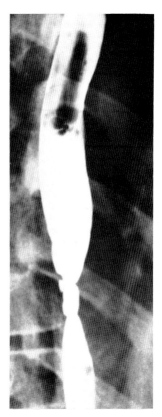

Abb. 362   Abb. 363   Abb. 364

Abb. 362. Angeborene Ösophagusatresie (Neugeborenes). Kontrastmittelinstillation in den oberen Ösophagusblindsack durch Katheter. Verschluß des Ösophagus in Höhe des Jugulums. Luft im Magen beweist Fistel zwischen distalem Ösophagus und Tracheobronchialsystem

Abb. 363. Angeborene Ösophagusstenose (4 Wochen alter Säugling). Ringförmige Segmentstenose im mittleren Drittel. Geringe prästenotische Dilatation

Abb. 364. Angeborene fibromuskuläre Ösophagusstenose im unteren Drittel mit Divertikel im Stenosenbereich (Kontrolle durch Ösophagoskopie und Histologie)

Hochdruckzone. Neben der Stagnation der Kontrastmittelsäule weist eine Spiegelbildung an ihrem oberen Pol auf eine Passagestörung hin. Eine genaue Abklärung der Passagebehinderung ist nur unter Beachtung von Falten, Konturen, Weite und Verlauf des Ösophagus möglich, was bei den einzelnen Erkrankungen besprochen wird.

Mißbildungen

Von großer klinischer Bedeutung sind die *kongenitalen Mißbildungen* des Ösophagus. Für praktische Belange ist eine Unterteilung, die den Zeitpunkt der klinischen Manifestierung der Fehlbildung berücksichtigt, zweckmäßig (nach FRIK 1965; Abb. 361):

a) Neugeborenenperiode: Atresien mit und ohne Fistel zur Trachea. Membranverschlüsse.

b) Späte Säuglings- und frühe Kleinkinderperiode: Ösophagotrachealfistel ohne oder mit nur geringgradiger Stenose.
Tubuläre oder membranartige Stenosen höheren Grades.
Unvollkommener Descensus viscerum, insbesondere sog. kongenitale Hiatushernie bei Brachyösophagus. Duplikationszysten.

c) Fortgeschrittenes Erwachsenenalter (insbesondere bei Störungen der Kaufähigkeit und im Involutionsalter): tubuläre und membranartige Stenosen geringen Grades.
Unvollkommener Descensus viscerum, insbesondere Thorax-Magen.

d) Ohne klinische Manifestation: Duplikationen (echte Doppelbildungen).

Führendes klinisches Symptom ist bei den Ösophagusatresien der Neugeborenen das sofortige Ausspucken der Nahrung, welches eine röntgenologische Abklärung verlangt. Da zwei Drittel der Ösophagusatresien mit Ösophagotrachealfisteln kombiniert sind, steht die Leeraufnahme des Abdomens am Anfang der Untersuchung. Ein völlig gasfreies Abdomen ist typisch für den Ösophagusverschluß ohne Trachealfistel, Luft im Abdomen (Abb. 362) beweist dagegen eine gleichzeitige Ösophagotrachealfistel. Direkter Nachweis und anatomische Beurteilung von Ösophagusatresien und -stenosen erfordern eine Untersuchung mit wasserlöslichem, isotonischem Kontrastmittel (1–3 ml), das in Hängelage durch einen weichen Gummikatheter eingeführt wird. Füllt sich nur ein oberer Ösophagusstumpf ohne Verbindung zur Trachea (Abb. 362), so ist die Atresie bewiesen; über die Anatomie der distalen Fehlbildungen sind keine exakten Angaben möglich. Die Ösophagotrachealfistel mit und ohne Atresie des Ösophagus ist nur durch den direkten Übertritt von Kontrastmittel von der Speiseröhre in die Luftröhre zu beweisen; ein Verschlucken muß ausgeschlossen werden. Häufig sind Ösophagotrachealfisteln mit rezidivierenden pneumonischen Prozessen kombiniert. Angeborene Ösophagusstenosen (Abb. 363–366) werden in umschriebene ringförmige (Abb. 363) und in inkomplette membranöse Stenosen unterteilt (Abb. 365). Die letzten weisen meist ein zentrales Lumen auf. Beide Typen machen klinisch entweder beim Übergang zur festen Nahrung oder erst später durch altersbedingte Motilitätsänderungen des Ösophagus Symptome. Für ihre Untersuchung kann man Bariumsulfat verwenden. Die angeborenen, röhrenförmigen Stenosen sind röntgenologisch im Erwachsenenalter ohne Histologie nicht mehr sicher vom Ösophaguskarzinom zu trennen.

Karzinom

Das *Ösophaguskarzinom* (Abb. 368–372) ist die wichtigste, wenn auch nicht die häufigste Erkrankung der Speiseröhre. Es ist bei guter Technik röntgenologisch sicher nachweisbar. Man muß aber wissen, daß Schluckbeschwerden den röntgenologischen Zeichen einige Wochen vorangehen können. Dies zwingt bei klinischem Verdacht zur kurzfristigen Kontrolluntersuchung. Makroskopisch sind zu unterscheiden: 1. Szirrhus, intramural, infiltrativ wachsend, mit zirkulärer Stenose; 2. expansiv in das Lumen wachsendes Karzinom; 3. schüsselförmiges, einseitiges Wachstum in der Ösophaguswand. Diese Unterteilung ist in gewisser

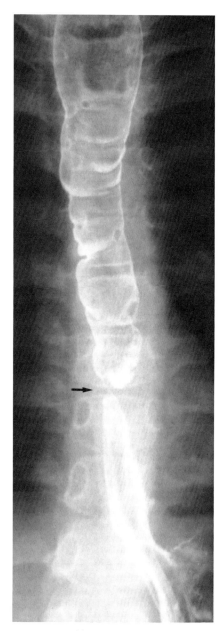

Abb. 365. Angeborene Ösophagusstenose bei 7jährigem Kind. Membranstenose im unteren Drittel (←). Dilatation und Schlängelung des Ösophagus vor der Stenose

Hinsicht auch röntgenologisch möglich. Ein beginnendes Karzinom äußert sich oft nur an einer lokalen Änderung des Faltenreliefs in Form von Faltenabbrüchen und Wulstbildungen (Abb. 368). Fortgeschrittene Karzinome (Abb. 369–371) führen zu Stenosen, Wandstarren, Faltenzerstörungen, Füllungsdefekten und Konturunregelmäßigkeiten.

320 Röntgendiagnostik der inneren Organe

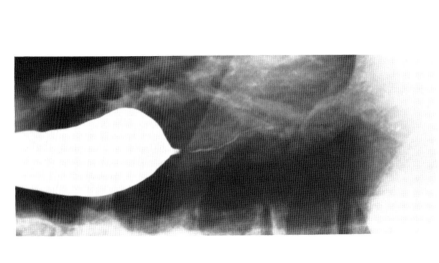

Abb. 366 a

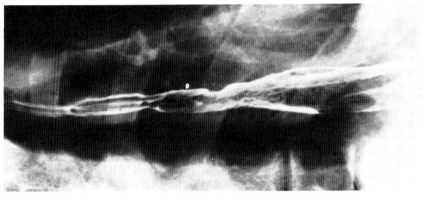

Abb. 366 b

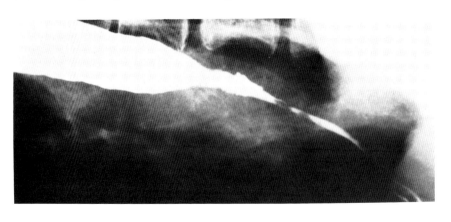

Abb. 367

Abb. 366. Angeborener Brachyösophagus mit sekundärer Refluxstenose.
a) Vor Bougierung: prästenotische Dilatation des proximalen Ösophagus.
b) Nach Bougierung: Stenose passierbar, intrathorakal verlagerter Magenanteil. Fehlende Kardiaanlage

Abb. 367. Gutartige Ösophagusstenose. Diffuse Refluxstenose im unteren Ösophagus (histologisch bestätigt)

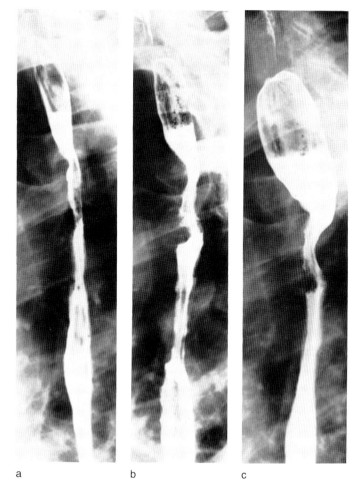

Abb. 368. Ösophaguskarzinom (histologisch Plattenephithelkarzinom). Verlauf über 2 Monate.

a) Beginn der Schluckbeschwerden. Umschriebener Konturdefekt an der Vorderkante des oberen Ösophagus. Keine sichere Passagestörung.
b) Zunahme der Tumordefekte. Beginnende prästenotische Dilatation.
c) Progrediente Stenose mit prästenotischer Dilatation

Der Füllungsdefekt entspricht dem Ausguß des in das Ösophaguslumen vorragenden Tumors. Die exakte Beurteilung der Tumorgröße, d. h. seine intramurale Ausdehnung, ist nicht zuverlässig durchzuführen. Umgreift das Karzinom die Speiseröhre zirkulär, so kommt es zur Anschoppung vor der Stenose und damit zur prästenotischen Dilatation. Diese wird aber nie so hochgradig wie bei der Achalasie (Abb. 374), was für die Differentialdiagnose von Passagestörungen im Kardiabereich wichtig ist. Füllungsdefekte und höckrige Konturen grenzen die Karzinomstenose von der glattrandigen Stenose durch Spasmen oder Strikturen (z. B. Verätzungen) ab. Dies gilt auch für die seltenen gutartigen Tumorstenosen (z. B. Ösophagusmyom) oder Kompressionsstenosen durch mediastinale Lymphknoten, wie z. B. beim Bronchialkarzinom, bei denen sich zusätzlich eine Verlagerung durch die extraösophagealen Lymphknoten findet (Abb. 373). Wenn allerdings ein maligner Tumor vom Mediastinum in den Ösophagus eingewachsen ist, sind ebenfalls Füllungsdefekte nachweisbar. Manchmal kommt es zur Perforation eines Ösophaguskarzinoms in die Luftwege oder in das Mediastinum. Dies ist durch den Übertritt von Kontrastmittelbrei aus dem Ösophagus in die Luftwege, in die Lunge oder in das Mediastinum sicher zu erkennen (Abb. 371). Das tiefsitzende Ösophaguskarzinom bezieht in einem hohen Prozentsatz die Kardia ein (Abb. 372). Die Abgrenzung vom Kardiospasmus bzw. der Achalasie ist dann sehr wichtig. Gezielte Aufnahmen des Kardiabereiches lassen beim Karzinom einen Füllungsdefekt oder Faltenzerstörungen erkennen. Oft fehlt durch die tumorbedingte Kardiainsuffizienz die Magenblase, was ein wertvolles Zeichen für eine maligne Kardiainfiltration sein kann.

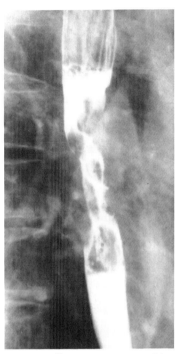

Abb. 369. Ösophaguskarzinom (histologisch Plattenepithelkarzinom). Tumordefekte mit zirkulärer Stenose und geringer prästenotischer Dilatation im mittleren Bereich des Ösophagus

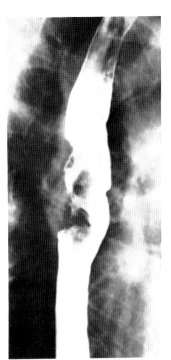

Abb. 370. Ösophaguskarzinom (histologisch Plattenepithelkarzinom). Polypöse Tumordefekte im mittleren Abschnitt des Ösophagus, die von der Hinterwand ausgehen. Keine prästenotische Ösophagusdilatation

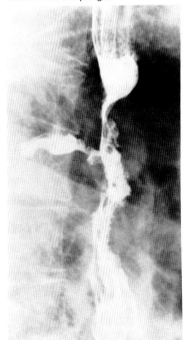

Abb. 371. Perforiertes Ösophaguskarzinom. Übertritt von Kontrastmittelbrei aus dem Ösophagus in die Lunge

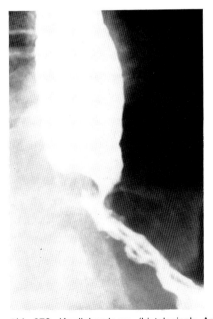

Abb. 372. Kardiakarzinom (histologisch Adenokarzinom). Konturdefekte und Reliefzerstörungen im unteren Ösophagus und im Bereich der Kardia. Mäßige prästenotische Dilatation des Ösophagus

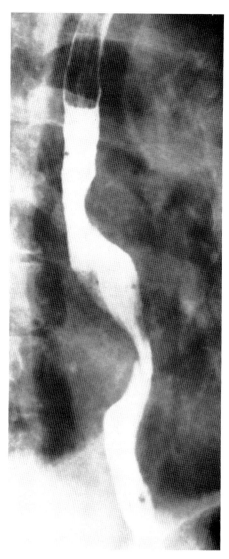 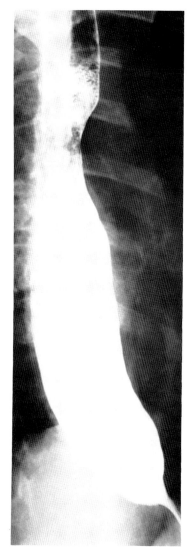

Abb. 373. Verlagerung des Ösophagus im unteren Abschnitt nach ventral durch Lymphknotenmetastasen im hinteren Mediastinum bei Bronchialkarzinom

Abb. 374. Achalasie. Ausgeprägte Dilatation des Ösophagus und glatte Konturen in Höhe der Kardia

Achalasie

Bei der Achalasie des Vestibulum gastrooesophageale (früher Kardiospasmus) (Abb. 374) ist dagegen die Kontur der distalen Speiseröhre spindelförmig, glatt und das Faltenrelief der Kardia normal längsgerichtet. Zudem weist der oft auf Armdicke dilatierte Ösophagus, der zu einer Verbreiterung des Mediastinums führen kann, auf die Funktionsstörung des Vestibulums mit *Ösophagusdilatation* hin. In späten Stadien kann sich bei der Dilatation der Ösophagus schlängeln. Der Kontrastmittelbrei passiert oft erst nach Minuten und manchmal erst nach Stunden in kleinen Portionen die Kardia. Der entscheidende Mechanismus der Achalasie mit Ösophagusdilatation ist die Öffnungsunfähigkeit des Vestibulums, deren Ätiologie unklar ist. Eine andere Ursache der Ösophaguserweiterung ist die *Sklerodermie,* die zu fibrösen Veränderungen der tieferen Wandschichten führt. Durch die Retention der Speisen kommt es bei der Achalasie oft zur Ösophagitis. Sie ist an zahlreichen, sehr kleinen rundlichen Aussparungen im Relief (Schummerung) an Stelle des normalen longitudinalen Faltenverlaufes zu erkennen.

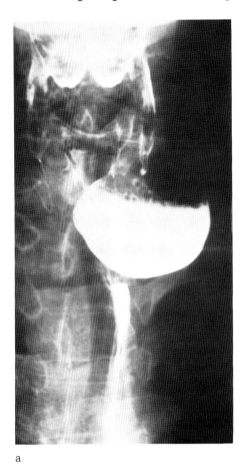 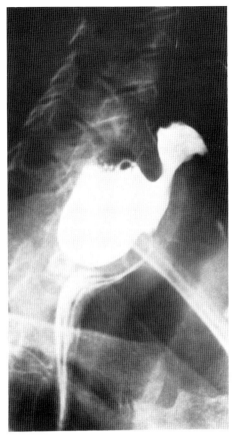

a b

Abb. 375. Pharyngoösophageales Pulsionsdivertikel (Hypopharynxdivertikel – Zenker-Divertikel).
a) d.-v. Bild: Divertikel links gelegen.
b) Rechtes Schrägbild

Refluxkrankheit

In anderen Fällen kommt es bei einer Kardiainsuffizienz durch die unterschiedlichsten Erkrankungen infolge Rückfluß von Mageninhalt zu einer *Refluxösophagitis*, die eine gutartige Ösophagusstenose verursachen kann (Abb. 367). In Analogie zur Achalasie besteht bei der *Chalasie* des Säuglings eine Schlußunfähigkeit des Vestibulums, die in Hängelage durch Rückfluß des Kontrastmittels zu beweisen ist.

Durch den Reflux entsteht selten im unteren Drittel ein *Ulcus pepticum oesophagi*. Es wird röntgenologisch im Aufsichtsbild (en face) als kleines Kontrastmitteldepot und im Profilbild als kleine Nische nachweisbar. Der Nachweis dieser meist sehr kleinen Nische ist immer schwierig und nur ihre Konstanz auf mehreren Aufnahmen beweisend für das Ulcus oesophagi.

Divertikel

Ösophagusdivertikel sind röntgenologisch immer nachweisbar. Sie sind nach der Entstehung in Pulsions-, Traktions- und gemischte Divertikel, nach der Lokalisation in zervikale (pharyngoösophageale Divertikel, Zenker-Pulsionsdivertikel), thorakale (epibronchiale Traktionsdivertikel) und epiphrenische Divertikel zu unterteilen.

Das *pharyngoösophageale* oder *Zenker-Divertikel* (Abb. 375) ist eine hernienartige Ausstülpung an der Rückwand oberhalb des Ösophagusmundes, die selten angeboren und im höheren Alter meist erworben ist. Nach dem Schlucken von Kontrastmittelbrei füllt sich das sackartige Divertikel an der Hinterwand. Es liegt meist links und zeigt eine stielartige Verbindung zum Ösophagus, die auf Schrägaufnahmen zu erkennen ist. Seine Ausdehnung kann Apfelgröße betragen, so daß es in

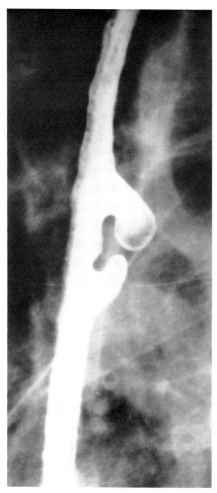
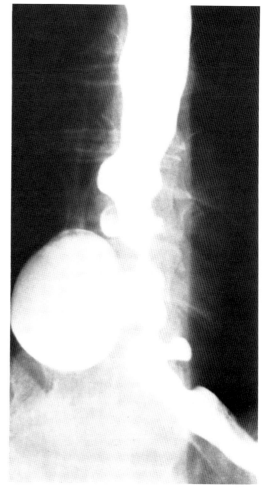

Abb. 376. Epibronchiale Traktionsdivertikel des Ösophagus

Abb. 377. Epiphrenisches Ösophagusdivertikel rechts. Begleitende funktionelle Divertikel oberhalb und unterhalb davon

die obere Thoraxapertur hineinragen kann. Besonders große Divertikel führen zur Verlagerung und Kompression des Ösophagus. Infolge der Abflußstörung wird auf Aufnahmen im Stehen eine Spiegelbildung sichtbar. Retinierte Speisereste bedingen oft Aussparungen im Kontrastmittelbrei und dürfen nicht mit Neubildungen verwechselt werden.

Die *Traktionsdivertikel* (Abb. 376), die meist epibronchial liegen, entstehen durch schrumpfende Prozesse in der Nachbarschaft, die zu einer umschriebenen Ausziehung der Ösophaguswand führen. Meist sind alte tuberkulöse Lymphknoten und im Halsbereich auch spondylotische Prozesse die Ursache. Reine Traktionsdivertikel sind meist spitz ausgezogen, mit breiter Basis an der Wand.

Durch eine hinzutretende Pulsionskomponente können sie rundlich werden. Nur auf Schrägaufnahmen sind sie zuverlässig nachzuweisen.

Das seltene *epiphrenische Divertikel* (Abb. 377) dürfte in der Regel ein Pulsionsdivertikel sein. Es ist immer oberhalb des Zwerchfelles links oder rechts gelegen und kann apfelgroß werden. Es ist nicht mit einem prolabierten Magenanteil bei einer Hiatushernie zu verwechseln. Davor schützt der unmittelbare Nachweis der Kontrastmittelfüllung des Divertikels vom Ösophagus über eine oft stielartige Verbindung und das Fehlen von Magenschleimhautzeichnung im Divertikel. Mit Speiseresten gefüllte größere epiphrenische Divertikel können besonders auf der seitlichen Thoraxaufnahme retrokardiale Rundschatten bedingen, die

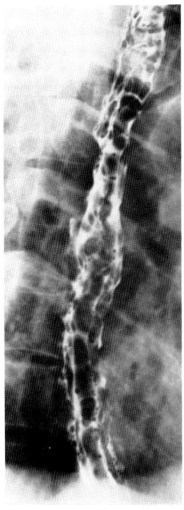

Abb. 378. Ösophagusvarizen

bei fehlender Kontrastmittelfüllung des Ösophagus zur Tumorfehldiagnose verleiten.

Varizen

Entscheidend ist die Röntgenuntersuchung für den Nachweis von *Ösophagusvarizen* (Abb. 378). Anatomisch werden submuköse, peri- und paraösophageale Varizen unterschieden. Nur die submukösen, selten die periösophagealen Varizen werden im Ösophagogramm nachweisbar. Sie sind meist im unteren Drittel lokalisiert, können aber auch bis zum oberen Abschnitt ausgedehnt sein (z.B. bei portaler Hypertension durch eine Leberzirrhose). Isolierte Varizen im oberen Ösophagusdrittel sind immer suspekt auf eine Stenose

bzw. Thrombose der oberen Hohlvene. Ihr Nachweis erfordert eine Reliefdarstellung des Ösophagus, da sie bei Prallfüllung verdeckt werden. Man läßt also im Liegen, weil hier die Varizen stärker mit Blut gefüllt sind, einen Schluck Kontrastmittelbrei trinken. Erst nachdem der Brei die Kardia passiert hat und ein Beschlagbild resultiert, werden Aufnahmen in den schrägen Positionen und in Exspiration angefertigt. Auch muß man berücksichtigen, daß die Varizen durch den Schluckakt bzw. durch die Peristaltik kollabieren können. Varizen äußern sich durch konstante bogige, teils rundliche Aussparungen im Relief. In schweren Fällen erkennt man über weite Strecken des Ösophagus perlschnurartige Wulstungen und Aussparungen an Stelle der normalen zarten Längsfalten. In Frühfällen sind die Varizen meist auf den kardianahen Ösophagusbereich begrenzt, der auf der Aufnahme immer dargestellt sein muß. Die große Ausdehnung der Schleimhautveränderungen schützt vor der Verwechslung mit einem Ösophaguskarzinom. Zudem führen Varizen nicht zu einer Stenose. Nicht selten sind Ösophagusvarizen mit Hiatushernien kombiniert.

Grundsätzlich soll bei jeder unklaren intestinalen Blutung nach Ösophagusvarizen gefahndet werden. Sie sind fast immer Folge einer intra- oder extrahepatischen Behinderung der Pfortaderdurchströmung (meist Leberzirrhose).

Lageänderungen des Ösophagus sind immer durch Veränderungen der Umgebung verursacht, die durch die Thoraxaufnahme sichtbar werden. Sie können z.B. durch Neubildungen im Mediastinum (Abb. 373) oder Veränderungen der Aorta (s. Abb. 333) oder Vergrößerung des linken Vorhofes (Abb. 312c u. 313) bedingt sein.

Fremdkörper (Abb. 379, 380) findet man meist in der Pars cervicalis et thoracica (oesophagi), aber weniger häufig im Hypopharynx. Für größere Fremdkörper sind die physiologischen Engen Prädilektionsstellen, wogegen spitze Fremdkörper überall haften können (Perforationsgefahr). Neben dem Nachweis des Fremdkörpers ist vor allem beim Erwachsenen nach seiner Entfernung (grobe Nahrungsbrocken) eine organische Stenose durch Kontrollaufnahmen auszuschließen.

Die *postoperative* Röntgenuntersuchung des Ösophagus erstreckt sich auf die Beurteilung von Anastomosen nach Resektionen, Stenosen an der Anastomose, Nahtdehiszenzen, Störungen der Denervation nach Durchtrennung der Nn. vagi und der Ösophagusplastiken. Postoperative Stenosen sind in den ersten Wochen ödematös, später durch Narbenstrikturen bedingt. Letztere sind abzugrenzen von Tumorrezidivstenosen (Füllungsdefekte).

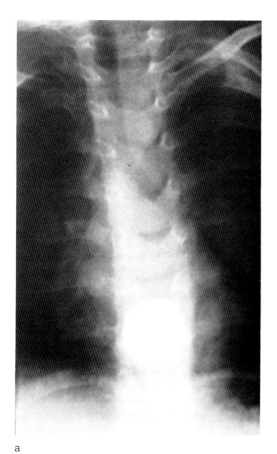 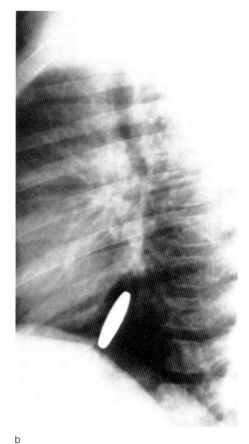

a b

Abb. 379. 2jähriges Kind, das vor 1 Tag eine Münze verschluckt hat und seitdem die Nahrung verweigert. Die Münze liegt in Höhe der unteren Ösophagusenge vor der Kardia. Thoraxaufnahme in 2 Ebenen. a) d.-v.-, b) Seitenaufnahme

Magen-Darm-Trakt

Für die klinische Diagnostik der Magen- und Darmerkrankungen ist die Röntgenuntersuchung unerläßlich.

Vorbereitungen des Patienten sind für die Magen-Darm-Untersuchung nicht notwendig. Die einzige Voraussetzung ist, daß der Patient *nüchtern* ist. Als *Kontrastmittel* werden wäßrige, nicht sedimentierende, ungiftige Bariumsulfatpräparate verwandt. Die Kontrastmittelmischung soll Zimmertemperatur haben und frei von Geschmackskorrigenzien sein.

Die Röntgenuntersuchung des Magens und Darmes verlangt Durchleuchtung und Aufnahmen. Durchleuchtungen ohne Aufnahmen sind unzureichend und Ursache vieler Fehldiagnosen. Technische Voraussetzungen sind leistungsfähige Apparaturen und ein umlegbarer Untersuchungstisch mit Zielgerät. Man kann darüber streiten, ob Aufnahmen mit leistungsfähiger Apparatur am Zielgerät, die kurze Expositionszeiten erlauben, oder Aufnahmen auf dem Bucky-Tisch wertvoller sind. In jedem Falle ist die Güte der Aufnahme für die Diagnostik entscheidend. Schlechte Aufnahmen sind wertloser als keine. Vorweg muß gesagt werden, daß die Röntgenuntersuchung des Magen-Darm-Traktes viel Erfahrung verlangt und keinesfalls nach wenigen Monaten beherrscht wird. Die Ausbildung des Untersuchers ist daher ebenso wichtig wie die Qualität der Aufnahme. Eine weitere Voraussetzung für eine erfolgreiche Röntgenuntersuchung ist eine exakte Fragestellung, d.h. eine gründliche Anamnese. Da man sich durch das Kontrastmittel für Tage den Weg für Röntgenuntersuchungen der Gallenblase oder der Nieren versperrt, ist es gerade bei uncharakteristischen Beschwerden im Abdomen erforderlich, sich über den Untersuchungs-

328　Röntgendiagnostik der inneren Organe

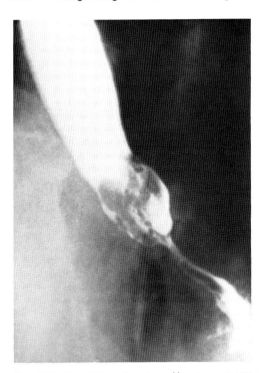

Abb. 380. Fremdkörper im unteren Ösophagus in Höhe der Kardia. Fleischstück, kein Tumor. Ösophagoskopische Extraktion des Fleischstückes

Röntgenanatomie des Magens

Der Magen kann in drei Abschnitte (Abb. 381) geteilt werden: 1. Fundus oder Fornix (kardianaher Bereich), 2. Korpus (Mittelstück), 3. Antrum (Pars pylorica). Die Incisura angularis ist die Grenze zwischen Korpus und Antrum. Im Antrum kann an der großen Kurvatur der Sulcus intermedius gelegentlich als physiologische Inzisur vorkommen. Die mediale Kontur wird als kleine Kurvatur, die laterale als große Kurvatur bezeichnet. Beide ziehen zum Pylorus hin, der den Magen distal am Antrum schließt.

Untersuchungsgang

Jede Röntgenuntersuchung des Magens beginnt mit einer orientierenden Thoraxdurchleuchtung, bei der vor allem Stand und Beweglichkeit der Zwerchfelle zu beachten sind. Daran schließt sich eine kurze Leerdurchleuchtung des Abdomens im Stehen an. Dabei ist auf folgende Punkte zu achten: Größe und Form der Magenblase, abnorme Luftfüllung im Darmbereich, geblähte Dünndarmgang vorher klar zu werden. Bewährt hat sich bei allen uncharakteristischen Oberbauchbeschwerden, vor der Magenuntersuchung am gleichen Tage eine orale oder intravenöse Kontrastmitteldarstellung der Gallenblase (Abb. 486) durchzuführen. Sie stört die Magenuntersuchung nicht, klärt oft die Beschwerden und verkürzt dem Kranken die Untersuchung.

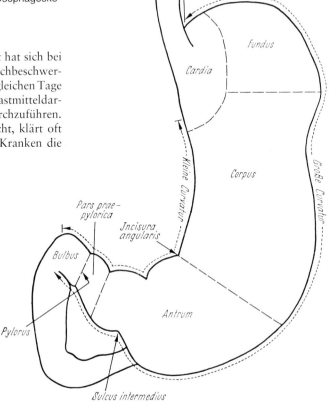

Abb. 381. Anatomie des Magens und Duodenums

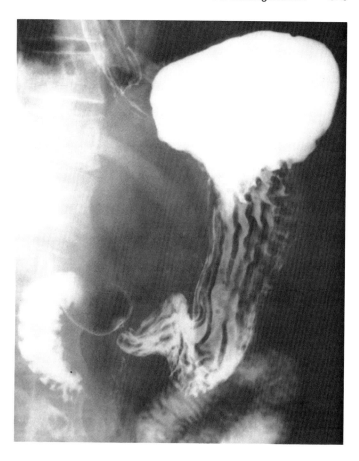

Abb. 382.

a) Reliefaufnahme. Normales Faltenrelief des Magens; Rückenlage

schlingen, Spiegelbildungen im Dünn- und Dickdarm, Gassicheln unterhalb der Zwerchfelle, Verkalkungen im Abdomen (Gallen-Nieren-Steine, verkalkte Mesenteriallymphknoten, Zysten und Gefäße). Wird bei der Leeruntersuchung ein hochstehender Flüssigkeitsspiegel im Magen sichtbar, so deutet dies auf vermehrtes Magensekret, welches vor der Kontrastuntersuchung zweckmäßigerweise durch eine Sonde zu entleeren ist. Abweichungen von der normalen rundlichen Form der Magenblase sind besonders zu beachten. Eine fehlende Magenblase deutet, wenn der Patient nicht kurz vorher durch Aufstoßen die Luft entleert hat, auf einen Prozeß im Kardiabereich (z.B. Tumor) hin. Eine oft normalerweise durch das Herz oder die Milz bedingte Impression der Magenblase ist nicht pathologisch. Zu achten ist auf den schmalen Spalt zwischen der oberen Begrenzung der Magenblase (Fundus) und dem Zwerchfell. Seine Verbreiterung kann durch krankhafte Prozesse bedingt sein.

Danach beginnt die eigentliche *Kontrastmitteluntersuchung* des Magens. In rechter vorderer Schrägstellung läßt man einen Schluck Bariumbrei trinken und beobachtet die Passage des Ösophagus (Abb. 358, 359). Finden sich im Ösophagus keine Auffälligkeiten, wird die Kardia betrachtet. Normalerweise passiert der Kontrastbrei in Exspiration in einem Strom die Kardia, während in Inspiration durch die Zwerchfellkontraktion und Einengung des Hiatus ein kurzer Stopp eintritt.

Für die weitere Untersuchung sind drei Methoden anzuwenden: 1. die *Reliefdarstellung*, 2. die *Prallfüllung* des Magens, 3. die *Doppelkontrastdarstellung*. Der Aussagewert dieser drei Methoden ist unterschiedlich. Sie sind daher alternativ oder im Zweifelsfalle alle nacheinander durchzuführen.

Die *Reliefdarstellung* (Abb. 382, 384) nach ein oder zwei Schluck Kontrastmittelbrei dient der Schleimhautbeurteilung. Durch Palpation und Lagewechsel des Patienten ist das ganze Relief des Magens darstellbar. Daher ist die Untersuchung im Liegen sehr wichtig; eine Magenuntersuchung nur im Stehen ist unzureichend. In Rechtslage des Patienten läuft der Kontrastmittelbrei ins Antrum, in Linkslage in den Fundus, während sich

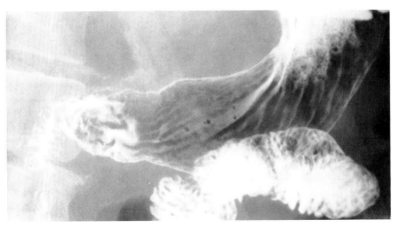

Abb. 382.
b) Doppelkontrastaufnahme. Normales Faltenrelief im Korpus und Antrum. Falten hier teilweise verstrichen. Rückenlage

die Luft im Magen umgekehrt verhält; in Linkslage steigt die Luft in das Antrum. Durch den Lagewechsel, der durch Bauchlage zu vervollständigen ist, läßt sich fast immer ein Beschlagbild des Reliefs aller Magenabschnitte erzielen. Dies ist in der Stellung, in der die Verhältnisse am übersichtlichsten sind, durch Aufnahmen zu fixieren. Beim Studium des Faltenreliefs ist auf folgendes zu achten: Verlauf der Falten, Breite, Beweglichkeit, Form- und Breitenänderung der Falten bei der Peristaltik, Rigidität, Abbrüche, Defekte, Nischen bzw. Kontrastmitteldepots.

Der Kontrastmittelbrei sammelt sich in den Faltentälern an, und die Faltenberge erscheinen als Aussparungen zwischen den Kontrastmittelstreifen. Normalerweise sind Faltentäler und -berge etwa strohhalmbreit (Faltenbreite 4 bis 5 mm) und ziehen vom oberen Magenpol bis zum Pylorus. Ihre Form ist nicht einheitlich und zudem einer Autoplastik unterworfen. Sie verlaufen an der kleinen Kurvatur als parallele, glatte Längsfalten. Im Antrum sind sie parallel, aber oft auch horizontal angeordnet. An der großen Kurvatur verlaufen die Falten schräg oder quer, d.h., sie sind hier nicht parallel der Filmebene, sondern oft senkrecht dazu gestellt, so daß man geradezu in sie hineinsieht. Dadurch entstehen Kerbungen oder Zähnelungen der großen Kurvatur, die nicht pathologisch sind. Im Fundusbereich ist der Faltenverlauf nicht einheitlich. Außer dem Faltenrelief sind noch die *Areae gastricae* (Magenfeinrelief) nachzuweisen. Sie sind normalerweise in der Pars pylorica erkennbar. Ihr Durchmesser beträgt präpylorisch 1,5 – 2,5 mm und im übrigen Antrum bis zu 3 mm. Unvollständige Füllung einzelner Abschnitte kann ohne pathologische Prozesse vorkommen, man muß dann durch Palpation versuchen, diese Abschnitte zu füllen. Werden Kontrastmitteldepots gesehen, so muß durch Palpation entschieden werden, ob sie konstant sind und damit einem realen Defekt (Ulkus) in der Schleimhaut entsprechen (Abb. 393a). Bariumklumpen sind häufig Ursache von Kontrastmitteldepots und führen zur „falschen" Ulkusdiagnose. Da sie im Gegensatz zum echten Ulkusdepot verschieblich sind, ist die Palpation hier sehr wichtig. Zu beachten ist, daß die Falten durch stärkeren Druck verschwinden können, was bei Zielaufnahmen mit Kompression nicht als Defekt gedeutet werden darf. Zielaufnahmen zur Darstellung umschriebener Faltenbezirke müssen daher mit „dosierter Kompression" so ausgeführt werden, daß die Faltentäler kontrastmittelgefüllt bleiben. Des weiteren ist auf peristaltische Form- und Kaliberänderungen der Falten zu achten. Bei Ablauf einer Peristaltikwelle verschmälern sich normalerweise die Falten. Bei aller Vielgestaltigkeit des Verlaufs der Falten und ihrer Motilität sind konstante Defekte mit Faltenabbrüchen und konstante Kontrastdepots als pathologische Zeichen zu werten (s. S. 349 u. S. 345). Die röntgenologischen Zeichen der Gastritis und ihre Problematik sind auf S. 343 besprochen.

An das Reliefstudium schließt sich die Untersuchung des *vollgefüllten Magens* an (Abb. 383). Man läßt dazu schluckweise unter Durchleuchtungskontrolle eine Tasse Kontrastmittelbrei trinken. Durch die pralle Füllung werden die Magenwände auseinandergedrängt, und der Magen stellt sich in ganzer Ausdehnung, Form und Lage dar. Man sieht im Röntgenbild einen Ausguß des Magens (Abb. 383a u. b). Die Untersuchung wird im Stehen begonnen und im Liegen in Rücken- und Bauchlage fortgesetzt (Abb. 384, 385).

Die Kontrastmitteluntersuchung kann durch eine Gasaufblähung ergänzt werden. Das Prinzip der *Doppelkontrastmethode* besteht in der Entfaltung

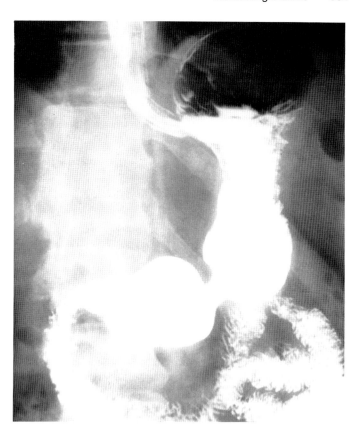

Abb. 383. Normotoner Magen.
a) d.-v. Bild.

der Magenschleimhaut durch eine Gasinsufflation in den Magen und eine gleichzeitige Benetzung der Schleimhautoberfläche mit einer dünnen, ausreichend verteilten strahlenabsorbierenden Kontrastmittelschicht sowie der systematischen Durchleuchtung und Darstellung aller Schleimhautbezirke durch eine spezielle Untersuchungstechnik. Im allgemeinen ist eine vollständige Ausweitung aller Magenabschnitte nur durch eine artifizielle Gasinsufflation über eine Magensonde möglich. Für die tägliche Routineuntersuchung sind gasbildende Granulate oder Pulver, wie etwa 1 g Natriumbikarbonat sowie eine entsprechende Menge von Zitronensäure, die mindestens 200 ml Kohlendioxyd im Magen freisetzen, geeignet. Die zusätzliche Anwendung eines Spasmolytikums (z. B. Buscopan intravenös) vor der Magenuntersuchung führt zu einer verzögerten Kontrastmittelentleerung und erleichtert durch eine Hemmung der Peristaltik die röntgenologische Untersuchung der Schleimhautoberfläche und der Konturen. Eine ausreichende Benetzung der Mageninnenwand mit einer Kontrastmittelschicht ist nur mit Kontrastmitteln von niedriger Viskosität bei hohem Bariumsulfatgehalt und einer zusätzlichen Stabilität der Bariumsulfat-Suspension beim Kontakt mit dem Magensaft zu erreichen. Durch entsprechende Umlagerung des Patienten lassen sich dann alle Magenabschnitte im Doppelkontrast darstellen. So wird in flacher Rückenlage die Magenhinterwand vom Antrum bis zum mittleren Korpusdrittel übersehbar. Bei Lagerung im ersten schrägen Durchmesser ist ebenfalls die präpylorische Region und meistens auch der Bulbus duodeni darzustellen. Im Stehen wird die Korpus-Fornix-Region übersehbar, wobei Magenfornix- und Kardiaregion in den schrägen Durchmessern zu untersuchen sind.

Systematik ist bei der gewöhnlichen Untersuchung gerade für den Anfänger wichtig. Folgende Punkte sind nacheinander zu beachten: 1. Magenform, 2. Weite und Form der Magenblase, 3. Lage des Magens, 4. Magenkonturen, 5. Beweglichkeit, 6. Peristaltik, 7. Entleerung, 8. Duodenum, 9. Dünndarm, 10. Druckpunkte.

Drei *Formtypen* sind zu unterscheiden: der normotone (Abb. 383), der hypertone (Abb. 386) und der hypotone (Abb. 387) Magen. Der häufigste, der normotone Magen zeigt eine Angelhakenform und

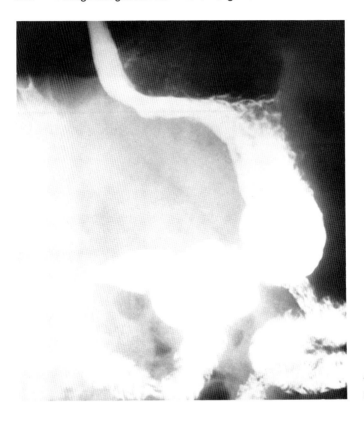

Abb. 383.
b) Rechtes Schrägbild im Stehen.

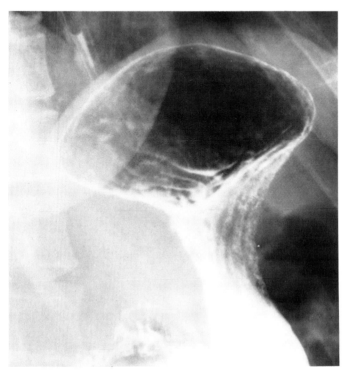

c) Doppelkontrastaufnahme. Normaler Magenfundus. Aufnahme im Stehen in rechter Schrägstellung

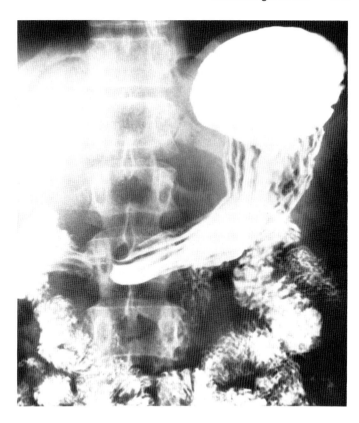

Abb. 384.
a) Normaler Magen in Rückenlage; normaler Duodenalverlauf.

steht bei Prallfüllung mit seinem unteren Pol deutlich oberhalb des Beckenkammes etwa in Höhe des 3.–4. Lendenwirbels. Der hypertone Magen ist mehr quergelagert, höher gelegen und wird der Form nach als Stierhornmagen bezeichnet. Er findet sich häufig bei muskulären Typen und geht oft mit einer Kaskadenbildung an der Rückwand des Fundus einher, die nur im rechten Schräg- oder Seitenbild ganz übersehbar wird (Abb. 388). Der hypotone Langmagen, der ebenfalls Angelhakenform zeigt, reicht bei der Prallfüllung mit seinem unteren Pol bis unterhalb des Beckenkammes (Abb. 387). Er wird häufig bei schlankwüchsigen Asthenikern gesehen.
Abweichungen von der normalen rundlichen *Magenblase* und weichteilbedingte Vorwölbungen in der Magenblase sind durch Aufnahmen zu fixieren. Dabei darf aber nicht der in der Magenblase oft sichtbare untere Herzrand als pathologischer Befund angesehen werden.
Nach der Form ist die *Weite* des Magens zu betrachten. Ein ektatischer Magen (Abb. 423) deutet entweder auf eine Atonie oder eine Passagebehinderung am Ausgang hin (Magenausgangsstenose). Diese Mägen sind meist vermehrt mit Nüchternsekret

gefüllt, in das der Kontrastmittelbrei hineintropft. Im Stehen kommen zwei Spiegel zur Darstellung, der obere durch Nüchternsekret und der untere durch den spezifisch schwereren Kontrastmittelbrei (Abb. 423). Verschmälerungen des Magenlumens kommen bei bestimmten Tumorformen vor (Abb. 421). Dabei ist darauf zu achten, ob sich der Magen im ganzen oder nur in umschriebenen Bezirken nicht entfaltet, was in jedem Falle durch Palpation und Lagewechsel auf Konstanz zu prüfen ist. Umschriebene Eindellungen können durch Prozesse außerhalb des Magens bedingt sein (z. B. linke Kolonflexur, große Milz, Pankreasvergrößerungen, s. Abb. 501, 502). Sie sind durch Palpation von echten Einengungen des Magens abzugrenzen. Diese sind in spastische Einziehungen und organische durch infiltrative Prozesse der Magenwand zu unterteilen. Spastische Einziehungen an der großen Kurvatur weisen oft auf ein Ulkus in der gleichen Höhe an der kleinen Kurvatur hin. Der Spasmus kann so hochgradig sein, daß der Magen einer Sanduhr ähnelt (Sanduhrmagen). Neoplastisch bedingte Verengerungen sind oft durch gleichzeitige Konturunregelmäßigkeiten und Defekte abzugrenzen.
Normalerweise ist der Magen im d.-v. Bild mit

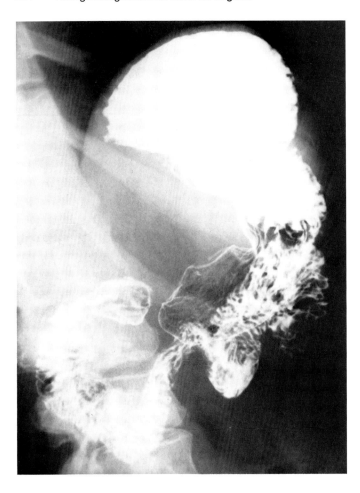

Abb. 384.
b) Normaler Magen in rechter schräger Rückenlage. Prallfüllung des Fundus. Doppelkontrastdarstellung von Antrum und Bulbus duodeni. Normaler Duodenalverlauf

seinem größten Anteil links der Wirbelsäule gelegen. Der Pylorus projiziert sich mit Teilen des Antrums auf die Wirbelsäule, und der Bulbus duodeni liegt direkt rechts der Wirbelsäule (Abb. 389 a). Ein umgekehrtes Verhalten beweist einen Situs inversus abdominalis, bei dem der Ösophagus durch das rechte Zwerchfell tritt. Grobe Abweichungen von der normalen *Lage* deuten mit Ausnahme der erwähnten Formtypen immer auf raumfordernde Prozesse im Abdomen oder Retroperitoneum hin. Der raumfordernde Prozeß verlagert den Magen in entgegengesetzter Richtung. Zur genauen Lokalisation sind Durchleuchtung und Aufnahmen im dorsoventralen und seitlichen Strahlengang erforderlich. Verdrängungen des Magens nach vorn, z.B. durch Pankreastumoren und Zysten (Abb. 501), werden besonders bei Aufnahmen in Rückenlage mit dextrosinistralem Strahlengang übersichtlich. Andere Lageänderungen sind durch Drehung des Magens oder einzelner Abschnitte bedingt, wie beim vollständigen oder unvollständigen Magenvolvulus.

Das Studium der *Magenkonturen* ist für die Diagnose krankhafter Zustände, insbesondere eines Ulkus oder Karzinoms, von überragender Bedeutung. Man muß wissen, daß man nur die Teile der Magenkontur übersehen kann, die von den Röntgenstrahlen „tangential" getroffen werden, also im „Profil" sichtbar sind. Es ist somit unbedingt erforderlich, die Magenkonturen unter rotierender Durchleuchtung im Stehen und Liegen systematisch abzusuchen. Dabei ist für die Beurteilung der Hinterwand der kleinen Kurvatur die rechte vordere Schrägstellung am vorteilhaftesten (Abb. 383b). Unterläßt man diese rotierende Untersuchung und fertigt nur Aufnahmen im d.-v. Strahlengang an, so darf man sich nicht wundern, daß selbst ausgedehnte Veränderungen an der Magenhinterwand übersehen werden (vgl. hierzu Abb. 398 a u. b). Der richtige Gebrauch der *Blende*

Verdauungstraktus 335

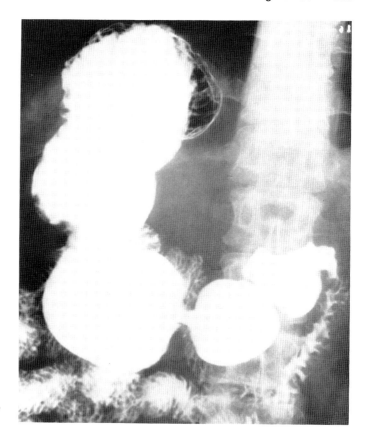

Abb. 385.
a) Normaler Magen in Bauchlage, v.-d. Bild.

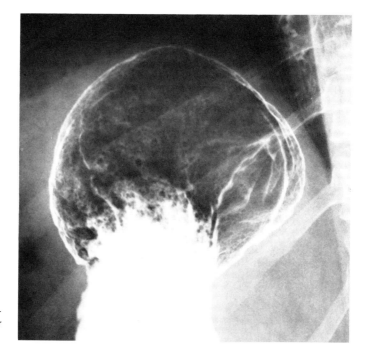

b) Doppelkontrastaufnahme. Normaler Magenfundus in rechter schräger Bauchlage, v.-d. Bild

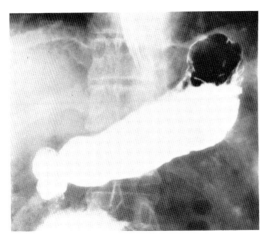

Abb. 386. Hypertoner Magen. Bulbus duodeni teilweise vom Antrum überlagert

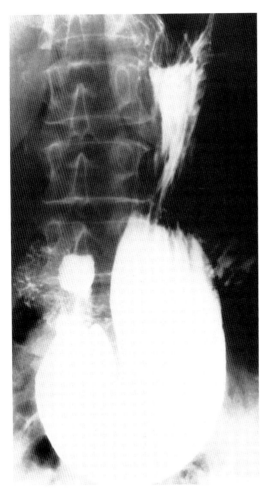

Abb. 387. Hypotoner Magen. Ptose. Der untere Magenpol reicht bis in das kleine Becken

ist für das Studium der Magenkonturen, wie allgemein bei der Magendurchleuchtung, sehr wichtig. Nach einem kurzen Überblick mit weitgeöffneter Blende soll der weitere Untersuchungsgang nur mit *eingeblendetem Strahlenfeld* erfolgen. Dies vermindert die primäre Strahlenbelastung des Patienten und die Streustrahlung, was dem Strahlenschutz von Patient und Untersucher gleichsam dient, und erhöht die Schärfe des Leuchtschirm- und Fernsehbildes und damit die Erkennbarkeit von Einzelheiten.

Die wichtigste Veränderung der Magenkontur sind die Nische (positiver Defekt) und die Aussparung (negativer Defekt). Die *Nische* äußert sich an einer umschriebenen Vorwölbung der Magenkontur (Abb. 395–398). Ihr entspricht ein Weniger an Substanz der Magenwand und ein Mehr an Kontrastmittel (positiver Defekt). Sie ist typisch für das Magenulkus. Eine *Aussparung* im Kontrastmittelbrei wird durch ein Mehr an Gewebe im Bereich der Magenwand oder im Magenlumen bedingt, was im Kontrastmittelschatten zu einem negativen Defekt führt (Abb. 413, 414, 415b). Der negative Defekt ist typisch für die Neubildung des Magens und kommt bei glatten Konturen auch beim Spasmus vor. Hat sich eine Neubildung, z.B. Karzinom oder Polyp, nur von der Magenwand nach innen ausgedehnt, kann die äußere Kontur unauffällig sein. Da bei der Prallfüllung der Kontrastmittelbrei im Lumen gelegene Neubildungen überdecken kann, ist zu ihrem Nachweis neben dem Reliefstudium die Untersuchung mit dosierter Kompression erforderlich. Erst dann kommen diese negativen Defekte regelmäßig als Aussparungen zur Darstellung (Abb. 416). Oft äußern sich Neubildungen an der kleinen Kurvatur nur als kleine, nach innen gerichtete Stufen (Abb. 410, 411) bei sonst unauffälliger Kontur. Zu beachten sind als Fehlermöglichkeit Aussparungen (negative Defekte) im Schleimhautrelief oder sogar bei der Prallfüllung durch Speisereste, wenn der Patient nicht nüchtern zur Untersuchung kommt. Diese Füllungsdefekte sind von pathologischen Defekten durch ihre Verschieblichkeit bei Palpation oder bei Lagewechsel zu unterscheiden. Zudem ist der Magen bei Aussparungen durch Speisereste nicht deformiert. Die Situation wird durch die Frage nach dem Zeitpunkt der letzten Mahlzeit sofort geklärt. Finden sich 12 Stunden nach der letzten Mahlzeit noch Defekte durch Speisereste, so sind sie ein eindeutiges Zeichen einer Entleerungsverzögerung, meistens Folge einer Pylorusstenose. In Zweifelsfällen, vor allem bei Verdacht auf Artefakte, sind kurzfristige Kontrollen angezeigt.

Die *Beweglichkeit* des Magens ist normalerweise

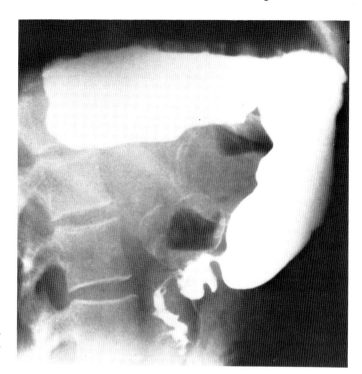

Abb. 388. Kaskadenmagen in rechter Seitenstellung. Verkalkte retrogastrale Zysten

groß. Sie kann durch Palpation untersucht werden, indem z.B. die große Kurvatur bei stehendem Patienten hochgeschoben wird. Bei Lagewechsel vom Stehen zum Liegen in Rückenlage zeigt der normale Magen einen großen Bewegungsbereich, indem er sich im Liegen nach oben verschiebt. Postoperative Verwachsungen können die Beweglichkeit beeinträchtigen. Wichtig ist, auch die *Biegbarkeit* der Magenkontur zu prüfen. Normalerweise sind die Konturen im Korpus- und Antrumbereich eindrückbar, wogegen eine pathologisch infiltrierte Magenwand starr ist. Auch schnellt eine infiltrierte Magenwand nicht zurück, wenn der Druck aufhört. Da der Magenfundus der Palpation nicht zugänglich ist, prüft man seine Biegsamkeit in Rückenlage durch Beobachtung von Formänderungen in tiefer In- und Exspiration, die bei pathologischen Wandinfiltrationen oft aufgehoben sind.

Die *Peristaltik* gibt weitere Hinweise über eine eventuelle Starre der Magenwand. Normalerweise erkennt man die Peristaltik an beiden Kurvaturen als rhythmische Wellen, die als tiefe Einschnürungen über den Magen laufen (Abb. 383) und den Mageninhalt zum Pylorus befördern. Sie beginnen im Stehen als flache Wellen oberhalb des Angulus, während sie in Bauchlage höher im Korpusbereich einsetzen und zum Pylorus hin tiefer und kräftiger werden. Der Pylorus öffnet sich nicht immer mit der ersten Peristaltikwelle; eine leichte Öffnungsverzögerung ist noch nicht krankhaft. Normalerweise sind nicht mehr als drei peristaltische Wellen gleichzeitig sichtbar. Treten mehr auf, spricht man von Hyperperistaltik. Die Einschnürungen können so tief werden, daß die zwischenliegenden Magenabschnitte nur durch eine schmale Schleimhautbrücke verbunden sind. Bei entzündlichen Stenosen im Pylorusbereich erschöpft sich die Peristaltik oft, und gelegentlich treten entgegengesetzt gerichtete Wellen auf (Retroperistaltik), die sich im oberen Korpus verlieren. Wenn eine Magenwand starr ist, läuft die Peristaltik in diesem Bereich nicht durch. Ist nur ein Wandabschnitt von dem Prozeß betroffen, läuft die Peristaltik an der gegenüberliegenden Wand normal ab, während sie an der infiltrierten Wand erst wieder distal der Starre auftritt. Wenn die Wandstarre nur auf einen kleinen Bezirk beschränkt ist, wird es schwer, das Fehlen der Peristaltik nachzuweisen. Dagegen ist die gestörte Peristaltik bei ausgedehnten Wandstarren immer sicher zu erkennen. Fehlende Peristaltik bedeutet bei einer Infiltration der Magenwand nicht unbedingt eine Malignität, da auch benigne Prozesse zu einer Peristaltikstörung führen. Das Fehlen der Peristaltik über weite Abschnitte und an beiden Kurvaturen weist aber in der Regel auf einen malig-

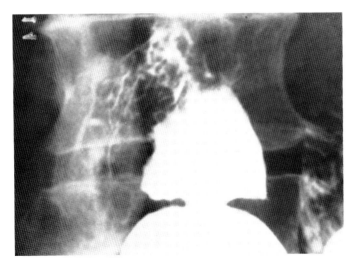

Abb. 389. Normaler Bulbus duodeni. Zielaufnahmen.
a) Prallfüllung, d.-v. Strahlengang.

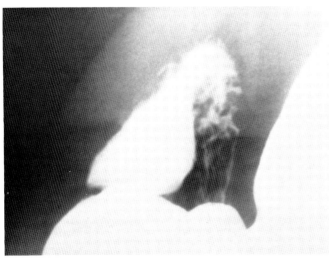

b) Prallfüllung, linkes Schrägbild.

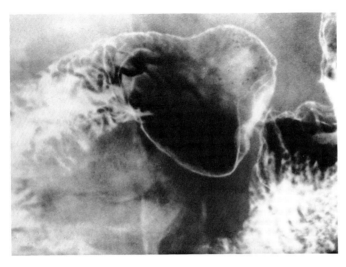

c) Doppelkontrastaufnahme

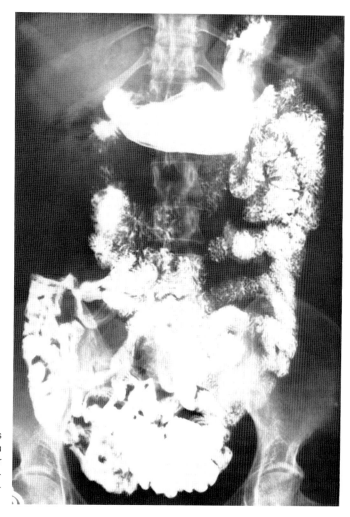

Abb. 390. Kontrastmittelfüllung des gesamten Dünndarmes. Links oben Jejunum mit Kerckring-Falten, in der Mitte und rechts unten Ileum mit Längsfältelung. Kontrastmittelspitze im Zökum

nen Prozeß hin. Ist eine Atonie Ursache einer Peristaltikhemmung, so kann eine Tonussteigerung durch Pharmaka *(Pharmakoradiographie;* z.B. Paspertin, eine Ampulle intravenös) erzielt werden. Unmittelbar nach intravenöser Injektion werden dann bei einer Atonie an dem vorher atonischen Magen, besonders im Antrum, oft tiefe peristaltische Wellen sichtbar.

Die *Entleerung* des Magens erfolgt rhythmisch mit der Peristaltik. Normalerweise tritt nach Ablauf einiger Peristaltikwellen der Kontrastmittelbrei in den Bulbus duodeni. Eine initiale Entleerungsverzögerung, die noch nicht pathologisch sein muß und durch funktionelle Momente bedingt sein kann, läßt sich durch Rechtsseitenlage überwinden, weil hier der Mageninhalt auf den Pylorus drückt und ihn so mechanisch öffnet. Bei normalem Magentonus und regelrechter Pylorusfunktion ist der Magen nach 1–2 Stunden von Kontrastmittelbrei entleert. Wesentliche Kontrastmittelmengen nach dieser Zeit im Magen deuten auf eine Entleerungsverzögerung hin, die im einzelnen abgeklärt werden muß (Magenatonie, organische Stenosen im Antrum oder Pylorusbereich).

Der *Bulbus* ist der Anfangsteil des *Duodenums.* Bei praller Füllung stellt er sich als Kegel oder Dreieckform mit glatten Rändern dar (Abb. 389). Er verläuft von links unten etwas nach rechts oben. Beim hypertonen Stierhornmagen ist der Bulbus meist nach hinten abgedreht und wird im d.-v. Bild oft vom Antrum des Magens überdeckt (Abb. 386), in rechter Schrägstellung ist er auch hier gut sichtbar. Dem Anfänger macht es häufiger Schwierigkeiten, den Bulbus duodeni von dem durch eine peristaltische Welle eingeschnürten präpylorischen Antrumbereich abzugrenzen. Die Unterscheidung

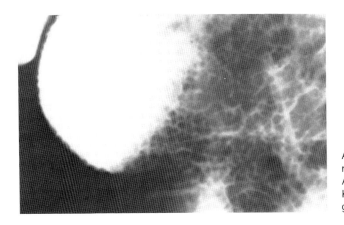

Abb. 391. Magenfeinreliefaufnahme. Unregelmäßig vergröbertes Feinrelief im Antrum mit feiner Zähnelung der großen Kurvatur präpylorisch. Histologisch ausgeprägte Gastritis

ist durch folgende Punkte möglich: der Kontrastmittelbrei fließt aus dem Bulbus nach *unten* in das Duodenum, während er im Antrum entweder horizontal oder nach oben zum Pylorus verläuft und nicht sturzartig überfließt. An der Bulbusspitze beginnen Kerckring-Falten, die sich von den Längsfalten der Magenschleimhaut gut unterscheiden (Abb. 389 a u. b). Die konstante Einschnürung des Pylorus ist ein weiterer Orientierungspunkt, peristaltische Einschnürungen im Antrum ändern dagegen dauernd ihre Lokalisation. Bei Beachtung dieser Zeichen sollte es nicht vorkommen, daß man ein peristaltisch eingeschnürtes Antrum auf Zielaufnahmen als Bulbus duodeni anspricht.

Wenn die Füllung des Bulbus nicht spontan erfolgt, kann man sie durch Palpation, bei der man den Kontrastmittelbrei mit der bleigeschützten Hand zum Pylorus schiebt, oder durch Rechtsseitenlagerung erzwingen. Gelingt die Füllung auch dann nicht, so setzt oder legt (Rechtsseitenlage) man den Patienten am besten für 5–10 Minuten in eine Kabine und führt danach die Untersuchung fort. Dieses Vorgehen ist schon aus Gründen der Strahlenbelastung angezeigt. Ein sich schnell kontrahierender und entleerender Bulbus kann durch eine manuelle Kompression des absteigenden Duodenums für Zielaufnahmen kontrastmittelgefüllt bleiben.

Zum Studium des Bulbus duodeni sind wiederum Relief- und Prallfüllungsaufnahmen in verschiedenen Positionen notwendig. Eine vollständige Füllung des Bulbus ist wichtig, damit inkomplette Füllungen nicht irrtümlich als Deformierungen angesehen werden. Häufig wird im Stehen im Bulbus ein Spiegel mit Luftblase sichtbar, wodurch der lufthaltige Abschnitt unbeurteilbar wird. Dies läßt sich durch Bauchlage ändern, in der die Luft verdrängt wird. Danach kann man im Stehen weiter untersuchen, nachdem durch vorhergehende Rückenlagerung infolge Hochsteigens der Luft aus dem Magenfornix ins Antrum diese ins Duodenum entwichen ist. Die beste diagnostische Ausbeute liefern im Bereich des Bulbus Zielaufnahmen mit stark eingeblendetem Feld und dosierter Kompression durch einen Tubus oder Doppelkontrastaufnahmen (Abb. 389 c) im ersten schrägen Durchmesser. Bei der gleichmäßigen Kompression wird so viel Brei ausgedrückt, daß die Faltentäler im Bulbus noch kontrastmittelgefüllt sind (Abb. 389 c). Normalerweise ziehen 5–8 parallele Falten von der Bulbusbasis konzentrisch zur Spitze. Beim Reliefstudium ist neben Breite, Struktur und Verlauf der Falten besonders auf abnorme und konstante Kontrastmitteldepots zu achten. Da diese bei praller Füllung (Abb. 389 a) durch den Kontrastmittelbrei verdeckt werden, ist die Reliefdarstellung für ihren Nachweis Voraussetzung. Bei der Prallfüllung sind neben der Form besonders die Konturen zu untersuchen. Neben Einziehungen (Spasmen, Schrumpfungen) ist nach Vorwölbungen (Nischen, positive Defekte) zu suchen. Diese liegen in der Regel an der Vorder- oder Hinterwand des Bulbus, die beide nur in linker Schrägstellung (Abb. 432 b, 434 b, 435) übersichtlich werden. Man muß in dieser Position Überlagerungen des Bulbus mit dem absteigenden Duodenum vermeiden. Nur wenn sich die Bulbushinterwand (Abb. 389 b) eindeutig frei vom absteigenden Duodenalschenkel absetzt, ist sie sicher zu beurteilen. In anderen Fällen werden allzuoft projektionsbedingte Falten des Duodenums als Nische an der Hinterwand des Bulbus angesprochen. Einwandfreie Projektionsverhältnisse sind aber in linker Schrägstellung nicht immer zu erzielen, namentlich beim hypertonen Magen. Hier muß man sich auf die anderen Positionen (d.-v., rechte Schrägstellung) beschränken, wobei die Schleimhautaufnahmen entscheidend sind. Vom Bulbus fließt der Kontrastmittelbrei über eine

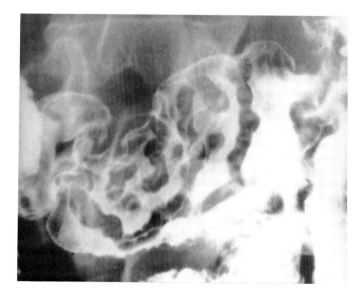

Abb. 392.

a) Erosive Gastritis (histologisch bestätigt). Doppelkontrastaufnahme. Faltenwulstungen im Antrum mit rundlichen Aussparungen und kleinen Kontrastmitteldepots im Bereich der Erosionen.

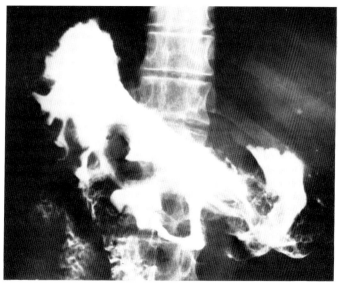

b) Ménétrier-Syndrom. Exsudative Gastroenteropathie (operativ und histologisch bestätigt). Ausgeprägte polypöse Faltenwulstungen. Bauchlage.

horizontale kurze Strecke (Pars horizontalis superior) in die Pars descendens duodeni und dann nach links über die Pars ascendens und die Flexura duodenojejunalis in das Jejunum (Abb. 384, 390). Die Flexur ist bei normaler Topographie immer links vom Bulbus gelegen. Die Form des Duodenums entspricht gewöhnlich einem offenen C, in dessen offener Schlinge sich der Pankreaskopf lokalisiert. Lage und Verlaufsanomalien des Duodenums sind zu beachten. Sie sind manchmal klinisch belanglos oder weisen insbesondere bei Verdrängung oder Ausweitung der Duodenalschlinge (Abb. 499, 500) auf raumfordernde Prozesse (z. B. Pankreas) hin.

Die beste Übersicht über das Duodenum ist bei Untersuchungen im Liegen zu erzielen (Abb. 384, 385), wenn das Antrum das Duodenum nicht überlagert. Auf seitlichen Aufnahmen sind Verdrängungen des Duodenums nach vorn zu beurteilen. Die Schleimhaut des Duodenums zeigt jenseits der Bulbusspitze eine zarte Querfältelung wie im Jejunum. Zerstörungen des Reliefs und Konturdefekte weisen auf maligne Veränderungen hin (Abb. 441, 500), die oft mit Stenosen gepaart sind. Sie sind meist durch einwachsende Tumoren der Nachbarorgane (Pankreas, große Gallenwege oder Gallenblase) bedingt.

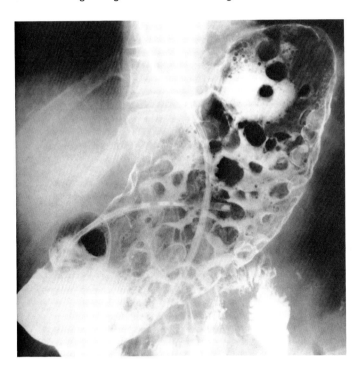

Abb. 392.
c) Polyposis des Magens. Doppelkontrastaufnahme über liegende Magensonde. Zahlreiche bis kirschgroße Polypen im gesamten Magen als Aussparungen abgrenzbar. (Histologisch: Adenomatöse Polypen)

Es ist ratsam, sich nach der Magen- und Duodenumuntersuchung über den *Dünndarm* zu orientieren. Die einfachste Methode ist die, 30 bis 60 Minuten nach der Prallfüllung des Magens Übersichtsaufnahmen vom Dünndarm anzufertigen. Bei bestimmten Kontrastmitteln ist nach 30–60 Minuten der Kontrastbrei schon bis zum Ileum vorgedrungen (Abb. 390). Dadurch wird die Untersuchungszeit wesentlich verkürzt. Eine andere Methode ist die fraktionierte Füllung, bei der der Patient alle 5–10 Minuten einen Schluck Kontrastmittelbrei trinkt und anschließend Durchleuchtungen und Aufnahmen durchgeführt werden. Auch kann man durch Nachtrinkenlassen von Eiswasser die Dünndarmpassage beschleunigen. In jedem Falle muß man nach kurzer Durchleuchtungskontrolle (Strahlenbelastung beachten) mehrere Aufnahmen von den gefüllten Dünndarmabschnitten machen. Da im unteren Ileum die Schlingen oft in Konglomeraten liegen, ist es zweckmäßig, sie durch Palpation und mechanisch durch Kopftief- oder Bauchlage auseinanderzudrängen. Bei der Suche nach Dünndarmtumoren ist Palpation mit Darstellung jeder einzelnen Schlinge erforderlich. Die Füllung des terminalen Ileums und des Zökums ist zeitlich individuell sehr unterschiedlich (nach 1–4 Stunden) und außerdem vom Kontrastmittel abhängig. Gerade für die perorale Darstellung des Ileozökalbereiches sind daher kurze Durchleuchtungen mit Orientierung über die Passage notwendig. Normalerweise ist im Dünndarm das Faltenrelief gut und gleichmäßig darstellbar. Das Jejunum zeichnet sich durch die gefiederten, feinen Kerckring-Querfalten aus (Abb. 390 u. 425), die von zirkulären Kontraktionen mit Längsfältelung unterbrochen sein können. Im Ileum nehmen die Falten an Zahl und Windungen ab und laufen im unteren Abschnitt mehr parallel zur Dünndarmachse (Abb. 390); Querfalten sind hier selten. Die unteren Ileumschlingen sind meist prall gefüllt, so daß das Relief hier nicht immer zur Darstellung kommt. Man unterscheidet am Dünndarmrelief drei Motilitätsphasen:
1. Ruherelief, 2. Transportrelief, 3. Arbeitsrelief. Diese Phasen sind oft sehr flüchtig und zudem noch vom Füllungsgrad, Tonus, Gas und Sekretgehalt abhängig. Die Mannigfaltigkeit der physiologischen Variation ist groß und erschwert ihre Beurteilung. Man muß demnach in der Wertung der Motilitätsphasen im Hinblick auf funktionelle Störungen sehr zurückhaltend sein. Es ist ratsam, im Bereich des Dünndarmes die Suche nach organischen Veränderungen in den Vordergrund der Untersuchung zu stellen. Stenosen, umschriebene und konstante Dilatationen, Reliefzerstörungen und -aussparungen sind die Zeichen organischer Prozesse. Sie sichtbar zu machen, verlangt oft eine subtile Untersuchung.

Erkrankungen des Magens

Es gilt im wesentlichen, durch die Röntgenuntersuchung 4 Krankheitsbilder zu erkennen und voneinander abzugrenzen: 1. Gastritis, 2. Ulkus, 3. Karzinom, 4. Hiatushernie (s. S. 250).

Gastritis

Durch vergleichende röntgenologische und bioptische Untersuchungen der Magenschleimhaut wurde die röntgenologische Diagnose *Gastritis* sehr in Frage gestellt und nur noch für bestimmte röntgenmorphologische Befunde reserviert. Klinisch sind akute und chronische Gastritis zu unterscheiden. Die Saugbiopsie hat gezeigt, daß von der chronischen Gastritis histologisch praktisch nur zwei Formen vorkommen: 1. Oberflächengastritis, 2. die atrophische Gastritis. Eine echte hypertrophische Gastritis ist sehr selten.
Bei einer akuten Gastritis ist eine Röntgenuntersuchung in der Regel nicht angezeigt. Auch läßt sich aufgrund unspezifischer funktioneller Röntgensymptome die Diagnose einer akuten Gastritis röntgenologisch nicht begründen.
Bei der *chronischen Gastritis* ist die Beurteilung der Magenfalten und des Magenfeinreliefs von Bedeutung. Faltenwulstungen und Kaliberschwankungen im Korpus sind nicht pathognomonisch für eine Gastritis, da sie nach bioptischen Befunden sowohl bei allen Stadien der chronischen Gastritis als auch bei normaler Schleimhaut vorkommen. Lokalisierte Faltenwulstungen im präpylorischen Bereich sind dagegen suspekt auf eine chronische Gastritis. Verminderung und Reduzierung von Zahl und Breite der Falten mit glatter Fornixbegrenzung und Fehlen einer Zähnelung der großen Kurvatur sprechen mit Einschränkung für eine chronisch-atrophische Gastritis, wenn auch bei diesen Befunden eine normale Schleimhaut gefunden werden kann. Signifikante Beziehungen zwischen Verschmälerung der Magenfalten und atrophischen Veränderungen bestehen nicht.
Unregelmäßig geformte und vergrößerte *Areae gastricae* (3–5 mm) bei der Feinreliefuntersuchung sprechen in der Pars pylorica (ventriculi) für eine chronisch-atrophische Gastritis (Abb. 391). Der Nachweis eines körnigen Feinreliefs mit Areae von 2–3 mm, die auf den Faltenkämmen sichtbar sind, macht eine Oberflächengastritis wahrscheinlich. Einengungen des präpylorischen Antrums mit Starre und geringen Unregelmäßigkeiten der Kontur werden bei Beteiligung tieferer Wandschichten durch die Entzündung gefunden und dann als Antrumgastritis, fibromuskuläre Atresie oder gutartige Pylorushypertrophie bezeichnet. Diese Befunde sind röntgenologisch nie sicher vom Karzinom abzugrenzen und daher durch eine Biopsie oder Probelaparotomie weiter abzuklären. *Erosionen* der Magenschleimhaut werden als runde bis ovale Füllungsdefekte mit kleinem, zentralem Kontrastmitteldepot bei dosierten Kompressionsaufnahmen nachgewiesen. (Abb. 392 a). Ihre Beziehungen zur chronischen Gastritis sind nicht völlig geklärt. Die *Gastropathia gigantea* (Polyadenomatose) (Abb. 392b) bedingt ausgedehnte und oft diffuse, grobe Faltenwulstungen mit polypösen Defekten. Histologisch besteht eine Vermehrung und Verlängerung der Drüsen mit teils zystischer Umwandlung der Drüsenendstücke; die Faltenwulstungen sind hierbei durch ein submuköses Ödem bedingt. Diese Befunde müssen röntgenologisch von der Polyposis (Abb. 392 c), Systemerkrankungen und Sarkomen des Magens sowie – wenn sie umschrieben sind – vom Karzinom abgegrenzt werden.
Bei der Problematik der röntgenologischen Gastritisdiagnostik liegt für die Abklärung unklarer Oberbauchbeschwerden ihre uneingeschränkte klinische Bedeutung darin, daß die Röntgenuntersuchung ein Ulkus, eine Hiatushernie oder ein Karzinom sicher oder weitgehend ausschließen kann. Abschließend sei vermerkt, daß die Mehrzahl der Gastritiden keine röntgenologisch faßbaren Veränderungen bedingt.

Ulcus ventriculi

Das röntgenologische Zeichen des Ulkus ist die Nische bzw. das Kontrastmitteldepot (positiver Defekt). Man sieht an der Stelle des Gewebsdefektes ein Mehr an Kontrast, weil das Kontrastmittel das Geschwür von innen ausfüllt. Zum Nachweis eines Ulkus dienen sowohl die Reliefuntersuchung als auch die Prallfüllung. Bei der *Reliefdarstellung* sind manchmal relativ flache Ulzera noch als Kontrastmitteldepots nachweisbar, die bei der Prallfüllung nur eine flache Vorwölbung der Wand verursachen und leicht übersehen werden. Die Konstanz des Kontrastmitteldepots während der Palpation ist Voraussetzung für die Ulkusdiagnose. Der Nachweis der Nische im En-face-Bild ist dann entscheidend, wenn sie im Profilbild nicht randständig gemacht werden kann. Tiefe Ulzera sind auch bei der Schleimhautdarstellung als randständige Nischen nachzuweisen. Charakteristisch ist besonders bei chronischen Geschwüren die strahlige Faltenkonvergenz. Die Schleimhautfalten ziehen radiär zur Nische hin (Abb. 394, 393 c) und zeigen keine Abbrüche. Dies ist ein wichtiges Zeichen, die Ulkusnische vom Tumorkrater zu unterscheiden.

344 Röntgendiagnostik der inneren Organe

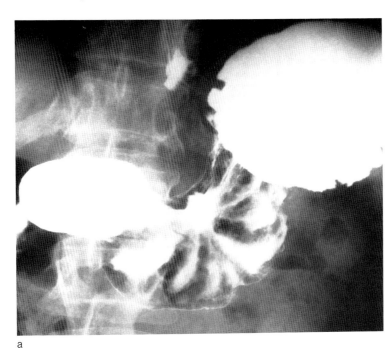

Abb. 393. Ulcus ventriculi an der kleinen Kurvatur im Antrum.

a) Reliefaufnahme in Rückenlage mit Kontrastmitteldepot und Faltenkonvergenz.
b) Prallfüllung: Nische an der kleinen Kurvatur.
c) 8 Wochen später nach konservativer Therapie. Kontrastmitteldepot nicht mehr nachweisbar. Faltenkonvergenz noch vorhanden. Ulkus abgeheilt

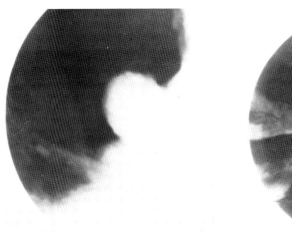

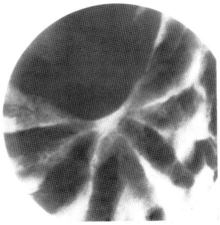

Bei der *Prallfüllung* kommt es darauf an, die Nische als Vorwölbung an der Magenwand darzustellen (Abb. 395, 396). Sie wird nur dann nachweisbar, wenn sie randständig ist und sich im Profil abbildet. Es ist daher unbedingt erforderlich, kleine und große Kurvatur in allen Stellungen zu untersuchen. Da gerade das Ulkus oft an der Hinterwand der kleinen Kurvatur lokalisiert ist, wird es bei alleiniger dorsoventraler Aufnahme oft übersehen (Abb. 398a) und nur im rechten Schräg- oder im Seitenbild sichtbar (Abb. 398b). Das Profilbild ist deshalb so wichtig, weil es nur in der wirklichen „Profilansicht" möglich ist, die Nische als Vorwölbung der Magenwand zu markieren und damit eine Abgrenzung von dem im Magenlumen gelegenen Tumorkrater durchzuführen. Die Ulkusnische kann eine Tiefe von 1–20 mm zeigen (Abb. 395–398). Sie ist meist halbkreis- oder trichterförmig und wird durch eine Enge am Nischenhals (Abb. 398) oder eine in Höhe der Magenkontur gelegene feine Linie vom Magenlumen abgesetzt (Abb. 395). Beim akuten Ulkus kann eine ödematöse Schwel-

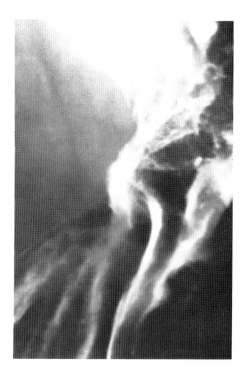

Abb. 394. Ulcus ventriculi. Reliefaufnahme. Relativ flaches Ulkus, Faltenkonvergenz zur Nische und Faltenverbreiterung

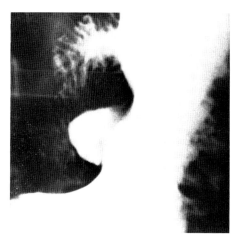

Abb. 395. Ulcus ventriculi. Prallfüllung. Typische Nische an der kleinen Kurvatur des Magenkorpus mit Hampton-Linie. Gutartiges Ulkus

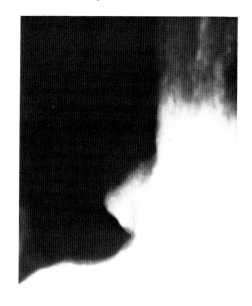

Abb. 396. Ulcus ventriculi. Prallfüllung. Typische Form und Lokalisation der Nische an der kleinen Kurvatur oberhalb des Antrums. Hampton-Linie. Gutartiges Ulkus

lung der Umgebung eine wallartige Aussparung an der Nischenbasis bedingen (Abb. 395). Durch dieses Begleitödem und durch lokale Spasmen kann die Nische tiefer erscheinen, als es dem realen Defekt entspricht. Gewöhnlich ist die Nische beim gutartigen Ulkus glatt begrenzt (Abb. 405). Ein zuverlässiges Zeichen für ein gutartiges Magenulkus stellt die sogenannte „Hampton-Linie" dar (Abb. 405). Sie wird durch die aufgeworfene Mukosa am Eingang zur Ulkusnische gebildet. Ihr Nachweis gelingt bei der Prallfüllungsaufnahme aber nur bei Aufnahmen mit dosierter Kompression (Abb. 395, 396 u. 398 b). Da die Hampton-Linie einen hohen Stellenwert für die Beurteilung der Gutartigkeit eines Ulcus ventriculi hat, sollte systematisch nach ihr gesucht werden. Im Stehen kommen in großen Nischen Luftblasen vor. Beim chronischen Ulkus kann ein derber Wall eine zirkuläre Aussparung um den Defekt hervorrufen (Ulcus callosum). Eine Penetration eines chronischen Ulkus in Nachbarorgane kann nur aus der mangelnden Verschieblichkeit des Magens, einschließlich der Nische, gegenüber den Nachbarorganen vermutet werden.

Bei einer *frischen Magenblutung* mit unbekannter Blutungsquelle soll man unter stationärer Kontrolle des Patienten eine Röntgenuntersuchung durchführen. Man muß aber die Untersuchung im Liegen und ohne Palpation machen. Viele Aufnahmen sind erforderlich. In den meisten Fällen sind Ulzera des Duodenums und des Magens die Blutungsquelle, weniger häufig Ösophagusvarizen, Magenkarzi-

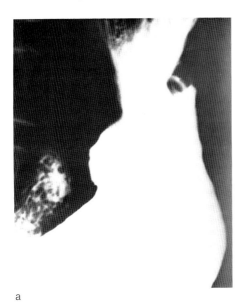

Abb. 397. Ulcus ventriculi, gutartig, Verlauf.
a) Großes Ulkus an der kleinen Kurvatur im Korpusbereich.
b) 5 Wochen nach konservativer Therapie weitgehende Verkleinerung des Ulkus

nome, Hiatushernien und Gastritiden. Durchleuchtung und Aufnahmen in Bauch- und Rückenlage führen vielfach zum Nachweis der Blutungsquelle. Man darf aber Blutkoagula nicht als karzinomatöse Füllungsdefekte ansehen. Die Koagula sind lageverschieblich, im Gegensatz zum lagekonstanten Tumordefekt. Ulkusnischen können durch Blutkoagula oder Thromben ausgefüllt sein, was nicht selten bei der frischen Blutung vorkommt, und daher dem Nachweis entgehen. Bei negativem Röntgenbefund ist daher eine Wiederholung der Untersuchung angezeigt. Manchmal wird beim blutenden Ulkus am Grunde der Nische ein Füllungsdefekt von 1–2 mm nachweisbar, der durch einen Arterienstumpf oder durch Thromben bedingt sein kann. Neben der Kontrastmitteluntersuchung des Magen-Darm-Traktes ist zum Nachweis und besonders zur Lokalisation unklarer intestinaler Blutungen die selektive Zöliako- und Mesenterikographie einzusetzen. Die Methode muß vor der oralen Kontrastmitteluntersuchung und während der Blutung ausgeführt werden.
Die Frage, ob ein chronisches *Ulkus ventriculi maligne entartet* ist (1–5%), wird röntgenologisch mit Sicherheit nie zu entscheiden sein (Abb. 403, 404). Daher ist eine endoskopische und bioptische Kontrolle zu fordern. Verkleinerung oder sogar vollständiges Verschwinden der Nische nach konservativer Therapie sprechen allerdings für eine Benignität (Abb. 397a u. b). Aussparungen in der Nische oder Konturunregelmäßigkeiten können eine Malignität andeuten. Ulzera der kleinen Kurvatur, die weitaus am häufigsten vorkommen (über 80%), sind meist gutartig (vgl. aber Abb. 403 u. 404). An der großen Kurvatur sind die viel selteneren Nischen (weniger als 1%) dagegen immer verdächtig auf ein Karzinom. Auch muß man bei Nischen im Antrumbereich immer an die Möglichkeit eines Karzinoms denken (Abb. 409).
Das *Ulcus pylori* ist selten. Im En-face-Bild wird es als Depot sichtbar. Der orthograd getroffene Pyloruskanal darf aber nicht als Ulkusdepot angesprochen werden. Eindeutiger ist der Befund, wenn das Ulkus als Nische im Pylorus nachgewiesen wird (Abb. 399). Das Ulcus pylori liegt meist an der Minorseite des Pylorus und ist oft sehr klein. Präpylorische querverlaufende Magenschleimhautfalten dürfen nicht als Ulkusnische im Pylorus angesehen werden. Auch darf der Recessus minor des Bulbus nicht als Pylorusulkus gedeutet werden; eine exakte röntgenologische Topographie ist entscheidend.
Neben dem direkten Ulkusnachweis sind *indirekte* Zeichen diagnostisch wertvoll. Diese sind:

Verdauungstraktus 347

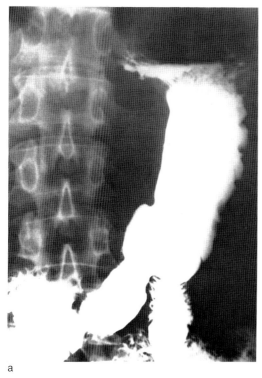
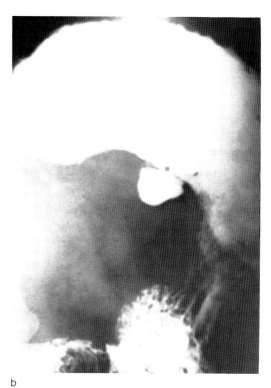

Abb. 398. Ulcus ventriculi an der Hinterwand.
a) d.-v. Bild. Nische nicht sichtbar. Spasmus im Antrum.
b) Rechtes Schrägbild. Große Nische an der Hinterwand mit Entzündungswall an der Basis (Hampton-Linie, spricht für benignes Ulkus)

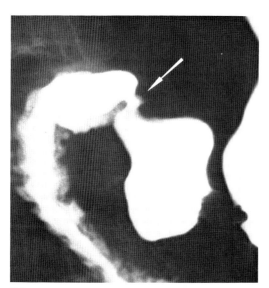
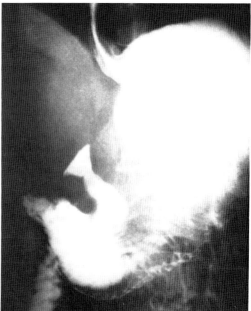

Abb. 399. Ulcus pylori an der Minorseite (←)

Abb. 400. Perforiertes Magenulkus an der kleinen Kurvatur. Kontrastmitteluntersuchung mit Gastrografin. Gedeckte Perforation

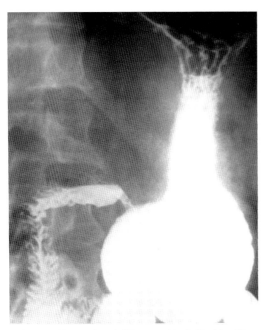

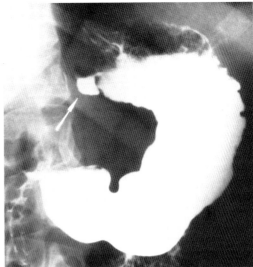

Abb. 402. Gestieltes Divertikel an der Hinterwand des Magenfundus (←)

Abb. 401. Zustand nach Ulcus ventriculi. Narbige Veränderungen an der kleinen Kurvatur im Antrum mit Retraktion des Antrums und Verziehung des Pylorus nach links. Kein Karzinom

1. Lokaler Druckschmerz in Höhe des Ulkus.
2. Umschriebene Schleimhautveränderungen mit Wandstarre.
3. Peristaltikhemmung bzw. von der Peristaltik übersprungene Bezirke, die auch nach Abheilung vorhanden sein können.
4. Spasmen an der gegenüberliegenden Seite der großen Kurvatur, die wie ein Finger auf das Ulkus an der kleinen Kurvatur hinzeigen. In ausgeprägten Fällen und bei längerem Bestehen des Spasmus kann ein sogenannter Sanduhrmagen entstehen.
5. Im Bereich der kleinen Kurvatur führen chronische Ulzera manchmal zu einer Retraktion der Kurvatur und Verziehung des Pylorus nach links (Abb. 401), die mit einer Dilatation des Antrums auf der Großkurvaturseite einhergehen.

Selten werden Nischen an der Hinterwand des Fundus in Kardianähe durch *Magendivertikel* (Abb. 402) verursacht, die angeboren oder erworben sind. Nur die Lokalisation spricht mit Einschränkung für ein Divertikel. Andere Unterscheidungszeichen gegenüber dem Ulkus fehlen.

Magenkarzinom

Die Röntgenuntersuchung ist in Verbindung mit der Endoskopie – einschließlich Biopsie – für die Diagnose des Magenkarzinoms entscheidend. Dies gilt besonders für die Frühdiagnose (Abb. 407, 408), d.h. ein auf die Schleimhaut begrenztes Karzinom, bei dem allenfalls ein geringer Befall der Submukosa besteht (early cancer). Die Klassifizierung der „Frühkarzinome" des Magens ist in Abb. 406b schematisch dargestellt. Etwa die Hälfte der Magenkarzinome sind in der Pars pylorica (ventriculi) lokalisiert. Formal werden drei Typen unterschieden: 1. ulzerierend, 2. exophytisch-polypös, 3. infiltrierend. Die typischen Röntgenzeichen des Magenkarzinoms sind: Füllungsdefekt, Wandstarre, lokale Faltenreliefveränderungen und bei ulzerierenden Formen die Nische. Diese Befunde können je nach Größe und Art des Tumors einzeln oder in Kombinationen vorkommen und geben nur Hinweise über das makroskopische und nicht über das mikroskopische Bild des Tumors. Jede noch so kleine und konstante Aussparung im Schleimhautrelief und an den Magenkonturen sollte den Verdacht auf ein Karzinom erwecken. Voraussetzung einer optimalen Diagnostik sind gute Aufnahmen in verschiedenen Strahlenrichtungen und Lagen des Patienten. Neben der Schleimhautuntersuchung, bei der vor allem auf abnormen Verlauf und Starre der Falten sowie Aussparungen im Relief zu achten ist, muß die Prallfüllung und die Doppelkontrastmethode angewandt werden.

Bei der *ulzerösen* Form des *Magenkarzinoms* ergibt sich immer die Differentialdiagnose zum benignen Ulkus (Abb. 406a). Die karzinombedingte Nische liegt innerhalb der Magenkontur (Abb. 410–412) oder überragt diese nur sehr gering. Diese Aussage ist nur dann möglich, wenn der Krater in der *wirklichen Profilansicht* gesehen wird. Denn schon bei geringer Drehung kann sich ein gutartiges Ulkus in den Schatten des Magens projizieren, während es sich im Profil deutlich als Nische vorwölbt. Die karzinomatösen Nischen innerhalb eines Füllungsdefektes entstehen durch Ulzerationen des Tumors. Die Ringwallnische mit Aussparungen an der Nischenbasis, die die Konturen selbst wenig überragt, ist häufig karzinomatös. Im En-face-Bild läßt sich durch dosierte Kompressionsaufnahmen der Randwall als halbmondförmige Aussparung innerhalb des Magenlumens darstellen (Meniskuszeichen). In allen Fällen ist die Beurteilung der Nischenumgebung notwendig. Defekte, Stufen, Einsenkungen und unregelmäßige Konturen, Wandstarren, Schleimhautabbrüche und fehlende Faltenkonvergenz zur Nische hin sprechen für ihre karzinomatöse Genese. Manchmal ergibt sich auch bei Nischen mit Vorwölbung an der Magenwand die Frage nach einer Malignität. Konstante Füllungsdefekte in der Nischenumgebung oder in ihr selbst, Reliefzerstörungen, Faltenabbrüche und fehlende Faltenkonvergenz (Abb. 407 b, 408, 409) machen die Malignität wahrscheinlich. Die Größe der Nische ist differentialdiagnostisch nicht entscheidend. In anderen Fällen ist der *Verlauf* für die Diagnose ausschlaggebend. Das benigne Ulkus hat eine große Heilungstendenz (Abb. 397 a u. b), so daß nach wenigen Wochen die Nische entweder deutlich kleiner wird oder verschwindet und oft nur eine umschriebene Wandstarre zurückbleibt. In einzelnen Fällen kann eine tumoröse Ulzeration der Mukosa durch Epithelisierung wieder verschwinden. In der Regel bleibt bei der karzinomatösen Nische der Röntgenbefund unverändert oder

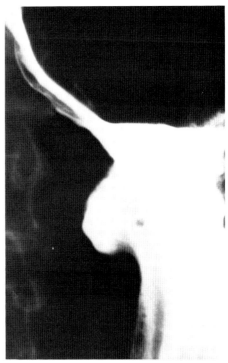

Abb. 403. Maligne entartetes Ulcus ventriculi an der kleinen Kurvatur des Magenkorpus. Unregelmäßig begrenzte Nischenkontur. Keine Hampton-Linie (operativ und histologisch bestätigt)

nimmt sogar nach Wochen zu. Konstanz oder Progredienz der röntgenologischen Befunde führen also zur Karzinomdiagnose. Gewisse Hinweise gibt auch die Lokalisation der Nische. Maligne Ulzera finden sich meist an der großen Kurvatur gegenüber dem Angulus, im Gebiet der Kardia und an der

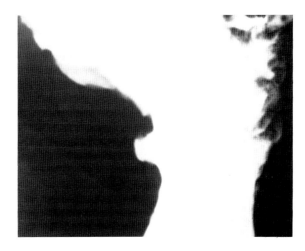

Abb. 404. Maligne entartetes Ulcus ventriculi an der kleinen Kurvatur des Magenkorpus. Unregelmäßige Begrenzung der Nische, kleine Stufe oberhalb, keine Hampton-Linie (operativ und histologisch bestätigt)

350 Röntgendiagnostik der inneren Organe

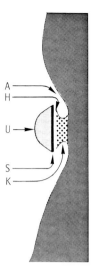

Abb. 405. Profil des benignen Magenulkus. Der Ulkuskrater (U) ist kugelförmig, scharf begrenzt und überragt die übrige Magenkontur (weniger an Gewebe, mehr an Kontrast). Der Ulkushals wird von einem Kragen (K) umgeben, der den Ulkuskrater mit dem Lumen verbindet. Der Kragen läuft der Längsachse des Magens parallel. Eine durchscheinende Linie (H = Hampton-Linie) liegt zwischen Hals und Krater und wird durch die aufgeworfene Mukosa am Eingang zum Ulkus gebildet. Peripher der Hampton-Linie kann ein weiterer Spalt (S) vorhanden sein, der sich mit Barium füllt. Das Ulkus liegt in der Mitte einer symmetrischen Aussparung (A), die sich in das Lumen hineinprojiziert, aber gleichmäßig mit der angrenzenden Magenwand verschmilzt, die normal dehnungsfähig ist

kleinen Kurvatur des Antrums; die häufigen Ulzera an der kleinen Kurvatur des Korpus sind meist gutartig.
Das exophytisch-polypös ins Magenlumen vorwachsende Karzinom führt zu Füllungsdefekten (Abb. 413–415, 417), die bei Konstanz immer Ausdruck eines Tumors sind. In der Regel ist der Defekt unregelmäßig und zerfetzt. Das normale Relief ist im Bereich der Tumorausbreitung zerstört (Abb. 416). Da der Brei sich in den Buchten des Tumors verteilt, können bizarre Reliefformen entstehen (Abb. 413). Hier ist die Untersuchung mit dosierter Kompression (Abb. 416) oder Lagewechsel ausschlaggebend, wobei die Tumorknoten als Aussparung hervortreten (Abb. 415 a u. b) (Pelotteneffekt). Die Konturen sind auch bei der tumorösen Form des Magenkarzinoms fast immer unscharf und unregelmäßig begrenzt (Abb. 414, 415). Die Peristaltik fehlt im Tumorbereich. Häufig sieht man bei der Erstuntersuchung gerade bei den tumorösen Formen, die die Mehrzahl der Magenkarzinome ausmachen, ausgedehnte röntgenologische Befunde bei relativ geringen klinischen Symptomen.
Schwierig kann der Nachweis eines Tumors im *Fundusbereich* sein, der oft von der Kardia oder dem unteren Ösophagus ausgeht. In dieser Region muß man zuerst auf abnorme, unregelmäßige, weichteildichte Vorwölbungen in der oft deformierten Magenblase achten (Abb. 418 b, 419). Es ist erforderlich, daß sich der Weichteilschatten bei der Durchleuchtung nicht aus dem Magen herausdrehen läßt. Manchmal fehlt infolge der Kardiainsuffizienz die Magenblase. Bei der Kontrastmittelfüllung sind folgende Punkte zu beachten: Störungen der Kardiapassage und Reliefveränderungen, Breiretention im Ösophagus, Konturdefekte im unteren Ösophagus (Abb. 419), Breibeschlag des Tumors im Fundusbereich im Stehen, Defekte im Fundus bei Prallfüllung im Liegen (Abb. 418 a), die aber häufig überlagert werden, oder bei Aufblähung mit Kohlensäure fehlende Entfaltbarkeit des Fornix in linker Schräglage, Nischen, vergrößerter Abstand zwischen Fundus und Zwerchfell (Abb. 418). Differentialdiagnostisch sind bei raumfordernden Fornixprozessen grobe Reliefdefekte durch primäre oder sekundäre Magensarkome (Abb. 412), sowie selten durch isolierte Magenfundusvarizen (angeboren oder erworben) zu beachten. Fundusvarizen sind durch das Splenoportogramm eindeutig nachweisbar.
Das *infiltrative* Karzinom bedingt eine Wandstarre, die besonders in Frühfällen auf einen kleinen Bezirk beschränkt sein kann und die glatte Begrenzung der Kontur, meist der kleinen Kurvatur, unterbricht. Oft deutet sich der Prozeß nur als kleine Stufe (Abb. 410, 411) an der sonst unauffälligen Kontur an. In anderen Fällen besteht an der kleinen Kurvatur eine umschriebene Einsenkung der Magenwand um wenige Millimeter (Abb. 410), die von starren Rändern umgeben ist. Die Peristaltik ist in diesen Bereichen meist unterbrochen. Solch initiale Befunde sind immer kurzfristig zu kontrollieren. Konstanz oder Progredienz der Veränderungen machen die Karzinomdiagnose wahrscheinlich oder sogar sicher. Dies gilt auch dann, wenn die Schleimhautfalten beim rein submukös infiltrierend wachsenden Karzinom noch intakt sind. In anderen Fällen werden die Falten verbreitert, starr und ändern ihre Form bei Palpation und Lagewechsel nicht. Auffälliger ist der Schleimhautbefund, wenn die Falten in Höhe der Wandinfiltration abbrechen (Abb. 409). Manchmal wird an der umschriebenen Einsenkung der Kurvatur eine Nische sichtbar (Abb. 410, 411), welche die Magenwand nach außen aber nicht überragt, was in der

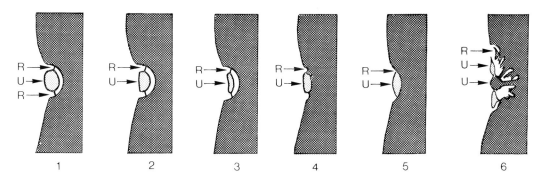

Abb. 406a. Profil oder Halbprofil eines malignen Ulkus. Der Tumor ist an der kleinen Kurvatur dargestellt, zum Vergleich mit Abb. 405.

1. Durchscheinender Rand (R) des Tumors, ein Ulkus (U) umgebend. Das Profil des Tumors projiziert sich lumenwärts. Das Ulkus ist eingebettet, zum Lumen hin zurückgesetzt oder -gezogen. Die Abgrenzung der Tumorfurche hängt vom Grad der Kompression ab. Der äußere Rand oder Boden des Ulkus kann konvex vom Lumen weg sein, aber selten ist diese Konvexität ausgeprägt.
2. Ein flacher, äußerer Rand ist häufiger, wenn der Kraterboden im Profil dargestellt ist.
3. Selten verursacht eine zentrale Anhebung eine Konvexität zum Lumen hin (Meniskuszeichen). Der innere Rand des Kraters ist nicht konkav.
4. Flache Nische. Das Bild ähnelt Nr. 2, jedoch besteht kein abgegrenzter Tumorrand.
5. Nische in einem bogenförmigen Defekt, die eine Ulzeration in einem Tumor anzeigt.
6. Echtes Ulkus (U'), d.h. lokalisierte, tiefe Penetration, innerhalb einer unregelmäßigen Erosion. Die teilweise verstrichenen Falten erzeugen eine noduläre Tumorfurche (R). Einige der Falten verlaufen bis zum Rande der Erosion oder Ulzeration

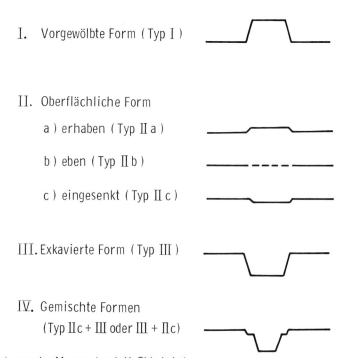

Abb. 406b. Klassifizierung der Frühkarzinome des Magens (nach H. Shirakabe)

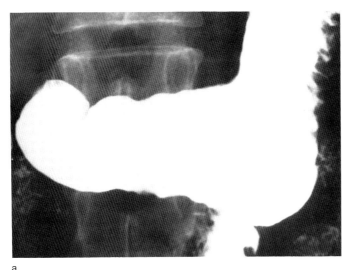

Abb. 407. Frühkarzinome des Magens, ulzerierte Form (alle operativ und histologisch gesichert, auf die Mukosa und Submukosa begrenzt).

a) Prallfüllung mit Stufenbildung und kleiner versenkter Nische an der großen Kurvatur.

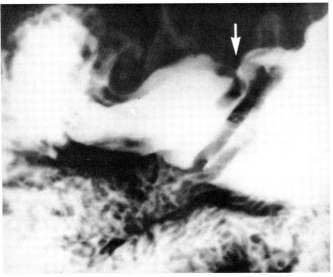

b) Prallfüllung mit dosierter Kompression. Kleine versenkte Nische an der kleinen Kurvatur mit Faltenabbruch (→).

Profilansicht nachzuweisen ist. Eine im Magenlumen „*versenkte Nische*" ist typisch für ein Karzinom und streng von der vorgewölbten Ulkusnische zu trennen, wozu wirkliche Profilbilder Voraussetzung sind.

Der ausgeprägte Typ der infiltrativen Form ist das *szirrhöse* Magenkarzinom. Bei Beschränkung auf das Antrum wird dieser Bereich starr und eingeengt (Abb. 420), seine Elastizität und passive Verschieblichkeit sind verloren, und die Peristaltik fehlt. Dazu können Abknickungen der Kurvaturen bestehen, wogegen eine Retraktion der kleinen Kurvatur mit Linksverlagerung des Pylorus im Gegensatz zur Ulkusnarbe (Abb. 401) fehlt. Hat der Szirrhus den ganzen Magen ergriffen, so wird ein stark eingeengtes Lumen mit starren Konturen, an denen an manchen Stellen zusätzlich Stufen, Einsenkungen und Defekte zu sehen sind, sichtbar (Abb. 421). Peristaltik ist dann in keinem Abschnitt mehr nachweisbar. Eine ringförmige Infiltration kann zu einer Stenose führen, die durch die Konturdefekte von der entzündlichen Stenose bzw. dem Spasmus zu trennen ist. In Zweifelsfällen helfen Spasmolytika weiter, wenn danach die Stenose verschwindet und unauffällige Falten in Höhe der vorher bestehenden Einengung sichtbar werden.

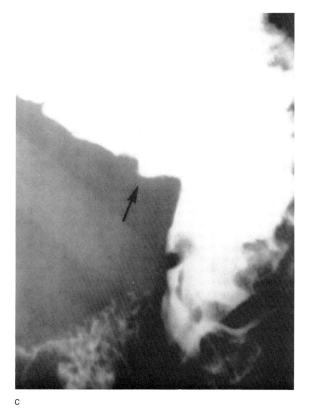
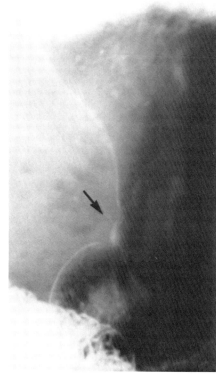

c d

Abb. 407

c) Prallfüllung. Kleine unregelmäßig versenkte Nische an der Hinterwand des Magenkorpus mit Stufenbildung oberhalb davon (→).

d) Doppelkontrastaufnahme. Kleine unregelmäßig begrenzte Nische im Angulus der kleinen Kurvatur (→), Abbruch des Wandbeschlags im Tumorbereich

Andere Magenveränderungen

Gutartige Tumoren

Gutartige Tumoren des Magens (etwa 5%) ergeben scharf begrenzte Füllungsdefekte, die auf Schleimhautaufnahmen und bei der Prallfüllung mit dosierter Kompression zur Darstellung kommen (Abb. 422). Oft handelt es sich um *Polypen*, die gestielt sein können und dann lageverschieblich sind. An nichtepithelialen benignen Magentumoren werden folgende gefunden: Neurome, Leiomyome, Fibrome, Lipome und sehr selten Angioblastome. Röntgenologisch ist sowohl die Differenzierung zwischen gut- und bösartigen Tumoren als auch die Feststellung der histologischen Natur der gutartigen Magengeschwulst nicht zuverlässig durchzuführen.

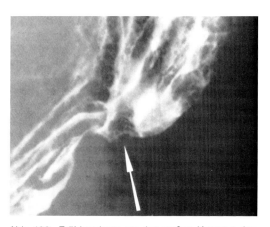

Abb. 408. Frühkarzinom an der großen Kurvatur des Magenkorpus (↑). Reliefaufnahme. Faltenabbruch im Tumorbereich (histologisch und operativ bestätigt: Karzinom auf die Mukosa begrenzt)

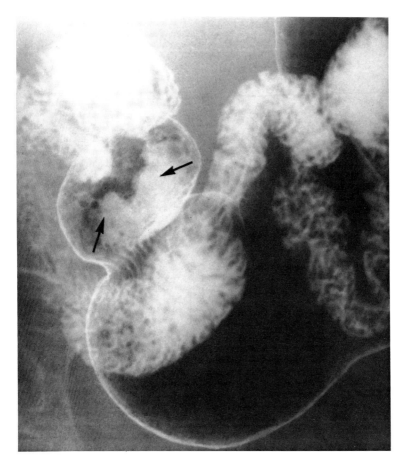

Abb. 409. Frühkarzinom im Magenantrum. Doppelkontrastaufnahme. Kleiner unregelmäßiger Füllungsdefekt (←) präpylorisch im Antrum. (Histologisch und operativ bestätigt: Karzinom auf die Mukosa begrenzt)

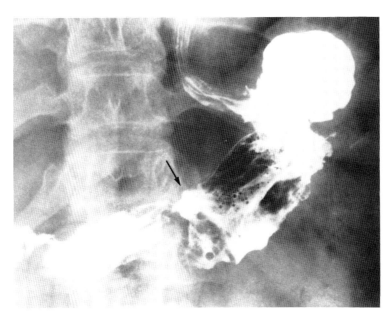

Abb. 410. Magenkarzinom. Versenkte Nische (↓) im Antrum mit Faltenzerstörung in der Umgebung (histologisch bestätigt, kein Frühkarzinom)

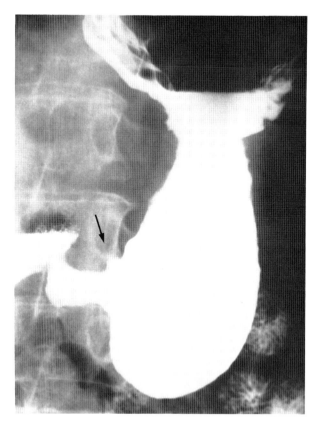 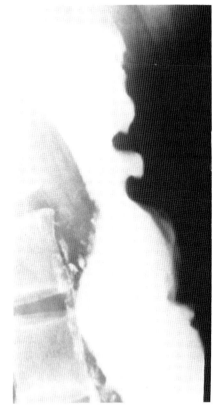

Abb. 411 Abb. 412

Abb. 411. Magenkarzinom, ulzerierend (unregelmäßig begrenzte Nische ←) im Antrum und stenosierend präpylorisch (operativ bestätigt)

Abb. 412. Retikulosarkom des Magens (histologisch gesichert). Ulzerierter Tumor an der Vorderwand des Magens. Versenkte Nische. Seitenaufnahme

Fremdkörper

Die Suche nach *Fremdkörpern* im Magen beginnt mit der Leeraufnahme in 2 Ebenen, da durch Kontrastmittel alle Fremdkörper, insbesondere mäßig schattengebende, verdeckt werden können. Durch eine eventuell anschließende Kontrastmitteluntersuchung des Magen-Darm-Traktes soll geklärt werden, ob der Fremdkörper wirklich im Magen oder in einem anderen Abschnitt des Magen-Darm-Traktes bzw. extraenteral liegt. Außerdem ist zu klären, ob Fremdkörper im Magen frei beweglich oder an der Wand fixiert sind bzw. diese penetrieren (Abb. 431) sowie aufgrund ihrer Größe einen Weitertransport per vias naturales gestatten. Konglomerate von per os eingeführten Nahrungsmitteln und nicht schattengebenden Gegenständen werden *Bezoare* genannt. Tricho- (Haare) und Phytobezoare (Faserreste von Früchten) bedingen lageverschiebliche Füllungsdefekte und können sich mit Kontrastmittel imbibieren.

Magenausgangsstenose

Eine *Stenose* des Pylorus (Abb. 423) kann funktionell oder organisch, entzündlicher oder tumoröser Genese sein. Meist handelt es sich um Spätkomplikationen eines Ulkus durch narbige Schrumpfungen. Die Diagnose der Pylorusstenose ist dann erbracht, wenn sich der Sphincter pylori trotz mehrerer Lagerungsversuche und Palpation bis etwa 10 Minuten nach Beginn der Kontrastmittelfüllung nicht öffnet. Der Magen ist oft ektatisch und mit Speiseresten gefüllt. Bei entzündlichen Stenosen ohne Randinfiltration ist die Peristaltik anfangs oft lebhaft, läuft bis zum Pylorus durch und erschöpft

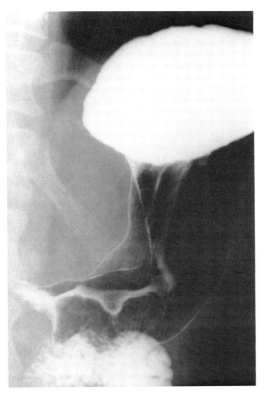

Abb. 413. Magenkarzinom. Doppelkontrastaufnahme. Der kontrastbeschlagene Tumor wölbt sich vom Fundus bis zum Antrum in das Magenlumen vor

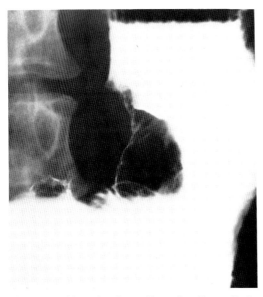

Abb. 414. Magenkarzinom. Tumoröse Form. Prallfüllung im Stehen. Große Tumoraussparung mit Stufenbildung an der kleinen Kurvatur

sich später in einer Atonie. Bei ausgeprägter Ektasie und Atonie steht der untere Magenpol im kleinen Becken mit einem Flüssigkeitsspiegel am Boden. Bei karzinomatösen Stenosen ist dagegen die Peristaltik im Antrum von vornherein gestört. Konturdefekte und Faltenzerstörungen weisen zusätzlich auf die maligne Genese der Stenose hin (Abb. 423). Für die Klinik ist es entscheidend, die organische Stenose von der funktionellen abzugrenzen, weil bei allen organischen Stenosen, gleichgültig ob entzündlich-narbig oder tumorös, eine Operation angezeigt ist. Hier können Kontrolluntersuchungen mit Spasmolytika weiterhelfen, wobei spastische Stenosen verschwinden. Stenosen durch ödematös-entzündliche Prozesse sind nach interner Behandlung in wenigen Tagen meist nicht mehr nachweisbar; die Narben- und die Tumorstenose bleiben dagegen bestehen.

Ein totaler Magenspasmus muß vom ausgedehnten szirrhösen Karzinom abgegrenzt werden. Glatte Konturen mit normaler Schleimhautstruktur weisen auf den Spasmus hin, der zusätzlich durch Kontrolluntersuchungen nach Gabe von Spasmolytika abzuklären ist.

Kaskadenmagen, Volvulus

Eine relativ häufige Formänderung ist der *Kaskadenmagen*. Seine Ursache kann organischer oder funktioneller Natur sein. Bei organischer Ursache ist der Kaskadenmagen konstant, bei funktionellen Zuständen vorübergehend. Beim Kaskadenmagen ist der Fundus hinten und das Antrum vorn gelegen (Abb. 388). Der Kontrastmittelbrei bleibt zunächst im Fundus liegen und läuft erst bei stärkerer Füllung über die Kaskade zum Antrum ab. Leichter gelingt die Antrumfüllung durch Lagewechsel (Rechtsseitenlage) oder Rumpfvorwärtsbeugen des Patienten. Die beste Übersicht über den Kaskadenmagen ergibt das rechte Schräg- oder das Seitenbild (Abb. 388).

Vom Kaskadenmagen bestehen teils fließende Übergänge zum *Magenvolvulus*. Im ausgeprägten Zustand wird hier bei normaler Kardialage die große Kurvatur um 180 Grad nach rechts gedreht, und der Pylorus zeigt mit dem Bulbus nach links. Ein Volvulus des Magens ist häufig durch eine Parese des linken Zwerchfelles verursacht.

Der operierte Magen

Die Röntgenuntersuchung des *operierten* Magens muß folgende Punkte beachten: anatomische Veränderungen, mechanische und funktionelle Störungen der Magenöffnungen, Komplikationen, Rezidi-

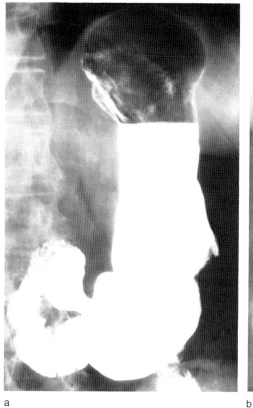

Abb. 415. Magenkarzinom. Tumoröse Form.
a) d.-v. Bild. Stufe an der großen Kurvatur.
b) Linkes Schrägbild im Liegen. Großer Füllungsdefekt an der Hinterwand der großen Kurvatur. Kleinere Defekte ventral davon

ve. Folgende vier Typen des operierten Magens kommen am häufigsten vor: 1. die Gastroenterostomie, 2. die Resektion nach Billroth I, 3. die Resektion nach Billroth II, 4. totale Gastrektomie.

Bei der *Gastroenterostomie* (Abb. 424) verläßt der Kontrastbrei den Magen zum größten Teil durch die anastomosierte Dünndarmschlinge und zum kleineren Teil durch den Pylorus. Die Entleerung ist gegenüber den physiologischen Zuständen meist beschleunigt, so daß sie oft einsetzt, bevor der Magen überhaupt voll gefüllt ist. Bei der Durchleuchtung und auf Seitenaufnahmen läßt sich die Anastomose an die Vorder- und Hinterwand des

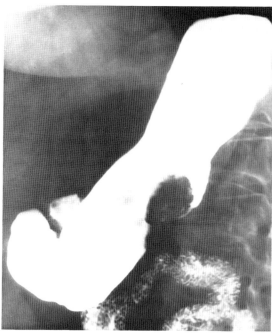

Abb. 416. Antrumkarzinom mit Pylorusbeteiligung. Dosierte Kompressionsaufnahme: Faltenzerstörung und Defekte im Antrumbereich. Wandständiger Defekt an der großen Kurvatur (histologisch Adenokarzinom)

358 Röntgendiagnostik der inneren Organe

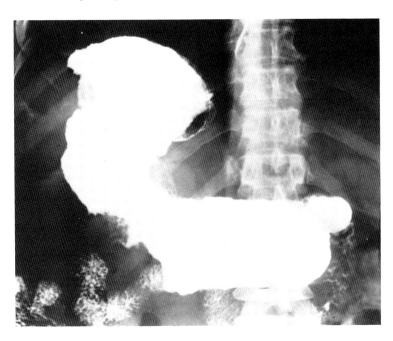

Abb. 417. Magenkarzinom (operativ bestätigt). Bauchlage. Prallfüllung mit großen Füllungsdefekten an der großen Kurvatur des Korpus und des Fundus. Kleinere Defekte mit Stufenbildungen an der kleinen Kurvatur. Befall des ganzen Magens

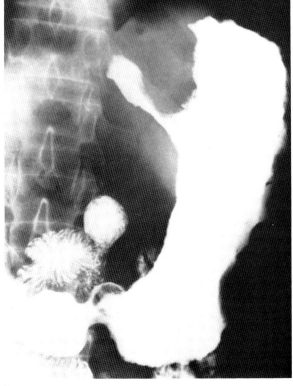

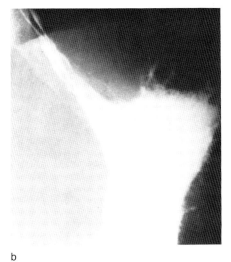
b

Abb. 418. Fornixkarzinom.
a) Prallfüllung im Liegen mit großem Füllungsdefekt medial im Fornix.
b) Aufnahme im Stehen mit deformiertem Fornix und Weichteilvorwölbung von medial

a

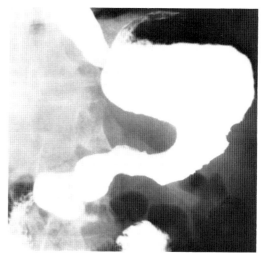

Abb. 420. Szirrhöses Karzinom im unteren Korpus- und Antrumbereich mit Lumeneinengung und Konturdefekten dieser Abschnitte (histologisch bestätigt)

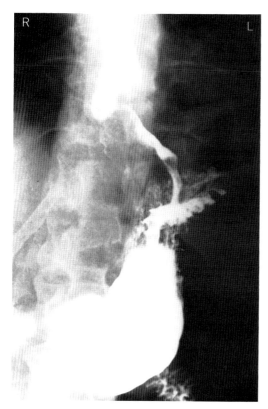

Abb. 419. Kardia-Fornix-Karzinom (histologisch Adenokarzinom). Deformierung der Magenblase von medial durch den Tumor. Konturdefekte, Reliefzerstörung und Stenose im Bereich der Kardia

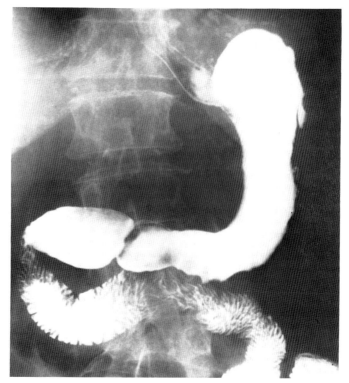

Abb. 421. Szirrhöses Magenkarzinom. Befall des ganzen Magens mit starker Lumeneinengung und Defekten. Übergreifen des Karzinoms auf die oberste Jejunumschlinge

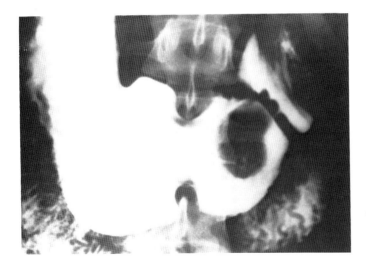

Abb. 422. Gutartiger Magentumor (histologisch Myom). Aufnahme in Bauchlage. Walnußgroßer, glatter Füllungsdefekt im Antrum

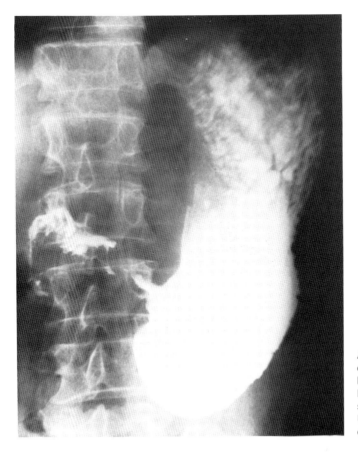

Abb. 423. Magenausgangsstenose durch Antrumkarzinom (operativ und histologisch bestätigt). Ektasie des Magens mit vermehrtem Nüchternsekret und Speiseresten im Magen. Umschriebene Stenose mit Konturdefekten im präpylorischen Antrum

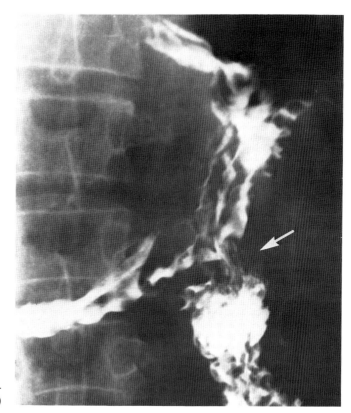

Abb. 424. Gastroenterostomie. Anastomose im unteren Korpusbereich (←)

Magens lokalisieren. Schließt sich die Anastomose spontan, so ist der Nachweis, daß eine Gastroenterostomie einmal ausgeführt wurde, nicht mehr zu erbringen.

Bei einer *Resektion nach Billroth I* (Abb. 425) sieht der Magen mehr stierhornförmig aus, weil das Antrum und der Bulbus duodeni reseziert sind und eine End-zu-End-Anastomose besteht. Es läßt sich keine blinde Schlinge nachweisen. Der Anfang des anastomosierten Duodenums kann später Bulbusform zeigen. Bei der Billroth-II-Resektion (Abb. 426) wird der Magenstumpf durch End-zu-Seit-Anastomose in eine Jejunumschlinge eingepflanzt; es ist dann immer eine blind endende Schlinge nachweisbar. Beim resezierten Magen ist die Entleerung meist beschleunigt, oft sturzartig. Eine verzögerte Entleerung ist immer ein Zeichen der gestörten Funktion der Anastomose. Dies kann folgende Ursachen haben: 1. zu enge operative Öffnung, 2. Spasmus, 3. hypertrophische Gastritis, 4. Schleimhautödem, 5. Abknickung der Anastomose durch Adhäsionen, 6. Invagination der Magenschleimhaut ins Jejunum oder umgekehrt, 7. Ulcus jejuni, 8. Tumor in Höhe der Anastomose. Bei der *totalen Gastrektomie* (Abb. 427) sieht man

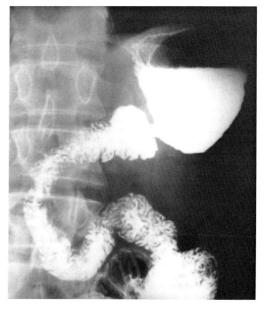

Abb. 425. Magenresektion nach Billroth I

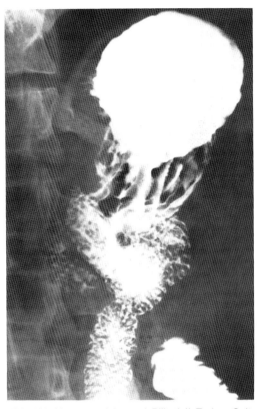 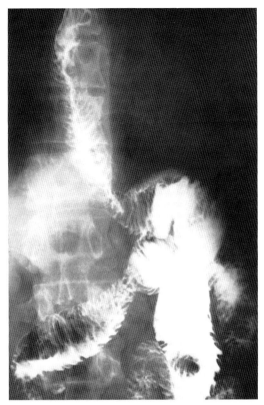

Abb. 426. Magenresektion nach Billroth II; End-zu-Seit-Anastomose

Abb. 427. Zustand nach totaler Gastrektomie und Dünndarminterposition. Anastomose zwischen Ösophagus und Dünndarm

am häufigsten eine ösophagojejunale Anastomose mit Anastomosen am Fuß der Jejunumschlinge. Zahlreiche Modifikationen, wie z.B. die Interposition eines transmesokolisch vorgelagerten Jejunalabschnittes zwischen Ösophagus und Duodenum mit Erhaltung der Duodenalpassage, sind röntgenologisch ohne Kenntnis des Operationsberichtes kaum zu differenzieren.

Das postoperative *Ulcus pepticum* sitzt bei Resektionen nach Billroth II meist in der efferenten Jejunumschlinge innerhalb der ersten 5 cm distal der Anastomose, bei Resektionen nach Billroth I im Bereich der Anastomose (Abb. 428–430). Es wird als Kontrastmitteldepot im En-face-Bild oder als eine Nische im Profilbild sichtbar. Zielaufnahmen mit dosierter Kompression und nur mäßiger Kontrastmittelfüllung sind am zweckmäßigsten für den Nachweis. Ein indirektes Zeichen ist das Nebeneinander von Stenose und Dilatation im Bereich der anastomosierten Jejunumschlinge. Das Anastomosenulkus kann in das linke Querkolon penetrieren und dann eine Fistel zwischen Kolon und Magen bedingen, die im Kolonkontrastmitteleinlauf häufig zuverlässiger (Abb. 430) als bei der oralen Kontrastmittelpassage nachweisbar ist.

Die Schleimhautfalten sind im Magenstumpf meist auffällig breit, was aber kein Beweis einer Stumpfgastritis ist. Verbreiterung der Kerckring-Falten mit Hypotonie der anastomosierten Jejunumschlinge finden sich relativ häufig. Dies kann entweder Folge einer Jejunitis oder von Tonusschwankungen sein. Ulkusrezidive im Magenstumpf sind sehr selten und wie im nichtoperierten Magen als vorgewölbte und konstante Nischen erkennbar. Gerade beim resezierten Magen dürfen querverlaufende und verbreiterte Schleimhautfalten nicht als Nischen angesehen werden. Tumorrezidive oder primäre Tumoren im resezierten Magen sind an Defekten im Relief oder an Aussparungen bei der Prallfüllung nachweisbar. Aufnahmen im Liegen sind hier immer erforderlich. Relativ häufig werden sowohl nach transthorakalen als auch nach intraabdominellen Magenoperationen bzw. -resektionen Zwerchfell- oder Hiatushernien gefunden.

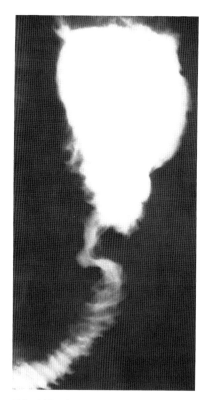

Abb. 428. Anastomosenulkus. Zustand nach Magenresektion; Billroth-I-Resektion

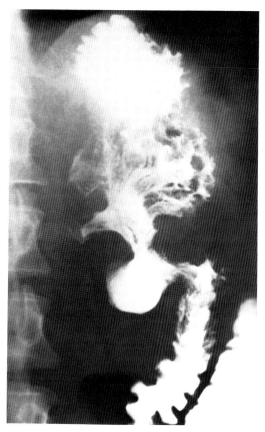

Abb. 429. Großes Anastomosenulkus. Zustand nach Billroth-II-Magenresektion

Duodenum

Ulcus duodeni

Die Untersuchung des Duodenums muß grundsätzlich immer an die Magenuntersuchung angeschlossen werden. Das gilt auch, wenn am Magen schon pathologische Prozesse nachgewiesen sind. Die wichtigsten Punkte der Röntgenuntersuchung des Duodenums sind der Bulbus und die Region der Papilla duodeni major. Die häufigste Erkrankung des Duodenums ist das Ulkus; es ist im übrigen häufiger als das Magenulkus. Es ist fast ausschließlich im Bulbus lokalisiert. Für den Nachweis des *Ulcus duodeni* ist die Röntgenuntersuchung ausschlaggebend. Vorweg sei auf folgende Fehlermöglichkeiten hingewiesen: 1. unvollständige Bulbus-

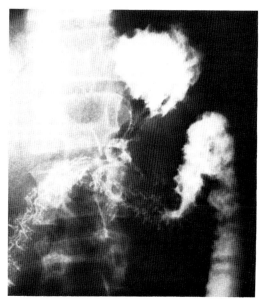

Abb. 430. Fistel zwischen Magenstumpf (Resektion nach Billroth I) und linkem Querkolon durch Penetration eines Anastomosenulkus. Kolonkontrasteinlauf. Retrograde Darstellung des Magens (operativ bestätigt)

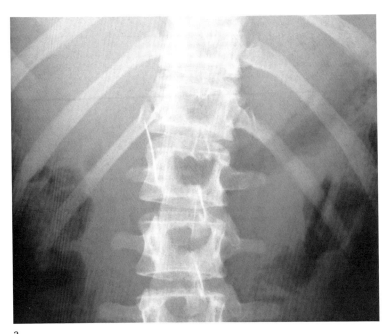

Abb. 431. Nähnadel, verschluckt, fixiert in der Magenwand.

a u. b) Leeraufnahmen d.-v. und seitlich.

c) Kontrastmittelfüllung des Magens. Fixation der Nadel an der Hinterwand des Antrums präpylorisch. Die Nadelspitze hat die Magenwand perforiert (operativ bestätigt)

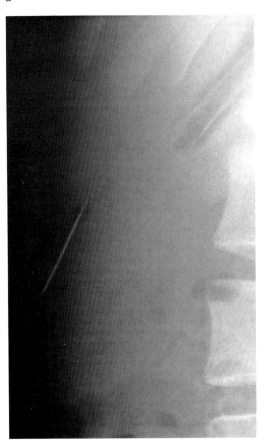

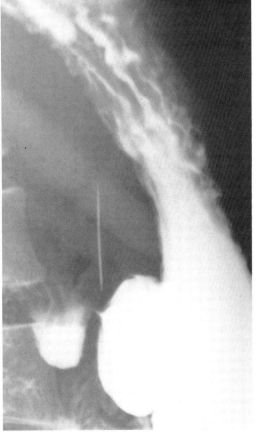

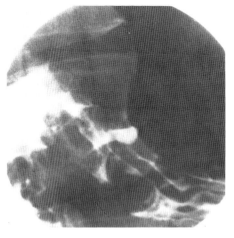
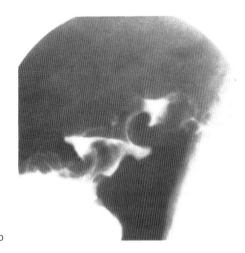

Abb. 432. Ulcus duodeni.
a) d.-v. Bild mit dosierter Kompression, Kontrastmitteldepot im mittleren Bulbusabschnitt.
b) Linkes Schrägbild, Hinterwandnische

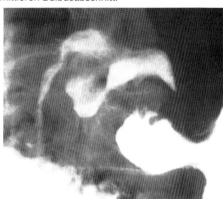

Abb. 433. Ulcus duodeni. Große zentrale Nische im Bulbus als Kontrastmitteldepot nachweisbar. Umgebende Aussparung durch Schleimhautschwellung

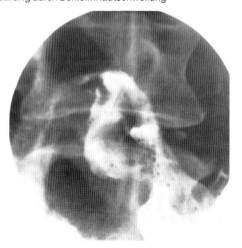
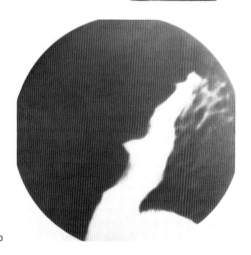

Abb. 434. Ulcus duodeni. Vorderwandulkus.
a) d.-v. Bild mit dosierter Kompression. Zentrale Nische im Bulbus mit umgebender Aussparung durch Schleimhautödem.
b) Linkes Schrägbild, große Vorderwandnische mit flacher Aussparung kaudal und kranial der Nische durch Schleimhautödem

füllung, 2. Vortäuschen einer Nische durch Summationseffekt mit der Wirbelsäule (z. B. Dornfortsätze), durch Überlagerungen mit der Pars descendens duodeni und durch querverlaufende, randständige Schleimhautfalten des Bulbus, 3. an der Bulbusbasis darf der orthograd getroffene Pylorus mit ein- und ausstrahlenden Falten nicht als pathologische Nische angesprochen werden.

Die beste Ausbeute in der Bulbusdiagnostik liefern Zielaufnahmen mit dosierter Kompression (Abb. 432) (s. S. 365), selbst wenn der Bulbus nur in Bauchlage darstellbar ist. Röntgenzeichen des Ulcus duodeni sind die Nische (positiver Defekt) und Deformierungen der Bulbuskonturen. Im d.-v. Bild (Aufsichtsbild) mit dosierter Kompression ist die Ulkusnische meist in der Mitte als zentrales Kontrastmitteldepot sichtbar (Abb. 433, 434a), wogegen sie in diesen Positionen bei Prallfüllung verdeckt wird. Dorsoventrale Prallfüllungsaufnahmen sind für die Diagnostik des Bulbus duodeni immer unzureichend. Das Ulkus kann auch näher

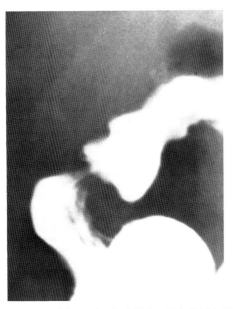

Abb. 435. Ulcera duodeni. Linkes Schrägbild. Nische an der Vorder- und Hinterwand des Bulbus

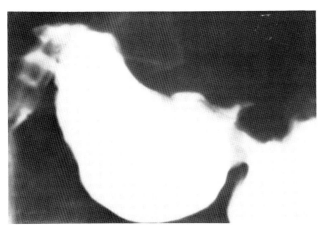

Abb. 436. Ulcus duodeni.
a) Prallfüllung. Nische an der geschrumpften Bulbusminorseite angedeutet.

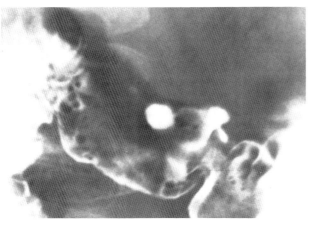

b) Doppelkontrastaufnahme. Großes Kontrastmitteldepot an der Minorseite des Bulbus

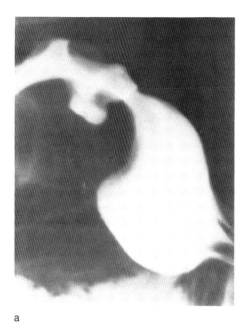 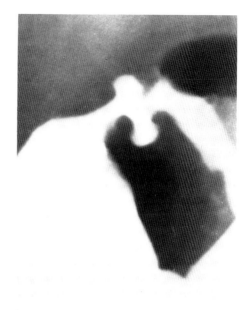

a b

Abb. 437. Geschrumpfter Bulbus duodeni.
a) Zentrale Ulkusnische nur im d.-v. Bild sichtbar.
b) Linkes Schrägbild. Vorwölbung des geschrumpften Rezessus an der Vorder- und Hinterwand der Bulbusbasis

an der Bulbusspitze bzw. -basis und der kleinen Kurvatur gelegen sein. Selten ist es im dorsoventralen Bild randständig. Im akuten Schub wird das Kontrastdepot oft von einer halbkreis- oder kreisförmigen Aussparung (Halo) durch eine ödematöse Schleimhautschwellung umgeben (Abb. 433, 434).
Bei älteren Ulzera können die Falten strahlenförmig zum Ulkusdepot konvergieren (Faltenstern). Durch Drehen des Patienten in die linke vordere Schrägstellung kann die zentral gelegene Nische des d.-v. Bildes an der Vorder- oder Hinterwand randständig gemacht werden (Abb. 434 u. 435). Exakte Profilaufnahmen sind dann erforderlich. Es gelingt aber häufig nicht, den Bulbus im Profilbild frei von Überlagerungen durch das Antrum oder das absteigende Duodenum darzustellen. Das trifft namentlich beim hypertonen Magen zu. Es ist dann besser, auf die Zielaufnahme in linker Schrägstellung zu verzichten, als Überlagerungen mit dem absteigenden Duodenalschenkel als Hinterwandulkus anzusprechen. Manchmal sind im d.-v. Bild zwei nebeneinanderliegende Kontrastmitteldepots nachweisbar, die auf ein Doppelulkus hinweisen. Sie lassen sich im Profilbild an die Vorder- und Hinterwand lokalisieren (Abb. 435).

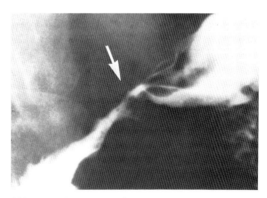

Abb. 438. Hochgradige Schrumpfung des Bulbus duodeni

Die normale glatte Kontur des dreieckförmigen Bulbus ist häufig deformiert. Ein deformierter Bulbus ist in der Regel Zeichen eines abgelaufenen oder noch oder wieder floriden Ulkus. Mit der Zahl der Ulkusschübe nimmt die Deformierung zu. Anfänglich ist oft nur eine Streckung und Starre der kleinen Kurvatur des Bulbus zu sehen. Später kommt es zur Einziehung der kleinen bzw. großen oder beider Kurvaturen (Abb. 437). Diese Querschnürung führt zu Taschenbildungen an der Bulbusbasis im Bereich des Rezessus, die nicht als

368 Röntgendiagnostik der inneren Organe

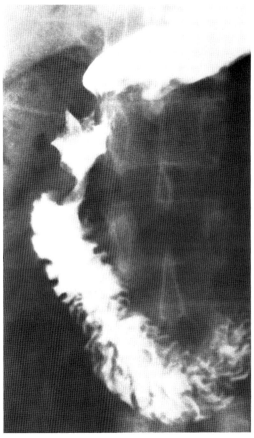
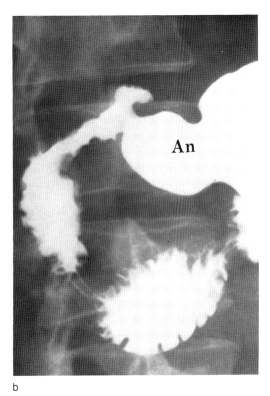

Abb. 439. Postbulbäres Ulcus duodeni (operativ und histologisch bestätigt).
a) Ulkusnische mit Schleimhautwulstungen im absteigenden Schenkel des Duodenums.
b) Schrumpfung des Bulbus duodeni und des postbulbären Duodenalabschnittes nach Ulcus duodeni. Entzündliche Stenose, keine Tumorstenose (duodenoskopische und histologische Sicherung) (An = Antrum)

Ulkusnischen angesehen werden dürfen. In typischen Fällen bietet der deformierte Bulbus ein kleeblattförmiges Bild, in dessen Zentrum die Nische, oft schlecht sichtbar, gelegen ist. In diesem Falle sind technisch einwandfreie Zielaufnahmen mit dosierter Kompression für den Nischennachweis entscheidend. Durch weitere Schrumpfungen können distal und proximal des Ulkus durch Einziehungen zusätzliche Taschen entstehen. Dann wird der Nischennachweis immer schwieriger, bzw. die Unterscheidung von diesen Taschen ist nicht mehr sicher möglich. Im Stadium hochgradiger Schrumpfung und Infiltration der Wand geht schließlich die ursprüngliche Bulbusform ganz verloren. Es resultiert dann ein schmales, starres Rohr. Diesen Zustand bezeichnet man als Phthisis bulbi (Abb. 438). Dabei ist die Pylorusfunktion oft gestört und

ein Rückfluß von Kontrastmittelbrei in den Magen manchmal nachweisbar. In anderen Fällen kommt es zur Stenose (Abb. 439b) und Entleerungsverzögerung mit Ektasie des Magens.

Wenn z. B. beim hypertonen Magen mit hochgelegenem Bulbus weder eine dosierte Kompressionszielaufnahme noch Profilaufnahmen möglich sind, kann die Darstellung des Ulkus mit der Luftkontrastmethode in Rücken- oder Bauchlage und Schrägstellung versucht werden. In dem mit Kontrastmittelbrei beschlagenen und mit Luft gefüllten Bulbus wird das Kontrastdepot dann oft noch sichtbar. Die Doppelkontrastuntersuchung des Bulbus sollte grundsätzlich bei fraglichen Befunden der Aufsichtkompressions- und Profilprallfüllungsaufnahme durchgeführt werden (Abb. 436 a u. b). Diese Untersuchung kann auch bei der Suche nach

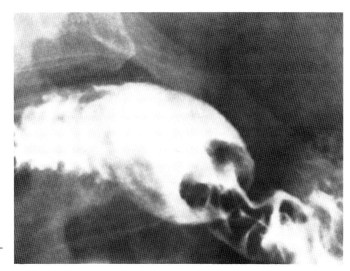

Abb. 440. Prolaps der Magenschleimhaut durch den Pylorus in den Bulbus

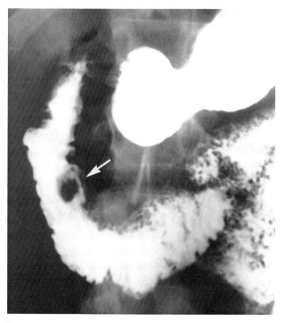
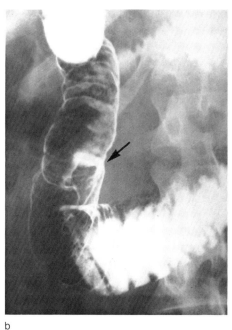

a
b

Abb. 441. Adenom im Duodenum in Höhe der Papille.
a) Umschriebene Aussparung bei der Prallfüllung des Duodenums in Höhe der Papille (←).
b) Hypotone Duodenographie. Das Adenom ist von Kontrastmittel beschlagen, in Höhe der Papille intraluminal deutlich abgrenzbar (←) (operativ und histologisch gesichert)

einer Blutungsquelle angewandt werden, weil Kompressionen hier nicht angezeigt sind.
Extrabulbäre Ulzera sind sehr selten und meist an der konkaven Seite des absteigenden Duodenalschenkels bis zur Papilla duodeni major gelegen (Abb. 439a). Begleitende lokale Stenosen sind häufig. Diese Ulkusnischen sind immer von Duodenaldivertikeln abzugrenzen (Abb. 444).
Indirekte Röntgenzeichen des Ulcus duodeni sind: lokaler Druckschmerz im Bulbusbereich, gestei-

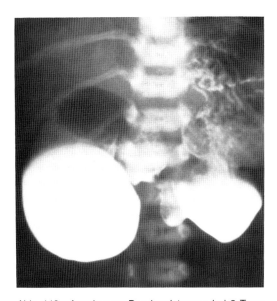 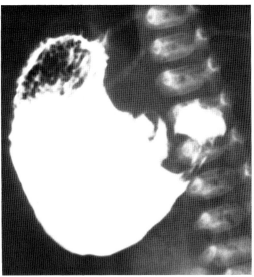

Abb. 442. Angeborene Duodenalstenose bei 8 Tage altem Säugling. Aufnahme in Fußhängelage. Magen und proximales Duodenum mit Kontrastmittel gefüllt. Starke Dilatation des Duodenums vor der Stenose mit großer Luftblase. Kein Kontrastmittelübertritt in den Dünndarm, der aber Luft enthält. Funktionelle Atresie

Abb. 443. Hypertrophische Pylorusstenose bei 5 Wochen altem Säugling. Aufnahme in schräger Bauchlage. Etwa 2 cm langer, gekrümmter und nach hinten aufwärts ziehender Canalis pyloricus. Bulbus duodeni gefüllt. Geringe Magenerweiterung

gerte Peristaltik und beschleunigte Entleerung des Magens; geschlängelte, verbreiterte Falten im Antrumbereich (hypertrophische Antrumgastritis); Hypersekretion, schnelle Bulbuspassage mit flüchtiger Füllung und verbreiterten Kerckring-Falten im absteigenden Duodenalschenkel. Die letzten Zeichen weisen auf eine *Duodenitis* hin. Daneben sind bei der Duodenitis die Konturen oft angenagt und unscharf. Man muß aber beachten, daß die Duodenitis immer eine röntgenologische Wahrscheinlichkeitsdiagnose ist, da kleine Nischen oft übersehen werden können, außerdem ist durch die Duodenoskopie mit Probeexzisionen die röntgenologische Diagnose einer Duodenitis wie die der Gastritis (s. S. 343) sehr in Frage gestellt. Bei Faltenwulstungen im Duodenum mit und ohne sogenanntes „Gießkannenphänomen" in der Pars descendens duodeni (Überlaufen des Kontrastmittels vom Bulbus in die Pars descendens) sollte man treffender von einem Nachbarschaftsprozeß sprechen, weil die Ursachen dieser röntgenologischen Symptomatik häufig Erkrankungen des Pankreas, der Gallenwege und der Gallenblase sind.

Arkadenartige Aussparungen an der Bulbusbasis kommen durch einen transpylorischen *Prolaps der Magenschleimhaut* bei Antrumgastritis vor. Neben der Aussparung an der Bulbusbasis ist im Pylorus Magenschleimhautzeichnung zu sehen. Der Prolaps ist sicher nur bei Aufnahmen in rechter Schrägstellung nachweisbar (Abb. 440). Die übrigen Bulbuskonturen sind glatt. Der Schleimhautprolaps hat klinisch nur selten Bedeutung. Abzugrenzen ist er von einem prolabierten Antrumpolyp. Der Polyp, der ebenfalls einen Defekt hervorruft, ist meist jedoch klein und scharf begrenzt.

Primäre Duodenaltumoren, die ebenfalls Defekte in der Schleimhaut bedingen, sind sehr selten. Sie sind im Bulbus meist gutartig und in der Pars descendens vorwiegend bösartig (Abb. 441). Im Bulbus sind Pankreasinseln als Ursache glatt begrenzter Defekte zu diskutieren.

Eine *Stase* des Kontrastmittelbreies im Duodenum zeigt sich durch eine Dilatation des Duodenallumens. Als häufigste Ursache wird eine *Kompression* des Duodenums durch *Mesenterialgefäße* angesehen. Daneben sind krankhafte Prozesse der Nachbarschaft (Pankreas, Gallenblase und -wege) ursächlich zu diskutieren. Der Nachweis der Duodenalstase ist am besten bei der Durchleuchtung im Stehen zu führen. Eine gleichzeitige und bleibende Füllung des ganzen Duodenums kann schon als Zeichen der Stase oder Obstruktion angesehen werden. Ausgenommen sind Atonien. Die Peristaltik ist bei der Duodenalstase oft gesteigert, oder es ist sogar eine Retroperistaltik vorhanden.

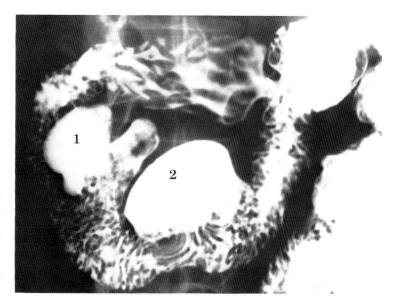

Abb. 444. Duodenaldivertikel.
1. In Höhe der Papilla duodeni major mit Speiseresten (Aussparung im Kontrastmittelbrei).
2. Gestielt von der Pars horizontalis inferior (duodeni) entspringend

Angeborene Duodenalstenose

Häufigste Ursache einer behinderten Duodenalpassage im Säuglings- und Kindesalter ist die angeborene *Duodenalstenose* und *-atresie* (Abb. 442), die in innere und äußere Formen unterteilt werden. Die meisten inneren Stenosen liegen infrapapillär und erstrecken sich von der totalen Membranstenose über die durchlöcherte Membran und die röhrenförmige Stenose bis zur kompletten Atresie. Äußere Duodenalstenosen sind durch falsche Peritonealanheftung, aberrierende Gefäße, Duodenalduplikationen oder ein Pancreas anulare bedingt. Die Röntgenuntersuchung beginnt bei Verdacht auf eine kongenitale Duodenalstenose mit der Aufnahme und Durchleuchtung ohne Kontrastmittel in Fußhängelage, bei der dann ein Sekretspiegel links im Magen und ein zweiter rechts im Duodenum sichtbar werden. Exakter ist der Duodenalverschluß durch eine Kontrastmitteluntersuchung zu lokalisieren, bei der ebenfalls die starke prästenotische Dilatation des Duodenums sichtbar wird. Die *hypertrophische Pylorusstenose* (Pylorospasmus) des Säuglings (Abb. 443) ist durch den röhrenförmig verengten und leicht bogenförmig gekrümmten Canalis pyloricus, der sich verzögert füllt, von der Duodenalstenose abzugrenzen. Aufnahmen in rechter Schräg- oder Seitenlage ergeben den besten Überblick über den Pyloruskanal. Wichtig ist, Form und Weite der Duodenalschlinge zu beobachten. Beim hypertonen Magen (Stierhornmagen) ist die Ausweitung der Duodenalschlinge schwer abzuschätzen, da hier trotz scheinbarer Verlagerung des Duodenums ein normaler Verlauf der Duodenalschlinge vorliegt. Der vergrößerte Abstand zwischen Duodenum und großer Magenkurvatur ist durch die physiologische Hochdrängung des Magens bedingt. Die Schleife des Duodenums kann dabei nach unten und der Magen im Antrumbereich der großen Kurvatur nach oben verdrängt sein. Kompression und Stenose der Pars descendens duodeni von medial her weisen ebenfalls auf Pankreasprozesse hin. Die Malignität des raumfordernden Prozesses im Pankreaskopf erfordert den Nachweis der Tumorpenetration in die Umgebung mit gleichzeitiger Reliefzerstörung im Duodenum (Abb. 500). Bei großen Pankreaskopftumoren kann der Bulbus sogar Verdrängungserscheinungen von außen aufweisen.

Nicht selten ist ein *abnormer Duodenalverlauf*. Die häufigste Form ist das *Duodenum mobile*. Hierbei wird im Stehen zwischen Bulbus und Pars superior duodeni eine girlandenförmige, hängende und frei bewegliche Schlinge sichtbar. Diese freie Schlinge kann den Bulbus überlagern und einen Megabulbus vortäuschen.

Duodenaldivertikel

Das Duodenaldivertikel ist meist ein röntgenologischer Zufallsbefund. Es wird in der Regel an der medialen Seite des absteigenden Schenkels (Abb. 444) in Höhe der Papilla duodeni major und gelegentlich an anderen Abschnitten und in Höhe

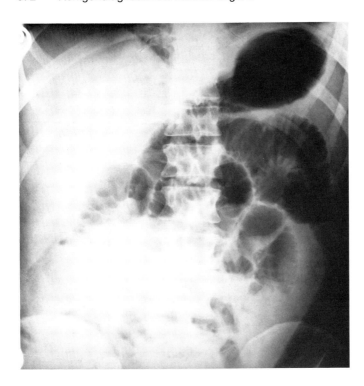

Abb. 445. Mechanischer Dünndarmileus (Adhäsionen). Geblähte Dünndarmschlingen mit sichtbaren Kerckring-Falten. Mehrere Flüssigkeitsspiegel, „leerer Rahmen"

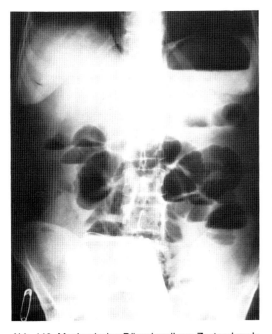

Abb. 446. Mechanischer Dünndarmileus. Zustand nach Laparotomie. Zahlreiche geblähte Dünndarmschlingen im Mittelbauch mit sichtbaren Kerckring-Falten und Flüssigkeitsspiegeln. Große Magenblase mit viel Sekret im Magen. Beginnender Dickdarmileus

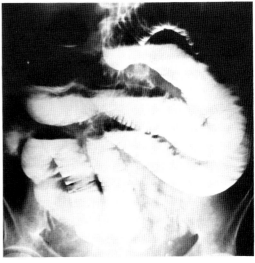

Abb. 447. Mechanischer Dünndarmileus, mit Kontrastmittel dargestellt. Geblähte Dünndarmschlingen mit sichtbaren Kerckring-Falten und Flüssigkeitsspiegeln

der Flexura duodenojejunalis gefunden. Es kann solitär und multipel vorkommen. Charakteristisch ist das Einströmen der Duodenalfalten in den Divertikelstiel. Die Größe des Divertikels erstreckt sich von Kirsch- bis Apfelgröße. Der Kontrastmittelbrei kann im Divertikel verschieden lang liegenbleiben. Bei Lokalisation in Höhe der Papilla duodeni major kann durch Füllungsretention und Entzündungen eine Gallestauung oder eine chronische Pankreatitis verursacht werden.

Dünndarmerkrankungen

Die röntgenologische Untersuchung des Dünndarmes wird in der Regel an die Magenuntersuchung angeschlossen (s. S. 328). Häufig ist es aber notwendig, daß man nur eine Leeruntersuchung ohne Kontrastmittel durchführt. Dies ist insbesondere beim akuten Abdomen erforderlich.

Akutes Abdomen

Die Perforation eines Magen- oder Duodenalulkus ist durch „freie Luft bzw. freies Gas" (spontanes *Pneumoperitoneum*) unterhalb des Zwerchfelles nachweisbar (Abb. 290). Voraussetzung ist aber, daß die Aufnahme am stehenden oder sitzenden Patienten gemacht wird. Die Gassichel ist manchmal nur unterhalb des rechten Zwerchfelles nachweisbar. Man muß auch wissen, daß nicht selten, trotz einer Ulkusperforation, keine freie Luft zu sehen ist.

Beim *akuten Abdomen* werden bei der Übersichtsaufnahme des Abdomens beidseits oberhalb der Harnblase manchmal Weichteilverdichtungen nachweisbar, welche die Form von „Hundeohren" imitieren. Es handelt sich dabei um eine freibewegliche Flüssigkeit verschiedenster Genese in den Bekkenrezessus. Bei Patienten mit einem abdominellen Trauma muß dieses Zeichen an eine Leber- oder Milzruptur denken lassen; bei Schwangeren im

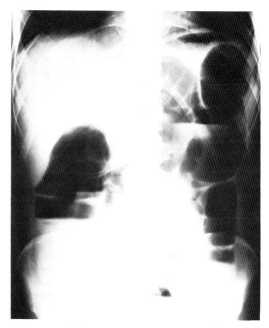

Abb. 448. Dickdarmileus. Erweiterung des gesamten Dickdarmes mit mehreren Flüssigkeitsspiegeln

ersten Trimenon mit plötzlich auftretenden Bauchschmerzen und einem Abfall des Hämatokrits weist dieser Befund oberhalb der Harnblase auf eine Tubenruptur bei einer extrauterinen Gravidität hin.

Bei Verdacht auf einen *Ileus* ist die Reihenfolge der Röntgenuntersuchungen wichtig. Man beginnt mit einer Leeraufnahme am stehenden oder sitzenden Patienten (Abb. 445, 446, 448). Bei schlechtem Allgemeinzustand des Kranken ist ein Seitenbild in Rückenlage mit horizontalem Strahlengang (Abb. 449) oder eine Aufnahme in Seitenlage anzufertigen. Das typische Röntgenzeichen des Darmverschlusses ist die lufthaltige, geblähte Schlinge mit Flüssigkeitsspiegel (Abb. 445–449). Die

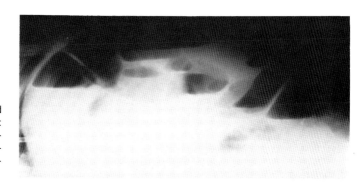

Abb. 449. Paralytischer Dünn- und Dickdarmileus. Aufnahmeposition: Rückenlage mit seitlichem Strahlengang. Geblähte Dünn- und Dickdarmschlingen mit Flüssigkeitsspiegeln

374 Röntgendiagnostik der inneren Organe

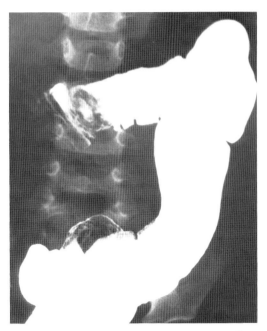

Abb. 450. Invaginationsileus bei 2jährigem Kind. Ileozökale Invagination. Kontrastmitteleinlauf. Invaginat im mittleren Querkolon als Aussparung sichtbar (operativ bestätigt)

Beachtung von Einzelheiten an der geblähten Schlinge macht es röntgenologisch oft schon möglich, den mechanischen (organische Stenose) vom dynamischen (paralytischen) Ileus zu unterscheiden. Eine organische Stenose ist dadurch ausgezeichnet, daß nur der proximal der Stenose gelegene Darmabschnitt gebläht ist. Daneben sind in den erweiterten Dünndarmschlingen die zirkulären Schleimhautfalten noch nachweisbar (sog. Haarnadelschlingen) (Abb. 445, 447). Wichtig ist die richtige Zuordnung der geblähten Darmschlingen zum Dünn- oder Dickdarm. Beim Dünndarmverschluß sind meist mehrere und etagenförmig übereinanderliegende geblähte Schlingen zu sehen, während sich beim Dickdarmileus Spiegel und Erweiterungen entsprechend dem Kolonverlauf anordnen und sich meist in die Flanken lokalisieren (Abb. 448). Beim Dünndarmileus findet sich im Abdomenübersichtsbild der sog. „leere Rahmen", weil das Kolon auffallend entleert ist. Wenn neben den dilatierten und vermehrt gashaltigen Dünndarmschlingen im Kolon und Rektum keine Luft nachweisbar ist, weist dies auf einen mechanischen Ileus im Bereich des unteren Dünndarmes hin, wobei das Gas distal des Verschlusses absorbiert wird. Da das Zökum auch bei einer Stenose im absteigenden Kolon immer zuerst gebläht wird, ist auf der Leeraufnahme eine Lokalisation der Dick-

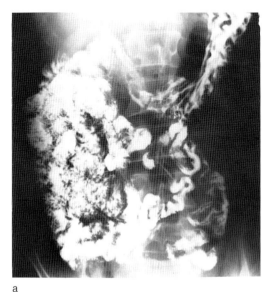 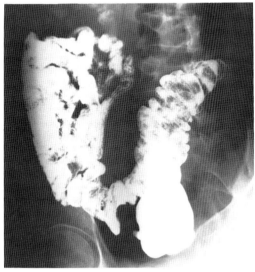

a   b

Abb. 451. Mesenterium commune.
a) Flexura duodenojejunalis rechts vom Bulbus duodeni gelegen. Jejunum rechts gelegen.
b) Zökum und Colon ascendens in der Mittellinie gelegen. Ileozökalklappe rechts von der Mittellinie

darmstenose nicht möglich. Hierzu ist ein Kontrastmitteleinlauf erforderlich (s. S. 380). Beim „paralytischen Ileus" sind alle Dünndarmabschnitte befallen und folglich in allen Sektoren geblähte Schlingen mit Flüssigkeitsspiegeln nachweisbar. Zudem fehlen wegen der Erschlaffung und Dehnung der Muskularis die zirkulären Schleimhautfalten. Die geblähten Dünndarmschlingen zeigen beim paralytischen Ileus (Abb. 449) in der Regel glatte Konturen. Meist findet sich beim paralytischen Ileus auch vermehrt Luft im erweiterten Kolon. Der gleiche Befund wird bei einem tiefsitzenden Kolonverschluß gefunden, wobei sich die Luft durch die insuffiziente Ileozökalklappe im Dünndarm aufstaut. Ausnahmsweise finden sich Darmparalysen bei der Enteritis necroticans und der Colitis ulcerosa, bei denen infolge der Wandinfiltration die Querfalten als breite Wülste in die geblähten Darmschlingen vorragen.

Die retrograde Kontrastfüllung des Kolons wird bei Verdacht auf einen mechanischen Dickdarmileus an die Leeraufnahme angeschlossen. Dadurch ist immer die Lokalisation und die Ursache der Stenose, die meist ein Karzinom ist, sicherzustellen. Während der Kontrastmitteleinlauf sogar im akuten Ileusstadium durchführbar ist, ist die perorale Kontrastmitteluntersuchung in diesem Zustand umstritten. Der subakute Ileus kann durch die orale Kontrastfüllung in einen akuten überführt werden. Bedenkt man weiter, daß es für den Chirurgen nur erforderlich ist, den Dünndarmileus zu beweisen, so erübrigt sich eine genaue Lokalisation, da sich

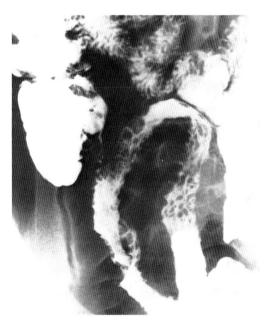

Abb. 452. Enteritis regionalis im terminalen Ileum. Pflastersteinartige Reliefveränderung in der letzten Ileumschlinge ohne Stenose

diese bei der Operation von selbst ergibt. Sollte unter präoperativen Aspekten eine Klärung der Ursache und eine exakte Lokalisation des mechanischen Dünndarmileus gewünscht werden, so geht heute die Tendenz dahin, eine weitere Abklärung

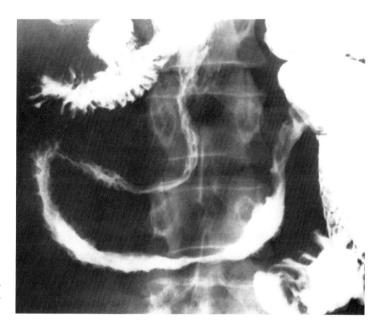

Abb. 453. Enteritis regionalis.
a) Diffuse Stenose mit Reliefzerstörung in zwei Jejunumschlingen.

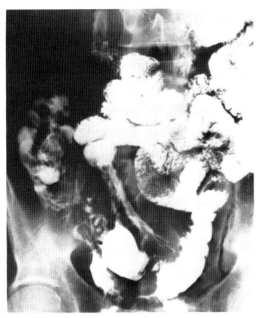

Abb. 453.
b) Ausgedehnte Stenosen in mehreren Schlingen im Ileum mit prästenotischer Dilatation. Reliefzerstörung. Mehrere Dünndarmfisteln zum Rektum-Sigma-Bereich

durch eine orale Bariumsulfatdarstellung des Dünndarmes vorzunehmen (Abb. 447). Denn oral applizierte wasserlösliche Kontrastmittel können bei einem chronisch intermittierenden Ileus zu einer Elektrolytentgleisung führen.

Im frühen Kindesalter ist die *Invagination* (ileozökale und ileoileale) von Dünn- und Dickdarm häufig Ursache eines Darmverschlusses. Im Abdomenleerbild bedingt die ileokolische Invagination meist das Bild eines Dünndarmileus. Außerdem kann die normalerweise vorhandene Luft im Colon ascendens fehlen (Abb. 450) und das Invaginat als Weichteilschatten im Kolon sichtbar werden. Wenn in der rechten Unterbauchseite eine Weichteilmasse erkennbar wird, welche die geblähten Dünndarmschlingen nach links verdrängt, so ist dieser Befund beim Säugling suspekt auf eine Invagination. Diese ist röntgenologisch durch den Kontrastmitteleinlauf exakt nachzuweisen und zu lokalisieren (Abb. 450). Hierbei wird die Invaginationsspitze als Aufhellung bzw. Aussparung im Kolon sichtbar, die partiell vom Kontrastmittel umflossen werden kann, oder sie verschließt das Kolon total. Ob eine reine ileozökale oder eine kombinierte ileoileale-ileozökale Invagination vorliegt, ist durch den Kontrastmitteleinlauf nicht zu bewei-

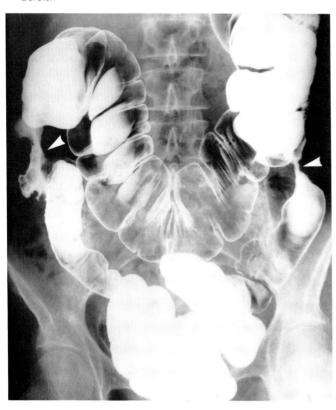

Abb. 454. Enteritis regionalis mit Kolonbefall. Segmentäre Stenose im Zoekum-aszendens-Bereich und im Colon descendens (←). Pneumokolon (histologisch bestätigt)

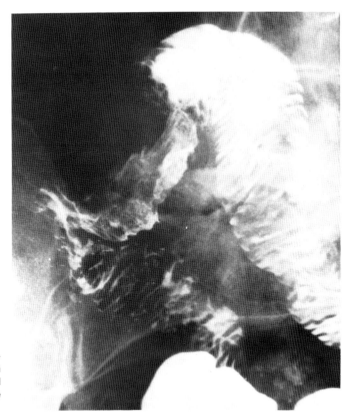

Abb. 455. Dünndarmkarzinom im unteren Jejunum (operativ bestätigt). Im Karzinombereich Reliefzerstörung und Stenose. Vor dem Tumor dilatierte Dünndarmschlinge

sen. Neben dem Invaginationsnachweis kann durch den Kontrastmitteleinlauf in den ersten 24 Stunden eine Reposition des Invaginates versucht und erzielt werden. Die Einstellung zu dieser therapeutischen Maßnahme ist bei Chirurgen unterschiedlich, da die Gewißheit der kompletten Reposition selbst bei erfolgreicher Maßnahme nicht immer gegeben ist (z. B. Appendix).

Lageanomalien

Die wichtigste angeborene Lageanomalie des Dünndarmes, die durch die orale Kontrastmittelfüllung zu beweisen ist, stellt das *Mesenterium commune* dar. Hierbei liegen die Flexura duodenojejunalis rechts vom absteigenden Duodenalschenkel und der gesamte Dünndarm überwiegend in der rechten Bauchhälfte (Abb. 451). Das Zökum liegt etwa in der Mittellinie oberhalb des Sigmas, und das Aszendens steigt vor der Wirbelsäule senkrecht nach oben auf (Nonrotation, Malrotation I. u. II.). Die Kenntnis dieser Anomalie ist z. B. zur abnormen Lokalisation einer Appendizitis oder eines Ileozökaltumors wichtig.

Enteritis

Entzündliche Dünndarmerkrankungen kommen im akuten Stadium selten, im chronischen Zustand dagegen häufiger zur Röntgenuntersuchung. Bei der *chronischen Enteritis* werden Passagebeschleunigung, Motilitäts- und Tonusstörungen sowie Reliefveränderungen gesehen. Die Kerckring-Falten erscheinen plump und verbreitert. Da abnorme Kontraktionen und Dilatationen der Dünndarmschlingen nebeneinander auftreten können, erscheint das Füllungsbild oft unregelmäßig. Gelegentlich sieht man einen vermehrten Gasgehalt und infolge der vermehrten Flüssigkeit im Dünndarm eine Schummerung des Reliefs.
Entscheidend ist die Röntgenuntersuchung für die Diagnose der *regionalen Enteritis* (Ileitis terminalis) (Abb. 452–454). Sie kann in allen Dünndarmabschnitten einschließlich des Duodenums, des Magens und des Kolons (Abb. 454 u. 464b) vorkommen, wird aber am häufigsten im terminalen Ileum gefunden. Hier läßt sie sich oft schon beim Kolonkontrasteinlauf nachweisen. Zur Beurteilung der übrigen Darmabschnitte ist aber bei der regionalen

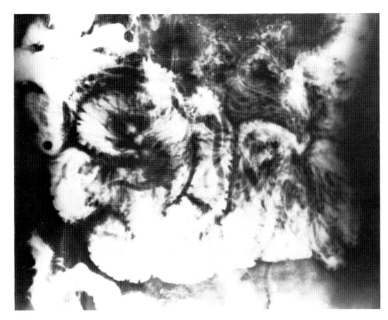

Abb. 456.
a) Askariden im Jejunum und im Ileum. Zahlreiche Aussparungen innerhalb der Dünndarmschlingen durch die Askariden. Teilweise haben die Askariden das Kontrastmittel aufgenommen. Funktionelle Dünndarmstörungen.

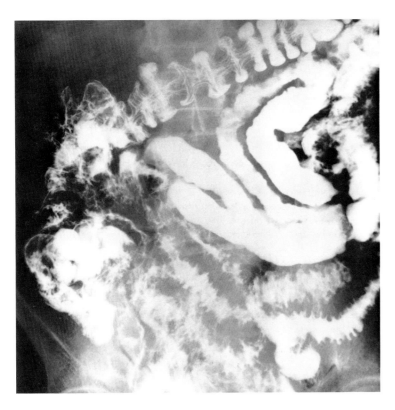

b) Sprue, nicht-tropische Form. Vergrößertes Schleimhautrelief in allen Dünndarmschlingen, plumpe Schlingen ohne Schleimhautzeichnung (Moulage-Zeichen). Dünndarmwandödem im Bereich mehrerer prallgefüllter Dünndarmschlingen; Dehiszenz dieser Schlingen infolge des Ödems. Beschleunigte Dünndarmpassage, Kolon bereits mit Kontrastmittel gefüllt

Enteritis immer die orale Kontrastmitteluntersuchung erforderlich. Röntgenologische Zeichen sind anfangs Verbreiterung der Kerckringschen Falten infolge eines submukösen Ödems, Konturausfransungen, Reliefzerstörungen (Abb. 452) ohne Defekte, eine gewisse Starre der befallenen Schlingen und oft verminderte Verschieblichkeit. Das typische Plastersteinrelief (Abb. 452) ist Ausdruck eines polypoiden Umbaues der Schleimhaut. In späteren Stadien stehen infolge einer Fibrosklerose der Darmwand umschriebene Stenosen (string sign) mit prästenotischer Dilatation im Vordergrund (Abb. 453, 454). Bei multipler Lokalisation (Abb. 453) sieht man verengte und normale Schlingen nebeneinander. Die stenosierten Abschnitte sind daneben oft gestreckt. Stehende Dünndarmschlingen erklären sich durch einen entzündlichen infiltrativen Nachbarschaftsprozeß. Manchmal sind kleine, feine Fisteln (Abb. 453) vom Dünndarm zu Nachbarorganen (z. B. andere Dünndarmschlingen, Rektum-Sigmabereich, Mesenterium, Harnblase und Genitalbereich) nachweisbar. Differentialdiagnostisch ist besonders an die *Dünndarmtuberkulose* zu denken, die absolut sicher erst durch die Histologie abzugrenzen ist.

Das Röntgenbild des Dünndarmes ist bei *Resorptionsstörungen* (z. B. Sprue, Pankreatitis, toxische Ödeme der Darmwand, Darmparasiten) besonders durch Tonusstörungen gekennzeichnet. Erweiterte atonische und verengte spastische Bezirke finden sich nebeneinander. Die Passage ist meist verzögert. Bei gewöhnlichem Bariumbrei werden oft Ausflockungen gesehen. Bei schweren Formen finden sich Faltenwulstungen als Ausdruck eines Wandödems. Seltener sind abnormer Gasgehalt und Spiegelbildungen. Gelegentlich bleiben nach Durchlauf des Kontrastmittels fleckige Wandbeschläge bestehen. Die Ausflockung des Kontrastmittels wird aber manchmal auch beim Gesunden als Restbeschlag nach Breipassage gesehen. Bei allergischen Dünndarmveränderungen, die meist im mittleren Jejunum lokalisiert sind, finden sich ähnliche oder gleiche röntgenologische Befunde wie bei Resorptionsstörungen. Lokale allergische Reaktionen sind auf Grund der Rückbildung differentialdiagnostisch von der Enteritis regionalis abzugrenzen.

Manchmal werden bei der Dünndarmuntersuchung *Askariden* als längliche Aussparungen im Darmlumen nachweisbar (Abb. 456). Gelegentlich werden die Askariden bzw. ihre Därme als feine, längliche Kontrastlinien im nicht mehr gefüllten Dünndarm sichtbar, wenn die Würmer selbst Kontrastmittel aufgenommen haben.

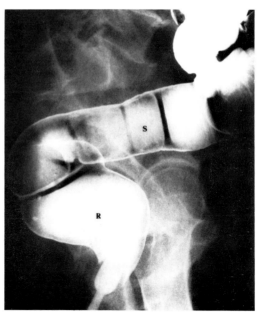

R = Rektum   S = Sigma

Abb. 457. Normales Rektum und Sigma (linke Schräglage, Pneumokolon)

Tumoren

Dünndarmtumoren sind selten (etwa 5% aller Geschwülste des Magen-Darm-Traktes). Am häufigsten handelt es sich um ein Karzinom, das meist im oberen Jejunum oder im unteren Ileum lokalisiert ist. Der Nachweis eines Dünndarmkarzinoms erfordert eine sehr eingehende und auf die Fragestellung abgestellte orale Kontrastmitteluntersuchung. Viele Aufnahmen mit Durchleuchtung, bei der alle Schlingen durch Palpation übersichtlich gemacht werden müssen, sind erforderlich. Typische Zeichen sind die Stenose mit prästenotischer Dilatation und die Reliefzerstörungen mit Aussparungen (Abb. 455). Die Defekte im Darmlumen grenzen die Tumorstenose von der entzündlichen Stenose, z. B. bei der regionalen Enteritis, ab. Neben dem Karzinom sind seltener Sarkom (Lympho-, Retothelsarkom) und Lymphogranulomatose Ursache von malignen Dünndarmprozessen. Auch kann eine gezielte Darstellung einer Tumorstenose mit Hilfe der Miller-Abbott-Sonde gelingen. Es ist dabei erforderlich, die Sondenspitze bis an die Stenose zu führen und dann eine gezielte Injektion von Kontrastmittelbrei durchzuführen.

Adhäsionen im Dünndarmbereich zeichnen sich durch Einschränkung der freien Verschieblichkeit der Darmschlingen, Peristaltik- und Tonusstörun-

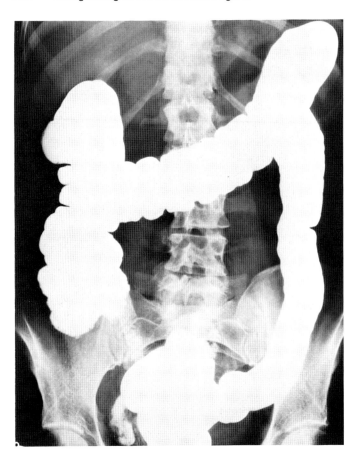

Abb. 458. Normales Kolon. Retrograde Prallfüllung mit Darstellung des terminalen Ileums

gen aus. Die Peristaltik kann durch Einmauerung der Schlingen aufgehoben sein, so daß die befallenen Abschnitte dilatiert und atonisch erscheinen. Das Faltenrelief ist dann oft aufgehoben. Im Übersichtsbild können diese Veränderungen neben normalen Schlingen vorkommen. Oft findet sich eine Retention des Kontrastmittels in den befallenen Schlingen. Daneben lassen sich über lange Strecken miteinander verbundene Darmschlingen nachweisen, die weder durch die Darmmotorik noch durch Palpation zu trennen sind. Die verlöteten Schlingen sind oft zu einem Konglomerat zusammengerafft und bleiben während der ganzen Untersuchung an derselben Stelle liegen.

Abnorme Verlagerungen und Veränderungen der Dünndarmschlingen weisen auf *raumverdrängende* Prozesse außerhalb des Dünndarmes hin, bei denen es sich um Primärtumoren bzw. Zysten oder Metastasen handeln kann. Diese können auch retroperitoneal lokalisiert sein. Tumoren im kleinen Becken verlagern den Dünndarm oft nach oben.

Abschließend sei nochmals vermerkt, daß man bei der Röntgenuntersuchung des Dünndarmes das Hauptaugenmerk auf die Suche nach organischen Veränderungen legen soll. Funktionelle Störungen sind sehr vielgestaltig, flüchtig und in der Deutung problematisch.

Dickdarmerkrankungen

Untersuchungsgang

Zur Röntgenuntersuchung des Kolons ist die perorale Kontrastmitteluntersuchung nur ausnahmsweise zur Beobachtung der Dickdarmfunktion (z. B. Obstipationstypen) geeignet. Man muß hierzu aber nur reines Bariumsulfat ohne Zusatz eines peristaltikanregenden Mittels verwenden. Wesentlich bessere Bilder gewinnt man mit dem *Kontrastmitteleinlauf,* morphologische Veränderungen lassen sich daher in der Regel nur mit einem Kontrastmitteleinlauf nachweisen, es ist daher insbesondere bei einer Tumorsuche im Kolon nur der Kontrastmitteleinlauf anzuwenden. Zur Vorbereitung ist eine Entleerung des Dickdarmes erforderlich, wozu sich verschiedene Methoden

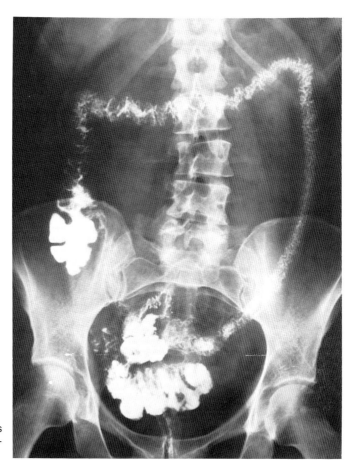

Abb. 459. Normales Faltenrelief des Kolons und der terminalen Ileumschlinge. Aufnahme nach Entleerung

eignen (z. B. 75 ml X-Prep am Nachmittag vor der Untersuchung oder ein körperwarmer hoher Reinigungseinlauf eine Stunde vor dem Kolonkontrastmitteleinlauf). Das Kontrastmittel (Bariumsulfat) wird unter Durchleuchtungskontrolle als körperwarmer Einlauf dem Patienten in Rücken- oder Bauchlage langsam zugeführt. Am wenigsten Beschwerden verursacht der Einlauf, wenn das Kontrastmittelgefäß etwa 40 cm über dem Durchleuchtungstisch steht und somit kein zu hoher Druck ausgeübt wird. Bei Unbehagen des Patienten oder Stuhldrang unterbricht man den Einlauf, wartet das Abfließen des Kontrastbreies nach oben ab und füllt danach weiter auf. So läßt sich bei langsamer, fraktionierter Applikation das Kolon bis zum Zökum immer füllen. Die Füllung soll erst abgebrochen werden, wenn das terminale Ileum dargestellt ist. Die retrograde Füllung der letzten Ileumschlinge ist nicht als Schlußunfähigkeit der Bauhinschen Klappe und damit nicht als pathologisch zu werten. Die Indikation zu einem Kontrastmitteleinlauf ist bei Menschen im fortpflanzungsfähigen Alter wegen der unausweichlichen Strahlenbelastung der Gonaden immer streng zu stellen. Bei Männern und Knaben sind die Gonaden abzudecken. Bei konzeptionsfähigen Frauen soll die Untersuchung auf die ersten 10 Tage post menstruationem begrenzt werden. In den ersten drei Monaten einer Schwangerschaft muß eine radiologische Kolonuntersuchung wegen der Gefahr einer somatischen Schädigung der Frucht (Mißbildungen) unterbleiben.

Die *Appendix* füllt sich beim Kontrastmitteleinlauf ebenso häufig wie bei der oralen Füllung. Eine selbst über Tage bestehende Füllung der Appendix ist nicht krankhaft. Nur wenn sich bei wiederholten oralen und retrograden Füllungen die Appendix nicht darstellt, ist mit Einschränkungen eine chronische Appendizitis anzunehmen. Ein lokalisierter Druckschmerz ist ein weiteres Zeichen dafür. Zu beachten sind Spasmen und angeborene Anomalien als Ursache einer fehlenden Füllung

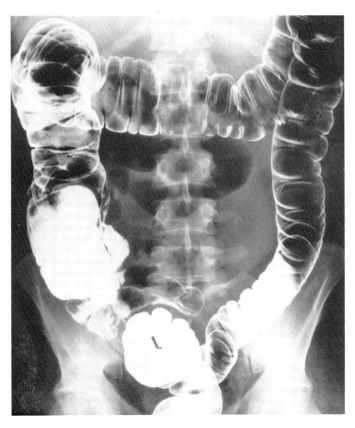

Abb. 460.
a) Normales Kolon. Pneumokolon. Aufnahme in Rückenlage

der Appendix. Bedeutungsvoll ist der Nachweis von Lageanomalien der Appendix, wie z.B. die retrokolische Lokalisation.

Bei der Durchleuchtung, die stets mit eingeblendetem Feld erfolgen muß, ist während der Füllung die Passage zu beobachten. Zur Beurteilung der Sigmaschlinge und des Rektums sind Durchleuchtungen und Aufnahmen in linker schräger Rückenlage oder seitlicher Lagerung erforderlich (Abb. 457). Nach praller Füllung des ganzen Kolons fertigt man routinemäßig eine Übersichtsaufnahme an (Abb. 458). Durch entsprechende Drehung des Patienten sind die Flexuren frei zu projizieren und bei verdächtigen Befunden von diesen Regionen Zielaufnahmen zu machen. Nach ausgiebiger Entleerung werden Übersichtsaufnahmen des Schleimhautreliefs angefertigt (Abb. 459). Daran schließen sich Aufnahmen mit Luftfüllung (Doppelkontrastmethode) an. Neben den Übersichtsaufnahmen sind verdächtige Befunde in allen Phasen der Untersuchung durch Zielaufnahmen zu fixieren. Die Übersichtsaufnahmen können auch auf dem Bucky-Tisch, wo sie schärfer als im Zielgerät werden, gemacht werden. Bei gezielten Fragestellungen, z.B. kleineren Tumoren oder Polypen, führt man die Untersuchung am besten von vornherein als Doppelkontrastmethode in Form des *Pneumokolons* durch (Abb. 460, 470, 473). Mit dieser Methode sind im Beschlagbild kleinere Veränderungen der Kolonwand besser zu erfassen. Zu achten ist bei der Durchleuchtung auf Lageanomalien (z.B. Drehungsstörung des Kolons, Coecum mobile), besonders aber auf organische Veränderungen in Form von Füllungsdefekten und Stenosen, Erweiterungen, Verlängerungen, Konturunregelmäßigkeiten und Ausstülpungen an der Darmwand. Die Beurteilung von funktionellen Störungen ist im Kolon auf Grund des Entleerungsbildes recht unzuverlässig. Ihre Deutung muß daher mit Zurückhaltung erfolgen.

Lage- und Lumenveränderungen

Länge und Kaliber des Kolons sind individuell sehr variabel und werden zudem vom Füllungszustand bestimmt, so daß es im Einzelfall röntgenologisch schwierig ist zu entscheiden, ob pathologische Veränderungen oder physiologische Varianten vorliegen. Bei der reinen Verlängerung

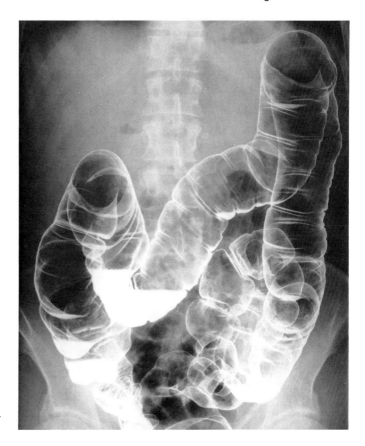

b) Normales Kolon. Pneumokolon. Aufnahme im Stehen

(*Dolichokolon*) fehlt die Dilatation. Bei Erwachsenen besteht meist gleichzeitig eine Erweiterung des Darmlumens, was man als *Megadolichokolon* bezeichnet.
Bei der *Hirschsprung-Krankheit* (Abb. 461) findet man eine ausgeprägte Dilatation des Sigmas mit meist verengtem Rektum (aganglionäres Segment). Dagegen ist das *idiopathische Megakolon* durch eine Dilatation von Rektum, Sigma und Kolon ausgezeichnet. Dabei kann die Sigmaschlinge mehrfach gewunden sein. Aufgabe der Röntgenuntersuchung ist, die Diagnose Megakolon zu sichern und die Länge des aganglionären Segmentes zu bestimmen. Bei den angeborenen anorektalen Atresien sind röntgenologisch die Höhe der Atresie und evtl. Fisteln zu Nachbarorganen festzustellen.
Divertikel des Kolons zeigen sich bei der Kontrastmittelfüllung an umschriebenen Ausstülpungen (Abb. 462) der Darmwand, die häufig gestielt sind. Sie kommen in allen Kolonabschnitten, am häufigsten aber im distalen Bereich, vor allem im Sigma, vor. Ihr Nachweis im Sigma, der oft nur auf Schrägaufnahmen gelingt, kann klinisch von Bedeutung sein. Divertikel werden meist schon bei der Prallfüllung (Abb. 462), manchmal erst auf der Entleerungsaufnahme sichtbar. Nach der Entleerung bleiben sie als rundliche oder ovale Gebilde von Linsen- bis Haselnußgröße kontrastgefüllt. Fehlen in Höhe der Ausstülpungen umschriebene Einengungen des Darmlumens, ist der Röntgenbefund als *Divertikulose* zu deuten. Bei Entzündungen sind dagegen oft lokale Stenosen und Konturaussparungen nachweisbar, die nicht immer sicher von Tumorstenosen zu unterscheiden sind (Doppelkontrastmethode). Dies gilt insbesondere für die divertikulitische Sigmastenose (Abb. 463). Perforationen eines Divertikels in die Bauchhöhle oder Fisteln zur Harnblase oder Haut sind durch den Kontrastmitteleinlauf zu beweisen. Eine Sonderstellung nimmt das Meckel-Divertikel ein, welches 30–90 cm proximal der Ileozökalklappe im Ileum gelegen ist.

Kolitis

Die *Kolitis* ist röntgenologisch sicher nur im fortgeschrittenen Stadium zu erkennen. Ihre Ätiologie

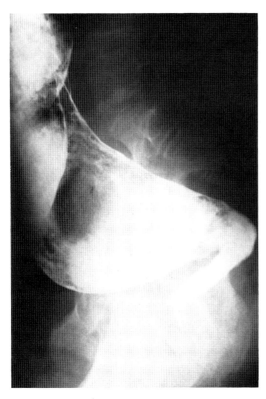

Abb. 461. Megakolon bei Hirschsprung-Krankheit. 5-jähriges Kind. Kolonkontrastmitteleinlauf. Verengtes Segment im Bereich des Rektums, starke prästenotische Dilatation des Sigmas

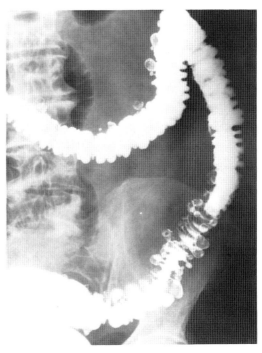

Abb. 462. Divertikulose im Sigma, Colon descendens und linken Querkolon

ist aus dem Röntgenbild nicht ablesbar. Die Kolitis beginnt meist im Rektum und breitet sich von dort oralwärts aus. Die Veränderungen sind am besten im Schleimhautbild übersehbar. Im Frühstadium der Kolitis werden Spasmen, Hypermotilität und Schleimhautdeformierungen in Form breiter, querverlaufender Wülste mit Randzacken gesehen. In den späteren Stadien stellen sich unscharfe, gezähnelte, ausgefranste Konturen (Spiculae) und bei großen Geschwüren Doppelkonturen dar (Abb. 464a). Im akuten Stadium sind die Schleimhautfalten durch ein Ödem verdickt, wogegen im chronischen Zustand Schrumpfungen des Darmlumens, lokalisiert oder generalisiert, auftreten (Abb. 465–467). Das Kolon kann dann auch in seiner Längsachse verkürzt werden. Im ausgeprägten Zustand der chronischen Kolitis findet man ein Kolon mit vollständig aufgehobener Haustrierung, engem Lumen, unregelmäßigen Konturen und fehlendem Schleimhautrelief (Abb. 465). Nach der Breientleerung fällt im entzündlichen Bereich das völlige Fehlen eines Schleimhautbelages auf (wie aus-

radiert). Nach Abklingen des geschwürigen Prozesses und partieller Regeneration der Schleimhaut von restlichen Schleimhautinseln wird das Relief höckerig, mit kleinen rundlichen Aussparungen. Dieser Befund der *Pseudopolyposis* (Abb. 468) kann bei großer Ausdehnung der Veränderungen nicht mehr von der *generalisierten Polyposis* (Abb. 469) unterschieden werden.

Polypen

Diese können beetartig über große Abschnitte oder sogar über das ganze Kolon verbreitet sein. Die Struktur des Innenreliefs ist durch die zahllosen warzenförmigen Polypen grobkörnig verändert, was auf luftgefüllten Doppelkontrastaufnahmen besonders deutlich wird (Abb. 469). Die generalisierte Polyposis neigt zur malignen Entartung (die familiäre Polyposis in 10–15 Jahren etwa 50%). Der Verdacht einer Malignität besteht im Röntgenbild dann, wenn neben der Körnelung des Reliefs in einem oder in mehreren Abschnitten wulstartige

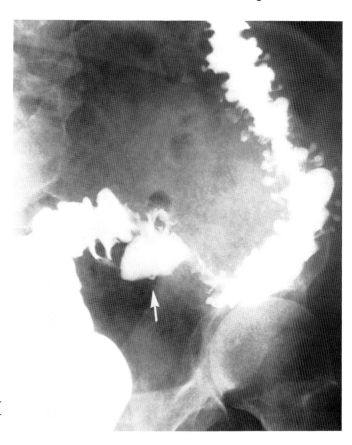

Abb. 463. Divertikulitische Sigmastenose mit Perforation mehrerer Divertikel und Abszeß (←)

größere Füllungsdefekte nachweisbar sind. Von der generalisierten Polyposis sind die *solitären Polypen* (Abb. 470) zu trennen. Ihre Lieblingslokalisation sind das untere Kolon und das Rektum. Zu ihrem Nachweis muß man nach sehr gründlicher Darmreinigung die Schleimhautaufnahme und die Doppelkontrastmethode mit Luftinsufflation (Pneumokolon) anwenden. Solitäre Polypen zeigen sich als kleine rundliche Aussparungen. Nur die Konstanz der Aussparung spricht für einen Polypen. Inkonstante kleine Füllungsdefekte können durch Luftblasen oder Stuhlreste bedingt sein, was durch Lagewechsel oder Kontrolluntersuchungen abzuklären ist. Vereinzelt läßt sich sogar der Stiel des Polypen im Doppelkontrastbild darstellen (Abb. 470). Auch genügt es nicht, nur einen Polypen nachzuweisen, weil sie häufig an mehreren Stellen vorhanden sind. Dies ist für eine eventuelle chirurgische Therapie wichtig. Die Frage, ob ein solitärer Polyp bösartig ist oder nicht, kann röntgenologisch nicht definitiv beantwortet werden. Gewisse Hinweise ergibt die Größe. Ein Drittel der Polypen über 10 mm im Durchmesser war bei einer statistischen Analyse maligne. Bei kleineren muß durch langfristige Kontrollen (12–24 Monate) das Wachstum beobachtet werden. Größenzunahme und Wandinfiltration um die Basis sind suspekt für eine Malignität.

Karzinom

Maligne Tumoren des Kolons und Enddarmes sind meist *Karzinome*. Die Lokalisationshäufigkeit ist folgende: Rektum (50%), Rectosigmoid u. Sigma (25%), Zökum, übrige Kolonabschnitte. Das Rektumkarzinom wird durch die digitale Untersuchung und die Rektoskopie nachgewiesen. Die Röntgenuntersuchung ist nur als Zusatzuntersuchung erforderlich, um eventuell die Ausdehnung des Tumors nach oben festzulegen und ein Zweitkarzinom in höher – oralwärts – gelegenen Kolonabschnitten auszuschließen (Abb. 471, 472). Bei allen anderen Lokalisationen ist die Röntgenuntersuchung diagnostisch entscheidend. Die Methode der Wahl ist der Kontrastmitteleinlauf, da die orale Kontrastmittelfüllung diagnostisch allzu häufig versagt. Unerläßlich ist für den Nachweis des häufigen Sigmakarzinoms die Untersuchung in schräger

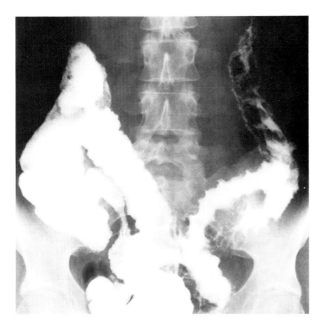

Abb. 464.

a) Colitis ulcerosa. Verbreitete Schleimhautfalten, unscharfe Wandkonturen mit Spiculae im Kolon transversum u. ascendens (histologisch bestätigt).

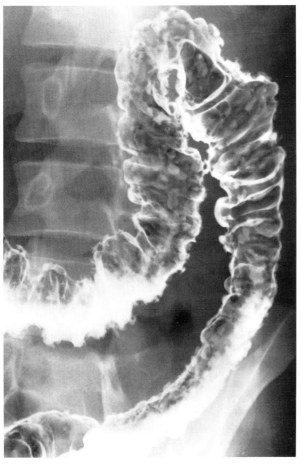

b) Enteritis regionalis mit Kolonbefall. Pneumokolon. Zahlreiche kleine ulcera im Kolon transversum und descendens. Pflastersteinrelief (histologisch bestätigt)

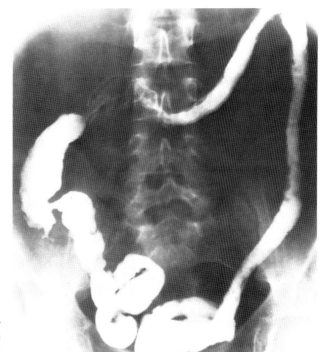

Abb. 465. Atrophische Kolitis mit terminaler Ileitis. Einengung des Lumens im ganzen Kolon. Stenose in Höhe der Ileozökalregion

bzw. Seitenlagerung, weil nur dann die Sigmaschlinge ganz übersichtlich wird (Abb. 474). Im Rektum können kleinere Tumoren durch eine *extragenitale Endometriose* bedingt sein; diese kleinen Endometrioseherde werden nur bei gezielter Untersuchung im Pneumokolon (Abb. 473) nachweisbar. Des weiteren sind die Flexuren durch Lagewechsel und Palpation frei zu projizieren. Im Aszendens kann es durch einen Spasmus des Sphincter coeci zu einem Kontrastmittelstopp kommen, der die Füllung des Zökums beim Einlauf verhindert. Dieses stellt sich dann oft erst auf der Entleerungsaufnahme dar. Dadurch können Tumoren im unteren Zökumpol bei der Prallfüllung übersehen werden.

In Frühfällen, die selten zur Untersuchung kommen, findet sich beim Dickdarmkarzinom ein umschriebener Faltenabbruch. Das nächste Stadium ist der wandständige *Füllungsdefekt* (Abb. 474–476). Dieser kommt bei geringer Ausdehnung bei der Prallfüllung nur im Profilbild zur Darstellung. Bei der Doppelkontrastmethode sieht man eine Unterbrechung der Wandkontur und eine blumenkohlartige oder schüsselförmige Vorwölbung des Tumors in das Darmlumen. Bei zirkulären Infiltra-

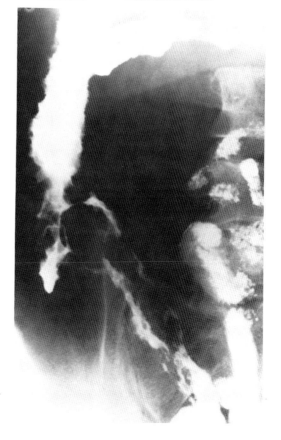

Abb. 466. Chronische Kolitis mit Beteiligung des terminalen Ileums, Enterokolitis

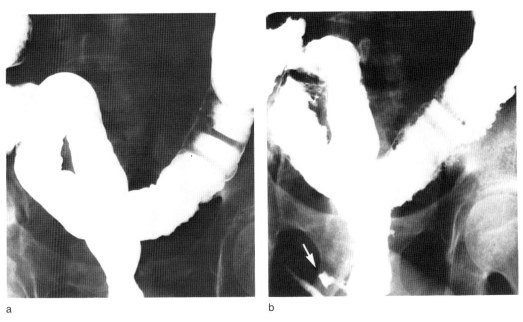

Abb. 467. Colitis ulcerosa, Verlauf.
a) 1969. Schrumpfung des Rektums, Schleimhautulzerationen im Sigma.
b) 1972. Progredienz der Ulzerationen im Bereich des Sigmas. Mehrere Fisteln vom geschrumpften Rektum in die perianalen Weichteile (←)

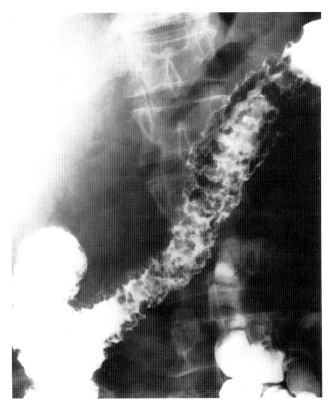

Abb. 468. Kolitis mit ausgeprägter Pseudopolyposis. Schleimhautaufnahme. Feinkörnige Aussparungen im Colon transversum durch Pseudopolypen

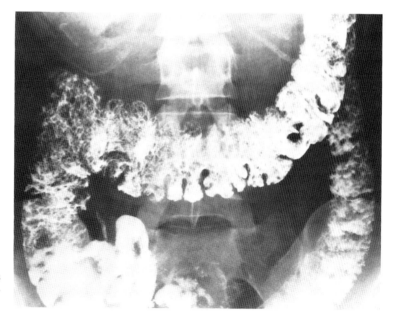

Abb. 469.

a) Familiäre Polyposis des Kolons mit multiplen Adenomen. Reliefaufnahme.

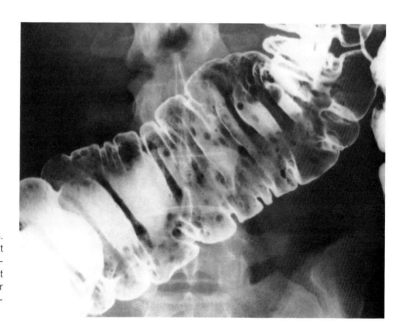

b) Polyposis des Kolons. Pneumokolon. Ausschnitt Querkolon. Zahlreiche Polypen im Doppelkontrast als Aussparungen sichtbar (histologisch: adenomatöse Polypen)

tionen wird eine Stenose nachweisbar (Abb. 476 u. 477). Der stenosierte Bereich ist meist starr, unregelmäßig konturiert und gegen die gesunden Abschnitte eingezogen. Das Relief ist zerstört und zeigt auf den Schleimhautaufnahmen wulstige Aussparungen, die das ganze Lumen betreffen. Die proximal von der Stenose liegenden Kolonabschnitte sind prästenotisch oft dilatiert. Die Stenose kann besonders im distalen Bereich des Deszendens und Sigmas so hochgradig sein, daß nur eine schmale Kontrastmittelstraße das Tumorgebiet passiert. Oft ist die obere Begrenzung der Stenose trichterförmig. Bei der Doppelkontrastmethode ist die Stenose nicht dehnbar (Abb. 477) und das kontrastmittelbeschlagene unregelmäßige Tumorrelief gegenüber der Luft gut abzugrenzen.

Röntgendiagnostik der inneren Organe

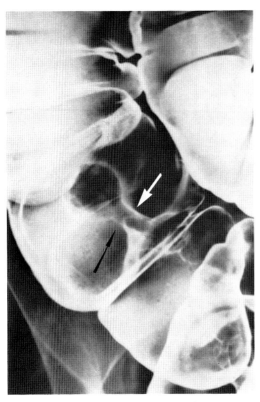

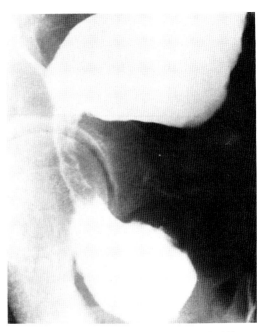

Abb. 471. Rektumkarzinom. Kontrasteinlauf. Röhrenförmige Stenose mit Reliefzerstörung

Abb. 470. Solitärer gestielter Polyp im Colon ascendens (→) (histologisch gutartig), Pneumokolon

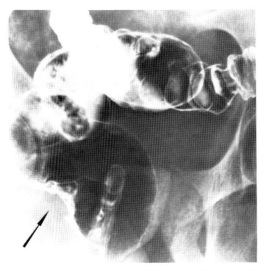

Abb. 472. Rektumkarzinom (histologisch Adenokarzinom). Kolonkontrastmitteleinlauf mit Luftaufblähung; Doppelkontrastaufnahme. Kleiner polypöser Tumor an der Hinterwand des Rektums (←) oberhalb des Analringes

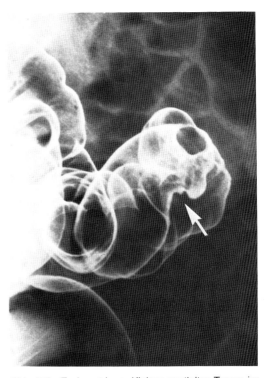

Abb. 473. Endometriose. Kleiner gestielter Tumor im Pneumokolon abgrenzbar (←) (histologisch gesichert)

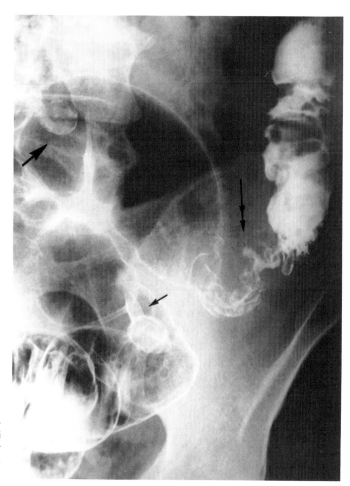

Abb. 474. Stenosierendes Sigmakarzinom: (↓). Daneben finden sich zwei Polypen im Rektum (←), von denen der analwärts gelegene gestielt ist. Pneumokolon

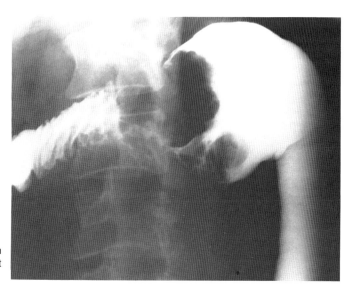

Abb. 475. Kolonkarzinom im Bereich der linken Flexur. Prallfüllung mit großem Defekt in Höhe des Tumors

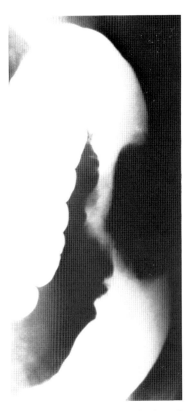

Abb. 476. Stenosierendes Karzinom im Colon descendens. Reliefzerstörung und Defekte

Im Zökum (Abb. 478) kann das Karzinom am unteren Pol als reiner Defekt auftreten oder dieses sozusagen auslöschen. Bei Füllungsdefekten im Zökum muß man immer an Stuhlreste denken, was durch Kontrolluntersuchungen nach gründlicher Reinigung zu klären ist. Tumoren der Ileozökalgegend führen zur Insuffizienz oder Stenose der Ileozökalklappe. Der tumorinfiltrierte Klappenrand wölbt sich wulstartig in das Zökumlumen vor, was vom Ungeübten mitunter als Invagination gedeutet werden kann. Infolge der Stenosen sind die terminalen Ileumschlingen oft gasgebläht. Bei Füllungsdefekten und Stenosen im Ileozökalbereich kommt differentialdiagnostisch immer die tumorbildende Form der *Tuberkulose* in Frage (Abb. 479). Durch Atonie und Stuhlretention im unteren Zökumpol kann eine Füllung in allen Phasen der Untersuchung (oral und retrograd) unterbleiben. Dieses sogenannte „Stierlinsche Symptom" ist aber nicht typisch für die Ileozökaltuberkulose, da es sich auch bei anderen entzündlichen Veränderungen dieser Region findet. Im fortgeschrittenen Stadium der Tuberkulose treten Schrumpfungen des Zökums und sogar des Aszendens auf. Die geschrumpften stenosierten Bezirke sind weder bei Prallfüllung noch bei der Luftblähung dehnbar. Eine weitere Ursache des Füllungsdefektes im Ileozökalbereich ist die *Aktinomykose*. Die exakte Trennung zwischen Karzinom, Tuberkulose und Aktinomykose in der Ileozökalregion

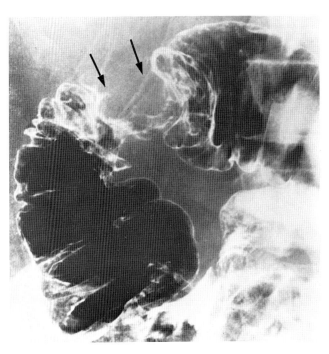

Abb. 477. Karzinom der rechten Kolonflexur. Doppelkontrastmethode. Stenose im Bereich der Flexur, die bei Luftblähung bestehenbleibt (→←). Konturdefekte in diesem Bereich

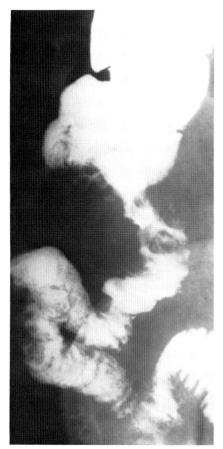 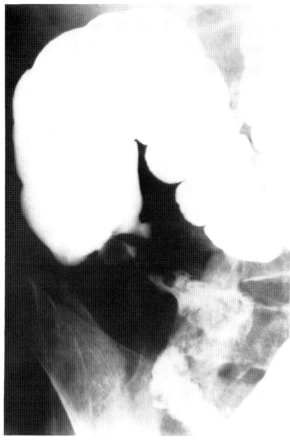

Abb. 478   Abb. 479

Abb. 478. Karzinom des Zökums mit Beteiligung des terminalen Ileums (operativ und histologisch bestätigt)

Abb. 479. Ileozökaltuberkulose (histologisch gesichert). Tumoröse Form. Füllungsdefekt und Lumeneinengung im Zökum und Colon ascendens. Stenose in Höhe der Ileozökalklappe mit prästenotischer Dilatation des terminalen Ileums. Appendix gefüllt

ist ausschließlich röntgenologisch nicht sicher möglich.

Während im Colon ascendens, transversum (Abb. 475, 477) und descendens (Abb. 476) Tumoren durch den Füllungsdefekt oder durch die Stenose leicht zu erkennen sind, kann ihr Nachweis im Sigma schwierig werden. Dies ist durch die Projektion des Sigmas bedingt. Es kann nicht genug betont werden, daß eine ausreichende Röntgenuntersuchung des Sigmas nur in linker Schräg- oder Seitenlage möglich ist. Hierbei sind Profilaufnahmen vom Sigma anzufertigen (Abb. 457, 474). Besonderer Wert ist auf die Darstellung des Überganges Rektum-Sigma zu legen, weil hier häufig Karzinome lokalisiert sind. Unregelmäßige Haustrierungen, Füllungsdefekte im Prallfüllungsbild oder Doppelkontrastbild sind in dieser Region immer tumorverdächtig. Durch die häufige Lokalisation von Divertikeln im Sigma ist, wie schon erwähnt, die Trennung einer Tumorstenose von der divertikulitischen Stenose hier besonders schwierig. Mitunter werden multiple Rektum-Kolon-Karzinome gefunden.

Röntgenologisch faßbare *Komplikationen* des Kolonkarzinoms sind der Darmverschluß und die Perforation. Der Darmverschluß kann sowohl durch Tumorgewebe als durch Invagination geschehen. Auf der Leeraufnahme weist eine starke Gasblähung des Kolons auf den Verschluß hin, der durch Kontrasteinlauf zu sichern und zu lokalisieren ist. Bei der Perforation in die freie Bauchhöhle wird freies Gas unter dem Zwerchfell sichtbar (Pneumoperitoneum). Eine Perforation eines Tumors im Transversum kann außerdem in den Magen oder in die Gallenblase erfolgen. Dies wird beim Kontrastmitteleinlauf am Übertritt des Bariumbreies vom Kolon in den Magen (Abb. 430) bzw. die Gallenblase nachweisbar.

Verdrängungen des *Kolons* durch raumfordernde Prozesse der Nachbarorgane rufen oft typische Bilder hervor, die lokalisatorische Rückschlüsse erlauben. Eine große Leber verdrängt die rechte Flexur und Teile des Transversums nach unten. Große Pankreaszysten können je nach Ausdehnung das Transversum nach unten oder nach oben verlagern. Das letzte kann auch durch große Ovarialzysten geschehen. Bei Milzvergrößerungen wird die linke Flexur nach medial und kaudal verschoben. Bei Tumoren der linken Niere kann das Deszendens von dorsal umschrieben eingedellt werden. Umschriebene Sigmaverlagerungen kommen bei Uterus- oder Ovarialtumoren vor. Appendizitische Abszesse bedingen am Zökum und Aszendens Verlagerungen und Eindellungen mit gleichzeitiger Verdrängung der unteren Ileumschlingen.

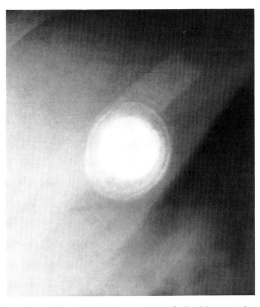

Abb. 480. Solitärer, geschichteter Gallenblasenstein. Leeraufnahme

Solitäre Füllungsdefekte im Kolon:

a) häufig
1. Karzinom
2. Skybala
3. Polypen
4. Invagination (Ileumprolaps)

b) selten
1. Amöben
2. Askariden
3. gutartige Tumoren, Angiome, Lipome
4. Karzinoid
5. Endometriose
6. Fremdkörper, Gallensteine
7. Lymphome
8. Metastasen
9. Sarkome

Segmentale Veränderungen des Kolons mit Stenose

a) häufig
1. Karzinom (spez. szirrhöses Karzinom)
2. Enteritis regionalis (M. Crohn)
3. Divertikulitis
4. Ischämische Kolitis
5. Kompression von außen durch einen malignen oder entzündlichen Tumor

b) selten
1. Amöbiasis
2. Amyloidose

3. Endometriose
4. Fremdkörperperforation mit perikolischem Abszeß
5. Karzinoid
6. Lymphome
7. Metastasen
8. Radiogen bedingte Stenose
9. Sarkom
10. Tuberkulose
11. Ulzeröse Kolitis

(abgeändert nach M. M. Reeder: Solitary Filling Defect in the Colon, in: Seminars in Roentgenology XI (1976) 81)

Gallensystem

Methoden

Für die röntgenologische Untersuchung der Gallenblase und der extrahepatischen Gallengänge stehen die *Leeraufnahme* (oder Übersichtsaufnahme) und die *Kontrastmittelfüllung* zur Verfügung.
Grundsätzlich soll jede Gallenblasenuntersuchung mit einer Leeraufnahme des rechten Oberbauches ohne Kontrastmittel in Bauchlage mit Bucky-Blende beginnen. Auf diesen Aufnahmen ist meist der untere Leberrand sichtbar. Dieser und der obere Teil des rechten Nierenschattens überlagern sich teilweise. Der dadurch bedingte Summations-

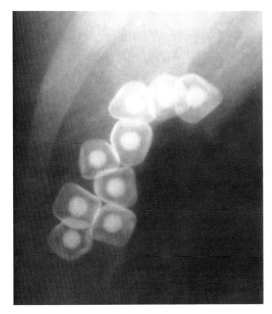
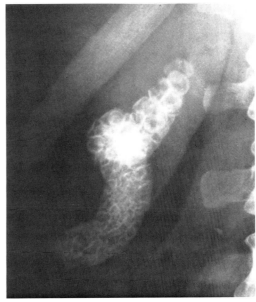

Abb. 481. Gallenblasensteine. Leeraufnahme. Multiple geschichtete Konkremente

Abb. 482. Gallensteine. Leeraufnahme. Ausguß der Gallenblase mit Steinen

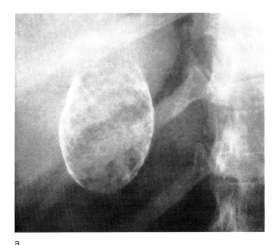
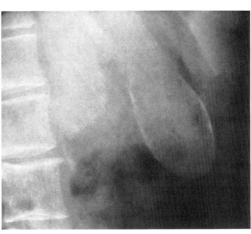

a
b

Abb. 483. Porzellangallenblase.
a) d.-v. Bild.
b) Rechtes Seitenbild mit ventraler Lage der verkalkten Gallenblase

schatten darf nicht als Gallenblase angesehen werden. Die Gallenblase ist auf der Leeraufnahme gewöhnlich nicht sichtbar. Der Vorteil der Leeraufnahme ist der direkte Nachweis von kalkhaltigen und damit schattengebenden Gallensteinen (Abb. 480–482). Sie sind seltener als die nicht kalkhaltigen und nicht schattengebenden Konkremente. Meist stellen sie sich als konzentrische Kalkschatten oder als radiäre Strukturen dar, seltener bei reinen Kalziumkarbonatsteinen als homogene Schatten. Lage, Form und Struktur unterscheiden die Gallensteine meist von Nierenbeckensteinen. In Zweifelsfällen ist die rechte Seitenaufnahme ausschlaggebend. Gallensteine sind ventral im Abdomen gelegen, Nierensteine projizieren sich auf die Wirbelsäule oder direkt vor diese. Unregel-

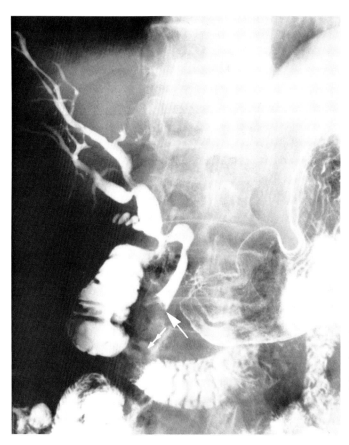

Abb. 484. Zustand nach Choledocho-duodenostomie bei Pankreaskopfkarzinom. Retrograde Füllung der extra- und intrahepatischen Gallenwege über die Anastomose mit Kontrastmittel. Verschluß des Ductus choledochus (←) und Stenose des Duodenums infrapapillär (←←) durch das Pankreaskopfkarzinom (operativ gesichert)

mäßige schollige Verkalkungen (Hydroxylapatit), die in ihrer Form und Größe der Gallenblase entsprechen, werden bei Verkalkungen der Gallenblasenwand, der sogenannten *Porzellangallenblase* (Abb. 483 a), gesehen. Die ventrale Lage der Verkalkungszone auf der Seitenaufnahme (Abb. 483 b) ist ein zusätzlicher Befund, der ihre Zuordnung zur Gallenblase sichert. Neben einer chronischen Cholezystitis werden intramurale Blutungen, Störungen des Kalzium-Stoffwechsels und Fremdkörperirritationen (Steine) als Ursachen diskutiert. Differentialdiagnostisch ist die *Kalkmilchgalle* zu beachten. Hierbei stellt die Gallenflüssigkeit eine zähe Masse aus Kalziumkarbonat und Gallensäureseifen dar, die oft mit Konkrementen gepaart ist. Im Gegensatz zur Porzellangallenblase ist ihr Inhalt beweglich, so daß auf der Leeraufnahme im Liegen eine homogene Verschattung und im Stehen ein Spiegel nachweisbar wird. Außer den Nierensteinen müssen kalkhaltige Gallensteine auf der Leeraufnahme von verkalkten Rippenknorpeln und von verkalkten abdominellen Lymphknoten abgegrenzt werden. Zu achten ist auf der Leeraufnahme weiter auf streifenförmige, vertikal und schräg gestellte Luftaufhellungen im Bereich des rechten Oberbauches. Diese werden durch luftgefüllte große Gallengänge verursacht und sind durch folgende Zustände bedingt: 1. Insuffizienz des Sphincter ampullae, 2. Fisteln zwischen Gallenblase bzw. Ductus choledochus und Magen, Duodenum oder Kolon. Der Nachweis der Fistel ist bei der Kontrastmittelfüllung des Magens und Duodenums am Übertritt von Bariumbrei in die Gallenblase bzw. Gallengänge zu sichern. Häufigste Ursache sind Gallensteine, die in das Duodenum perforieren, oder eine operative Cholezysto- bzw. Choledochoduodenostomie (Abb. 484).

An die Leeraufnahme schließt sich die *Cholezystographie* mit Kontrastmittel an. Die Methode beruht darauf, daß eine jodierte Substanz (Phenolphthalein, Propionsäure, Adipinsäure) von der Leber mit der Galle ausgeschieden wird und dadurch die Galle einen Kontrastschatten liefert. Es stehen die orale und die intravenöse Kontrastmittelfüllung zur Verfügung. Für die orale Cholezystographie werden heute Trijodverbindungen, für die intravenöse

Abb. 485. Anatomie der Gallenblase
und der Gallenwege

1 = Leber
2 = Ductus ventralis
3 = Ductus dorsalis
4 = Ductus principalis dexter
5 = Ductus principalis sinister
6 = Ductus hepaticus
7 = Gallenblase
   A = Fundus
   B = Korpus
   C = Infundibulum
   D = Kollum
8 = Ductus cysticus
   A = Pars valvularis (Kollum-Zystikus-
       Sphinkter)
   B = Pars flaccida
9 = Ductus choledochus
   A = Pars supraduodenalis
   B = Pars retroduodenalis
   C = Pars pancreatica
10 = M. sphincter ampullae mit Papilla duodeni major
11 = Ductus pancreaticus major (Wirsungianus)
12 = Ductus pancreaticus accessorius (Santorini)
13 = Duodenum
14 = Pankreaskörper

(aus: *Frommhold, W.*: Gallensystem. In: Lehrbuch der Röntgendiagnostik, 6. Aufl., Bd. V, hrsg. von *H. R. Schinz, W. E. Baensch, W. Frommhold, R. Glauner, E. Uehlinger, J. Wellauer.* Thieme, Stuttgart 1965)

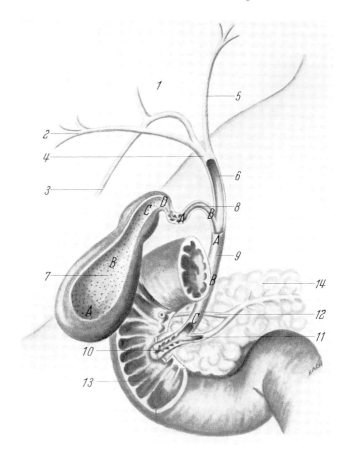

eine sechsfach jodierte Substanz (Biligrafin, Bilivistan) verwandt.
Bei der *oralen Cholezystographie* wird das Kontrastmittel 12 Stunden vor der Röntgenuntersuchung dem Patienten gegeben. Danach darf der Patient bis zur Untersuchung nichts mehr essen. Will man eine besonders intensive Füllung der Gallenblase oder zusätzlich die abführenden Gallenwege darstellen, gibt man 3 Stunden vor der Röntgenuntersuchung eine 2. Dosis. Die Untersuchung beginnt mit einer Übersichtsaufnahme des rechten Oberbauches in Bauchlage mit leichter Anhebung der rechten Seite, damit sich die Gegend der Gallengänge und eventuell eine nach links verlagerte Gallenblase von der Wirbelsäule frei projizieren. Nach Betrachtung der Übersichtsaufnahme durch den Arzt werden je nach Befund Zielaufnahmen im Stehen und Liegen angeschlossen. Der Vorteil der Zielaufnahmen im Stehen ist der, daß kleine flottierende Steine (Abb. 490, 492 c), die im Liegen oft nicht zur Darstellung kommen, noch sichtbar werden. Zudem kann durch entsprechende Drehung des Patienten die Gallenblase frei von Gasüberlagerungen des Kolons oder Duodenums dargestellt werden. Zielaufnahmen in Beckenhochlagerung sind für den Nachweis der freien Beweglichkeit von großen Gallensteinen wertvoll, die sich dabei in den oberen Pol oder den Gallenblasenhals verlagern (Abb. 491 a) und somit eindeutig von Aufhellungen durch Gasblasen im Darm abzugrenzen sind. Bei starker Gasüberlagerung und schwachem Kontrast der Gallenblase fertigt man zweckmäßigerweise, insbesondere bei der Steindiagnostik, noch Schichtaufnahmen in Bauchlage an. Hierbei wird die Gallenblase frei von Gasüberlagerungen dargestellt, und Steinaussparungen sind sicher zu erkennen. Das gilt auch für Konkremente in den großen Gallengängen (Abb. 493). Die *Entleerung* der Gallenblase wird durch Einnahme einer Reizmahlzeit (z. B. Sorbit-Trockeneigelb-Gemisch) provoziert. Nach 10–15 Minuten setzt eine Kontraktion der Gallenblase (Abb. 486 b) ein, und nach 20–40 Minuten werden häufig die abführenden Gallengänge kontrastmittelgefüllt, was durch entsprechende Aufnahmen zu fixieren ist. Man kann für die Entleerung der Gallenblase auch

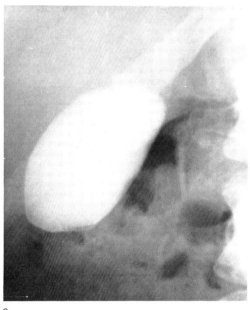 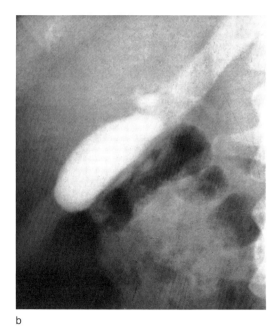

a b

Abb. 486. Normales i.v. Cholangio- und Cholezystogramm.
a) Aufnahme 60 Min. p.i. Darstellung der normal weiten extrahepatischen Gallenwege und der Gallenblase. Abfluß des Kontrastmittels in das Duodenum.
b) Aufnahme 20 Min. nach Reizmahlzeit. Verkleinerung der Gallenblase. Noch schwache Kontrastierung des ductus choledochus

Cholezystokinin intravenös verwenden. Die Gallenblasenkontraktion setzt dann nach 1–2 Minuten ein und hat bei 15–20 Minuten ihr Optimum erreicht. Der Vorteil der Entleerungsaufnahme liegt darin, daß kleinere Konkremente in der kontrastierten Gallenblase besser zur Darstellung kommen, weil sie bei Prallfüllung von Kontrastmittel überlagert werden können (Abb. 489a u. b u. 492a–c). Zweitens sind Verlauf, Weite und Länge von Ductus cysticus und choledochus auch bei der oralen Cholezystographie häufig übersehbar. Für die Beurteilung der Gallenblasenfunktion bzw. -kontraktion ist eine Einzelaufnahme unzuverlässig.

Ein einmalig *negatives* orales Cholezystogramm kann folgende Ursachen haben: 1. Der Patient hat das Kontrastmittel nicht geschluckt, 2. Resorptionsstörungen im Darm, 3. Leberparenchymschäden, 4. keine Eindringungsmöglichkeit des Kontrastmittels in die schon prallgefüllte Gallenblase, 5. vorzeitige Gallenblasenentleerung, 6. Verschluß des Ductus cysticus. Wenn bei einer Kontrolluntersuchung wiederum eine Füllung der Gallenblase unterbleibt, ist dies in der Regel pathologisch. Der Häufigkeit nach wird dann ein Zystikusverschluß wahrscheinlich. Die Resorptionsstörung ist bei negativem oralen Cholezystogramm mit Einschränkung durch den Nachweis des Kontrastmittels als flockige Schatten im Kolon erkennbar.

Die *intravenöse Cholezystographie* (Abb. 486a u. b u. 491) mit 6-fach jodierten Kontrastmitteln bedeutet allgemein einen Fortschritt in der Gallenblasen- und Gallengangsdiagnostik und hat der oralen Methode gegenüber gewisse Vorteile. Das Kontrastmittel wird an Serum-Eiweiß gebunden und zu 90% durch die Leber ausgeschieden. Der wesentlichste Vorzug ist die gleichzeitige Kontrastmittelfüllung der großen Gallengänge und der Gallenblase. Man injiziert am liegenden Patienten intravenös in etwa 3 Minuten 20 ml Kontrastmittel. Nach 20–40 Minuten sind die großen intrahepatischen Gallengänge, Ductus hepaticus und choledochus gefüllt. Die Füllung der Gallenblase erfolgt kontinuierlich und hat nach 120 Minuten meist ihr Optimum erreicht. Die Aufnahmezeiten sind folglich andere als bei der oralen Methode. Für die Darstellbarkeit der großen Gallengänge wird zweckmäßigerweise nach 30 Minuten eine Übersichtsaufnahme in Bauchlage mit Anhebung der rechten Seite um etwa 45 Grad angefertigt, die durch Zielaufnahmen im Stehen zu

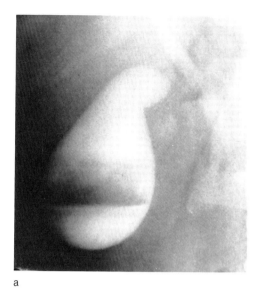 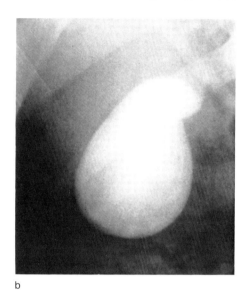

a b

Abb. 487. i.v. Cholangiocholezystogramm. Schichtungsphänomen der Gallenblase.
a) Aufnahme im Stehen. Schichtung des Gallenblaseninhaltes infolge des verschiedenen spezifischen Gewichtes der einzelnen Medien.
b) Aufnahme im Liegen. Schichtungsphänomen nicht mehr nachweisbar

ergänzen ist. Die günstigste Zeit für die Gallenblasenaufnahme ist nach 90–120 Minuten gegeben. Der weitere Untersuchungsgang ist der gleiche wie bei der oralen Methode (Übersichtsaufnahme in Bauchlage, Zielaufnahmen im Stehen und Liegen, Entleerungsaufnahmen). Zu beachten ist auf Aufnahmen im Stehen eine Schichtung des Kontrastmittels mit der Galle (Abb. 487), was nicht als Steinaussparung gedeutet werden darf. Auf der Entleerungsaufnahme gelingt es nochmals, die abführenden Gallengänge darzustellen.

Der größte Vorteil der intravenösen Füllung mit Biligrafin liegt darin, die intra- und extrahepatischen Gallenwege auch bei nicht funktionierender oder exstirpierter Gallenblase darzustellen. Ist die Gallenblase nicht exstirpiert, so ist als häufigste Ursache eines *negativen intravenösen Cholezystogramms* bei *positivem Cholangiogramm* der Zystikusverschluß anzusehen. Dies kann verschiedene Gründe haben (Steinverschluß, Schleimhautschwellung, Tumoren, Abknickung des Zystikus bei Verwachsungen). Bei negativem Cholezystogramm nach 2 Stunden sollen zur Sicherheit Aufnahmen nach weiteren 2–3 oder sogar nach 24 Stunden gemacht werden, um eine verzögerte Darstellung nicht zu übersehen.

Bei exstirpierter Gallenblase lassen sich auf Übersichts- oder Zielaufnahmen im Abstand von 10 Minuten in den ersten 30–60 Minuten Veränderungen der extrahepatischen Gallengänge in Form von Dilatationen, Strikturen und Konkrementen nachweisen. Eine Erweiterung des Ductus choledochus (Abb. 493, 494) über 10 mm ist auch nach Cholezystektomie in der Regel pathologisch. Sie ist als Folge eines erhöhten Innendruckes aufzufassen (Postcholezystektomie-Syndrom). Steine in den Gallenwegen und Stenosen der Papille sind als Ursache der Choledochusdilatation auszuschließen. Neben den formalen Veränderungen ist der Abfluß der Kontrastmittelgalle aus den extrahepatischen Gallengängen in den Dünndarm zu verfolgen. Sind diese nach 120 Minuten noch stark kontrastiert und erweitert, so wird eine Abflußbehinderung wahrscheinlich. Bei ungestörtem Abfluß stellt sich besonders nach Cholezystektomie häufig nach 60–120 Minuten der Bulbus duodeni kontrastreich dar, der nicht als Gallenblase angesprochen werden darf. Bei ausgeprägten Leberparenchymschäden wird das intravenös applizierte Kontrastmittel z. T. über die Nieren ausgeschieden, so daß eine Kontrastmittelfüllung der Nierenbecken nachweisbar ist, während Gallenblase und Gallenwege nicht kontrastiert werden (negatives i.-v. Cholangiocholezystogramm) und ebenfalls im Dünndarm kein Kontrastmittel zu sehen ist. Absolute Kontraindikation der i.-v. Cholezystographie

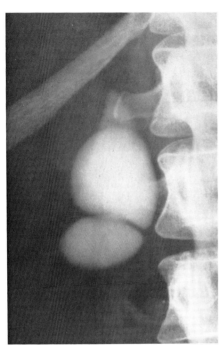

Abb. 488. Septum der Gallenblase im Fundus

sind: Kontrastmittelüberempfindlichkeit, akute Leberschädigung und Leberatrophie, Zusammentreffen von Leber- und Niereninsuffizienz.
Ob man die orale oder intravenöse Methode bevorzugt, hängt teilweise von äußeren Umständen ab. Die orale Untersuchung erfordert weniger Zeit für die eigentliche Röntgenuntersuchung als die intravenöse, was bei ambulanten Patienten von Bedeutung sein kann, während bei stationären Kranken eine intravenöse Untersuchungsdauer von rund 3 Stunden meist noch tragbar ist. Bei gleichzeitiger Röntgenuntersuchung von Gallenblase und Magen ist wegen des zeitlichen Faktors die orale Cholezystographie vorzuziehen. Die Entleerungsaufnahmen nach Reizmahlzeit müssen dann aber unterbleiben, weil sie die Magenuntersuchung stören. Bei negativem oralen Cholezystogramm kann am gleichen Tage die intravenöse Füllung angeschlossen werden. Nach Cholezystektomie ist selbstverständlich nur die intravenöse Methode anzuwenden. Sie ist grundsätzlich sicherer und aufschlußreicher, weshalb sie immer zur Kontrolle eines negativen oralen Cholezystogrammes angewandt werden sollte. Allerdings gibt es auch hierbei Versager (etwa 1%).
Als weitere Methode ist die *intraoperative Cholangiographie* zu erwähnen. Sie wird heute im Verlauf der Cholezystektomie regelmäßig durchgeführt, wenn der Verdacht auf ein Konkrement oder eine Stenose im Ductus choledochus oder hepaticus besteht. Das wasserlösliche Kontrastmittel (z. B. Urografin usw.) soll langsam injiziert werden. Nach der Füllungsaufnahme wird 3 Minuten später ein Abflußbild angefertigt. Neuerdings wird gerade in der Differentialdiagnostik des Verschlußikterus (Gallenblasen-Gangkarzinom) die *perkutane transhepatische* und *transjuguläre Cholangiographie* (Abb. 495) eingesetzt.
Bei der *kontrastmittelgefüllten Gallenblase* sind folgende Punkte zu beachten: Lage, Größe, Form, Kontur, Schattendichte und Aussparungen.

Lage- und Formvarianten

Die *Lage* der Gallenblase ist sehr variabel, so daß man für die Übersichtsaufnahme am zweckmäßigsten das Format 24/30 gebraucht. Bei Atonie oder Ptose ist sie tief in Höhe der Crista iliaca gelegen, wo sie bei Aufnahmen mit kleinerem Format häufig übersehen wird.
Aplasien oder Hypoplasien der Gallenblase sind selten, *Form*varianten dagegen häufiger. Normalerweise ist die Gallenblase rund, oval, birnen- oder röhrenförmig. Sie besteht aus einem Fundus (kaudaler Teil), Korpus (Mitte) und dem s-förmigen Hals, der sich in den Ductus cysticus fortsetzt (Abb. 485). Relativ häufig wird ein abgewinkelter, umgeschlagener Fundus gesehen, was als „phrygische Mütze" oder „Posthornform" bezeichnet wird. Totale oder partielle Doppelbildungen der Gallenblase und des Ductus cysticus sind sehr selten. Eine umschriebene Einschnürung der Gallenblase hat folgende Ursachen: 1. durch echte Divertikel (Fundusbereich), 2. durch innere Schleimhautfalten (Septen) (Abb. 488) bei unauffälligen äußeren Formen, 3. pericholezystisch bedingte Stränge, die meist mit einer deutlichen Deformierung der Gallenblase gepaart sind. Die Kontur ist normalerweise glatt und konvex. Links kann sie durch Druck des Duodenums gelegentlich konkav sein.

Cholelithiasis

Aussparungen in der kontrastmittelgefüllten Gallenblase sind fast ausschließlich durch Gallensteine bedingt. Die Diagnose einer *Cholelithiasis* wird röntgenologisch gestellt. Zu unterscheiden ist zwischen dem direkten Steinnachweis auf der Leeraufnahme (s. S. 395) und dem indirekten bei der Kontrastmittelfüllung. Von röntgenologischer Sicht aus ist es wichtig, daß reine homogene Cholesterinsteine nicht schattengebend sind und so

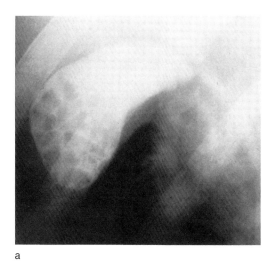 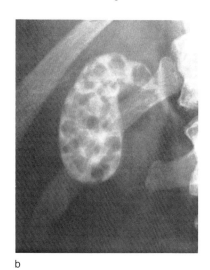

Abb. 489. Gallenblasensteine. i.v. Cholangiozystogramm.
a) Aufnahme 60 Min. p. i.
b) Aufnahme nach Reizmahlzeit. Konkremente in der verkleinerten Gallenblase besser sichtbar

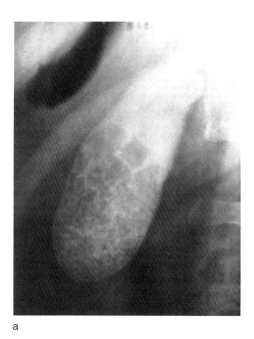 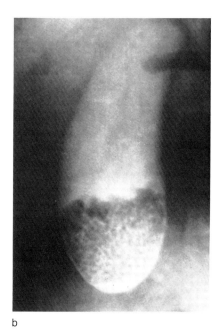

Abb. 490. Gallenblasensteine. Orales Cholezystogramm.
a) Aufnahme im Liegen.
b) Aufnahme im Stehen. Konkremente in den Fundus abgesunken

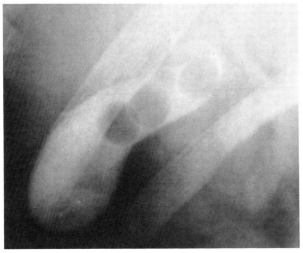
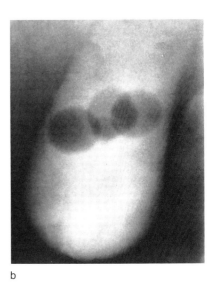

a b

Abb. 491. Gallenblasensteine, i.v. Cholezystogramm.
a) Aufnahme im Liegen. Konkremente als Aussparungen im Korpus- und Halsbereich sichtbar. Unauffälliger Ductus choledochus. Luftblasen am unteren Pol des Fundus.
b) Aufnahme im Stehen. Konkremente schweben über der spezifisch schwereren Kontrastmittelgalle

dem direkten Nachweis auf der Leeraufnahme entgehen. In der Mehrzahl handelt es sich um Mischsteine, die bei ausreichenden anorganischen Beimengungen auf der Leeraufnahme direkt sichtbar sind (Abb. 480–482). Sie kommen solitär oder multipel vor. Wenn medial einer Steingallenblase noch ein weiteres kleines Konkrement liegt, so handelt es sich in der Regel um einen Zystikus- oder Choledochusstein. Wenn sie multipel sind, können sie eine perlschnurartige, paravertebrale Schattenreihe verursachen. Gallensteine können homogen, zusammengesetzt oder geschichtet sein und sich als runde, ringförmige, würfelförmige oder facettierte Schatten darstellen.

Auch bei direktem Steinnachweis wird die Leeraufnahme immer durch ein Cholezystogramm ergänzt, in dem Steine als Aussparungen mit oder ohne kalkdichte Beimengungen sichtbar werden, wenn der Ductus cysticus für die Kontrastmittelgalle passierbar ist. Die Bedeutung der Kontrastmittelfüllung liegt aber insbesondere darin, daß Steine, auch wenn sie im Leerbild nicht nachweisbar sind, im Cholezystogramm immer als Aussparung zu erkennen sind (Abb. 489–493). Die häufigste Täuschungsmöglichkeit sind Gasblasen im Darm. Durch Projektionsänderung und Aufnahmen im Stehen und im Liegen ist diese Fehlerquelle immer auszuschließen. Man muß dabei unter Durchleuchtungskontrolle versuchen, die gefüllte Gallenblase von den überlagerten Gasblasen frei zu projizieren.

Echte Steinaussparungen überragen zudem in keiner Projektion und Lage die äußere Kontur der gefüllten Gallenblase. Sehr kleine Steine sind auf der Füllungsaufnahme im Liegen oft schwer zu erkennen, weil sie entweder vom Kontrastmittel verdeckt werden oder nur feine, tüpfelförmige Aufhellungen bedingen.

Hier gibt die Aufnahme im Stehen einen eindeutigen Befund, indem die kleinen Konkremente entsprechend ihrem spezifischen Gewicht entweder auf der Kontrastmittelgalle als bandförmige, getüpfelte Aufhellungszone schweben oder sich am unteren Pol der Gallenblase ansammeln (Abb. 490b, 492c). Das Bild der „schwebenden Gallenblasensteine" darf nicht mit dem „Schichtungsphänomen" des Kontrastmittels verwechselt werden (Abb. 487).

Bei kleinen solitären Aussparungen ist differentialdiagnostisch an ein Papillom oder ein Adenom (Fundus) zu denken, die meist an der Gallenblasenwand fixiert sind und bei Vergleichsaufnahmen im Stehen, in Kopftieflage und bei Palpation eine Verschieblichkeit vermissen lassen.

Auf der Entleerungsaufnahme wird durch die Kontraktion der Gallenblase die Lage von Konkrementen meist verändert.

Bei direktem Steinnachweis auf der Leeraufnahme bedeutet ein negatives Cholezystogramm meist einen *Zystikusverschluß*, der entweder durch Steine oder durch entzündliche bzw. narbige Verände-

Abb. 492. Gallenblasensteine.
a) Aufnahme ohne Reizmahlzeit im Liegen. Die kleinen röntgennegativen Cholesterinsteine sind nicht sicher abgrenzbar.
b) u. c) Aufnahme nach Reizmahlzeit. In der verkleinerten Gallenblase sind die Cholesterinsteine jetzt deutlich nachweisbar.
b) Aufnahme im Liegen.
c) Aufnahme im Stehen. Die Konkremente sind in dem Gallenblasenfundus sedimentiert

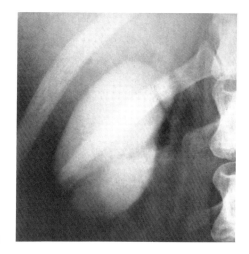

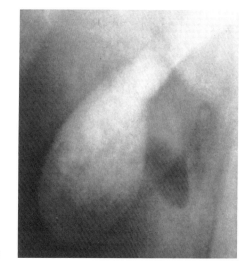

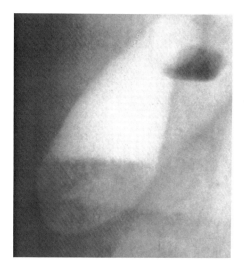

rungen bedingt ist. Dies trifft vor allem für die intravenöse Füllung zu, wenn schwere Leberparenchymschäden ausgeschlossen sind und Ductus hepaticus und choledochus sich kontrastreich darstellen.
Da Gallenblasensteine in 10–20% mit *Choledochussteinen* gepaart sind, soll man trotz direktem Steinnachweis auf der Leeraufnahme oder auch bei der Kontrastmittelfüllung immer versuchen, die abführenden Gallenwege darzustellen (Abb. 493, 494). Dies kann bei oraler Füllung auf der Entleerungsaufnahme gelingen. Wesentlich zuverlässiger ist aber die intravenöse Kontrastmittelfüllung, die nach Cholezystektomie ausschließlich anzuwenden ist. Choledochussteine sind als rundliche Aussparungen im meist erweiterten Gallenweg zu erkennen (Abb. 493, 494 u. 496). Als Ursache einer Choledochuserweiterung über 10 mm, die oft mit einer Schlängelung gepaart ist, kommen außer Steinen stenosierende Prozesse in Höhe der Papilla duodeni major in Frage. Es handelt sich meist um entzündliche Prozesse, die von den Gallengängen oder Nachbarorganen ausgehen und als stenosierende Papillitis bezeichnet werden. Bei Abflußbehinderung bleibt der erweiterte Choledochus auffällig lange gefüllt, während der Abfluß der Kontrastmittelgalle durch die Kontrastierung von Duodenum und oberem Jejunum mit Kerckring-Falten zu erkennen ist. Selbstverständlich ist dieser Kontrast nicht so intensiv wie bei der Bariumfüllung des Darmes. Immerhin ist 24 Stunden nach Cholezystographie die Kontrastbeschlagung des Kolons oft so deutlich, daß sie eine Kontrastmitteluntersuchung der Nieren stört. Bei einem negativen intravenösen bzw. Infusionscholangiogramm ist eine Papillenstenose einschließlich des Ductus choledochus am besten durch eine *retrograde Choledochographie* (Abb. 494) zu beurteilen. Das gilt insbesondere zur Abklärung eines Verschlußikterus.
Endlich sei noch vermerkt, daß Gallensteine ins Duodenum oder in das Kolon perforieren können, was im Duodenum zum Darmverschluß führen

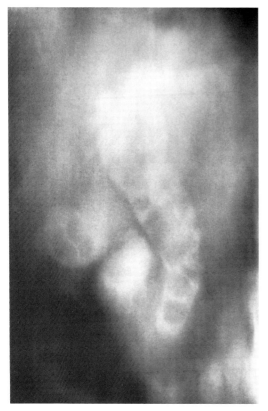

Abb. 493. Gallenblasen- und Gallengangssteine, i.v. Cholangio- und Cholezystogramm. Schichtaufnahme. Zahlreiche Konkremente in der geschrumpften Gallenblase und in dem erweiterten Ductus choledochus nachweisbar. Abfluß des Kontrastmittels in das Duodenum. Bulbus duodeni zwischen Gallenblase und Ductus choledochus kontrastreich abgrenzbar

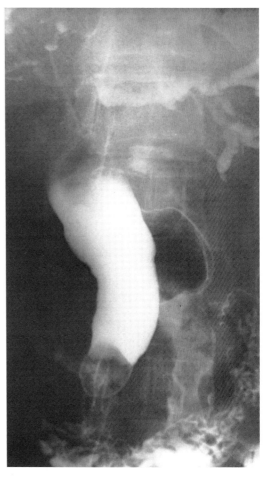

Abb. 494. Retrograde Choledochographie. Papillenstenose und präpapilläres Choledochuskonkrement. Starke Erweiterung des Ductus choledochus und Dilatation der intrahepatischen Gallenwege. (Operativ bestätigt). Klinisch: Verschlußikterus

kann. Auch können perforierte Gallensteine nach der Dünndarmpassage an der Ileozökalklappe liegenbleiben und dort zum Verschluß führen. Man sollte also diese Region sowohl bei einer Gallensteinanamnese als auch bei einem unklaren Ileus immer nach kalkhaltigen Gallensteinen absuchen, die hier allerdings von Kotsteinen in der Appendix zu trennen sind. Typisch für einen Gallensteinileus ist der gleichzeitige Nachweis von Luft in den Gallenwegen mit Zeichen des Dünndarmileus.

Bei der *chronischen Cholezystitis* liegt die Bedeutung der Röntgenuntersuchung im Nachweis oder Ausschluß von Gallensteinen im Cholezystogramm. Eine gestörte Funktion der Gallenblase äußert sich entweder in einer fehlenden Füllung bzw. an einem sehr schwachen Kontrast oder in einer fehlenden Kontraktion bzw. deutlichen Entleerungsverzögerung nach Reizmahlzeit. Die Füllung kann dann nach Stunden oder Tagen noch sichtbar sein. Der Wert einer verzögerten Kontraktion der kontrastmittelgefüllten Gallenblase nach Reizmahlzeit für die Beurteilung ihrer Funktion ist allerdings umstritten.

Tumoren

Bei *malignen Tumoren* der Gallenblase oder im Bereich der extrahepatischen Gallengänge bleibt die Kontrastmittelfüllung der Gallenblase meist aus, weil die Passage des Ductus cysticus gestört ist. In anderen Fällen kommen meist unregelmäßige Aussparungen in der Gallenblase zum Nachweis;

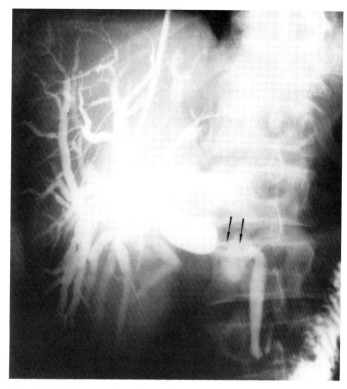

Abb. 495. Gallengangskarzinom. Transjuguläre Cholangiographie. Dilatation der intrahepatischen Gallenwege und des Ductus hepaticus; hochgradige, segmentäre Stenose (←) des Ductus choledochus durch das Karzinom. Distaler Ductus choledochus unauffällig (operativ und histologisch bestätigt)

diese Befunde sind aber sehr selten. Wichtig ist es, die Füllungsdefekte auf Zielaufnahmen randständig zu projizieren. Auch können dilatierte extrahepatische Gallengänge mit deutlicher Abflußbehinderung indirekt auf einen Tumor im Bereich der Papilla duodeni major (z.B. Gallengangs- oder Pankreaskarzinom) hinweisen. Bei allen malignen Prozessen im hepatobiliären System sind Verfahren der laparoskopischen, der intraoperativen und der perkutanen transhepatischen und der transjugulären Cholangiographie (Abb. 495) den konventionellen oralen bzw. intravenösen Methoden überlegen.

Pankreas

Aufgrund seiner versteckten Lage ist das Pankreas für die Röntgendiagnostik schwer zugänglich. Bei der radiologischen Untersuchung unterscheiden wir zwischen Methoden, mit denen das Pankreas im Röntgenbild direkt sichtbar gemacht wird, und indirekten Verfahren, bei denen aus dem Zustand der Nachbarorgane auf Pankreaserkrankungen geschlossen wird.

1. Indirekte Methoden

   a) Abdomenübersichts-Aufnahme im Liegen und Stehen
   b) Kontrastmitteluntersuchung des Magen-Darm-Traktes
   c) Hypotone Duodenographie
   d) I.v.-Cholangiographie
   e) Perkutane transhepatische oder transjuguläre Cholangiographie

2. Direkte Methoden

   a) Endoskopische retrograde Choledocho-Pankreatikographie (ERCP)
   b) Intraoperative Pankreatikographie
   c) Selektive bzw. superselektive Arteriographie des Truncus coeliacus und seiner Äste sowie der A. mesenterica superior
   d) Szintigraphie des Pankreas.
   e) Computertomographie

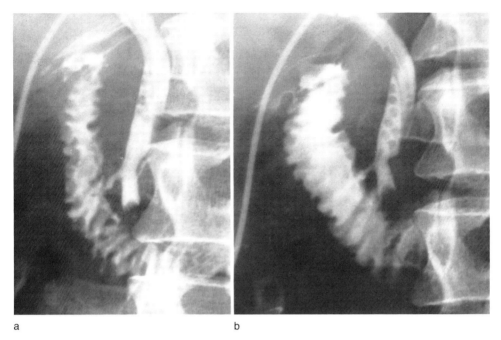

a b

Abb. 496. Postoperatives Cholangiogramm über T-Drain nach Cholezystektomie.
a) Aufnahme im Liegen.
b) Aufnahme im Stehen. Mehrere lageverschiebliche Konkremente im Ductus choledochus und präpapillär. Anomalie in Form einer gedoppelten Pars pancreatica des Ductus choledochus

Aus der Vielzahl der angeführten Methoden ergibt sich, daß es bislang kein zuverlässiges Routineverfahren zur Röntgenuntersuchung des Pankreas gibt. Es ist immer erforderlich, mehrere der angeführten Methoden einzusetzen, um zu einer ausreichenden und zuverlässigen Diagnose morphologisch faßbarer Pankreaserkrankungen zu gelangen.

Am Anfang der Röntgenuntersuchung steht die Abdomenübersichts-Aufnahme. Bei der akuten Pankreatitis zeigt sie gelegentlich geblähte Jejunalschlingen, eine Dilatation des Duodenums oder eine Verlagerung der Flexura duodenojejunalis. Nur Steinbildungen im Bereich der Bauchspeicheldrüse sind im Röntgenbild unmittelbar nachweisbar. Man erkennt dann auf der Leeraufnahme kleine kalkhaltige, solitäre oder multiple Schatten, die entweder rechts der Wirbelsäule in Höhe von L 1 und L 2 oder links in Höhe von Th 12 und L 1 liegen. Sie müssen rechts von Gallengangskonkrementen, beiderseits von kleinen Nierensteinen und verkalkten Mesenteriallymphknoten abgegrenzt werden. Bei diffusen Verkalkungen im Pankreasparenchym kann eine bandartige Zone mit multiplen kleinen Kalkschatten, die von rechts unten nach links oben den 1. oder 2. Lendenwirbel kreuzt, sichtbar werden (Abb. 497a und b). In Zweifelsfällen ist durch die Seitenaufnahme eine topographische Zuordnung zum Pankreas, das sich unmittelbar vor die Wirbelsäule projiziert, möglich. Zweckmäßigerweise fertigt man bei der akuten und chronischen Pankreatitis ein Cholangiocholezystogramm an, um Veränderungen an Ductus choledochus, z.B. eine präpapilläre Stenose oder papillennahe Konkremente (Abb. 493), die Ursache einer Pankreaserkrankung sein können, auszuschließen. Verkalkungen und Steinbildungen im Pankreas sind entweder Folge einer akuten bzw. chronischen Pankreatitis oder einer Fettgewebsnekrose, die ohne klinische Symptomatik vorkommen können. Daneben ist an einen Hyperparathyreoidismus zu denken. Bei einer chronischen Pankreatitis werden in etwa 40% Verkalkungen des Pankreas röntgenologisch nachweisbar.

Eine aussagefähigere Röntgenuntersuchung ist die Kontrastdarstellung des Magen-Darm-Traktes, evtl. ergänzt durch eine Duodenographie in Hypotonie des Duodenums nach Injektion eines Spasmolytikums. Man sollte jedoch die Bedeutung dieser konventionellen Methoden für die Pankreas-

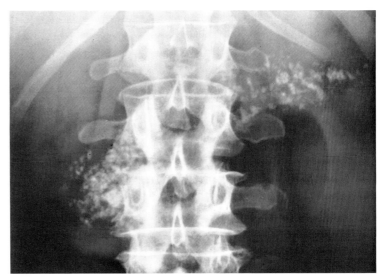

Abb. 497. Diffuse Verkalkung des Pankreas. Chronische Pankreatitis.
a) v.-d. Aufnahme.
b) Linke Seitenaufnahme

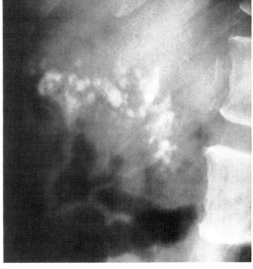

diagnostik nicht überschätzen, denn nach Sammelstatistiken finden sich nur in 60–65% pathologische Befunde am Magen oder Zwölffingerdarm bei Pankreaserkrankungen. Die Wertigkeit dieses Verfahrens wird ferner dadurch eingeschränkt, daß mit den indirekten Zeichen nicht immer die Differentialdiagnose gestellt werden kann und ein negativer Befund eine Pankreaserkrankung nicht ausschließt. Trotzdem kann in der Vorfelduntersuchung auf eine Kontrastdarstellung des Magen-Darm-Traktes nicht verzichtet werden.

Vergrößerungen des Pankreas sind indirekt an Lageveränderungen des Magens oder Duodenums zu erkennen. Dies gilt sowohl für das Pankreaskarzinom, die kongenitalen Zysten oder die entzündlichen Pseudozysten (nach Pankreatitis oder Fettgewebsnekrose) als auch für die Vergrößerung der Bauchspeicheldrüse bei der Pankreatitis. Kleine, zentral gelegene Tumorknoten oder Zysten sind röntgenologisch nicht faßbar. Dies gilt vor allem für ihre Lokalisation im Pankreaskörper und -schwanz.

Große *raumfordernde Prozesse* im Pankreas führen entsprechend ihrer Lokalisation und der Richtung ihrer Ausdehnung zu typischen Verlagerungen am Duodenum, Magen und Kolon, was in Abb. 498 schematisch dargestellt ist.

Bei *Tumoren* oder *Zysten* im *Pankreaskopf* kann es zur Verlagerung der Pars pylorica des Magens nach oben und des Duodenums nach rechts und unten kommen (Abb. 499, 500); das Duodenum wird ausgeweitet. Das Studium der Konturen und des Reliefs von Magen und Duodenum läßt häufig eine Unterscheidung zu, ob diese Verlagerung durch Zysten oder Karzinome bedingt ist. Bei Zysten ist das Duodenalrelief unauffällig, lokale Impressionen am Magen und Duodenum ohne Konturdefekte im Sinne eines Pelottensymptoms können aber nachweisbar sein (Abb. 499a). Sind dagegen im Duodenalrelief Aussparungen und Defekte sichtbar, so beweist dies die Malignität des raumfordernden Prozesses, d.h., das Karzinom ist in das Duodenum eingewachsen (Abb. 500a u. b). Es kann dann auch zu einer Kompression des

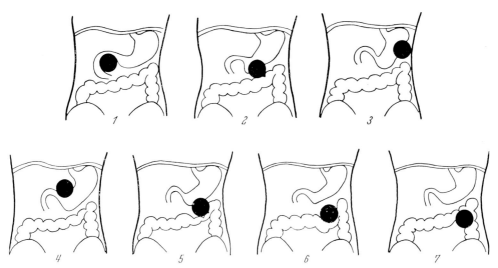

1. Zyste des Pankreaskopfes
2. Zyste des Pankreaskörpers
3. Zyste des Pankreasschwanzes
   Vordringen der Zyste zwischen:
4. Leber und Magen
5. Magen und Colon transversum
6. den Blättern des Mesocolon transversum
7. unter dem Colon transversum

Abb. 498. Raumfordernde Prozesse im Pankreas. Lagebeziehung zu Nachbarorganen

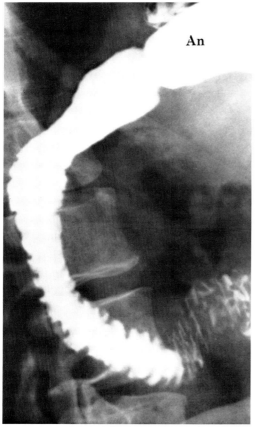

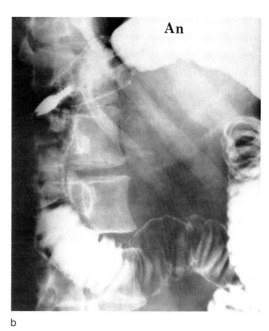

Abb. 499. Pankreaskopfzyste (operativ gesichert).
a) Verlagerung der Pars descendens duodeni nach lateral und teilweise nach unten, des Magenantrums nach oben. Ausweitung des Duodenums.
b) Hypotone Duodenographie: glatte Konturen des verlagerten Duodenums. Keine Reliefzerstörung (An = Antrum)

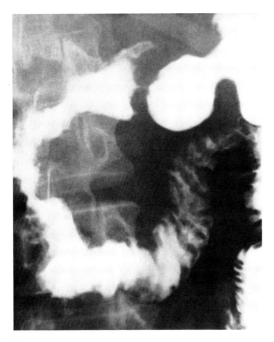 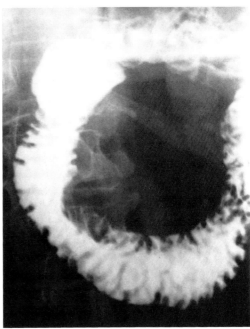

a b

Abb. 500. Pankreaskopfkarzinom (operativ und histologisch bestätigt).
a) Deformierung des Duodenums mit Stenosen und Reliefzerstörung in der Pars descendens duodeni.
b) Hypotone Duodenographie. Tumorimpression an der medialen Seite der Pars descendens und dem Genu inferior duodeni. Geringe Ausweitung des Duodenums

absteigenden Duodenums mit Lumeneinengung und einem Kontrastmittelstopp kommen.
Raumfordernde Prozesse im *Pankreaskörper* sind vor allem an Verlagerungen des Magens nach vorn zu erkennen. Im Seitenbild wird das Magenkorpus umschrieben nach vorn verdrängt (Abb. 501). Dies demonstriert die Wichtigkeit der seitlichen Magenaufnahme bei der Beurteilung eines Pankreasprozesses, die sowohl im Stehen als auch im Liegen mit dextrosinistralem Strahlengang angefertigt werden kann. In anderen Fällen können die kleine Magenkurvatur und die Flexura duodenojejunalis nach abwärts gedrängt werden. Intaktes Relief und glatte Konturen des verdrängten Magenabschnittes zeigen an, daß der Tumor außerhalb gelegen und nicht in den Magen eingewachsen ist. Lokale Reliefzerstörungen und Substanzdefekte weisen bei der Prallfüllung auf die Infiltration des Pankreaskarzinoms in den Magen hin. Es ist dann aber schwer, ein primäres Magenkarzinom (bzw. Sarkom) von einem primären Pankreaskrebs abzugrenzen.
Tumoren oder Zysten im *Pankreasschwanz* verursachen entsprechend ihrer Lage eine Impression an der großen Kurvatur. Der Magen wird in dieser Höhe oder bei großen Zysten im ganzen nach rechts verlagert (Abb. 502). Gleichzeitig wird im Seitenbild eine Verdrängung des Magenkorpus nach vorn sichtbar. Manchmal wird die linke Transversumshälfte nach unten verdrängt (Schema Abb. 498). Man muß aber bedenken, daß linksseitige retroperitoneale Tumoren und Milzvergrößerungen zu ähnlichen Symptomen führen. Auch darf eine Impression der großen Magenkurvatur durch eine geblähte linke Kolonflexur nicht als Tumor fehlgedeutet werden.
Die Cholangiozystographie ergänzt die Aussagen der MDP bei Erkrankungen im Bereich des Pankreaskopfes. Hier können Abflußbehinderungen durch Kompression oder Invasion des Pankreasprozesses oder auch präpapilläre Konkremente, die evtl. Ursache einer Pankreatitis sind, objektiviert werden. Ferner ist für die Operationsindikation eines Pankreastumors die Darstellung des Gallenganges unerläßlich. Bei leicht ikterischen Patienten (bis zu 5 mg/% Bilirubin im Serum) bringt die Langzeitinfusion gallengängiger Kontrastmittel oft noch eine verwertbare Darstellung

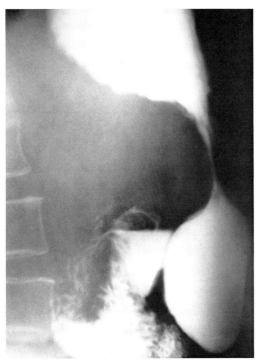

Abb. 501. Pankreaskarzinom im Korpusbereich (histologisch gesichert). Seitenbild mit Prallfüllung des Magens. Verlagerung des Magens durch vergrößerten Pankreaskörper nach vorn

des ableitenden Gallensystems. Bilirubinwerte über 5 mg/% erfordern entweder eine perkutane transhepatische oder transjuguläre Cholangiographie. Bei der ersten Methode wird in Operationsbereitschaft perkutan ein Gallengang punktiert und nach Absaugen von Galle Kontrastmittel instilliert. Dadurch kann das Abflußhindernis im Gallengang exakt lokalisiert werden. Bei der transjugulären Cholangiographie wird über einen nach der Seldinger-Methode in die rechte V. jugularis eingeführten und in eine Lebervene vorgeführten Katheter intrahepatisch ein Gallengang punktiert und Kontrastmittel appliziert.

Die endoskopische retrograde Pankreasgangdarstellung (ERP) ist eine der wichtigsten Untersuchungsmethoden zur Pankreasdiagnostik. Mit diesem Verfahren wird das Organ von innen dargestellt und erlaubt damit Einblicke in das Gangsystem des Pankreas. Die chronische Pankreatitis (Abb. 503 a) kennzeichnet sich durch unregelmäßige Dilatationen und Einengungen des Pankreasganges, die gewöhnlich über das ganze Organ verteilt sind. Bei Verdacht auf Pankreaszysten muß wegen der Gefahr einer Zysteninfektion die Indikation zur ERP mit Zurückhaltung gestellt werden.

Beim Pankreaskarzinom (Abb. 503 b) finden sich dagegen unregelmäßige Stenosen oder sogar Verschlüsse im Bereich des Pankreasgangsystems.

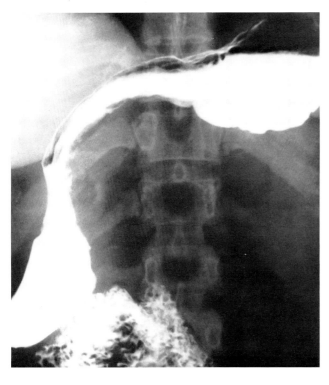

Abb. 502. Pankreaszyste in Schwanz und Korpus (operativ bestätigt). Verlagerung des Magens nach oben und rechts

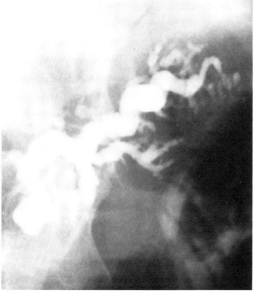
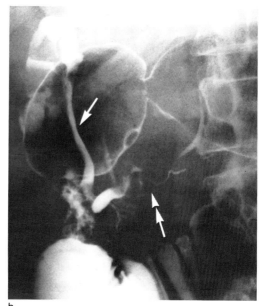
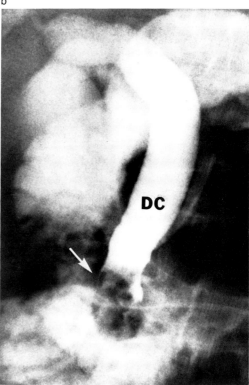

Abb. 503. Endoskopische retrograde Choledochopankreatikographie (ERCP).

a) Chronische Pankreatitis. Endoskopische retrograde Pankreatikographie (ERP). Dilatation des Ductus pancreaticus und der Nebenäste mit einzelnen Stenosen.

b) Pankreaskarzinom (operativ und histologisch bestätigt). Verschluß des Pankreasganges (←←). Stenose des Gallenganges (←) und des Duodenums.

c) Papillenkarzinom (operativ und histologisch bestätigt). Unregelmäßiger Defekt in Höhe der Papille (→), prästenotische Dilatation des Ductus choledochus (DC). Verschluß des Pankreasganges

Trotz dieser Kriterien ist die Differentialdiagnose auch mit der ERP nicht immer möglich. Im gleichen Untersuchungsgang läßt sich auch das ableitende Gallensystem retrograd darstellen (ERCP). Das ist in diesem Zusammenhang wichtig zum Nachweis einer Beteiligung des Gallenganges an der Pankreaserkrankung sowie zur Diagnose eines Papillenkarzinoms (Abb. 503 c). Die intraoperative Darstellung der Pankreasgänge hat durch die ERP an Bedeutung eingebüßt.

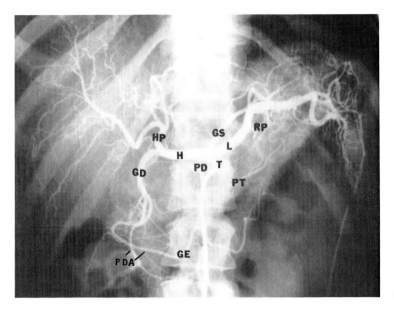

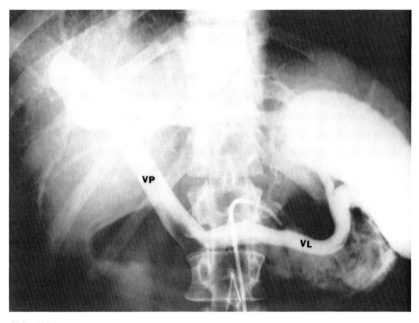

Abb. 504.

a) Zöliakographie: normale Röntgenanatomie, T = Truncus coeliacus. L = A. lienalis. Gs = A. gastrica sinistra. H = A. hepatica communis. Hp = A. hepatica propria. GD = A. gastroduodenalis. PDA = Aa. pancreaticoduodenales superiores und inferiores. GE = A. gastroepiploica dextra. PD = A. pancreatica dorsalis. PT = A. pancreatica transversa. RP = Rami pancreatici.

b) Arterielle indirekte Splenoportographie (Injektion des Kontrastmittels in die A. lienalis, Katheterspitze in der A. lienalis): VL = V. lienalis. VP = Vena portae

Verdauungstraktus 413

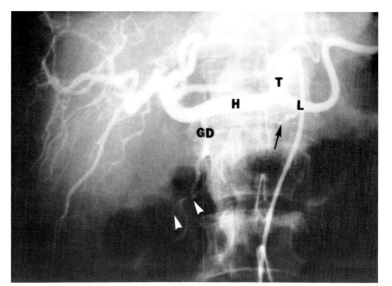

a

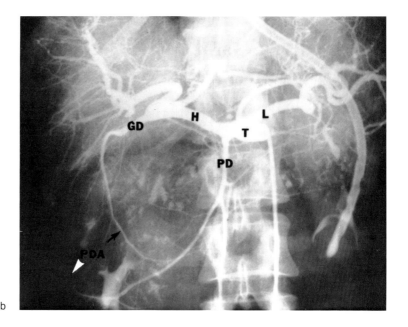

b

Abb. 505. Zöliakographie.
a) Pankreaskarzinom (operativ und histologisch bestätigt). Verschluß der A. gastroduodenalis (GD) und der Pankreaskopfarkaden (<) und der A. pancreatica dorsalis (←). T = Truncus coeliacus. L = A. lienalis. H = A. hepatica. GD = A. gastroduodenalis.
b) Chronische kalzifizierende Pankreatitis mit Pseudozysten im Pankreaskopf. Verlagerung der A. gastroduodenalis (GD) und der pankreatikoduodenalen Arkaden (PDA) (→). T = Truncus coeliacus. L = A. lienalis. H = A. hepatica. PD = A. pancreatica dorsalis.

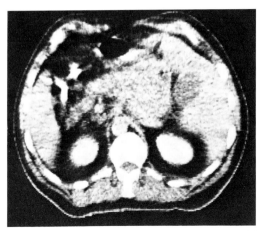

Abb. 505.
c) Pankreaskarzinom. Computertomogramm (Dr. Hage, Cleveland-Clinic). Erhebliche Vergrößerung des Pankreas im Korpus- und Schwanzbereich. Das Pankreas liegt vor der gut abgrenzbaren Aorta. Nieren mit Kontrastmittel gefüllt. Milzvergrößerung

Von den *Spezialmethoden* besitzt zur Zeit die angiographische Darstellung des Pankreas durch selektive Angiographie des Truncus coeliacus und der A. mesenterica superior entscheidende Bedeutung. Durch die Pharmakoangiographie (Sekretin, Bradykinin, Adrenalin, Priscol) und die superselektive Angiographie der Trunkusäste konnte die diagnostische und differentialdiagnostische Trefferquote gesteigert werden. Bei der Pharmakoangiographie kommt es nach vorhergehender intraarterieller Injektion von vasokonstriktiven Substanzen in die genannten Arterien durch den Katheter infolge Kontraktion vorwiegend der Leber- und Milzarterie zur besseren Darstellung der Pankreasarterien. Die Resultate sind jedoch unbefriedigend. Mit der superselektiven Pankreasangiographie werden nach gezielter Kontrastmittelinjektion in die A. gastroduodenalis, pancreatica dorsalis und lienalis die besten Resultate erzielt.

Die wichtigste Indikation ist der Pankreastumor, wogegen die chronische Pankreatitis nur dann noch angiographiert werden sollte, wenn eine Operationsindikation besteht.

Mit der *Pankreasangiographie* (Abb. 505 a u. b.) können raumfordernde Prozesse (Zysten, Karzinome, Adenome) bei Kenntnis der typischen Befunde artspezifisch diagnostiziert werden. Die häufigsten angiographischen Befunde eines Pankreaskarzinoms sind irreguläre Stenosen oder Verschlüsse an den peri- und intrapankreatischen Arterien (A. pancreaticoduodenalis superior und inferior, A. pancreatica dorsalis, Rr. pancreatici) (Abb. 505 a).

Demgegenüber kommen pathologische Tumorgefäße, arteriovenöse Fisteln und Malignomanfärbungen in der Parenchymphase wegen der primär geringen Vaskularisationen des Pankreas, z. B. gegenüber der Niere, selten zum Nachweis. Darüber hinaus beweist die irreguläre Einengung des Truncus coeliacus oder seiner großen Äste und der Arteria mesenterica superior die Resektionsunfähigkeit des Tumors. Wichtig ist ferner die Darstellung der venösen Phase. Der Verschluß der Vena mesenterica superior oder Vena portae spricht gleichfalls gegen die Operationsfähigkeit des Tumors. *Inselzelladenome* charakterisieren sich durch umschriebene Hypervaskularisation und glatt begrenzte Parenchymanfärbung. Während bei der akuten Pankreatitis oft keine pathologischen Angiographiebefunde erhoben werden können, zeigt das Angiogramm bei der *chronischen Pankreatitis* glatt begrenzte Einengungen der peri- und intrapankreatischen Arterien, eine Rarefizierung der organeigenen Pankreasarterien und fehlende Parenchymanfärbung. Die Differentialdiagnose zwischen einer sklerosierenden Pankreatitis und einem Pankreaskarzinom ist wegen der gleichartigen Befunde, wenn keine Tumorgefäße vorliegen, unmöglich. *Pankreaszysten*, die nicht vaskularisiert sind, können dagegen durch Gefäßverlagerungen, Kompressionen und avaskuläre Bezirke eindeutig im Angiogramm erfaßt werden.

Dagegen ist mit den pneumographischen Verfahren (Pneumoretroperitoneum mit Luftaufblähung des Magens und Schichtaufnahmen in 2 Ebenen) bei dorsal nicht verklebtem Pankreas nur seine Volumenvergrößerung, die aber nicht in maligne oder benigne Formen zu differenzieren ist, zu erkennen. Eine chronische Pankreatitis oder eine Zyste können demnach im Pneumotomogramm nicht vom Pankreaskarzinom unterschieden werden, so daß das Pneumoretroperitoneum zur Pankreasdiagnostik weitgehend verlassen worden ist. Auch die *Splenoportographie* ergibt durch Verdrängung, Stenose oder Verschluß der V. lienalis mit Kollateralgefäßen nur Hinweise auf den komprimierenden, raumfordernden Pankreasprozeß, ohne ihn ätiologisch differenzieren zu können. Aus diesem Grunde wird die perkutane Splenoportographie bei diesen Fragestellungen kaum noch eingesetzt, zumal nach intraarterieller Injektion in den Truncus coeliacus oder die A. lienalis in den Spätphasen eine Darstellung des lienoportalen Gefäßsystems erreicht wird. Die intraoperative Kontrastdarstellung des Pankreasgangsystems erlaubt eine gewisse Differenzierung zwischen chronischer Pankreatitis und Karzinom.

Die *Pankreasszintigraphie* (^{75}Se-Methionin) ergibt

bei Nekrosen, Zysten und Karzinomen im Speicherbild Defekte, ohne daß es möglich ist, diese näher zu interpretieren. Eine Schwierigkeit der Szintigraphie liegt weiter darin, daß das Pankreas aufgrund seiner Topographie nicht immer von der Leber abzugrenzen ist. Nur durch die Computerszintigraphie gelingt eine Abtrennung des Pankreas von den umgebenden Organen. Die Wertigkeit der nuklearmedizinischen Diagnostik und Differentialdiagnostik des Pankreas wird heute trotz methodischer Fortschritte sehr kritisch eingeschätzt. Trotzdem hat die Pankreas-Szintigraphie einen Platz in der Vorfelddiagnostik. Diagnostische Fortschritte in der Diagnostik von Pankreaserkrankungen verspricht das neue Verfahren der Computer-Tomographie. Durch die computergesteuerte tomographische Querschnittuntersuchung des Pankreas dürfte es zukünftig einfacher gelingen, Organvergrößerungen sowie raumfordernde Prozesse im Pankreas zu objektivieren (Abb. 505 c).

Übrige Abdominalorgane

Leber

Die im rechten und teilweise im linken Oberbauch gelegene Leber ist für die konventionelle Röntgendiagnostik wegen der mangelnden Kontrastunterschiede zur Umgebung sehr schwer zugänglich. Mit den gewöhnlichen röntgenologischen Methoden, wie *Abdomenübersichtsaufnahme* in Verbindung mit Tomogrammen in 2 Ebenen, gelingt häufig die Abgrenzung des unteren Leberrandes und dadurch eine annähernde Größen-, Form- und Lagebestimmung der Leber. Vergrößerungen stärkeren Ausmaßes sind indirekt bei einer orientierenden Magen-Darm-Passage oder bei der Kolonkontrastmitteldarstellung sowie im i.-v. Urogramm an Verlagerungen, Impressionen oder Kompressionen der genannten Organe zu erkennen. Eine Vergrößerung des rechten Leberlappens führt zu einem Tiefstand der rechten Niere und Kolonflexur sowie zu einer Medial-Kaudalverlagerung des Dünndarmes, während eine Vergrößerung des linken Leberlappens eine Impression der kleinen Magenkurvatur oder Links- und Dorsalverlagerung des gesamten Magens bedingt. Gelegentlich finden sich in dem homogenen Leberschatten solitäre oder multiple Kalkablagerungen, z. B. bei Zysten, Echinokokkus, Tumoren, Metastasen bzw. in den Lymphknoten der Leberpforte, oder Aufhellungen im Leberschatten infolge Luftansammlungen beim Leberabszeß oder unterhalb des Zwerchfelles beim subphrenischen Abszeß (Aufnahmen im Stehen). Beim *Pneumoperitoneum* nach Luftinsufflation in den Bauchraum oder beim *Pneumoretroperitoneum* nach Lufteinblasung in das Spatium retroperitoneale, die heute praktisch keine Anwendung mehr finden, kann bei tangentialer Strahlenrichtung die Leberoberfläche zum Teil dargestellt werden, außerdem gelingt eine bessere Abgrenzung der Leber von den intraabdominellen und retroperitonealen Organen. Eine Artdiagnose pathologischer Leberprozesse ist jedoch mit den konventionellen Untersuchungsmethoden nicht möglich.

Zur exakten Größen- und Formbestimmung sowie zur Strukturanalyse des normalen oder pathologisch veränderten Leberparenchyms stehen spezielle radiologische Untersuchungsverfahren mit unterschiedlicher Aussagemöglichkeit zur Verfügung, wobei optimale diagnostische Ergebnisse durch eine sinnvolle Kombination der folgenden Methoden erzielt werden: 1. *Leberarteriographie* nach selektiver Kontrastmittelinjektion in den Truncus coeliacus *(Zöliakographie)* bzw. direkt in die A. hepatica communis (superselektive Hepatographie) (Abb. 506 a–c), 2. *indirekte Splenoporto- bzw. Portographie* nach Injektion des Kontrastmittels in die A. lienalis, den Truncus coeliacus oder die A. mesenterica superior (Abb. 508 a–c), 3. direkte *Splenoportographie* (Abb. 507) nach perkutaner Punktion und Kontrastmittelinjektion in die Milz, 4. retrograde Kontrastdarstellung der Vv. herpaticae über einen venösen Herzkatheter, 5. *Leberszintigraphie* (Abb. 509, 510) nach intravenöser Applikation von radioaktiven Substanzen (^{198}Au-Kolloid, ^{99m}TcS-Kolloid), wobei die Radioaktivitätsverteilung in der Leber durch Szintigramme registriert wird, 6. Computertomographie (Abb. 506 d). Die *Leberarteriographie* ist in der Diagnostik vaskulärer Prozesse die Untersuchungsmethode der Wahl. Neben dem Nachweis arterieller Verschlüsse durch Embolien oder nach operativen Eingriffen geht es um die Darstellung von Aneurysmen und arteriovenösen Kurzschlußverbindungen. Nach einem Oberbauchtrauma gibt die Arteriographie durch den Nachweis von Gefäßabbrüchen, Kontrastmittelaustritten in das Leberparenchym, Arterienverdrängungen und Parenchymdefekten lokalisatorische Hinweise auf eine Ruptur oder ein Hämatom der Leber. In der Diagnostik von primären *Lebertumoren* hat die Leberarteriographie eine zentrale Stellung, da mit ihr im Gegensatz zu nuklearmedizinischen Verfahren (Szintigraphie) eine Differentialdiagnose zwischen gut- und bösartigen Geschwülsten möglich und eine Tumorpenetration in die Umgebung und in die Nachbarorgane nachweisbar ist. Gutartige raumfordernde Leberprozesse (Adenom, Granulom, Fibrom, Zyste, Abszeß) kennzeichnen sich durch Gefäßverdrän-

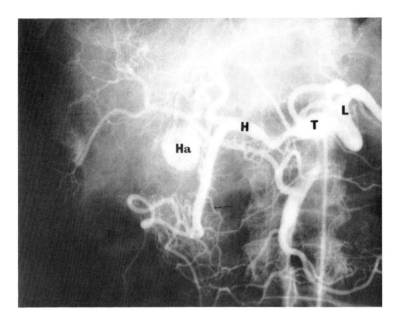

Abb. 506.
a) Hämangiom im rechten Leberlappen (operativ und histologisch bestätigt) (Ha.) Zöliakographie. T = Truncus coeliacus. H = A. hepatica communis. L = A. lienalis.

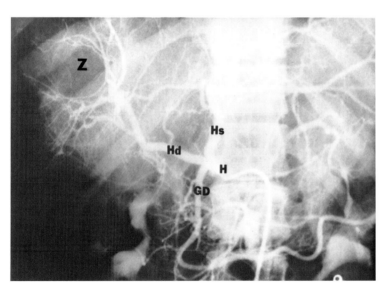

b) Echinococcus cysticus (Z) (operativ und histologisch bestätigt). Hepatikographie. Arterienverlagerungen im rechten oberen lateralen Abschnitt der Leber. H = A. hepatica communis. Hs = A. hepatica sinistra. Hd = A. hepatica dextra. GD = A. gastroduodenalis.

gungen und Parenchymdefekte, wobei jedoch vor allem beim Leberabszeß an den Rändern eine Hypervaskularisation nachweisbar sein kann. Eine Ausnahme bildet das Hämangiom mit seiner umschriebenen, glatt begrenzten Hypervaskularisation und langen Stase des Kontrastmittels im Hämangiom (Abb. 506a). Der *Echinococcus cysticus* (Abb. 506 b) zeigt infolge seiner Expansion bogenförmige Arteriendistensionen und glatte Parenchymdefekte, gelegentlich mit einer verstärkten Anfärbung der Zystenmembran, im Gegensatz zu dem infiltrativ wachsenden *Echinococcus alveolaris* mit multiplen Gefäßverschlüssen und atypischen Arterien, wobei es sich nicht um pathologische Tumorgefäße, sondern um Kollateralen im Leberstroma handelt. Die Differentialdiagnose gegenüber den Lebermalignomen stößt auf erhebliche Schwierigkeiten; dementsprechend wird der Echinococcus alveolaris gewöhnlich als Malignom fehlgedeutet.

Die *hepatozellulären Karzinome* sind gewöhnlich hypervaskularisiert und im Angiogramm durch

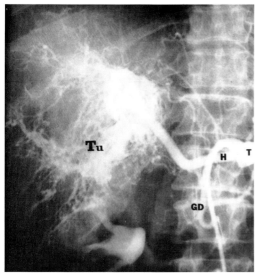
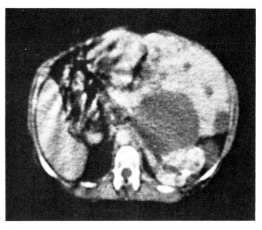

Abb. 506.

c) Hepatozelluläres Karzinom (Tu) (operativ und histologisch bestätigt). Zöliakographie. Ausgedehnte pathologische Gefäßformationen im rechten Leberlappen. T = Truncus coeliacus. H = A. hepatica communis. GD = A. gastroduodenalis.

d) Leberzysten und Nierenzyste. Computertomogramm (Dr. Reich, Cleveland-Clinic). Multiple unterschiedlich große Herde in der Leber. Kleinere Herde auch in der nach dorsal verlagerten rechten Niere

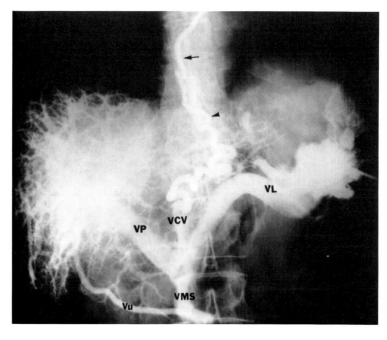

Abb. 507. Perkutanes Splenoportogramm bei intrahepatischem Block (Leberzirrhose): Durchgängigkeit der V. lienalis (VL) und der V. portae (VP). Reflux in die V. mesenterica superior (VMS). Hepatofugaler Kollateralkreislauf über die V. umbilicalis (VU) und die V. coronaria ventriculi (VCV) mit Darstellung von **Magenfundus-** (◀) und Ösophagusvarizen (←)

pathologische Gefäßformationen, arteriovenöse Shunts, Kontrastmitteldeponierungen und frühzeitige Venenfüllungen zu objektivieren (Abb. 506c). Mit der superselektiven Hepatikographie können vaskularisierte Geschwülste ab 1 cm Durchmesser nachgewiesen werden. Die *cholangiozellulären Malignome* und die in einer Zirrhose entstehenden Karzinome lassen angiographisch dagegen seltener die typischen vaskularisierten Tumorkriterien erkennen; ihre Diagnose wird

418 Röntgendiagnostik der inneren Organe

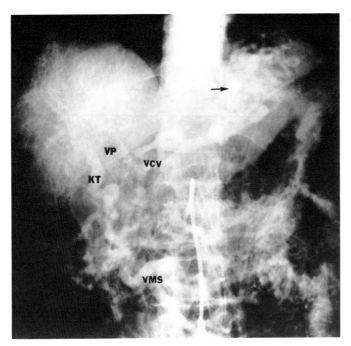

a

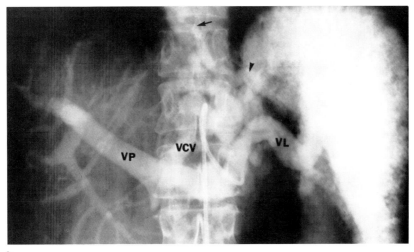

b

Abb. 508. Portale Hypertension.

a) Prähepatischer Block. Indirektes arterielles Portogramm nach Kontrastmittelinjektion in die A. mesenterica superior. Thrombose der V. portae (VP), die noch partiell durchströmt wird. Verschluß der V. mesenterica superior (VMS). Kavernöse Transformation (KT) durch dilatierte als Kollateralen dienende Venen im Ligamentum hepatoduodenale. Hepatofugale Kollateralzirkulation über die V. coronaria ventriculi (VCV) mit Darstellung von Magenfundus- und Ösophagusvarizen (←).

b) Intrahepatischer Block bei Leberzirrhose. Arterielles indirektes Splenoportogramm nach Kontrastmittelinjektion in die A. lienalis. V. lienalis (VL) und V. portae (VP) unauffällig. Distension der intrahepatischen Portalvenenäste. Hepatofugaler Kollateralkreislauf über die V. coronaria ventriculi (VCV) mit Darstellung von Magenfundus- (◄) und Ösophagusvarizen (←).

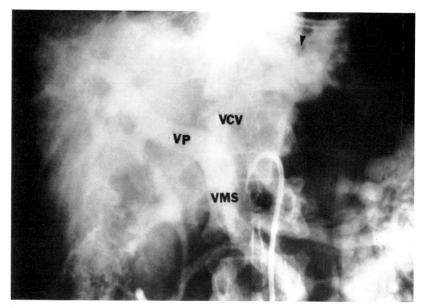

c

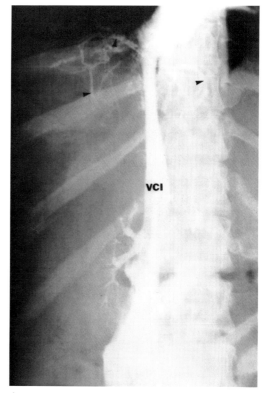

d

c) Intrahepatischer Block infolge Zirrhose. Arterielles indirektes Portogramm nach Kontrastmittelinjektion in die A. mesenterica superior. Durchgängigkeit der V. mesenterica superior (VMS) und der V. portae (VP). Umgehungskreislauf über die V. coronaria ventriculi (VCV). Magenfundusvarizen (←).

d) Posthepatischer Block durch Lebervenenthrombose. Kavographie unter Valsalva-Bedingungen. Einengung der unteren Hohlvene im suprarenalen Bereich (VCI). Atypische Venen im rechten und linken Leberlappen (←)

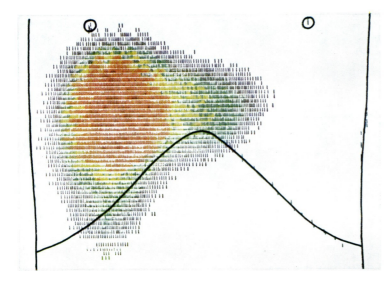

Abb. 509.
a) Normale Leber im Farbszintigramm mit 100 µCi ^{198}Au-Kolloid, 35jährige Frau.

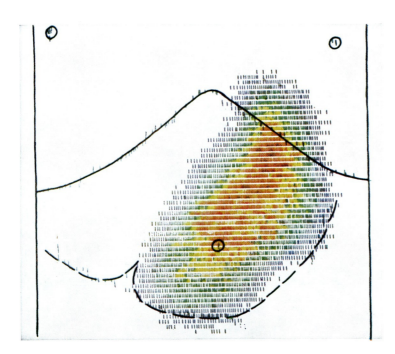

b) Echinococcus alveolaris: 70jährige Frau. Ausfall des rechten Leberlappens und Verdrängung der Leber nach links. Farbszintigramm mit 150 µCi ^{198}Au-Kolloid (aus *Feine, U.* und *zum Winkel, K.:* Nuklearmedizin — Szintigraphische Diagnostik. Thieme Stuttgart, 1969)

durch den Nachweis von Arterienokklusionen und irregulären Parenchymdefekten gestellt.

Lebermetastasen können im Angiogramm durch die gleichen Kriterien wie bei den primären Malignomen verifiziert werden. Auch hier finden sich vaskularisierte und avaskuläre Formen.

Die Domäne der *Splenoportographie* ist die morphologische und hämodynamische Beurteilung des *Pfortaderkreislaufes.* Früher wurde diese in Form der perkutanen Splenoportographie nach Direktpunktion der Milz durchgeführt (Abb. 507). Mit verbesserter Untersuchungstechnik erfolgt heute die Darstellung der lienoportalen Strombahn durch die indirekte Methode, d.h. nach Kontrastmittelinjektion in die A. lienalis und/oder A. mesenterica superior (Abb. 508 a—c). Kontraindikationen oder Komplikationen, (z.B. Gerinnungsstörungen, Milzrupturen) der perkutanen Spleno-

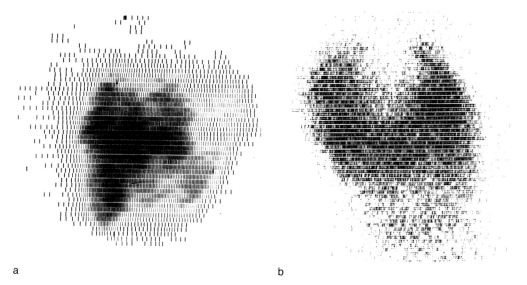

Abb. 510. Lebermetastasen bei Mammakarzinom (histologisch gesichert). Szintigramm in 2 Ebenen.
a) Frontale und
b) seitliche Aufnahme. Inhomogene Speicherung des Radionuklids mit multiplen radioaktivitätsfreien Bezirken

portographie entfallen. Darüber hinaus besitzt das arterielle Verfahren ein breiteres Informationsspektrum mit Aussagemöglichkeiten sowohl über das arterielle als auch venöse Gefäßsystem von Leber und Milz. Allerdings ist die Kontrastierung der lienoportalen Strombahn und der Varizen etwas schlechter. Für die chirurgische Therapie einer portalen Hypertension müssen präoperativ das Strombahnhindernis lokalisiert sowie die zahlreichen Kollateralbahnen (Ösophagusvarizen) angiographisch dargestellt werden. Bei der Pfortaderhypertonie unterscheidet man drei Blockformen: 1. den prähepatischen Block bei Verschluß der Vena lienalis oder Vena portae (Abb. 508 a) durch Thrombose, tumoröse, entzündliche oder maligne extravasale Prozesse, 2. den intrahepatischen Block bei Leberzirrhose (Abb. 508 b u. c), chronischer Hepatitis oder bei Lebertumoren infolge der Gefäßrarefizierung und Strömungsbehinderung des Pfortaderblutes, 3. den posthepatischen Block (Budd-Chiari-Syndrom), der am besten durch die retrograde Darstellung der Lebervenen oder Kavographie unter Valsalva-Bedingungen (Abb. 508 d) abzuklären ist. Tumoröse und metastatische Prozesse zeigen im Splenoportogramm in der Parenchymphase kleine oder größere, solitäre oder multiple Füllungsdefekte und im portalen Hepatogramm Verlagerungen der intrahepatischen Pfortaderäste. Im Gegensatz zum Arteriogramm kann jedoch die Differentialdiagnose zwischen Benignität oder Malignität nur dann erbracht werden, wenn es zu Gefäßamputationen durch einen malignen Tumoreinbruch gekommen ist. Erste Erfahrungen über den Einsatz der Computertomographie zum Nachweis von primären oder sekundären raumfordernden Prozessen der Leber lassen ermutigende Ergebnisse erkennen. Mit der wenig belastenden Computertomographie können auch kleine raumfordernde Prozesse objektiviert werden (Abb. 506 d).

Mit der einfach durchzuführenden und den Patienten wenig belastenden *Szintigraphie* (Abb. 509, 510) sind Größen- und Formbestimmung sowie die Topographie der Leber und außerdem der Nachweis von größeren Parenchymdefekten (3–4 cm Durchmesser) durch aktivitätsfreie Zonen im Szintigramm in 2 Ebenen möglich. Dagegen ist diese Methode mit dem Nachteil behaftet, daß kleinere zentrale Prozesse (unter 2 cm Durchmesser) nicht nachweisbar und eine Differenzierung in gut- und bösartige Prozesse sowie eine Unterscheidung zwischen Leberzirrhose und Metastasenleber unmöglich sind.

Milz

Die Milz, im linken Oberbauch gelegen, ist mit einer relativ weichen *Abdomenübersichtsaufnahme* und mit Tomogrammen (Zonographie) zu erkennen und in ihrer Größe meist zu beurteilen.

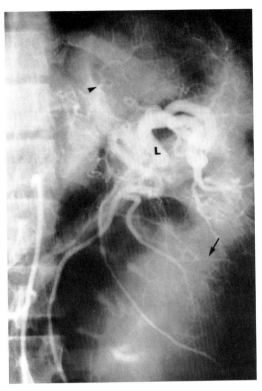

Abb. 511. Milzzysten (operativ und histologisch bestätigt). Spätphase der Zöliakographie. Bogenförmige Verlagerung und Kontrastaussparungen im oberen (◀) und unteren (←) Pol der stark vergrößerten Milz. L = A. lienalis

Atypische Verkalkungen links im Hypochondrium können zumeist topographisch zugeordnet werden und geben gelegentlich Hinweise auf die zugrunde liegende Milzerkrankung, z.B. verkalktes Hämatom, kalkhaltige Zysten oder Echinokokken, Phlebolithen, verkalkte tuberkulöse Herde. Besser gelingt die Größen- und Formbestimmung sowie die Abgrenzung von den übrigen Organen im *Pneumo- oder Pneumoretroperitoneum*, heute jedoch kaum noch durchgeführt. Indirekt sind Milzvergrößerungen an Verlagerungen oder Impressionen von Magen, Dickdarm oder der linken Niere bei deren Kontrastmitteldarstellung nachzuweisen. Eine Artdiagnose ist mit den genannten Untersuchungsmethoden nicht möglich. Eindeutiger werden Topographie und Morphologie der Milz durch eine selektive *Zöliako- bzw. Lienalisangiographie* erfaßt (Abb. 511). Zur Klärung vaskulärer Prozesse wie Milzinfarkt nach Verschluß der Milzarterie oder einer ihrer Äste, Aneurysmen, arteriovenöse Fisteln, posttraumatische Blutungen sowie zur Diagnostik und Differentialdiagnostik raumfordernder Prozesse (Abb. 511) — bei letzteren gelten die gleichen Kriterien wie bei der Leber — ist die Milzarteriographie die entscheidende Untersuchungsmethode. Außerdem ermöglicht sie bei einer Splenomegalie die Unterscheidung in gefäßreiche (Stauung, Infektion) oder gefäßarme Milzvergrößerung (Fibrose, Morbus Banti, Myelofibrose).

Die *Milzszintigraphie* in 2 Ebenen nach intravenöser Applikation von ^{51}Cr-markierten Erythrozyten erleichtert die Größen- und topographische Bestimmung der Milz erheblich. Größere, herdförmige raumfordernde Prozesse sind durch sie zu erfassen, jedoch mit dem Nachteil, daß im Gegensatz zum Arteriogramm eine Artdiagnose des pathologischen Substrates nicht möglich ist. Das gleiche gilt in den meisten Fällen für die Splenomegalie der verschiedensten Genese.

Urogenitalsystem

Zur Diagnostik des Urogenitalsystemes stehen folgende Methoden zur Verfügung: A. *Routinemethoden*: Abdomenleeraufnahmen, i.-v. Urographie, evtl. mit Früh- und Spätaufnahmen, Infusionsurographie, Tomographie mit oder ohne Kontrastmittel, retrograde Pyelographie, evtl. mit Doppelkontrast, Pyeloskopie, Zysto- und Urethrographie, Miktionszystogramm, Vesikulographie. B. *Spezialmethoden*: Aorto- bzw. Nierenarteriographie (Renovasographie), Computertomographie, Beckenarteriographie, Kavo- und Beckenvenographie, Lymphangioadenographie, Radiorenogramm bzw. Radioisotopennephrogramm, z. B. mit ^{131}J-Hippuran, Nierenszintigraphie, z. B. mit ^{203}Hg-Neohydrin. In der Abb. 512 sind die wichtigsten radiologischen Methoden im Hinblick auf ihren zeitlichen Ablauf und die Darstellung des Gefäßsystems, des Parenchyms und des abführenden Hohlsystems der Nieren schematisch aufgezeichnet. Die erste Methode, die bei der Röntgen- und der nuklearmedizinischen Untersuchung der Nieren eingesetzt wird, ist die intravenöse Ausscheidungsurographie. Ihr muß eine Abdomenübersichtsaufnahme in Rückenlage ohne Kontrastmittel vorangehen (sog. Abdomenleeraufnahme). Danach werden entsprechend dem Ergebnis der Ausscheidungsurographie in Verbindung mit den klinischen Befunden evtl. gezielt die angeführten Spezialmethoden eingesetzt. Bei der Abklärung von raumfordernden Prozessen in Zysten und Tumoren hat die Nierenarteriographie einen sehr hohen Stellenwert. Sie überragt mit einer Trefferquote von 95% und mehr dabei alle anderen Methoden.

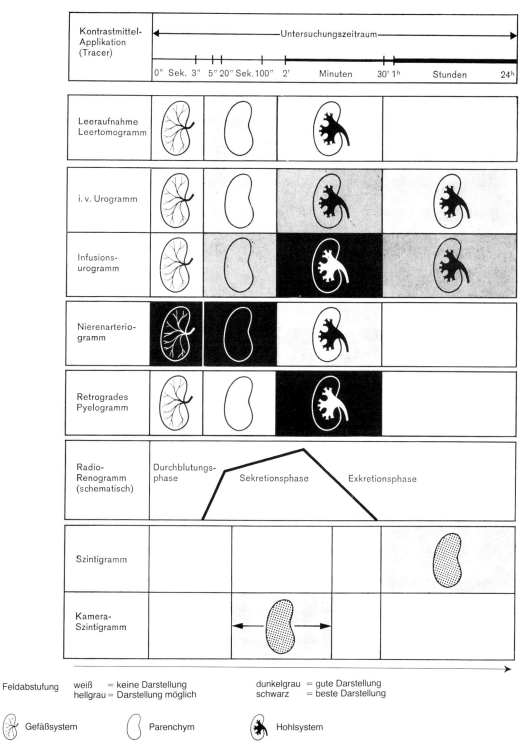

Abb. 512. Zusammenfassung der radiologischen Untersuchungsverfahren im Hinblick auf den zeitlichen Ablauf und die Darstellung des Gefäßsystems, des Parenchyms und des Hohlsystems der Nieren (nach *Bachmann* u. *Schaefer*)

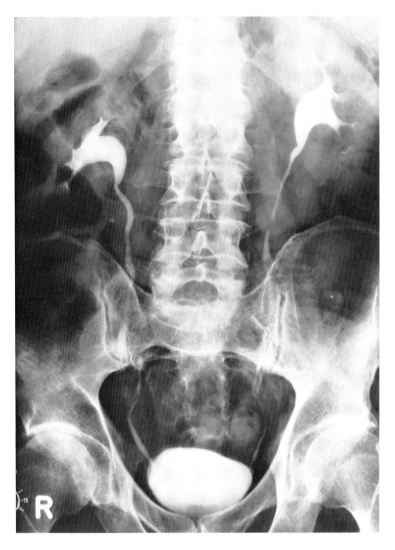

Abb. 513. Normales i. v. Urogramm

Nieren und Ureteren

Röntgenanatomie

Die normalerweise bohnenförmigen, parallel dem M. psoas gelegenen Nieren mit einer durchschnittlichen Größe von 13 × 6 cm bei Männern bzw. 12 × 6 cm bei Frauen, wobei die rechte Niere gewöhnlich kleiner als die linke ist und etwas tiefer steht, projizieren sich mit ihrer Mitte ungefähr in Höhe des 2. LWK. Kleine Lageabweichungen in kranialer oder kaudaler Richtung sind nicht pathologisch. Die respiratorische Verschieblichkeit beträgt bis zu 10 cm bei tiefer Inspiration. Am Nierenbeckenkelchsystem (Abb. 513) werden die Calices minores mit ihrer schalenartigen Becherform, die der Papillenimpression entspricht, die Kelchhälse, 2 oder 3 Calices majores von knospenartigem Aussehen, die aus den Calices minores gebildet werden, und das Nierenbecken von ampullärer, linearer oder einer Zwischenform unterschieden. Diese können vorwiegend extra- oder intrarenal liegen.

Die Ureteren mit 3 physiologischen Engen unmittelbar am Abgang aus dem Nierenbecken, in Höhe der Linea terminalis pelvis und an der Einmündung in die Harnblase verlaufen auf dem M. psoas lateral der Querfortsätze bzw. diese kreuzend, medial der Iliosakralfugen und treten in einem konvexen Bogen in die Harnblase.

Die Nierengefäße sind durch eine Nierenangiographie (Abb. 514a u. b), die in 3 Phasen unterteilt wird, darstellbar. Man unterscheidet eine

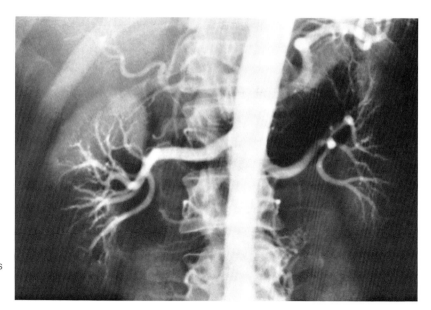

Abb. 514. Normales Nierenangiogramm.
a) Arterielle Phase.

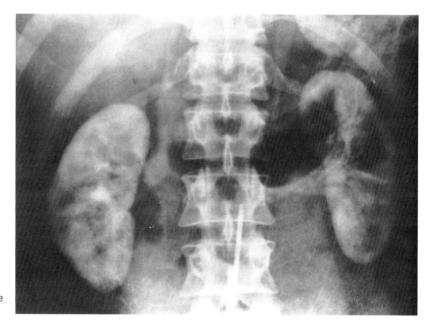

b) Nephrographische u. venöse Phase

arterielle Phase mit Darstellung einer oder seltener multipler Nierenhauptarterien (Abb. 514a) mit extra- oder intrarenaler Aufteilung in die segmentär begrenzten Rami anteriores und posteriores, die nephrographische Phase mit Kontrastierung des Nierenparenchyms und die venöse Phase der nicht segmentär angeordneten Venen.

Mißbildungen

Agenesien oder *Aplasien, Hypoplasien, Doppelbildungen* (Abb. 515) von Nierenbecken und Ureteren mit partieller oder totaler Zweiteilung, *Konglomerat-* (Abb. 516), *Hufeisen-* (Abb. 517, 518) *oder Beckennieren* (Abb. 519) sowie überzählige

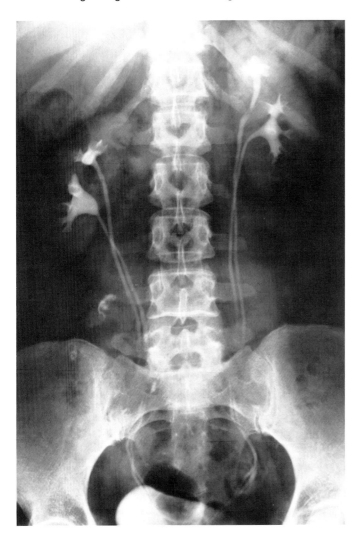

Abb. 515. Doppelte Nierenanlage und doppelter Harnleiter beiderseits, i.v. Urogramm. Verkalkte Lymphknoten rechts oberhalb des Beckenkammes

Nieren sind mit der i.-v. Uro- bzw. retrograden Pyelographie zu diagnostizieren. Hypoplasien mit glatter Außenkontur und normaler Ausscheidungsfunktion, jedoch verkleinertem Kelchaufbau sind jedoch nicht immer von entzündlichen oder vaskulären Schrumpfnieren mit den konventionellen Methoden zu differenzieren, zumal erstere oft mit entzündlichen Veränderungen kombiniert sind. Dies gilt bisweilen auch für die Renovasographie, da bei den erworbenen Schrumpfnieren ebenso wie bei den kongenitalen Hypoplasien Lumenverschmälerungen und -obliterationen der Nierenarterien vorhanden sein können.

Im Gegensatz zu der kongenitalen kranial oder kaudal dystopen Niere, wobei eine Niere nicht an typischer Stelle nachweisbar ist, findet sich bei den erworbenen Nephroptosen (Wanderniere) auf den Aufnahmen im Stehen im Vergleich zu den Bildern in Rückenlage eine Kaudalverlagerung und Rotation der Niere sowie eine Ureterschlängelung. Verlagerungen oder Kompressionen der Niere entstehen durch expansive extrarenale Prozesse, durch Leber- oder Milzvergrößerungen und durch große Pankreaszysten. Längsrotationen der Nierenhohlsysteme sind physiologische Varianten.

Kalixzysten oder *pyelogene Zysten* mit oder ohne Konkremente stellen sich mit einer stielartigen Verbindung zum Hohlsystem frühzeitig auf den Füllungsaufnahmen im Gegensatz zu den sich erst später füllenden tuberkulösen Kavernen dar.

Aplasien und *Agenesien* der Ureteren kennzeichnen sich durch ein fehlendes Blasenostium oder einen normal verlaufenden, jedoch blind endenden Ureter sowie durch eine fehlende Darstellung des Nieren-

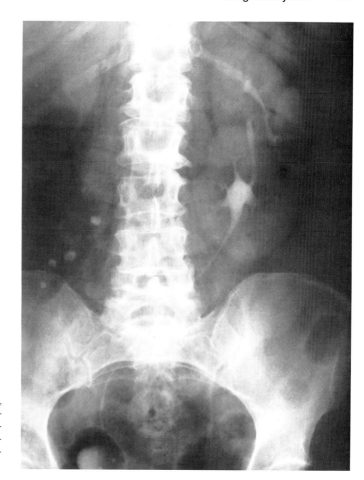

Abb. 516. Konglomeratniere links, i.v. Urogramm. Rechts kein Nachweis einer Niere. Normal einmündender rechter Ureter. Verkalkte Lymphknoten rechts oberhalb des Beckenkammes

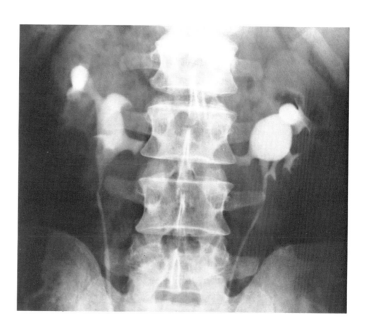

Abb. 517. Hufeisenniere, i.v. Urogramm. Rotation beider Nieren, deren unterer Pol beiderseits nach medial gerichtet ist

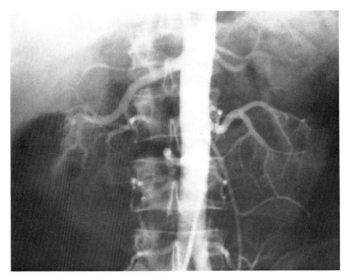

Abb. 518. Hufeisenniere. Nierenarteriogramm.

a) In der arteriellen Phase atypische Gefäßversorgung mit akzessorischen Nierenarterien beiderseits.

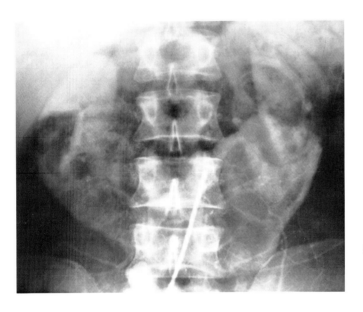

b) In der parenchymatösen Phase ist die Hufeisenniere als symmetrische Verschmelzungsniere abgrenzbar.

hohlsystems bei der retrograden Pyelographie. Ein retrokavaler, schlingenförmig um die Vena cava inferior verlaufender Ureter, Ureterdivertikel oder Verlagerungen der Harnleitereinmündungen sind eindeutiger durch die retrograde Pyelographie als durch die i.-v. Urographie zu diagnostizieren. Für die angeborene *Ureterozele* (Abb. 520) ist ein glatt begrenzter, kontrastierter Füllungsdefekt, der sich von der kontrastmittelgefüllten Harnblase durch eine schmale Aufhellungszone abgrenzt und evtl. durch Ziel- und Miktionsaufnahmen deutlicher zur Darstellung kommt, typisch.

Zysten

Solitärzysten (Abb. 521 a—c) und *Zystennieren* (Abb. 522—524), die manchmal schalenartige Verkalkungen zeigen, führen zu lokalen oder diffusen Nierenvergrößerungen. Diese gebuckelten Oberflächenkonturierungen müssen von persistierenden fetalen Lappungen und von dem häufig in der linken Niere nachweisbaren physiologischen Nierenbuckel differenziert werden. Die solitären oder multiplen zystischen Veränderungen zeigen im Urogramm bei normaler Ausscheidungsfunktion

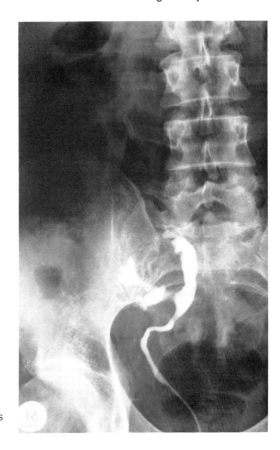

Abb. 519. Beckenniere bzw. kaudale Dystopie rechts mit verkürztem Ureter. Retrogrades Pyelogramm

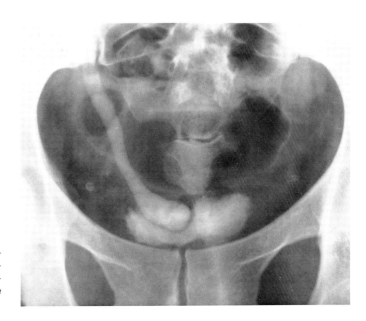

Abb. 520. Ureterozele rechts. Zystogramm nach i.v. Urographie. Vorwölbung des dilatierten distalen Ureterendes in die gering kontrastierte Harnblase

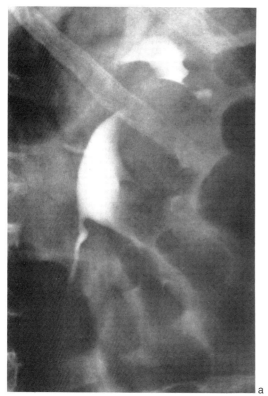
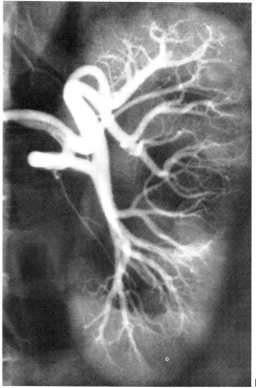
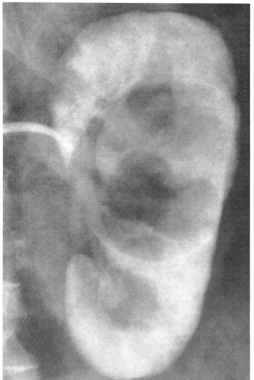

Abb. 521. Solitäre Nierenzyste links.
a) i. v. Urogramm. Verdrängung der intrarenalen Harnwege, besonders der oberen Kelchgruppe und des Nierenbeckens, nach oben und medial.
b) u. c) Selektives Nierenarteriogramm.
b) Arterielle Phase: avaskularisierte Zone im Bereich der Zyste. Die obere und die untere Segmentarterie werden durch die Zyste jeweils verdrängt.
c) In der parenchymatösen Phase ist die Zyste als nicht kontrastierte Aussparung abgrenzbar

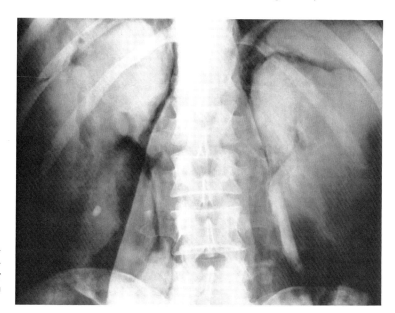

Abb. 522. Zystennieren beiderseits (Pneumoretroperitoneum). Vergrößerung beider Nieren mit polyzyklischen Oberflächen

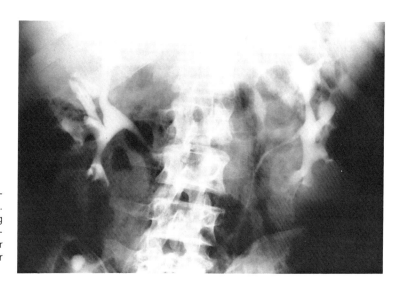

Abb. 523. Zystennieren beiderseits, i.v. Urogramm. Elongation und Verlagerung der Kelche und des Nierenbeckens, Deformierung der Papillen. Vergrößerung der Nieren

bogenförmige Verlagerungen und Elongationen der großen und kleinen Nierenkelche sowie Impressionen des Nierenhohlsystems ohne Destruktionen. Differentialdiagnostisch müssen vor allem die Solitärzysten von *malignen Neubildungen* (Abb. 525, 527, 528, 529, 530) abgegrenzt werden, die im Ausscheidungsurogramm oder im retrograden Pyelogramm neben der Deformierung und Auseinanderdrängung der Kelche bei Einbruch in das Nierenbeckenkelchsystem umschriebene Füllungsdefekte und Destruktionen zeigen. Durch eine Nephrozonographie ist eine orientierende Unterscheidungsmöglichkeit gegeben, da die Zysten und die gutartigen Nierentumoren Zonen vermehrter glatt begrenzter Transparenz gegenüber den verstärkt kontrastierten Regionen von unregelmäßiger Begrenzung bei den vaskularisierten malignen Tumoren aufweisen (Abb. 527). Die entscheidende Untersuchungsmethode zur Klärung der Diagnose ist die Nierenarteriographie. Bei der Nierenszintigraphie (Abb. 531, 532) sind Parenchymdefekte mit einem Durchmesser von 2 cm und mehr durch die verminderte Aktivitätsablagerung des Radionuklids nachweisbar. Eine Unter-

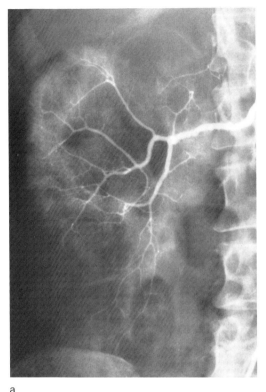 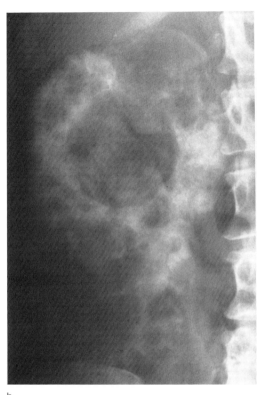

Abb. 524. Zystenniere rechts. Selektive Nierenarteriographie.
a) Arterielle Phase: Lumenverschmälerung der Nierenarterie mit fibromuskulärer Hyperplasie. Rarefizierung und Auseinanderdrängung der schmalen intrarenalen Arterien durch die Zysten.
b) Nephrographische Phase: Vergrößerung der Niere. Zysten durch fehlende Kontrastierung als Regionen verstärkter Transparenz abgrenzbar. Reduzierung des Nierenparenchyms

scheidung eines intrarenalen parenchymatösen Speicherdefektes in Zyste und Tumor ist jedoch im Szintigramm nicht möglich.

Tumoren

Maligne parenchymatöse Tumoren (Nierenkarzinome, -sarkome, embryonale Mischtumoren [Wilms-Tumoren]) charakterisieren sich durch die Darstellung vermehrter pathologischer Gefäße in atypischer Formation, Gefäßabbrüche, kleine a. v. Fisteln, eine frühzeitige Anfärbung von Tumorvenen in der arteriellen Phase sowie eine verstärkte Kontrastierung der Tumorregion mit unregelmäßigen Kontrastmittelseen in der nephrographischen Phase (Hypervaskularisation) (Abb. 527, 528, 529, 530). *Zystische* Veränderungen zeigen im Arteriogramm Verlagerungen und Kompressionen normaler Gefäße ohne Nachweis von pathologischen Tumorgefäßen und eine deutliche Transparenz gegenüber dem angefärbten Nierenparenchym im Nephrogramm (Hypo- bzw. Avaskularisation) (Abb. 521b u. c). Gewisse benigne raumfordernde Prozesse (z.B. Fibrom, Lipom, Adenom) weisen ähnliche Veränderungen wie die Zysten auf, gelegentlich finden sich bei diesen seltenen Geschwülsten jedoch auch atypische Gefäße und eine verstärkte nephrographische Randanfärbung des Tumors. Allerdings sind maligne entartete Zysten oder gutartige Tumoren von nekrotisch zerfallenen Malignomen auch im Renovasogramm nicht immer eindeutig zu differenzieren. In Zweifelsfällen kann durch eine perkutane Nierenpunktion mit Kontrastmittelfüllung eine Zyste durch die Darstellung eines glattwandigen Hohlraumes verifiziert werden.

Unter den parasitären Erkrankungen der Nieren ist der oft Verkalkungen enthaltende Echinokokkus zu erwähnen, der urographisch wie ein expansiver Prozeß imponiert.

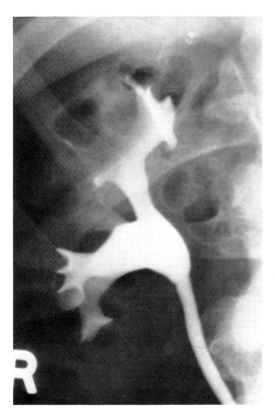 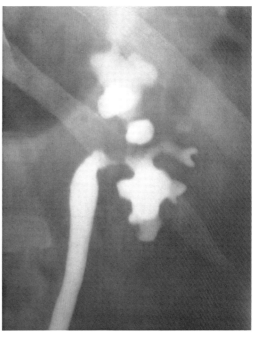

Abb. 525. Nierentumor im rechten oberen Pol (histologisch Karzinom), i. v. Urogramm. Auseinanderdrängung und Verlagerung der kleinen Nierenkelche im oberen Pol. Destruktion der Kelchenden

Abb. 526. Nierenbeckenkarzinom (histologisch Plattenepithelkarzinom). Retrogrades Pyelogramm. Tumordefekt im Bereich des Nierenbeckens mit Abflußbehinderung aus dem erweiterten Kelchsystem

Nierenbeckentumoren (Karzinom und Papillom) stellen sich im Urogramm als unregelmäßige und unterschiedlich große Füllungsdefekte sowie durch Stenosen im Nierenhohlsystem, die eindeutiger durch die retrograde Pyelographie zu diagnostizieren sind, dar (Abb. 526). Größere Tumoren sind durch ihre Destruktionen am Hohlsystem leicht erkennbar, die Abgrenzung kleinerer Malignome von Blutkoagula und röntgennegativen Konkrementen (Uratsteinen) bereitet erhebliche Schwierigkeiten. Das Arteriogramm liefert wegen der geringen Vaskularisation dieser Tumoren und der kleinkalibrigen Gefäße nur selten differentialdiagnostische Hinweise.

Harnleitertumoren (Abb. 533) zeigen im i. v. Urogramm (oft erst auf Spätaufnahmen), eindeutiger im retrograden Pyelogramm eine unregelmäßige Begrenzung. Die nichttumorösen Harnleiterstenosen (entzündliche, postoperative, radiogene oder durch von außen komprimierende raumfordernde Prozesse hervorgerufene Stenosen) weisen eine glatte, konisch zulaufende Einengung auf. Jedoch ist die Differentialdiagnose radiologisch auch in Verbindung mit Anamnese und Klinik nicht immer eindeutig zu klären.

Perirenale und pararenale expansive Prozesse führen zu Lage- und Konturveränderungen, bei Tumoreinbruch zu Destruktionen der Nieren. Zur Organzuordnung des pathologischen Substrates sind Magen-Darm-Passage, Uro- und retrograde Pyelographie, Aorto- bzw. selektive Zöliako- oder Mesenterikographie erforderlich.

Nephroureterolithiasis

Bei der *Nephroureterolithiasis* (Abb. 534–541) werden röntgenpositive (Oxalat-, Phosphat- und Zystinsteine) und röntgennegative (Urat- und Xanthinsteine) und nach der Lokalisation Kelch-, Becken- und Harnleiterkonkremente unterschieden. Meistens liegen gemischte Konkremente vor, die reinen Formen sind sehr selten. Diese Tatsache

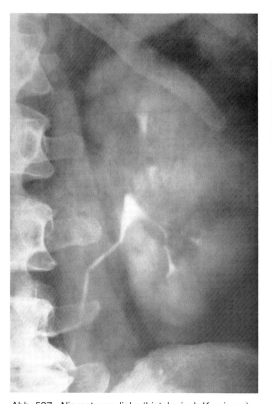
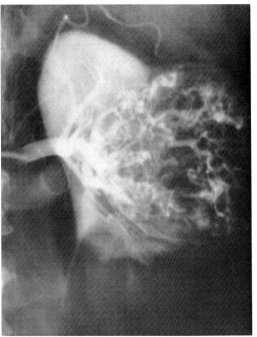

Abb. 527. Nierentumor links (histologisch Karzinom).

a) i.v. Urogramm. Verdrängung der intrarenalen Harnwege. Ausbuchtung der lateralen Nierenkontur.

c) Selektive Nierenarteriographie links. Sondiert ist die obere Arterie. Zahlreiche Tumorgefäße mit arteriovenösen Fisteln im Tumorbereich. Der untere Nierenpol ist nicht kontrastiert

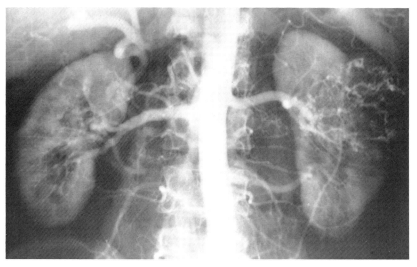

b) Abdominelle Aortographie. Rechts normaler Befund. Links 2 selbständige Nierenarterien. Faustgroßer vaskularisierter Tumor im Aufteilungsbereich der oberen Nierenarterie.

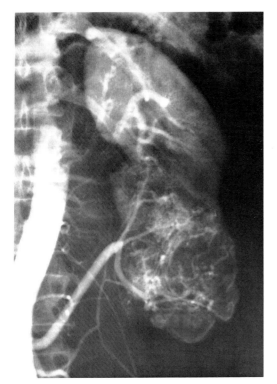
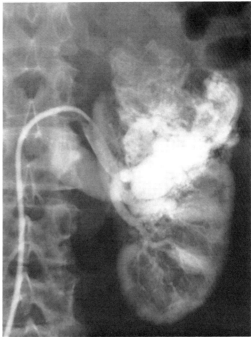

Abb. 528. Nierentumor im linken unteren Pol. Nierenangiogramm. Arterielle Phase. Pathologische Tumorgefäße mit atypischen Gefäßformationen, die von einer erweiterten unteren Polarterie versorgt werden (histologisch hypernephroides Karzinom)

Abb. 529. Hypernephroides Karzinom der linken Niere. Selektive Nierenarteriographie. Hypervaskularisierter Tumor im oberen Nierenpol mit zahlreichen großen arteriovenösen Fisteln. Vorzeitige Venenfüllung. Tumorthrombus in der linken Nierenvene

muß bei der Größenbeurteilung der Konkremente im Röntgenbild und der Frage ihrer Durchgängigkeit durch den Harnleiter berücksichtigt werden, da die Größe im Röntgenbild nicht immer der wahren Ausdehnung entspricht und ein röntgenpositiver Kern von einer röntgennegativen Schale umgeben sein kann. Kalkhaltige Konkremente werden auf der Abdomenübersichtsaufnahme als Verkalkungen von unterschiedlicher Form und Größe im Bereich der Nieren und des Ureterenverlaufes sichtbar. Kleinere Steine können jedoch infolge Überlagerungen durch Darminhalt oder verstärkten Meteorismus dem Nachweis entgehen. Durch die i.v. Urographie sind die Verkalkungen als Kontrastmittelaussparungen topographisch dem Urogenitalsystem zuzuordnen. Es ist aber zu beachten, daß durch das Kontrastmittel kleinere Nierenbecken- und Kelchsteine überlagert werden können (Abb. 535 u. 536). Daher ist bei der Frage nach Nieren- oder Harnleitersteinen immer vor der Ausscheidungsurographie eine Nierenleeraufnahme anzufertigen. Ist aus einem Grunde eine Kontrastmittelinjektion kontraindiziert, so bringen Seitenaufnahmen gewisse topographische Hinweise, indem sich die Nierenkonkremente immer dorsal auf die Wirbelsäule oder unmittelbar davor lokalisieren (Abb. 534a u. b), wogegen Gallenblasenkonkremente sich in den vorderen Anteil des Abdomens projizieren. Nierenbeckenausgußsteine (Abb. 534) können das ganze Nierenhohlsystem ausfüllen und nehmen dabei oft dessen Form an, so daß ihre Diagnose keine Schwierigkeiten auf der Leeraufnahme bereitet. Zur Beurteilung der Nierenfunktion sollte in solchen Fällen jedoch nicht auf eine Ausscheidungsurographie verzichtet werden (Abb. 537b). Multiple Konkremente müssen von Nierenparenchymverkalkungen bei der Nephrokalzinose sowie von Kalkeinlagerungen bei einer Schwammniere abgegrenzt werden, wobei das i.v. Urogramm die Lokalisation der Verkalkungen klärt. Bei doppelseitigen oder multiplen Nierenkonkrementen muß immer ein primärer Hyperparathyreoidismus ausgeschlossen werden (Abb. 537).

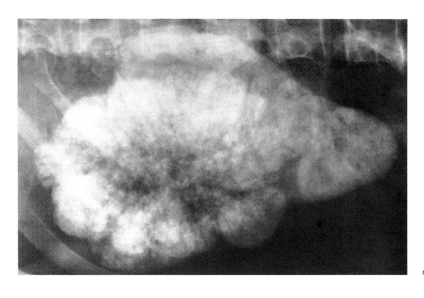

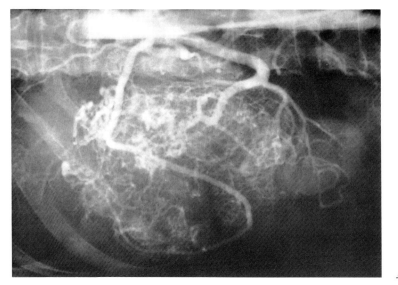

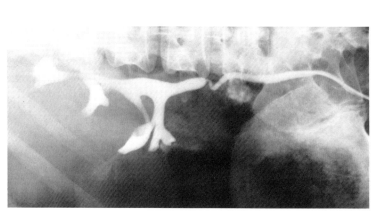

Abb. 530. Nierenkarzinom im rechten oberen Pol. Infiltration in den Retroperitonealraum und Penetration in die Leber (operativ bestätigt).
a) i.v. Urogramm. Destruktion und Amputation der Kelchenden. Medialverdrängung der oberen und Kaudalverlagerung der unteren Kelchgruppe. Ureterstenose im proximalen Drittel.
b) u. c) Renovasogramm.
b) Arterielle Phase. Multiple Tumorgefäße in unregelmäßiger Anordnung. Erweiterung der oberen Polarterie rechts mit Ausdehnung bis an die laterale Thoraxwand. Darstellung von Tumorvenen. Tumoreinbruch in die Leber.
c) Nephrographische Phase. Anfärbung eines blumenkohlartigen Tumors mit zahlreichen Kontrastmittelseen

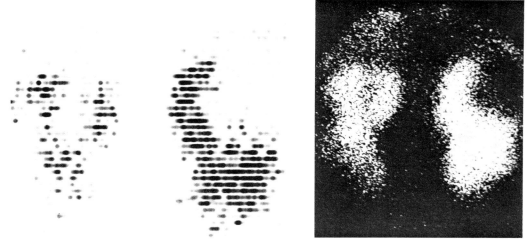

Abb. 531. Nierenzysten beiderseits, Photoscan und Kameraszintiphoto. Nach 120 μC ^{203}Hg-Neohydrin i. v.: Vergrößerung und Verbreiterung beider Nieren. Längsachsen steil gestellt. Multiple Speicherdefekte in beiden Nieren mit unregelmäßiger Begrenzung durch die Zysten

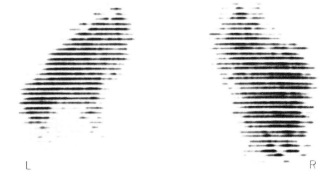

Abb. 532. Hypernephrom im unteren Nierenpol links. Photoscan nach 120 μCi ^{203}Hg-Chlormerodrin. Speicherdefekt am linken unteren Nierenpol durch das Hypernephrom

(Abb. 531 u. 532 aus: *Feine, U., K. zum Winkel:* Nuklearmedizin — Szintigraphische Diagnostik. Thieme, Stuttgart 1969)

Divertikelartige zystische Hohlräume der dilatierten Sammelröhrchen mit oder ohne Kalkeinlagerungen kennzeichnen die ein- oder doppelseitige, umschriebene oder generalisierte *Schwammniere,* bei der im Ausscheidungsurogramm mosaik- oder fächerförmige Kontrastmittelansammlungen um die Nierenkelche nachweisbar sind.
Röntgennegative Steine (Abb. 541) stellen sich im Urogramm indirekt als Kontrastmittelaussparungen im Nierenhohlsystem oder durch einen Abbruch der Kontrastmittelsäule in den Ureteren dar. Das letzte Zeichen ist oft nur durch Spätaufnahmen feststellbar (Abb. 538 b). In Zweifelsfällen klärt die retrograde Pyelographie die Situation. Zur Differentialdiagnose stehen Blutkoagula, Luftansammlungen, Nierenbecken- und Uretertumoren (Abb. 533). Zu berücksichtigen ist, daß während einer Kolik eine Ausscheidung des Kontrastmittels unterbleiben kann oder Kontrastmittelextravasate um das Nierenbecken und entlang der Ureteren beobachtet werden können. Dies kann auch nach operativen Eingriffen am Harnsystem gelegentlich gefunden werden. Konstante scharfrandige Kontrastmittelaussparungen im Bereich der Nierenbecken und der Ureteren können durch zumeist funktionell unwirksame Impressionen atypisch verlaufender Gefäße (Abb. 542) hervorgerufen werden, die durch eine Nierenarteriographie zu beweisen sind.
Steineinklemmungen (Abb. 538, 539), konstriktiv entzündliche, tumoröse und radiogene (Abb. 543) Harnleiterveränderungen, aberrierende

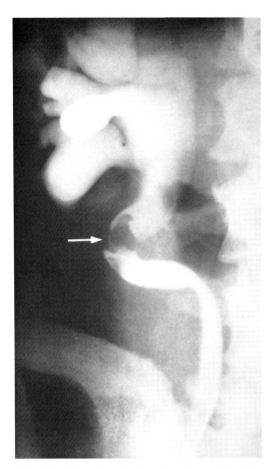

Abb. 533. Stenosierendes Karzinom des rechten Ureters. Retrogrades Pyelogramm. Stenosierender polypöser Tumor im proximalen Ureter (→) mit prästenotischer Dilatation des Harnleiters und der intrarenalen Harnwege (operativ gesichert)

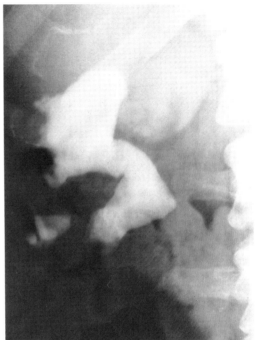

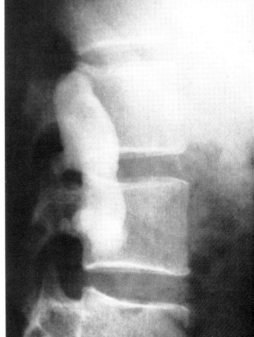

Abb. 534. Nierenbecken- und Kelchausgußstein rechts.
a) v.-d. Aufnahme.
b) Rechte Seitenaufnahme. Der Ausgußstein lokalisiert sich auf die hintere Kontur der Wirbelkörper. Vgl. mit Abb. 483: Lokalisation der Gallenblase im Seitenbild

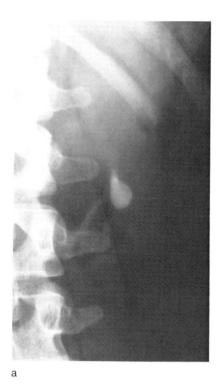 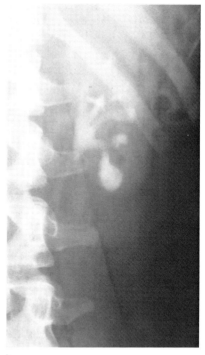

a b

Abb. 535. Kelchkonkrement links.
a) Abdomenleeraufnahme. Tränenförmiger Stein in Projektion auf den linken unteren Nierenpol.
b) i.v. Urogramm. Kontrastmittelüberlagerung des Konkrementes. Pyelonephritische Veränderungen in der geschrumpften linken Niere

Gefäße, postoperative Narben- oder Bridenbildungen, funktionelle Störungen am Nierenbecken-Ureter-Übergang, tiefsitzende Abflußbehinderungen im Harnblasen- (Abb. 543, 544) und Urethrabereich sowie extraureterale retroperitoneale Prozesse verursachen durch eine Harnabflußbehinderung eine progrediente Ureter- und Nierenbeckenkelchdilatation. Durch Spätaufnahmen (Abb. 538b, 539b) bis zu 48 Stunden p. i. und evtl. durch eine Tomographie, die gewöhnlich eine retrograde Untersuchung erübrigen, muß eine lokalisatorische und funktionelle Beurteilung des Abflußhindernisses erfolgen. Von diesen Dilatationen sind die angeborene ein- oder doppelseitige *Hydronephrose* und *Megaureteren,* die durch Spätaufnahmen in ihren Ausmaßen zu erfassen sind, abzugrenzen (Abb. 545, 546). Ihre Differenzierungsgrundlage beruht auf der Reversibilität der prästenotischen Dilatation nach Beseitigung des Abflußhindernisses bei Kontrollurogrammen. In der operativen Fragestellung gibt die Nierenangiographie Auskunft über den Zustand des funktionierenden Nierenparenchyms.

Pyelonephritis

Unter den entzündlichen Veränderungen der Nieren steht die chronische *Pyelonephritis* an erster Stelle. Die akute Pyelonephritis ist keine Indikation zur Röntgenuntersuchung. Abflachung und Verplumpung der Kelchenden, Stenosen und mäßige Dilatationen der kleinen und großen Kelchhälse bei normaler oder reduzierter Ausscheidungsfunktion sind die frühesten Kennzeichen (Abb. 547, 548). Konstante Stenosen und Erweiterungen, unvollständige Füllungen sowie erheblich deformierte Kelchenden (Papillennekrosen) und narbige Oberflächeneinziehungen sind die Folgezustände (Abb. 549, 550). Im Endzustand resultieren Pyonephrosen oder ein- und doppelseitige *Schrumpfnieren* (Abb. 551—552) mit höckriger Oberflächenkonturierung und häufiger Funktionslosigkeit des Organs. Neben den beschriebenen Veränderungen an den ableitenden Harnwegen ist die Größenbeurteilung der Nieren bei der Verlaufsbeurteilung der chronischen Pyelonephritis im Röntgenbild wichtig. Dabei muß man aber bedenken, daß eine

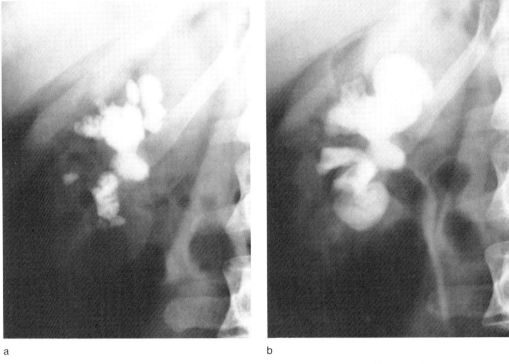

a b

Abb. 536. Nephrolithiasis mit zahlreichen Konkrementen in allen Kelchen und im Nierenbecken.
a) Leeraufnahme, Konkremente abgrenzbar.
b) i. v. Urogramm, Konkremente von Kontrastmittel überlagert. Ureterabgangsstenose

Lipomatosis renalis die funktionstüchtige Nierenfläche (Nierenrindenindex) zusätzlich einschränken kann (Abb. 552). Eine einseitige Nierenverkleinerung liegt dann vor, wenn der Unterschied im Längsdurchmesser beider Nieren über 1 cm beträgt. Pyelonephritische Schrumpfnieren können ein- oder doppelseitig sein. Meist ist die Nierenverkleinerung bei doppelseitigen pyelonephritischen Schrumpfnieren asymmetrisch ausgeprägt (Abb. 552), während bei der chronischen Glomerulonephritis die Nierenverkleinerung beiderseits in der Regel symmetrisch vorhanden ist. Letzten Endes ist bei der röntgenologischen Beurteilung der chronischen Pyelonephritis zu betonen, daß die Veränderungen an den abführenden Harnwegen und im Bereich der Nierengröße als Folge einer chronischen Pyelonephritis anzusehen sind. Es ist Aufgabe der klinischen Untersuchung, festzustellen, ob eine chronische Entzündung vorliegt oder nicht. Dies kann allein aus dem Röntgenbild nicht entschieden werden. Frühsymptom einer Pyelonephritis, vor allem bei Kindern, ist ein vesikoureteraler Reflux (Abb. 546). Eine morphologische Klärung der Gefäßverhältnisse ist bei einer geplanten operativen Beseitigung eines renalen Hochdruckes infolge einer einseitigen Schrumpfniere durch eine Nierenarteriographie notwendig.

Unregelmäßige Substanzdefekte im Nierenbecken und in den Ureteren sowie Stenosen und Dilatationen mit verminderter oder aufgehobener Motilität charakterisieren eine *Ureteritis* bzw. *Pyeloureteritis*. Die Ureteritis cystica seu plastica und die Pyelitis cystica zeigen scharf begrenzte Füllungsdefekte im i. v. Urogramm oder retrograden Pyelogramm.

Nierenabszesse oder -karbunkel, gelegentlich mit Verkalkungen, verursachen lokale oder diffuse Organvergrößerungen und imponieren im Urogramm als raumfordernde Prozesse. Peri- oder paranephritische Entzündungsherde führen zu einer Vergrößerung und einer unscharfen Konturierung des Nierenschattens bei normalem Nierenbeckenkelchsystem. Auch die Psoasränder sind unscharf, und es besteht eine Fixation der Niere im Veratmungsurogramm.

Urogenitalsystem 441

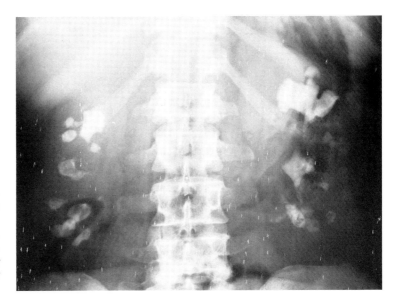

Abb. 537. Doppelseitige Nephrolithiasis bei primärem Hyperparathyreoidismus.

a) Leeraufnahme. Die Konkremente liegen vorwiegend in der Peripherie der Kelche und in Höhe der Papillen.

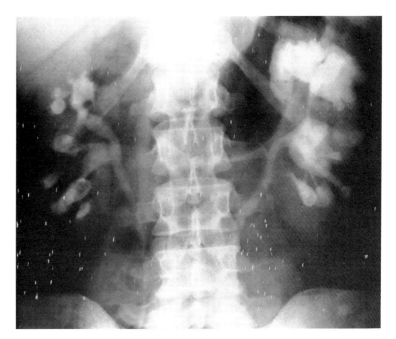

b) i.v. Urogramm. Normale Ausscheidungsfunktion beider Nieren und normale Abflußverhältnisse beiderseits

Tuberkulose

Bei einer *Nierentuberkulose* sind auf Nierenleeraufnahmen bisweilen umschriebene oder diffus verteilte Kalkeinlagerungen nachweisbar. Initialbefunde bei der ulzerös-kavernösen Form sind mottenfraßähnliche Füllungsdefekte an den kleinen Kelchen und Ulzerationen an den Papillen im Urogramm (Abb. 553, 554). Differentialdiagnostische Schwierigkeiten können gegenüber unspezifischen Entzündungen bestehen, wobei die bakteriologische Urinuntersuchung den Ausschlag gibt. In späteren Stadien bilden sich narbige Verengungen und Abschnürungen sowie umschriebene Kavernen (Abb. 553, 554), die oft deutlicher im retrograden Pyelogramm sichtbar werden. Schrumpfung und Umwandlung der Niere in einen großen Hohlraum mit scholligen Kalkinkrustatio-

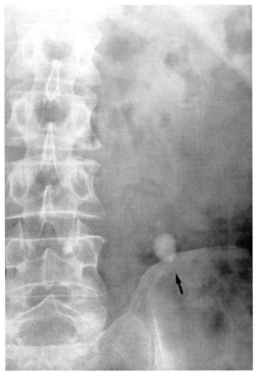 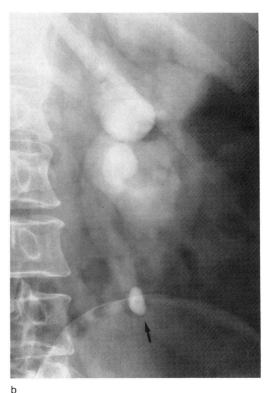

a   b

Abb. 538. Harnleiterkonkrement links.
a) Abdomenleeraufnahme, verkalktes Konkrement links oberhalb des Beckenkammes (←).
b) Späturogramm, 60 Min. p.i. Harnstauungsniere links mit Erweiterung der intra- und extrarenalen Harnwege bis zum Konkrement (←)

nen kennzeichnen die tuberkulöse *Kitt-* oder *Mörtelniere* (Abb. 555). Perlschnurartige Strikturen, umschriebene Dilatationen sowie Verkalkungen deuten auf eine Beteiligung der Ureteren.

Papillennekrosen durch nekrotisierende Prozesse an den Papillenspitzen und den benachbarten Markanteilen sind ein selbständiges Krankheitsbild ohne bekannte Ursache oder als Frühstadium bei pyelonephritischen oder tuberkulösen Erkrankungen sowie vorwiegend beim Diabetes mellitus zu finden. Neben gelegentlichen Verkalkungen auf den Nierenleeraufnahmen kommen im Uro- oder retrograden Pyelogramm Deformierungen und Defekte der Papillenspitzen und in das Nierenparenchym vorragende gefüllte Hohlräume zur Darstellung.

Ein pyelovenöser, -lymphatischer oder -parenchymatöser Reflux bei der retrograden Pyelographie, seltener bei der Ausscheidungsurographie während einer Nierenkolik oder einer tubulären Stase sind passagär und dürfen nicht mit entzündlichen destruierenden Veränderungen verwechselt werden.

Eine *Lipomatosis renalis* (Abb. 552), ein Ersatz von untergegangenem Nierenparenchym durch Fettgewebe in Hilusnähe, kann differentialdiagnostisch gegenüber lokalen raumfordernden Prozessen bedeutsam sein und muß durch eine Nephrotomographie und Nierenangiographie geklärt werden.

Vaskuläre Nierenveränderungen

Außer den durch parenchymatöse Nierenerkrankungen oder durch Abflußbehinderungen bedingten Gefäßveränderungen spielen angeborene oder erworbene *Nierenarterienstenosen* (Abb. 556) und *-verschlüsse* für die Genese eines renalen Hochdruckes eine wichtige Rolle. Im Frühurogramm ergeben sich durch einen verzögerten oder verminderten nephrographischen Effekt und eine verspätete Füllung des Hohlsystems sowie durch

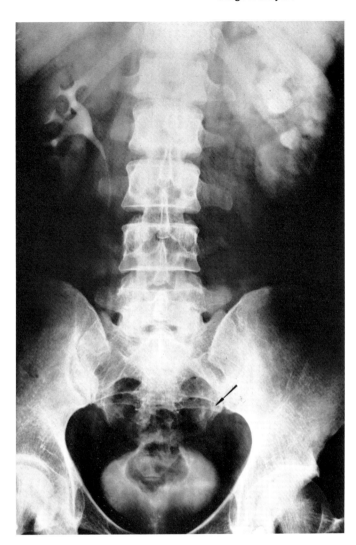

Abb. 539. Tiefsitzendes Harnleiterkonkrement links.

a) i. v. Urogramm, 15 Min. p. i. Rechts normaler Befund. Links verzögerte Ausscheidung und verzögerter Abfluß. Konkrement in Höhe des unteren Kreuzbeines links (←).

eine verstärkte Kontrastierung im Späturogramm (15–20 Min. p.i.) gewisse Hinweise auf eine einseitige arterielle Minderdurchblutung einer Niere (Abb. 556a). Die diagnostisch ausschlaggebende radiologische Untersuchungsmethode ist die Nierenarteriographie. Angeborene Nierenarterienstenosen mit oder ohne poststenotische Dilatation müssen von entzündlichen oder arteriosklerotischen Lumeneinengungen, die letzten häufig mit degenerativen Aortenveränderungen vergesellschaftet und daher in Aortennähe lokalisiert, und von Gefäßkompressionen von außen getrennt werden. Diese Veränderungen sind intra- oder extrarenal umschrieben, bei Parenchymerkrankungen zeigen die Nierenarterien Kaliberverschmälerungen und Obliterationen im gesamten Gefäßverlauf. Die operative Therapie eines durch eine Nierenarterienveränderung bedingten Hochdruckes setzt eine intakte kontralaterale Niere voraus, was durch seitengetrennte Nierenfunktionsuntersuchungen beider Nieren und evtl. durch eine Nierenbiopsie zu klären ist. Seltenere Ursachen eines renalen Hochdruckes sind angiographisch nachweisbare angiomatöse oder aneurysmatische Gefäßprozesse (Abb. 557), z.T. mit Kalkeinlagerungen und a.v. Fisteln.

Embolien und *Infarkte* der Nieren verursachen einen Funktionsausfall der gesamten Niere oder von Teilen derselben. Dementsprechend findet sich im Urogramm eine stumme Niere oder ein Funktionsausfall einer oder mehrerer Kelchgruppen. Einrisse der Nierenkapsel und des -parenchyms

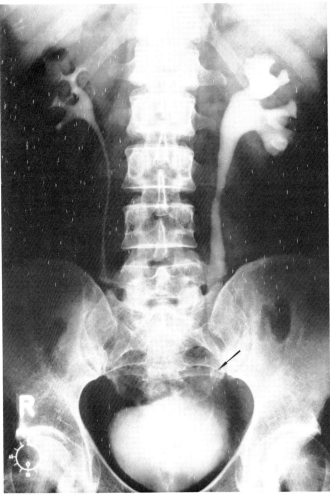

Abb. 539.

b) i.v. Urogramm, 60 Min. p.i. Harnstauungsniere links und Erweiterung des Harnleiters links bis zum Konkrement (←)

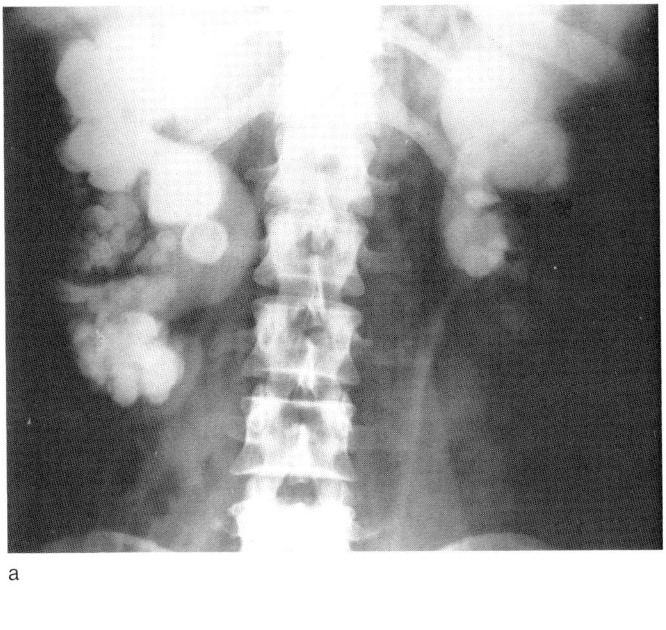

Abb. 540. Nephrolithiasis beiderseits mit Hydronephrose beiderseits.

a) i.v. Urogramm. Starke Dilatation der Nierenkelche beiderseits mit Abflachung der Papillen. Hydronephrotische Schrumpfniere links. Zahlreiche verkalkte Konkremente rechts im Nierenbecken und links in der unteren Kelchgruppe.

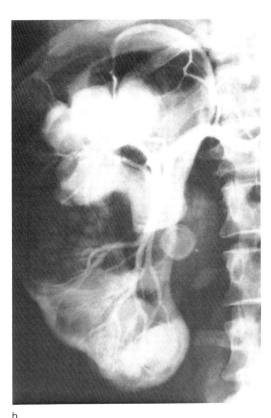
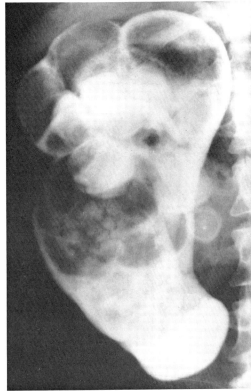

b   c

Abb. 540

b) u. c) Selektive Nierenarteriographie rechts:
b) Arterielle Phase. Verminderte Vaskularisation der vergrößerten hydronephrotischen Sackniere rechts mit Distension der intrarenalen Arterien.
c) Parenchymphase. Stark reduziertes Nierenparenchym, vor allem im Bereich der dilatierten oberen und mittleren Kelchgruppe. Der untere Nierenpol zeigt noch einen relativ breiten Parenchymsaum

sowie des proximalen Harnleiters führen zu verwaschenen Nierenkonturen. Bei extrarenalen, retroperitonealen Hämatomen ist die Kontur des M. psoas nicht mehr abgrenzbar (Psoasrandphänomen). Bisweilen bestehen Kontrastmittelaustritte in das Nierenparenchym oder in die Umgebung bei der i.v. Ausscheidungsurographie (Abb. 558) und der retrograden Pyelographie. Die Nierenarteriographie klärt die Genese der urographischen Befunde durch die fehlende Darstellung einer Haupt- oder Segmentarterie und erlaubt Rückschlüsse auf das Ausmaß der *traumatischen Nierenschädigung*. Subkapsuläre Hämatome und retroperitoneale Blutungen imponieren im Angiogramm als gefäßlose expansive Prozesse.

Harnblase und Urethra

Anatomisch wird die Harnblase in Apex, Korpus und Fundus mit der Einmündungsstelle der Ureteren unterteilt. Am Blasenboden findet sich der Blasenhals mit der sich anschließenden Urethra.

Die häufigste Lageveränderung der Harnblase ist bei Frauen ein *Harnblasenprolaps*, der auf Aufnahmen im Stehen und bei der Miktion besonders deutlich ist und bei dem die Blase in den Vorfall einbezogen wird. Form- und Lageveränderung der glatt begrenzten Harnblase, sofern kein Tumoreinbruch stattgefunden hat, werden durch Uterusvergrößerungen, gynäkologische Tumoren, embryo-

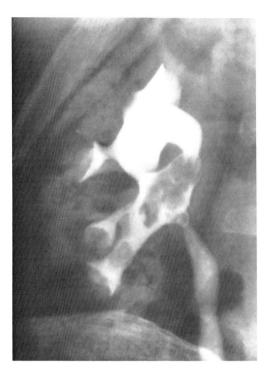 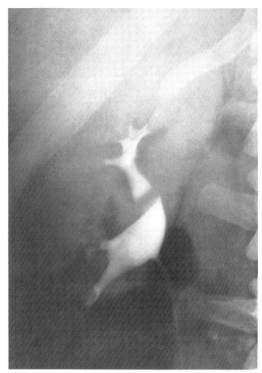

Abb. 541. i. v. Urogramm. Uratsteine in der unteren Kelchgruppe und im Nierenbecken rechts bei Ureterabgangsstenose

Abb. 542. i. v. Urogramm. Bandförmige Kontrastmittelaussparung an der rechten oberen Kelchgruppe durch aberrierendes Gefäß

nale Tumoren, Beckensarkome, Rektum- und Sigmakarzinome, Hämatome sowie am Blasenboden bei Männern durch Prostatavergrößerungen und Samenblasenkarzinome hervorgerufen.

Eine *Blasenruptur* oder *-perforation* ist mit einer Zystographie durch den Kontrastmittelaustritt in das perivesikale Gewebe oder in den freien Bauchraum zu diagnostizieren (Abb. 559). Bei Fisteln kommt es zum Nachweis dünner Kontrastmittelstraßen und zu deren Übertritt in Weichteile, Rektum, Vagina oder nach außen.

Erhöhungen des Blaseninnendruckes sowie pathologische Wandveränderungen führen zu den vorwiegend lateral und dorsal gelegenen, oft konkrementhaltigen *Divertikeln,* die auch auf Aufnahmen in mehreren Ebenen nicht von den angeborenen Divertikeln differenziert werden können (Abb. 560).

Trabekel- oder Balkenblasen (Abb. 560) durch chronische Abflußbehinderungen oder Entzündungen zeigen im Zystogramm multiple, scharf begrenzte wandständige Aussparungen bei Verkleinerung der Harnblase.

Bei *akuten Harnblasenentzündungen* sind zystographisch nur selten pathologische Befunde zu erheben. In späteren oder chronischen Stadien resultieren unregelmäßige Substanzdefekte und Wandverdickungen. Endzustand ist eine Schrumpfblase mit einem sehr geringen Blasenvolumen. Entzündungsprozesse, Balkenblasen oder Divertikel sind häufig mit einem vesikoureteralen Reflux verbunden, nachweisbar durch einen pathologischen Kontrastmittelübertritt in die Ureteren im retrograden Zystogramm und bei der Miktion.

Konkremente

Röntgenpositive *Harnblasenkonkremente* (Abb. 561, 562), die nicht mit Phlebolithen, verkalkten Uterusmyomen oder schattengebenden Elementen in Dermoiden bzw. Teratomen verwechselt werden dürfen, sind auf Übersichtsaufnahmen zu erkennen und indirekt durch eine Darstellung der Harnblase topographisch dieser zuzuordnen. Ebenso wie röntgennegative Steine (Abb. 563) bedingen sie solitäre oder multiple, zumeist lageverschiebliche Kontrastmittelaussparungen.

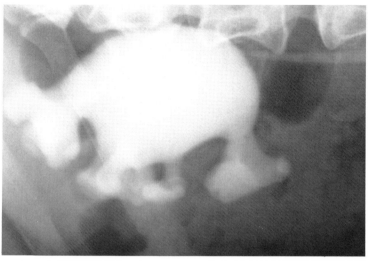

Abb. 545

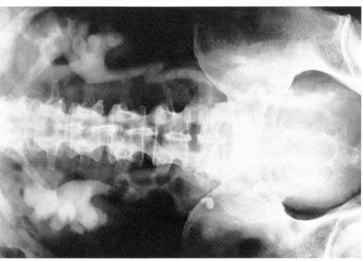

Abb. 544

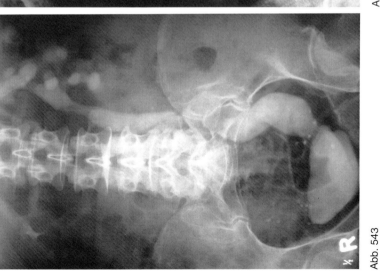

Abb. 543

Abb. 543. i. v. Urogramm. 1½ Stunden p. i. Ureterstenose links in Blasennähe nach Bestrahlung eines Kollumkarzinomrezidives und einer Metastase im linken Os pubis

Abb. 544. i. v. Urogramm. Harnstauungsniere beiderseits bei Prostataadenom

Abb. 545. Hydronephrose bei Ureterabgangsanomalie. i. v. Urogramm

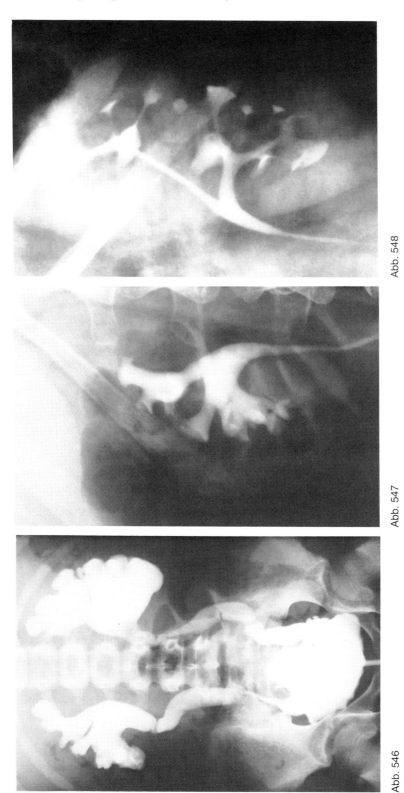

Abb. 546. Hydronephrose und Megaureter beidseits. Retrogrades Zystogramm. Reflux des Kontrastmittels aus der Harnblase in die Ureteren und Nierenbeckenkelchsysteme. Deformierung der Harnblase und Divertikel an der linken Blasenseite

Abb. 547. Chronische Pyelonephritis. Stadium I. Verplumpung und Abflachung der Papillen im oberen Nierenpol. Die übrigen Papillen sind unauffällig

Abb. 548. Chronische Pyelonephritis, links, Stadium I. i.v. Urogramm. Verplumpung und Abflachung der Papillen. Normale Nierengröße mit normal breitem Parenchymsaum

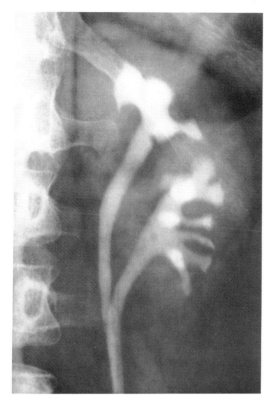
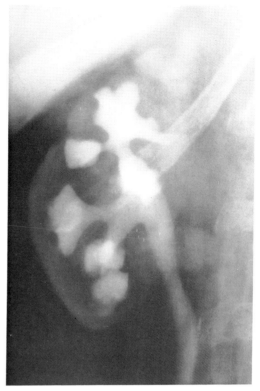

Abb. 549. Chronische Pyelonephritis links, Stadium II. i. v. Urogramm. Abflachung und Verplumpung der Papillen. Erweiterung der Calices minores. Reduzierung des Parenchymsaumes. Gedoppelte Nierenanlage

Abb. 550. Chronische Pyelonephritis rechts, Stadium III. i. v. Urogramm. Deformierung und Verplumpung der Kelchenden. Dilatation der Kelchhälse und des proximalen Ureterabschnittes. Unregelmäßige Oberflächenkonturierung. Reduzierung des Parenchymsaumes. Schrumpfniere

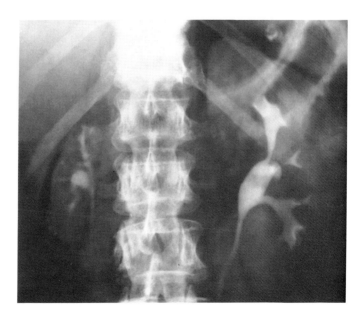

Abb. 551. Doppelseitige chronische Pyelonephritis mit ausgeprägter pyelonephritischer Schrumpfniere rechts, i. v. Urogramm

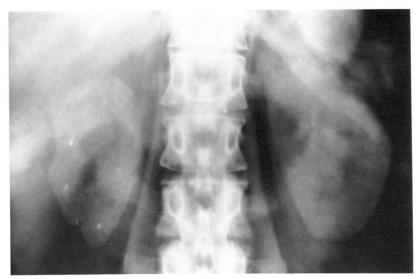

Abb. 552. Nierenverkleinerung rechts mit Papillenverkalkungen und Lipomatosis. Zonographie

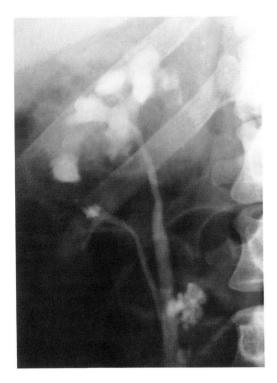

Abb. 553. Multikavernöse Nierentuberkulose bei gedoppelter Nierenanlage rechts, i.v. Urogramm. Mehrere Kavernen in der oberen Nierenanlage. Harnleiterstenose an der oberen Nierenanlage. Verkalkte Lymphknoten paravertebral

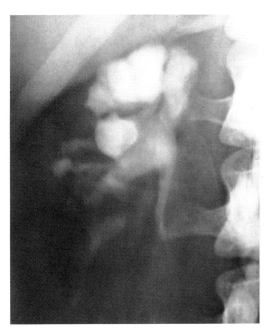
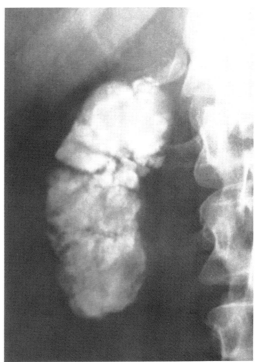

Abb. 554. Ulzerös-kavernöse Nierentuberkulose rechts, i.v. Urogramm. Ausgedehntes Höhlensystem im Bereich der oberen und mittleren Kelchgruppe rechts

Abb. 555. Tuberkulöse Kittniere. Leeraufnahme

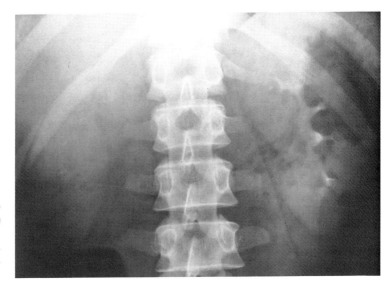

Abb. 556. Nierenarterienstenose rechts (RR 220/110 mm Hg).

a) Frühurogramm. Verzögerte Kontrastmittelausscheidung rechts.

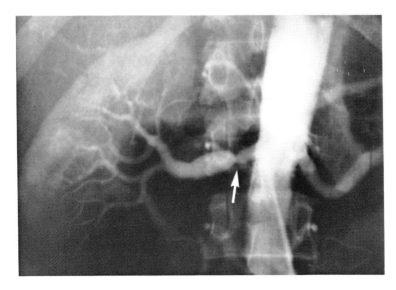

Abb. 556.
b) Arterielle Phase des Nierenarteriogrammes. Stenose der rechten Nierenarterie (←) mit poststenotischer Dilatation

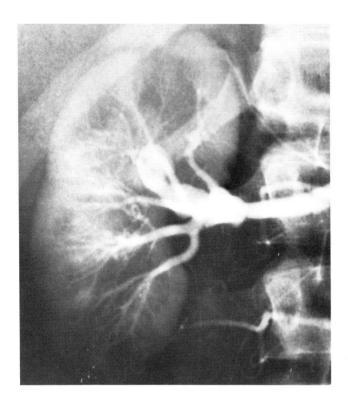

Abb. 557. Aneurysma der oberen Nierenpolarterie rechts. Zustand nach Trauma. Nierenarteriogramm

Urogenitalsystem

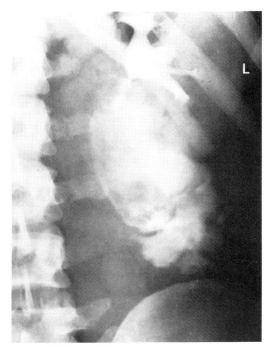

Abb. 558. Traumatische Harnleiterfistel links. i.v. Urogramm. Perirenaler Austritt von kontrastiertem Harn links unterhalb des unteren Nierenpoles mit Verlagerung des proximalen Harnleiters nach rechts. Psoasrand links nicht abgrenzbar (operativ bestätigt)

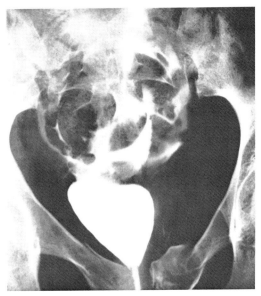

Abb. 559. Zystogramm. Intraperitoneale Blasenruptur. Beckenringfraktur

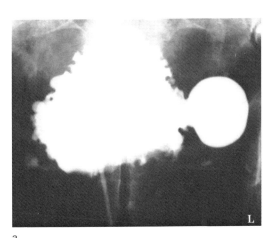
a

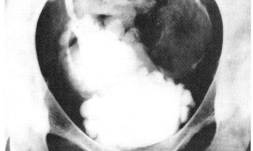
b

Abb. 560.
a) Zystogramm. Balkenblase, großes Harnblasendivertikel links.
b) Neurogene Harnblase. Dilatation der Blase mit zahlreichen Divertikeln

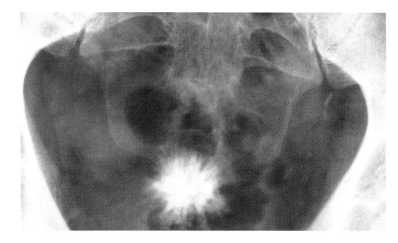

Abb. 561. Harnblasenkonkrement, geschichtet, Leeraufnahme

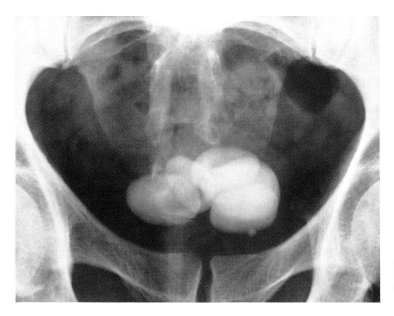

Abb. 562. Multiple, röntgenpositive Harnblasenkonkremente. Leeraufnahme der Harnblase

Tumoren

Harnblasentumoren (Abb. 564, 565) zeigen im Zystogramm und im Tomogramm knollige, unregelmäßige Substanzdefekte an den Blasenrändern. Die endovesikalen Anteile sind durch eine Doppelkontrastzystographie darstellbar, wogegen das intramurale und das extravesikale Wachstum durch eine Peripneumozystographie in Verbindung mit einer Tomographie oder durch eine Beckenarteriographie erkannt werden können.

Bei Innervationsstörungen mit Blasenerweiterungen gibt die Zystographie Auskunft über Form und Größe der Harnblase. Diese Blasenvergrößerungen müssen von einer Megazystis, oft mit einem Megakolon kombiniert, getrennt werden. Girlandenförmige Verkalkungen oberhalb der Symphyse sind der Samenblase zuzuordnen (Abb. 566), kleinfleckige Kalkinkrustationen in Projektion auf oder oberhalb der Symphyse sind charakteristisch für *Prostatasteine*. Für chronisch-entzündliche Prozesse oder Tumoren der Samenblasen sind schrumpfende und stenosierende Veränderungen im Vesikulogramm typisch.

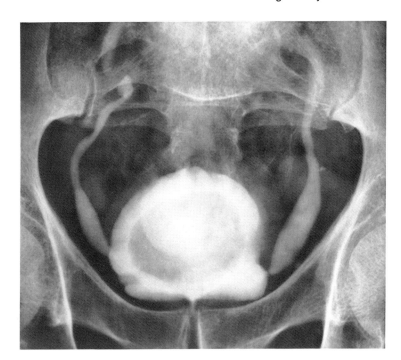

Abb. 563. Zystogramm nach i.v. Urogramm. Kontrastmittelaussparung durch hühnereigroßes Harnblasenkonkrement. Geringe Abflußbehinderung beider Ureteren

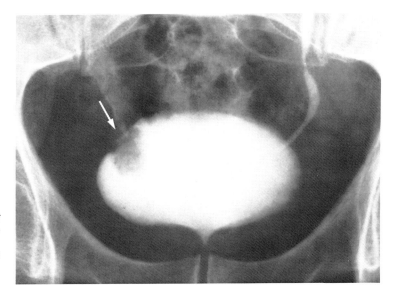

Abb. 564. Harnblasentumor (histologisch Plattenepithelkarzinom). Unregelmäßiger Defekt an der rechten oberen Blasenseite (→). Zystogramm nach i.v. Urogramm

Prostatavergrößerung

Eine *Prostatavergrößerung* (Abb. 568) durch eine Adenomyomatose, einen Abszeß oder Tumor führt zu einer Impression des Blasenbodens im Zystogramm sowie zu unregelmäßigen Konturierungen, Elongationen, Verlagerungen oder Stenosen der Pars prostatica im Urethrozystogramm. In solchen Situationen ist neben dem Nachweis von den nach kranial umgebogenen distalen Ureterabschnitten (Hörnchensymptom) und den Harnstauungsnieren eine annähernde Bestimmung des Restharnes durch ein *Miktionszystogramm* notwendig. Eine intravesikale Prostataausdehnung stellt sich als grob-

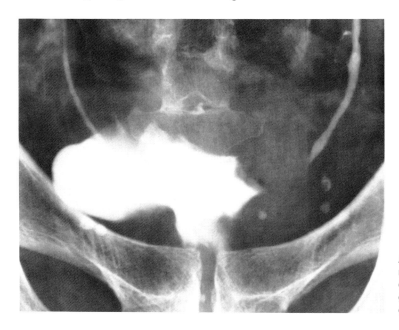

Abb. 565. Harnblasenkarzinom, besonders im Bereich der linken Harnblase, i.v. Urogramm (histologisch: Plattenepithelkarzinom)

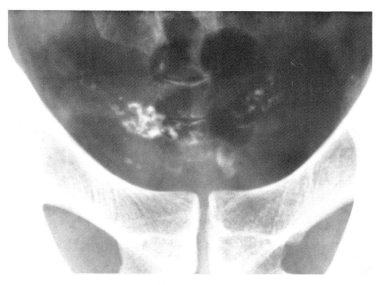

Abb. 566. Samenblasenverkalkung. Alte Tuberkulose

knollige unregelmäßige Kontrastmittelaussparung im Zystogramm dar, und im Urethrogramm findet man eine Verlängerung des suprafollikulären Harnröhrenanteiles. Eine radiologische Differenzierung der Prostatavergrößerung ist mit der Tomographie und mit der Beckenangiographie nur selten möglich. Prostatavergrößerungen sind bei Kindern meist durch ein Sarkom bedingt.

Retrograde oder *Miktionszystogramme* lassen kongenitale oder erworbene Stenosen, umschriebene Dilatationen, Klappenbildungen, Divertikel, traumatische und postoperative Veränderungen sowie Fistelverbindungen der Harnröhre durch Aufnahmen in mehreren Ebenen erkennen (Abb. 570). Entscheidend ist das spontane Miktionszystogramm oder wenn dies nicht möglich ist, das retrograde Zystogramm für den Nachweis eines *Refluxes* aus der Harnblase in die Harnleiter und u.U. bis in die intrarenalen abführenden Harnwege.

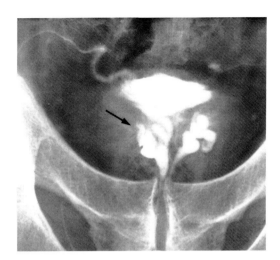

Abb. 567. Vesikulogramm. Samenblasenkarzinom rechts (→) (operativ und histologisch bestätigt)

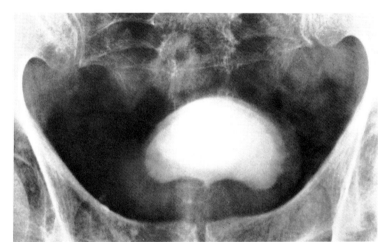

Abb. 568.
a) Prostataadenom. Zystogramm nach i.v. Urogramm. Anhebung und bogenförmige Impression des Blasenbodens.

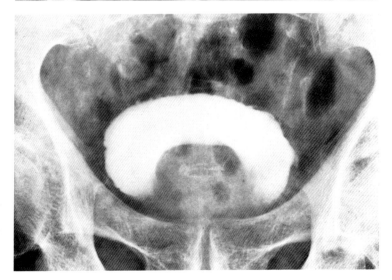

b) Prostataadenom. Zystogramm nach i.v. Urogramm. Anhebung des Blasenbodens durch endovesikal entwickeltes Adenom

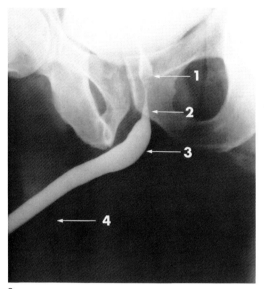

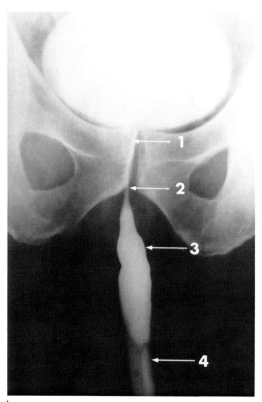

Abb. 569. Normales Urethrogramm bei Lagerung nach *Lauenstein* (a), normales Urethrogramm in a.-p.-Projektion (b). Pars prostatica (1), pars membranacea (2), pars bulbosa (3), pars pendulans (4)

Nebennieren

Die Nebennieren sind auf der Leeraufnahme des Abdomens nur bei Verkalkungen des Organs zu erkennen. *Verkalkte Nebennieren* (Abb. 571) müssen beiderseits von verkalkten paravertebralen Lymphknoten und den verknöcherten vorderen Anteilen der unteren Rippen sowie rechts von verkalkten Gallenblasen- bzw. Gallengangskonkrementen abgegrenzt werden. Dies gelingt durch die Seitenaufnahme und die Tomographie in 2 Ebenen (Abb. 483). Verkalkungen kommen in einer normal großen, verkleinerten und vergrößerten Nebenniere vor. Bei Säuglingen und Kleinkindern sind verkalkte Hämatome, bei Erwachsenen alte Tuberkulosen, Zysten und Tumoren unterschiedlichster Genese häufigste Ursache von Nebennierenverkalkungen. Beim Morbus Addison werden bei 25% der Erkrankten Verkalkungen in einem verkleinerten oder normal großen Organ ein- oder doppelseitig gefunden. Dagegen ist bei verkalkten Zysten oder Tumoren die Nebenniere vergrößert und in ihrer Form verändert. In der Differentialdiagnose kindlicher Tumoren ist die Beobachtung wertvoll, daß Neuroblastome, die sich in die Nebennierenregion projizieren können, in über 50% und Wilms-Tumoren nur in 8% der Fälle spikulaartige Verkalkungen aufweisen.

Für die Diagnostik der Nebennierentumoren können folgende Spezialmethoden eingesetzt werden: 1. Pneumoretroperitoneum mit Tomographie in 2 Ebenen (Abb. 572a), 2. abdominelle Aortographie (Abb. 572b u. c), 3. selektive Nebennierenarteriographie und -venographie. Dabei ist zu beachten, daß Tumoren der Nebenniere nur dann zu erkennen sind, wenn sie entweder die Organgrenze überschritten haben oder verstärkt vaskularisiert sind. Dagegen sind große Tumoren sowohl im Pneumoretroperitoneum als auch mit der Aortographie nachweisbar. Kleine Tumoren unter 2–3 cm Durchmesser sind nur bei verstärkter Vaskularisation mit den vasographischen Methoden zu erfassen. Die größte Treffsicherheit in der Diagnostik kleiner Nebennierentumoren, z. B. beim primären Hyperaldosteronismus, hat die selektive Nebennierenarterio- und -venographie.

Nebennierentumoren werden in folgende Gruppen unterteilt: 1. Stromatumoren, 2. Metastasen, 3. Mark- und Rindentumoren. Stromatumoren und Metastasen machen keine speziellen klinischen Symptome und werden daher gelegentlich zufällig, z. B. bei der Ausscheidungsurographie, entdeckt. Demgegenüber bedingen die hormonell aktiven Mark- und Rindentumoren typische endokrinologische Krankheitsbilder. Dabei soll als Leitsatz

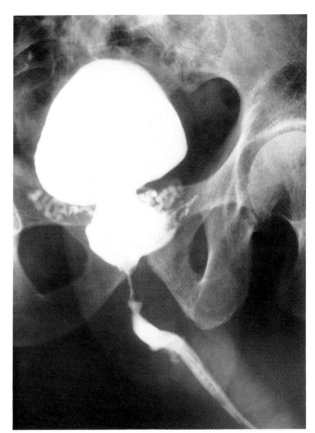

Abb. 570. Urethrozystogramm: Katheter im distalen Teil der Harnröhre. Zustand nach Prostatektomie. Kontrastmittelfüllung des Prostatabettes. Stenose im Bereich der Pars membranacea urethrae. Kontrastmittelfüllung der Samenblasen beiderseits und der Harnblase

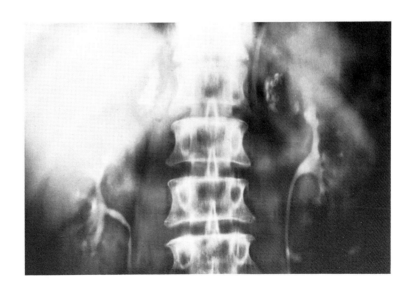

Abb. 571. Nebennierenverkalkung beiderseits bei Morbus Addison. Zonogramm

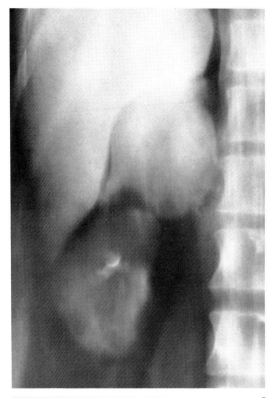
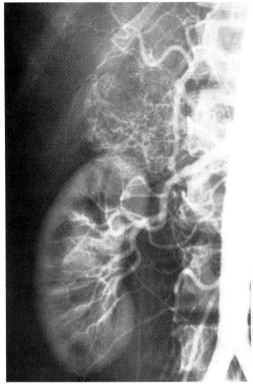
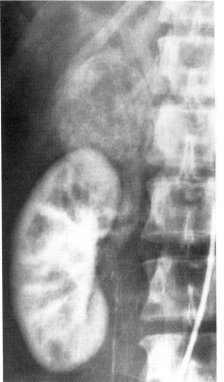

Abb. 572. Phäochromozytom der rechten Nebenniere.

a) Pneumoretroperitoneum: mandarinengroßer Tumor der rechten Nebenniere, der die rechte Niere nach kaudal verlagert.

b) u. c) Abdominale Aortographie.

b) Arterielle Phase mit verstärkter Vaskularisation des Nebennierentumors.

c) Parenchymatöse Phase. Tumor inhomogen kontrastiert, partielle Tumornekrose. Rechte Nierenvene durch den Tumor etwas nach medial verlagert

gelten, daß sich erst nach endokrinologischer Sicherung des Krankheitsbildes die Indikation für eine spezielle Röntgenuntersuchung ergibt. Ihr Ziel ist unter operativen Gesichtspunkten Nachweis und vor allem Seitenlokalisation der Tumoren.

Bei den hormonell aktiven *Nebennierenmarktumoren* handelt es sich meist um *Phäochromozytome*, selten um chromaffine Karzinome. Da beide meist größer als 3 cm und gut vaskularisiert sind, ist ihr Nachweis mit dem Pneumoretroperitoneum (Abb. 572a) oder mit der Aortographie in der Regel möglich (Abb. 572b u. c). Der Vorteil der Aortographie ist, daß sowohl singuläre und multiple extraadrenale als auch die sehr seltenen intrarenalen Phäochromozytome nachweisbar sind, ferner beim Hochdruck zur Frage Stellung genommen werden kann, ob gleichzeitig eine extrarenale Nierenarterienstenose vorliegt.

Eine gesteigerte Produktion von *Nebennierenrinden*hormonen kann durch einen hormonell aktiven Tumor (Adenom, Karzinom) oder durch eine Hypertrophie der Rinde bedingt sein. Je nach Hormonwirkung unterscheiden wir folgende *Syndrome*: Cushing-Syndrom (vermehrte Glukokortikoidbildung), adrenogenitales Syndrom (gesteigerte Androgenproduktion), Conn-Syndrom bzw. primärer Hyperaldosteronismus (vermehrte Mineralokortikoidbildung). Aufgabe der röntgenologischen Spezialmethoden ist es wiederum, Tumoren als Ursache einer gesteigerten Nebennierenrindenfunktion nachzuweisen und zu lokalisieren. Dabei ist aber zu beachten, daß beim Cushing- und besonders beim Conn-Syndrom die Adenome oft sehr klein sind und dann röntgenologisch nicht nachweisbar sind. Der röntgenologische Nachweis einer Nebennierenrindenhyperplasie ist sehr problematisch; das gilt besonders für das Cushing-Syndrom, bei dem die Nebennieren reichlich von Fett und Bindegewebe umgeben sind. Außerdem lassen sich Adenome und Karzinome sowohl in der Rinde als auch im Mark der Nebenniere vasographisch nicht zuverlässig unterscheiden.

Retroperitonealraum

Das Spatium retroperitoneale ist für konventionelle radiologische Untersuchungsmethoden nicht zugänglich. Dagegen wird die Computer-Tomographie hier erfolgreich eingesetzt. Erst größere raumfordernde Prozesse führen in späteren Stadien zu sekundären Veränderungen an den retroperitonealen und intraabdominellen Organen. Dabei ist auf der gewöhnlichen Abdomenleeraufnahme auf den *Psoasrandschatten* zu achten, der gewöhnlich beiderseits abgrenzbar ist. Ist der Psoas-

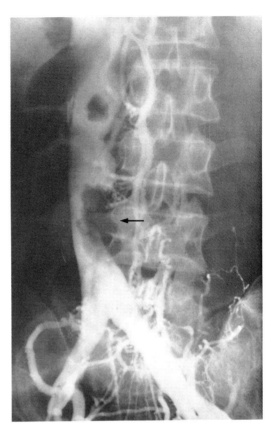

Abb. 573. Kavographie bei 26jährigem Mann mit Seminommetastasen (histologisch gesichert). Große paravasale Lymphknotenpakete links in Höhe von L 2–4 mit Verdrängung, Impression und Einbruch in die Kava von links (←). Abflußbehinderung. Kollateralkreislauf

rand auf einer Seite nicht abgrenzbar, weist dies auf eine retroperitoneale Raumforderung hin (z.B. retroperitoneales Hämatom, Lymphknotentumoren, retroperitoneale Fibrose). Zur Diagnostik retroperitonealer Geschwülste werden die Aortographie und die selektive Lumbalarteriographie, die Kavographie mit lumbaler Venographie sowie die Lymphographie eingesetzt.

Wegen der spärlichen arteriellen Gefäßversorgung im Retroperitonealraum durch die Interkostal- und Lumbalarterien sowie die Äste der A. iliolumbalis sind die primären Geschwülste gewöhnlich nur wenig vaskularisiert und die Ergebnisse der Aortographie oft nur unergiebig. Trotzdem gelingt, vor allem beim Einsatz der *selektiven Lumbalarteriographie*, durch die Darstellung von kleineren atypischen Tumorgefäßen und Gefäßverlagerungen der Nachweis von primären retroperitonealen Geschwülsten. Die Differentialdiagnose gegenüber

462 Röntgendiagnostik der inneren Organe

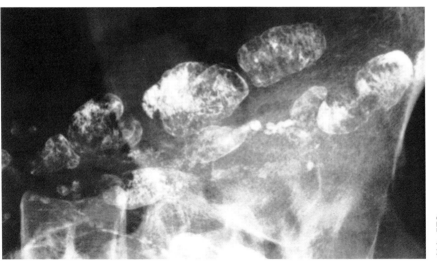

Abb. 576

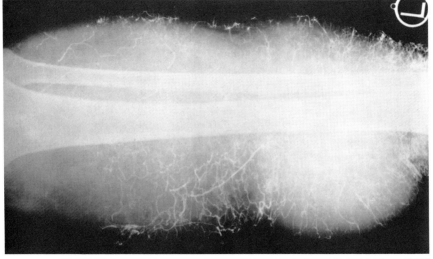

Abb. 575

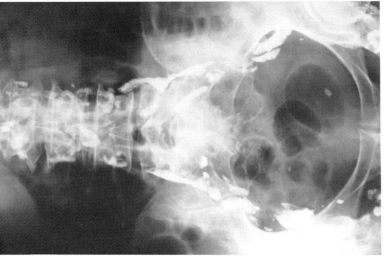

Abb. 574

Abb. 574. Lymphadenogramm. Normale retroperitoneale Lymphknoten

Abb. 575. Lymphangiogramm. Primäres Lymphödem des linken Unterschenkels

Abb. 576. Lymphadenogramm. Lymphogranulomatose: Vergrößerung der linksseitigen iliakalen Lymphknoten mit blasenförmiger Speicherstruktur

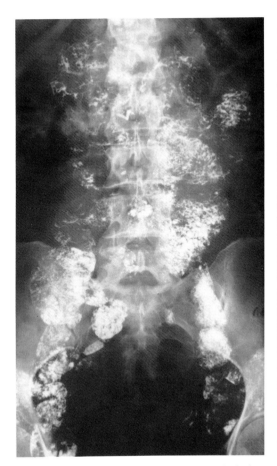 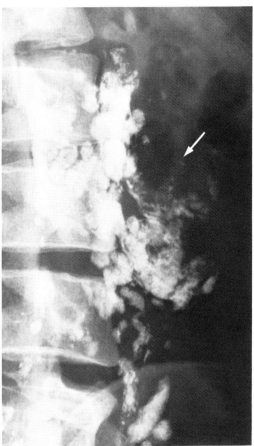

Abb. 577. Lymphadenogramm bei lymphatischer Leukämie. Vergrößerung der iliakalen und paraaortalen Lymphknoten beiderseits mit aufgelockerter Speicherstruktur

Abb. 578. Lymphadenogramm. Paraaortale Lymphknotenmetastasen. Metastasen eines Hodenteratokarzinoms. Randständige Füllungsdefekte in normal großen und vergrößerten Lymphknoten durch Karzinommetastasen (←)

gutartigen Tumoren, die relativ häufig maligne entarten, kann gewöhnlich getroffen werden.

Eine Ergänzung der Arteriographie bedeutet die Darstellung der unteren Hohlvene nach Kontrastmittelinjektion in die Femoral- oder Iliakalvenen. Neben Verlagerungen und Kompressionen der V. cava inferior beweisen irreguläre Defekte (Abb. 573) eine Tumorinvasion in das Gefäß. Die untere *Kavographie* (Abb. 573) dient zur Bestimmung der Geschwulstausdehnung nicht nur primärer retroperitonealer Tumoren, sondern auch von Geschwülsten in Nieren, Nebennieren, der Leber und des Pankreas. Neben angeborenen Kavaveränderungen kann die Hohlvenendarstellung auch zum Nachweis retroperitonealer Metastasen und primärer Lymphknotenneoplasien eingesetzt werden. Die Kavographie ist jedoch eine indirekte Untersuchungsmethode; eine Differentialdiagnose ist unmöglich. Aus diesem Grunde hat die Kavographie bei dieser Fragestellung gegenüber der Lymphographie, die eine direkte Darstellung der retroperitonealen Lymphknoten ermöglicht und dementsprechend zur Untersuchung des retroperitonealen Lymphsystems indiziert ist, an Bedeutung verloren (Abb. 574).

Lymphographie

Bei der *Lymphographie* wird in ein freipräpariertes Lymphgefäß an beiden Fußrücken langsam über 2 Stunden öliges Kontrastmittel injiziert. Es sind zwei Aufnahmephasen zu unterscheiden: 1. Das Lymphangiogramm mit Darstellung der Lymphgefäße während und unmittelbar nach der Kontrastmittelinjektion, 2. das Lymphadenogramm 24 Stunden p.i. mit Darstellung der Lymphknoten durch Kontrastmittelspeicherung in ihren retikulären Elementen (Abb. 574). Außer degenerativen Prozessen des Lymphsystems, dem Lymphödem (Abb. 575), der Lymphadenitis, den Lymphfisteln (Chylaszites, Chylurie und Chylothorax) sind die *primären* malignen Lymphome (Lymphogranulomatose [Abb. 576], Non-Hodgkin-Lymphome, chronisch-lymphatische Leukämie [Abb. 577]) und die *sekundären Lymphknotentumoren* (Karzinommetastasen) (Abb. 578) die Domäne der Lymphographie.

Die röntgenologische Beurteilung der Lymphogramme von primären malignen Lymphomen muß in Verbindung mit den klinischen Befunden erfolgen. Eine exakte Artdiagnose dieser Tumoren ist im Lymphogramm nicht möglich, d.h., die Lymphographie ersetzt nicht die Histologie. Ihre Aufgabe ist vielmehr, eine retroperitoneale Lokalisation dieser Lymphknotentumoren nachzuweisen oder auszuschließen, was durch klinische Methoden nicht möglich ist. Folgende Zeichen werden bei malignen Lymphomen (Abb. 576) gefunden: Vergrößerung der Lymphknoten, abnorme Speicherphänomene, Destruktionen und Speicherverlust. Bei Karzinomen des Urogenitalbereiches und des Dickdarmes sprechen folgende Befunde für eine retroperitoneale Lymphknotenmetastasierung: randständige, solitäre oder multiple Defekte (Abb. 578) mit und ohne Vergrößerung der Lymphknoten, Lymphblockade mit Kollateralbahnen und Verdrängung von Nachbargefäßen. Da das Kontrastmittel 6–12 Monate in den Lymphknoten gespeichert bleibt, sind therapeutische Maßnahmen (Strahlentherapie, Zytostatika) und Rezidive im Lymphadenogramm direkt zu beurteilen.

Röntgendiagnostik in Geburtshilfe und Gynäkologie

Röntgendiagnostik in der Geburtshilfe

Hinsichtlich der Röntgenuntersuchungen, insbesondere von zeugungsfähigen Frauen, und der Untersuchungen während der Schwangerschaft wird auf das auf S. 38 Gesagte hingewiesen. Grundsätzlich sollte heute in der Geburtshilfe die Röntgen- und Isotopendiagnostik erst dann eingesetzt werden, wenn die klinische und vor allem die *Ultraschall*-Untersuchung nicht zum Ziele geführt haben. Voraussetzung einer Röntgenaufnahme im Rahmen der Geburtshilfe ist eine hochleistungsfähige Apparatur (Sechs-Ventil-Generatoren), womit sich die Strahlenbelastung des Feten reduzieren läßt.

Eine *Indikation* für eine Röntgenuntersuchung besteht erst in der zweiten Hälfte der Schwangerschaft, vornehmlich zur Aufklärung unklarer geburtshilflicher Situationen, wie klinisch unklarer Lage des Feten, Vorliegen einer *Mehrlingsschwangerschaft* (Abb. 579) oder grober *Mißbildungen*, wie *Anenzephalus* (Abb. 581), oder eines *Hydrozephalus* (Abb. 580). Man muß allerdings dabei berücksichtigen, daß der Kopf auch größer erscheinen kann, als es der Wirklichkeit entspricht, falls der Abstand desselben vom Film größer ist als derjenige des Beckeneinganges.

Als untrügliches Zeichen des intrauterinen *Fruchttodes* wurde bisher das Übereinanderlagern der platten Schädelknochen, das *Spalding*-Zeichen (Abb. 582), angesehen. Hierbei werden das Os occipitale und Os frontale sowie auch das Os temporale unter das Os parietale geschoben. Doch sind derartige Verschiebungen von etwa 1–2 cm auch beim lebenden Kind unter der Geburt anzutreffen. Die Aufnahmen zur Feststellung dieses Zeichens sind deshalb nur bei stehender Blase, Fehlen von Wehen und freischwebendem Kopf im Fruchtwasser auszuführen. Auch das Auftreten einer transparenten Zone („Heiligenschein") um die Schädelknochen wird als Zeichen des Fruchttodes angegeben. Ein weiteres Zeichen des intrauterinen Fruchttodes ist der Nachweis von Gas in den großen Gefäßen, insbesondere der Aorta der Feten (Aufhellungen). Alle röntgenologischen Zeichen des Fruchttodes treten erst 2–8 Tage nach Absterben des Feten auf.

Eine weitere wichtige Indikation stellt die Beckenuntersuchung, die *Pelvimetrie* (Beckenmessung durch Aufnahmen in 2 Ebenen) zur Beurteilung der Beckenform und -größe dar. Dabei ist zu klären, ob ein Mißverhältnis zwischen kindlichem Schädel und kleinem Becken der Mutter besteht. Außerdem ist durch die Schwangerschaftsaufnahme eine annähernde Reifebestimmung des Feten durch Beurteilung der Knochenkernentwicklung (Epiphysenkern am distalen Femurende = Béclard-Kern) möglich.

Röntgendiagnostik in der Gynäkologie

Von den hierfür verwendeten Untersuchungsmethoden sei die gewöhnliche Beckenübersichtsaufnahme zur Feststellung von verkalkten *Myomen* des Uterus (Abb. 583) und von *Dermoiden* oder *Teratomen* (Abb. 584), die durch die im Tumor enthaltenen Zahn- und Knochenbildungen erkennbar sind, genannt. Außerdem ist die Beckenaufnahme indiziert zum Nachweis von Knochenveränderungen als Folge maligner Beckentumoren, sei es durch direkte Infiltration gynäkologischer Tumoren oder als Beckenmetastasen.

Als weitere Untersuchungsmethode wird die *Hysterosalpingographie* (Abb. 585, 586) verwendet, vor allem bei Sterilität unklarer Genese. Die Kontrastmitteldarstellung des Cavum uteri und der Tuben wird mit wasserlöslichen Kontrastmitteln durchgeführt, die mittels einer speziellen Apparatur mit kurzer metallener Spitze, die in die Zervix eingeführt wird, injiziert werden. Tritt das Kontrastmittel aus den Tuben in die freie Bauch-

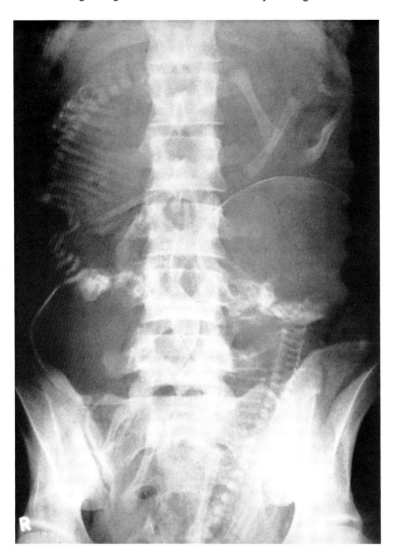

Abb. 579. Gemini: rechter Fetus in 2. Schädellage; linker Fetus in 1. Steißlage

höhle aus, so kann anschließend eine Untersuchung der Ovarien, die als Füllungsdefekte erkannt werden, des Douglas-Raumes und der Excavatio vesicouterina angeschlossen werden *(Pelvigraphie).*
Das normale Füllungsbild läßt die etwa 4—5 cm lange *Zervix* und anschließend das dreieckige *Cavum uteri* erkennen (Abb. 585), dessen Spitze gegen den Beckenausgang gerichtet ist. Von den Ecken der Basis, den *Uterushörnern,* gehen die *Tuben* aus, wobei hier eine kleine Einschnürung sichtbar ist, der *Tubensphinkter. Lageveränderungen* des Uterus sind ziemlich häufig, das Dreieck des Cavum uteri wird dabei verkürzt, wobei es bei Anteflexion vergrößert und bei Retroflexion verkleinert wird.

Mißbildungen können nur durch die Kontrastmitteluntersuchung erkannt werden; sie entstehen durch unvollständiges Aneinanderlegen oder durch unvollständige Verschmelzung der Müllerschen Gänge. *Entzündliche Veränderungen* der Tuben führen zu verzögerter Passage und Erweiterung des Lumens mit unregelmäßiger Oberfläche (Abb. 585). Eine häufige Folge der Salpingitis ist der *Tubenverschluß,* und zwar entweder im intramuralen Abschnitt, wodurch eine Darstellung der Tuben unmöglich wird (Abb. 585), oder häufiger im ampullären Abschnitt durch Verkleben der Fimbrien. Hierdurch entsteht eine Tubenerweiterung, die *Hydrosalpinx,* bei sehr ausgesprochener Erweiterung die *Saktosalpinx* (Abb. 586). Mitunter kann die Verklebung der Fimbrienenden nur un-

Röntgendiagnostik in der Gynäkologie

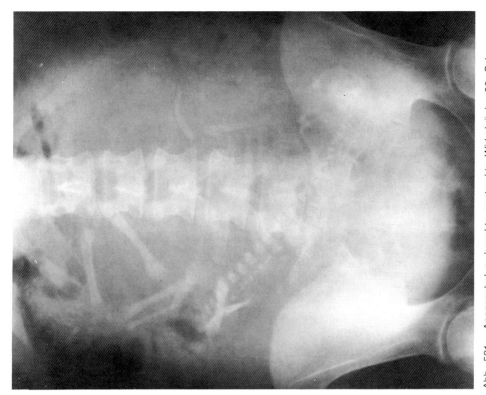

Abb. 581. Anenzephalus, beachte gestreckte Wirbelsäule, 36. Schwangerschaftswoche

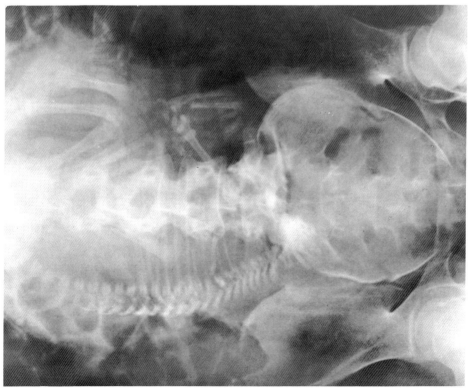

Abb. 580. Hydrozephalus. Schwangerschaftsaufnahme bei I-Para

468　Röntgendiagnostik in Geburtshilfe und Gynäkologie

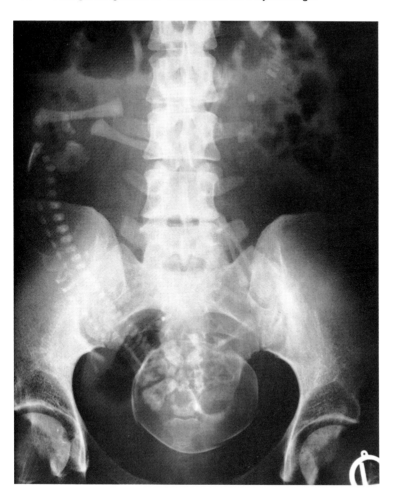

Abb. 582. Intrauteriner Fruchttod mit Stufenbildung am Schädeldach (*Spalding*-Symptom)

vollständig sein, so daß das Kontrastmittel äußerst langsam in die Bauchhöhle übertritt.
Die *Pneumopelvigraphie* in Kombination mit der Tomographie eignet sich wegen der Kontrastunterschiede im kleinen Becken zum Nachweis größerer raumfordernder Prozesse des weiblichen Genitaltraktes. Zu ihrer Diagnose und Differentialdiagnose sowie zum Nachweis von Tumorrezidiven wird in zunehmendem Maße die *Beckenarteriographie* eingesetzt. Lymphknotenmetastasen oder eine Penetration des gynäkologischen Tumors in das kleine Becken werden indirekt durch die *Beckenvenographie* an Verlagerungen, Kompressionen oder Impressionen der Beckenvenen diagnostiziert. Direkt lassen sich die Lymphknotenmetastasen im kleinen Becken durch eine *Lymphangioadenographie* an den Strukturzerstörungen der Lymphknoten sowie an Lymphblockaden nachweisen.

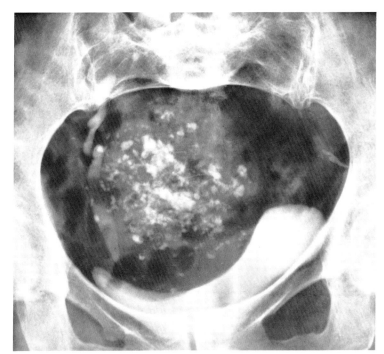

Abb. 583. Verkalktes Uterusmyom, i.v. Urogramm. Kompression der mit Kontrastmittel gefüllten Harnblase durch das große Myom

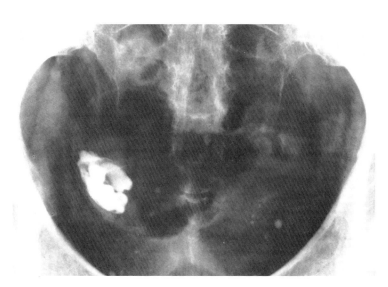

Abb. 584. Dermoidzyste mit Zähnen und Knochenanlagen. 78jährige Frau

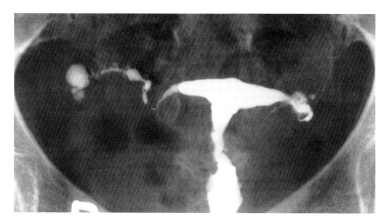

Abb. 585. Hysterosalpingographie. Normale Lage des Uterus. Tubenverschluß beiderseits bei Salpingitis tuberculosa mit kleinen Fisteln

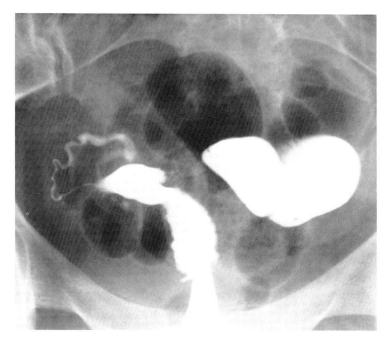

Abb. 586. Hysterosalpingographie: Dextroversion des Uterus. Tubenverschluß beiderseits. Hochgradige Saktosalpinx links

Kontrastmitteluntersuchung und -zwischenfälle

Die Kontrastmittel nehmen in der Röntgendiagnostik einen breiten Raum ein. Das gilt besonders für die Untersuchung der inneren Organe sowie des Herz- und Gefäßsystems. Man unterscheidet negative und positive Kontrastmittel. Für die Untersuchungen mit *negativen* Kontrastmitteln (Pneumoperitoneum, Pneumoretroperitoneum, Pneumothorax, Pneumomediastinum, Pneumoperikard, Pneumomyelographie, Pneumoenzephalographie, Arthrographie) finden Luft, Sauerstoff, Kohlendioxyd, Stickoxydul und Edelgase Verwendung. Die Gefahr einer Gasembolie ist bei der Instillation von Kohlendioxyd oder Stickoxydul nicht mehr gegeben.

Die wesentlich häufiger benutzten *positiven* Kontrastmittel werden in ölige, nicht wasserlösliche oder schwer lösliche und wasserlösliche Substanzen unterteilt. Die öligen Kontrastmittel sind heute weitgehend von den besser verträglichen wasserlöslichen Substanzen verdrängt worden und werden nur noch zur Myelographie und Lymphographie verwendet. Das wichtigste wasserunlösliche Kontrastmittel ist das *Bariumsulfat* zur Darstellung des Verdauungstraktes. Es ist mit keinen Komplikationen behaftet.

Die größte Bedeutung haben die *intravenös* oder *intraarteriell applizierten wasserlöslichen Kontrastmittel*, die aus molekular gebundenen, jodhaltigen Verbindungen bestehen. Gewöhnlich finden trijodierte Benzoate, und zwar ein Diatrizoat, das ist ein Natrium- und Methylglukaminsalz der N,N,-Diazetyl-3,5-diamino-2,4,6-trijodbenzoesäure, oder ein Iothalamat, z.B. 5-Azetamido-N-methyl-2,4,6-trijodisophthalminsäure, Verwendung. Sie werden gewöhnlich über die Nieren ausgeschieden, mit Ausnahme der gallengängigen Substanzen, z.B. das Natrium- und Methylglukaminsalz der N,N,-Adipin-di-(3 amino-2,4,6,-trijodbenzoesäure) bzw. das Natrium- und Methylglukaminsalz der Diglycolsäure-bis-(3-carboxy-2,4,6-trijodanilid). Bis zu 200 ml des über die Nieren ausgeschiedenen hochprozentigen Kontrastmittels können bei protrahierter Applikation einem erwachsenen Patienten während einer Untersuchung injiziert werden, ohne daß Schädigungen der Nieren eintreten. Im allgemeinen reichen 25–50 ml für die Ausscheidungsurographie und 50–100 ml für die Herz- und Gefäßdarstellungen aus.

Kontrastmittelzwischenfälle sind wegen der guten Verträglichkeit der applizierten Substanzen heute selten, ihre Häufigkeit liegt insgesamt unter 0,01%. Das tödliche Kontrastmittelrisiko bei der intravenösen Ausscheidungsurographie beträgt 0,0016%, bei der intravenösen Cholangio-cholezystographie 0,0025%. Neben allergischen Reaktionen, wie Urtikaria, Quaddelbildungen, Lid- oder Glottisödem, äußern sich schwere Kontrastmittelzwischenfälle in respiratorischen, kardiovaskulären oder konvulsiven Reaktionen. Unter den respiratorischen Symptomen findet man Tachy-, Dys- oder Apnoen sowie präfinale Lungenödeme. Die kardiovaskulären Reaktionen kennzeichnen sich einerseits durch Beklemmungen, Vernichtungsgefühl oder Todesangst und andererseits durch einen Kreislaufkollaps mit Blässe des Patienten, Schweißausbruch, Vernichtungsgefühl, Blutdruckabfall und Pulslosigkeit. Zum konvulsiven Symptomenkomplex gehören Pfötchenstellung der Hände und Krämpfe, die lokalisiert oder generalisiert in tonisch-klonischer Form auftreten können.

Für die Kontrastmitteluntersuchung bzw. die *Therapie der Zwischenfälle* sind neben prophylaktischen Maßnahmen und Kenntnissen der Kontrastmittelreaktionen und -zwischenfälle das Vorhandensein eines entsprechenden Notfallinstrumentariums und die Wahl der therapeutischen Gegenmaßnahmen von entscheidender Bedeutung. Bei den gewöhnlich als Sofortreaktion auftretenden Kontrastmittelzwischenfällen kann der unmittelbare Einsatz einer adäquaten Therapie lebensrettend sein.

Selbstverständlich muß eine strenge Indikation zur Kontrastmitteluntersuchung vorliegen. Wesentlich

Kontrastmitteluntersuchung und -zwischenfälle

Beachte

1. Gezielte Anamnese erheben (Allergie?)

2. Arzt injiziert das KM am liegenden Patienten. **Wichtig!** Die Kanüle verbleibt nach Injektionsende für einige Minuten in der Vene, wird u. U. mit Pflaster fixiert und abgestöpselt. Nur so ist bei einer drohenden Nebenreaktion eine schnelle i.v.-Therapie möglich.

3. Auch nach der Injektion bleibt der Patient unter Beobachtung

Allergische Hautreaktion

Symptome: Lokale Rötung an der Einstichstelle, Urtikaria mit oder ohne Juckreiz, Quaddelbildung — umschrieben oder generalisiert, Lidödem

Therapie: Je nach Schwere Calcium i.v., Antihistaminica i.v. [z.B. Tavegil® 2 ml(mg) i.v.], Cortisonderivate i.v.

Leichte allgemeine Nebenerscheinungen

Symptome: Leichte Übelkeit und Brechreiz, Hitzegefühl, Niesen, Kitzeln im Hals, Hustenreiz

Therapie: Frischluftzufuhr oder Sauerstoffatmung, Beruhigung des Patienten, sorgfältige ärztliche Weiterbeobachtung, bei sehr aufgeregten Kranken Valium® 10 mg i.v.

Schwere Allgemeinreaktionen
Wichtig: Sofort Arzt benachrichtigen — Verlaufsprotokoll anlegen

respiratorisch
Symptome: Tachypnoe, Dyspnoe, Bronchospasmus, Asthmaanfall, Glottisödem

kardio-vaskulär
Symptome: Blässe, Beklemmungsgefühl, Schweißausbruch, Blutdruckabfall, Todesangst, Vernichtungsgefühl, Kollaps

zerebral
Symptome: Pfötchenstellung, Krampfzustände bis zu echten tonisch-klonischen Krämpfen

Kortikoide

Intravenöse Injektion eines hochdosierten wasserlöslichen Kortikoids, z. B. Urbason® solubile forte in folgender Dosierung:

1. **In jedem Fall:** 500 mg (Kinder unter 4 Jahren 250 mg) in 2-3 Min.

2. **Bei lebensbedrohlichen Zuständen:** Dosis innerhalb weiterer 3-5 Min. auf 30 mg/kg Körpergewicht erhöhen (z. B.: etwa 2000 mg bei 70 kg Körpergewicht).

O₂

Atemwege freihalten Sauerstoffzufuhr und Spontanatmung kontrollieren
Notfalls: Beatmung Mund zu Mund Atemmaske Trachealtubus

Volumensubstitution (z. B. Rheomacrodex® 10%, Haemaccel®)

i.v. Infusion

Zusätzlich nach ärztlicher Anordnung

Antihistaminika i.v., z.B.:
Atosil® 2 ml (50 mg)
Synpen® 2-4 ml (20-40 mg)
Tavegil® 2 ml (2 mg)

Blutdruckkontrollen
Vasopressoren, z.B.:
Novadral® 1 ml (10 mg) verdünnt mit 20 ml Glukose oder 0,9%-NaCl-Lösung langsam i.v.
Akrinor® 1 ml (100 mg Subst. I + 5 mg Subst. II) langsam i.v.
Bleibt der Blutdruckanstieg aus:
Arterenol® 5-10 mg/500 ml Laevulose, Dosierung nach Wirkung, etwa 10-20 Trpf./Min.
Azidose-Bekämpfung
(Na-bicarbonat bzw. THAM)
Diurese in Gang halten
(Sorbit 40%, Lasix®)
Anästhesieabteilung benachrichtigen

Sedativa, z.B.:
Valium® 2-4 ml (10-20 mg) i.m. oder langsam i.v.
Dolantin® Spezial 2 ml (100 mg) verdünnt mit 20 ml Glukose oder 0,9%-NaCl-Lösung langsam i.v.
Thalamonal® 2 ml i.v.
Barbiturate, z.B.:
Luminal® 0,5-1 ml (0,1-0,2 g) i.v.
Trapanal® 150-250 mg i.v.
Bei anhaltenden Krampfzuständen
Anästhesieabteilung benachrichtigen
(Relaxation, Intubation, Beatmung)

Abb. 587. Behandlung von Kontrastmittelzwischenfällen (nach *W. Frommhold* u. *Ch. Stolz*)

ist die Erhebung einer gezielten Anamnese im Hinblick auf eine Allergie. Ergeben sich Hinweise auf eine allergische Reaktionslage, auf schwere Herz- und Kreislaufstörungen oder starke Funktionsbeeinträchtigungen der Ausscheidungsorgane, dann sollte die Untersuchung möglichst in einem Krankenhaus mit den entsprechenden Behandlungsmöglichkeiten durchgeführt werden. Bei Patienten mit einer bekannten Allergie sollte man eine aus dringender Indikation nicht vermeidbare intravenöse Kontrastmitteluntersuchung immer unter Kortisonschutz (500 mg i.v.) oder bei zwingender vitaler Indikation in Intubationsnarkose ausführen. Die Kontrastmitteluntersuchung erfolgt immer am liegenden Patienten in einem für die Diagnostik geeigneten Raum.

Wegen der komplexen Pathogenese der Kontrastmittelnebenwirkungen gibt es keine geeignete Prophylaxe. Auch die heute nicht mehr durchgeführte Vortestung, z.B. durch i.v. oder i.m. Injektion kleinerer Kontrastmittelmengen, ist keine nützliche Methode, um Zwischenfällen vorzubeugen. Sie führt höchstens zu einer Sensibilisierung. Denn ein negativer Test schließt eine spätere allergische Reaktion nicht aus, und zum anderen beweist ein positives Ergebnis lediglich eine gegenwärtige, vergangene oder später auftretende Überempfindlichkeit. Für die Therapie der Kontrastmittelzwischenfälle sollte der Untersucher immer ein geeignetes Schema bereithalten (Abb. 587). Leichtere Nebenerscheinungen, wie Übelkeit oder Brechreiz, sind durch Frischluftzufuhr oder Sauerstoffbeatmung und Beruhigung des Patienten zu beseitigen, erfordern jedoch eine sorgfältige Beobachtung. In diesen Situationen empfiehlt es sich, die Punktionskanüle für evtl. notwendige weitere Injektionen liegen zu lassen. Zur Therapie allergischer Hautreaktionen werden Antihistaminika, Kalzium und Kortikosteroide injiziert. Schwere Kontrastmittelzwischenfälle erfordern die Zufuhr von Sauerstoff über eine Maske oder durch eine Intubation mit Überdruckbeatmung. Daneben sollten sofort Kortikosteroide in hohen Dosen und Antihistaminika verabfolgt werden. Die Anlage einer Infusion ist zweckmäßig, um eine Vene offenzuhalten, d.h. bei dem Kreislaufkollaps einen Injektionsort zur Verfügung zu haben, und zum anderen, um Noradrenalin zur Konstriktion der peripheren Gefäße langsam infundieren zu können.

Bei pektanginösen Beschwerden sind außerdem Koronardilatatoren indiziert. Krampfzustände machen Sedativa und antikonvulsive Mittel bzw. eine Allgemeinnarkose erforderlich. Ein Herzstillstand muß durch extra- oder gegebenenfalls durch intrathorakale Herzmassage beseitigt werden.

Weichteile

Alle Weichteile, mit Ausnahme des strahlendurchlässigeren und transparenteren Fettgewebes, sind röntgenologisch von ungefähr gleicher Schattendichte, d. h. nicht differenzierbar. Nur wenn Muskeln, Sehnen, Knorpel, Gefäße usw. durch Fettgewebe voneinander getrennt sind, werden sie röntgenologisch isoliert darstellbar. So bedingen z. B. Lipome an den Extremitäten Aufhellungen in den umgebenden dichteren Weichteilschatten. Lufthaltige Aufhellungen in den Weichteilen, durch welche die Struktur – z. B. der Muskulatur – deutlich wird, sind beim Hautemphysem oder beim Gasbrand zu erkennen. Gelenkergüsse sind röntgenologisch nur am Kniegelenk in der seitlichen Aufnahme nachzuweisen. Die normalerweise unsichtbare Bursa suprapatellaris wird dann als spindelförmiger Schatten erkennbar und die Patella von den Femurkondylen abgehoben, das Lig. patellae vorgewölbt.

Mamma

Mammographie

Die *Mammographie*, die Nativaufnahme der weiblichen Brust, ist die wichtigste radiologische Organdarstellung mit Weichteiltechnik. Dieser Methode kommt unter den physikalischen Untersuchungsverfahren (Thermographie, Ultraschall, Xeroradiographie) in der Diagnostik der Mammaerkrankungen, besonders bei der Früherkennung des Mammakarzinoms, die größte Bedeutung zu. Für die diagnostische Qualität der Mammographie sprechen die Treffsicherheit der Methode in der Karzinomdiagnostik (etwa 90% richtige Diagnosen) sowie der Nachweis klinisch okkulter Karzinome (okkult = für die Patientin symptomlos; Ergebnis der klinischen Untersuchungsverfahren negativ).

Jeder Mammographie gehen obligat eine spezielle Anamnese, die Inspektion und Palpation der Brust inklusive der axillären und supraklavikulären Lymphknoten voraus. In der Regel werden 2 Aufnahmen beider Brüste bei kraniokaudalem und mediolateralem Strahlengang angefertigt. Im Rahmen der Vorsorgeuntersuchung kann man sich bei Frauen zwischen dem 35. bis 50. Lebensjahr aus Strahlenschutzgründen mit einer mediolateralen Schrägaufnahme begnügen. Der gesamte Drüsenkörper und die Thoraxwand müssen dargestellt und die Mamille im Profil getroffen sein, um repro-

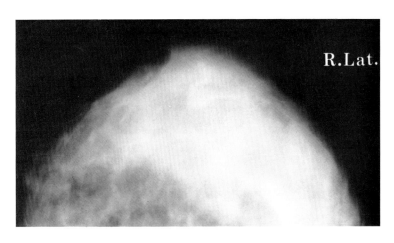

Abb. 588. Normal entwickelte weibliche Brust einer 27jährigen Frau mit normal strukturiertem Drüsenkörper und Aufhängebändern. Aufnahmeposition: kraniokaudaler Strahlengang

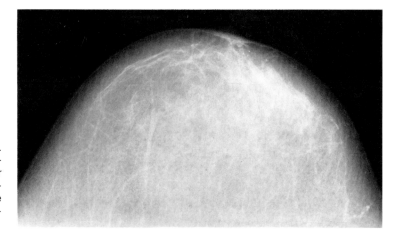

Abb. 589. Involutionsmamma. Stark reduzierter Drüsenkörper, vorwiegend retromamillär gelegen mit einzelnen granulären Strukturen im Sinne einer geringgradigen kleinzystischen Mastopathie.

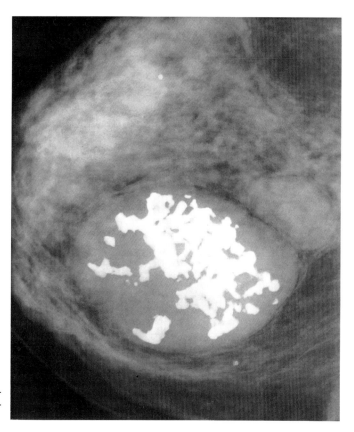

Abb. 590. Fibroadenom mit grobscholligen Verkalkungen (histologisch gesichert)

duzierbare Aufnahmebedingungen für Kontrolluntersuchungen zu garantieren. Da sich die einzelnen Gewebsstrukturen der Mamma nur gering in ihren Absorptionskoeffizienten und in ihrer Dichte unterscheiden, die Absorptionsdifferenzen aber mit fallender Röhrenspannung ansteigen, sind kontrastreiche Aufnahmen mit hoher Detailerkennbarkeit nur mit einer Spannung zwischen 25–35 kV zu erzielen. Häufig werden Generator-Röhren-Einheiten mit Molybdänanode und -filter benutzt. Bei Verwendung von doppelbeschichtetem, folienlosen Materialprüfungsfilm beträgt die mittlere Parenchymdosis für den Drüsenkörper etwa 1 rd/Aufnahme, die Strahlenbelastung für kritische

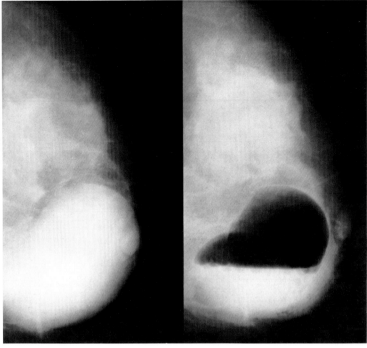

Abb. 591. Mastopathia cystica
a) vor,
b) nach Punktion und Luftfüllung der Zyste.

Aufnahmeposition: seitlicher Strahlengang

Organe wie Augen und Gonaden liegt unter 1 mrd und ist unbedenklich. Die Beobachtung, daß das Mammakarzinom bei folgenden Situationen: 1. Atombombenabwurf in Japan nach einer mittleren Latenzzeit von 15 Jahren (einmalige hohe Strahlenbelastung), 2. bei einer jahrelangen Durchleuchtungskontrolle der Lungentuberkulose mit Pneumothoraxbehandlung (protrahierte Tumorparenchymdosis), 3. nach Strahlentherapie einer akuten Mastitis post partum (Entzündungsbestrahlung 100–300 rd), etwas gehäufter auftritt, hat zu dem Verdacht geführt, daß eine mehrfach wiederholte Mammographie die Spontaninzidenz des Brustkrebses um 0,8–1% erhöhen kann. Obwohl es sich dabei um eine grobe, unsichere und umstrittene Risikoabschätzung handelt, wird zur Reduzierung des Strahlenrisikos heute überwiegend ein einseitig beschichteter Film mit Rückfolie in Vakuumverpackung (Lo-Dose-System), der nur etwa $1/8$ der für den Materialprüfungsfilm nötigen Dosis erfordert, verwendet. Die mittlere Parenchymdosis beträgt bei dieser Technik pro Aufnahme ca. 0,125 rd.
Dadurch wird ein vernünftiger Kompromiß zwischen diagnostisch erforderlicher Bildqualität und ärztlich vereinbarer Strahlenbelastung erreicht. Das geschätzte Strahlenrisiko für die Erhöhung der Spontaninzidenz des Brustkrebses liegt dann bei maximal 0,125% pro Aufnahme innerhalb der statistischen Schwankungsbreite der Normalinzidenz und ist damit nahezu irrelevant.

Normale Mamma

Da die Brust als endokrin gesteuertes Organ während des Zyklus, im Rahmen der Schwangerschaft und im Laufe des Lebens in ihrer Struktur ständigen periodischen Änderungen unterworfen ist, klassifiziert man die „*normale Mamma*" am einfachsten deskriptiv nach Grundtypen, wobei meist Mischformen vorliegen. Zwischen den beiden Extremen einer *schattendichten* Mamma (Abb. 588) (junge Nullipara, Laktation) und dem vollständig zurückgebildeten Drüsenkörper einer *leeren,* strahlentransparenten Mamma (Abb. 589), *Involutionsmamma,* meist Postmenopause, aber auch häufig jüngere Multipara) werden folgende Kategorien beschrieben: die *kleinfleckige,* die *wolkige* und die *trabekuläre,* bindegewebsreiche Mamma. Im Röntgenbild (Abb. 588) kommt der Drüsenkörper (Corpus adenosum) einer normal entwickelten, adulten Brust als annähernd dreiecksförmige Verschattung zur Darstellung. Die Differenzierbarkeit der Strukturen des Drüsenkörpers, der von der Haut und der Brustmuskulatur durch Fettgewebe (Corpus adiposum) getrennt wird, hängt von der

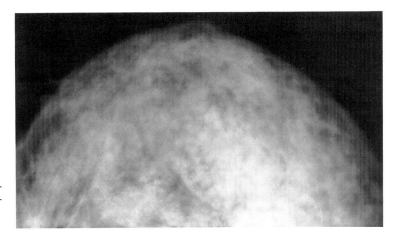

Abb. 592. Diffuse kleinzystische Mastopathie bzw. Adenomatose; sogenannte Schrotkugelmamma

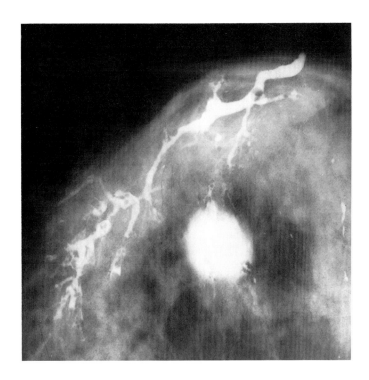

Abb. 593. Galaktographie. Intraduktale Papillomatose (histologisch gesichert). Mehrere Füllungsdefekte in den erweiterten und teilweise stenosierten Milchgängen. Füllung einer Zyste mit Kontrastmittel

Menge des zwischen den Drüsenlappen eingelagerten Fetts ab. Die Milchgänge und die bindegewebigen Septen (Trabekel) verleihen dem Drüsenkörper eine netzartige, radiäre Zeichnung. In der Subkutis sind die zum Corpus fibrosum gehörigen Aufhängebänder (Coopersche Ligamente) zwischen Haut und Drüsenkörper sowie Venen und die retromamillär erweiterten Milchgänge meist gut erkennbar. Die Haut ist dünn und scharf begrenzt. Einige normale Varianten sind klinisch von Bedeutung. So kann ein hoch in die Axilla reichender Fortsatz des Drüsenkörpers oder ektopes Drüsengewebe einen Tumor vortäuschen.

Mammaerkrankungen

Die *Mammatumoren* sind dichter als das sie umgebende Gewebe. Folgende Kriterien sprechen für die *Benignität eines Tumors:* 1. übereinstimmende Größe bei der Palpation und im Röntgenbild, 2. homogene Dichte bei runder, ovaler oder polyzyklischer Form, 3. scharf begrenzte Randkontur

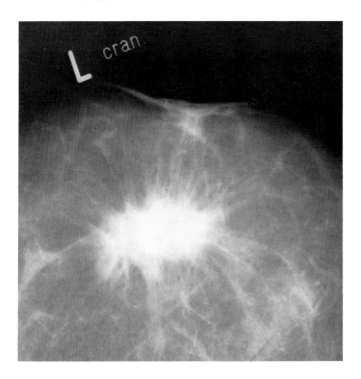

Abb. 594. Mammakarzinom (histologisch: szirrhöses Karzinom). Unregelmäßig begrenzter Tumorknoten zentral mit Ausläufern in die Umgebung. Einziehung der Mamille mit Hautverdickung

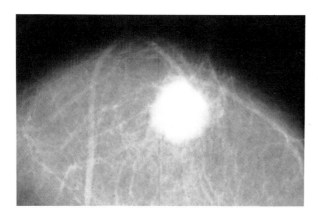

Abb. 595. Mammakarzinom (histologisch medulläres Karzinom). Kleiner rundlicher Tumor mit Krebsfüßchen in der Tumorperipherie. Gefäßdilatation

mit schmalem Aufhellungssaum gegenüber der Umgebung als Zeichen des expansiven Wachstums („Halo", Koronaphänomen).
Das *Fibroadenom* (Abb. 590) ist bei jungen Frauen der häufigste solide benigne Tumor. Es weist relativ oft amorphe, grobschollige Verkalkungen auf. Bei schnellem Wachstum kann es sich um das seltene Fibroadenoma phyllodes handeln, welches radiologisch vom Sarkom nicht zu trennen ist. Daneben gibt es das reine Adenom, Fibrom, Neurom und Lipom. Zysten kommen solitär und multipel vor und zeigen häufig zyklusabhängige Größenänderungen. Von einem soliden Tumor läßt sich die Zyste durch die *Pneumozystographie* (Abb. 591 a u. b) abgrenzen. Dabei wird der Zysteninhalt abpunktiert und durch Luft ersetzt. Die Innenkontur einer luftgefüllten Zyste ist allseitig glatt und zart. Blutiger Zysteninhalt und eine Wandverdickung mit ins Lumen vorragenden Zotten sind auf einen seltenen intrazystischen Tumor verdächtig und erfordern grundsätzlich eine Biopsie.
Fibroadenom und Zysten kommen ein- und beidseitig, solitär und multipel im Rahmen der häufig-

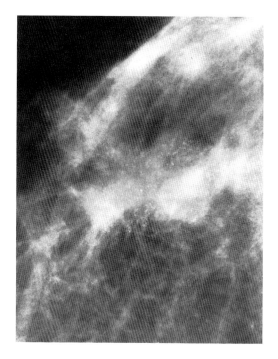
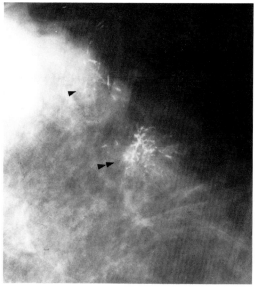

Abb. 596.

a) Mammakarzinom mit zahlreichen Mikroverkalkungen im Karzinom (histologisch szirrhöses Karzinom)

b) Klinisch okkultes Mammakarzinom (⇟) mit Milchgangsverkalkungen (↑). Verkalkungen im Bereich eines Lobulus (⇟). (histologisch: nicht invasives, intraduktales Karzinom)

sten benignen Brusterkrankung, der *Mastopathia fibrocystica*, vor. Klinisch typisch ist die Knotenmamma mit Mastodynie. Histologisch handelt es sich um eine in der Prämenopause offensichtlich endokrin bedingte, graduell unterschiedliche Proliferation der epithelial-drüsigen Anteile und des Stromas, die herdförmig oder diffus, im fortgeschrittenen Stadium immer beidseitig ist. Die Vielfalt der bei der Mastopathie möglichen Formen läßt sich in drei Gruppen einteilen:

1. Überwiegend *fibroblastische Form:* Anstelle der zarten Trabekel finden sich bandartige und flächenhafte Verdichtungsbezirke, die oft bogig in die Subkutis vorragen. Eine spezielle Form ist die sklerosierende Adenose, eine vom Myoepithel der kleinen Ausführungsgänge ausgehende Proliferation, die klinisch und röntgenologisch alle Aspekte eines Karzinoms bieten kann.

2. Überwiegend *zystische Form:* Palpatorisch „Schrotkugelmamma", diffuse erbs- bis reiskorngroße Verschattungen (Abb. 592).

3. Überwiegend *intraduktale Proliferationen.* Liegt eine pathologische Sekretion der Brust, besonders das klinische Symptom der „blutenden" Mamma vor, ist die Indikation zur *Galaktographie* gegeben (Abb. 593). Dabei wird wasserlösliches Kontrastmittel in den sezernierenden Milchgang instilliert. Die Methode dient in erster Linie der Lokalisation eines pathologischen Befundes und erlaubt keine Artdiagnose. Ein randständiger Füllungsdefekt entspricht meist einem Papillom. Multiple, perlschnurartige Kontrastmitteldefekte findet man ebenso bei der diffusen Papillomatose wie beim intraduktalen Karzinom.

Die *Mastitis*, meist subareolär beginnend, kommt nicht nur post partum vor. Der entzündete Bezirk ist verdichtet und unscharf begrenzt. Besteht zusätzlich eine Hautverdickung, ist die Unterscheidung vom inflammatorischen Karzinom nicht sicher möglich. Dasselbe gilt für die frische Abszedierung, die infizierte Zyste und die Fettgewebsnekrose.

Das *Mammakarzinom*, die häufigste Krebstodesursache bei der Frau, kommt meist einseitig, bei 1-2% der Patientinnen jedoch bereits primär als Doppelkarzinom vor. Folgende radiologische Kriterien sprechen für das Vorliegen eines malignen Tumors:

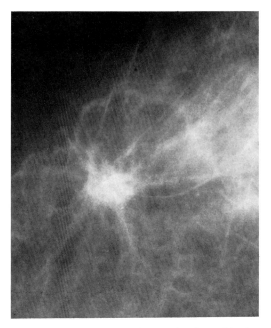

Abb. 597. Klinisch okkultes Mammakarzinom (histologisch: szirrhöses Karzinom). Zentraler Tumorknoten mit einem Durchmesser von 7 mm, Krebsfüßchen in die Peripherie, einzelne Mikroverkalkungen im Tumorknoten. Vergrößerung: 1:2

I. *Primäre Karzinomzeichen* (Abb. 594–597):

1. Unscharfe Randkontur, „besenreiserartige Krebsfüßchen" in der Tumorperipherie, ausgeprägt bei stromareichen, szirrhösen Karzinomen. Das medulläre Karzinom kann relativ scharf begrenzt sein. Zum Nachweis unscharfer Randzonen sind eventuell Zusatzaufnahmen erforderlich.
2. Vermehrte und inhomogene Dichte.
3. Mikroverkalkungen, bei 1/3 der Karzinome vorhanden.
4. Diskrepanz von röntgenologisch bestimmter und getasteter Tumorgröße. Der maligne Tumor erscheint bei der Palpation größer als im Röntgenbild.

II. *Sekundäre Karzinomzeichen:*

1. Hautverdickung.
2. Mamillen- oder Hautreaktion.
3. Gefäßdilatation (Zeichen der „weiten Vene").
4. Vermehrt streifige Zeichnung zwischen Tumor und Mamille, aufgehobene Symmetrie der Trabekelstruktur gegenüber der kontralateralen Seite.

Je mehr Malignitätszeichen vorliegen, um so sicherer ist die Diagnose eines Karzinoms. Feingranuläre, kalkspritzerartige Mikroverkalkungen (Abb. 596) sind für ein Karzinom pathognomonisch, wenn sie zahlreich (Lupenbetrachtung) und lokal umschrieben vorliegen. Bei mehr als 5 Mikroverkalkungen pro cm^2 sollte in jedem Fall eine Probeexstirpation erfolgen.

Bei segmentgebundenem oder diffusem Vorkommen sind sie Zeichen einer Papillomatose oder eines intraduktalen Karzinoms. Wenn keine gehäuften Mikroverkalkungen vorliegen, wird die Sicherheit einer Karzinomdiagnose neben der Erfahrung des Untersuchers besonders von der Dichte des Drüsenkörpers bestimmt. Im strahlentransparenten Fettgewebe einer Involutionsmamma sind schon minimale Karzinome ab etwa 2 mm Durchmesser nachweisbar (Abb. 597), während im dichten Drüsenkörper junger Patientinnen nur jeder zweite getastete Knoten radiologisch differenziert werden kann.

Auf Grund der bisherigen Ergebnisse ist die *Indikation zur Mammographie* bei folgenden Situationen gegeben:

1. Bei jedem von der Norm abweichenden Palpationsbefund;
2. bei fettreichen Brüsten von Frauen, welche über zyklusunabhängige Schmerzen klagen;
3. bei jeder pathologischen Mamillensekretion, bei Hautveränderungen im Bereich der Mamille und des Warzenhofes (Morbus Paget);
4. nach vorausgegangener Probeexstirpation wegen benigner Mammaerkrankungen, besonders wenn eine komplizierte Mastopathie nachgewiesen wurde;
5. zur Primärtumorsuche, wenn Metastasen eines Adenokarzinoms vorliegen;
6. als jährliche, regelmäßige Präventivuntersuchung
   a) bei Frauen ab dem 35. bis zum 50. Lebensjahr. unter Berücksichtigung eines fraglichen, aber sicher minimalen Strahlenrisikos beschränkt auf Risikopatientinnen (vorausgegangene Ablatio mammae wegen eines Karzinoms – etwa 10% der Patientinnen entwickeln ein Zweitkarzinom in der Restmamma –, familiäre Belastung, hohes Menopausenalter, keine Stillzeit).
   b) generell bei allen über 50 Jahre alten Frauen. Hier bestehen keinerlei Bedenken aus strahlenhygienischer Sicht.

Kontrollen im Rahmen der Vorsorge mit einem größeren Intervall als 1 Jahr sind nicht sinnvoll, da bei einer mittleren Tumorverdopplungszeit von etwa 3 Monaten für das Mammakarzinom das Ziel der Früherkennung in Frage gestellt würde. So eingesetzt ist die Mammographie eine Untersuchung, welche die Zahl der gezielten Biopsien eher erweitert, die Sicherheit der Diagnose verbessert und durch Früherkennung die Prognose des Mammakarzinoms zu verbessern vermag.

Weichteilverkalkungen

Neben verkalkten Gefäßen (Abb. 350) kommen *Verkalkungen* verschiedenster Genese in den Weichteilen vor. So z.B.: verkalkte Lymphknoten (Abb. 213), Abszesse und Hämatome, vernarbte Hauttuberkulose, Zystenwände, Chondrome, Hämangiome, Uterusmyome (Abb. 583), vereinzelt Ovarialtumoren, Plazentainfarkte, Prostatasteine, parasitäre Verkalkungen (z.B. Zystizerken, Filarien), interstitielle Kalzinose (Abb. 192), Myositis ossificans (kongenital oder posttraumatisch), Verkalkungen an Insertionsstellen von Muskeln und Sehnen (Achillessehne − Kalkaneus, Quadrizepssehne − Patella, Trizepssehne − Olekranon, Supraspinatussehne − Tuberculum majus [Abb. 199]), Schleimbeuteln, Sklerodermie, metastatische Verkalkungen (Hyperparathyreoidismus, Rachitis, Diabetes mellitus, metastatische Knochentumoren, Osteosarkome [Abb. 100a−d]).

Die Sichtbarkeit von *Fremdkörpern* in den Weichteilen hängt von ihrer Strahlenabsorption, d.h. von der Dichte, ab. Röntgenologisch *unsichtbar* sind: Holzsplitter, Seide, sehr feine Glassplitter oder Porzellan in dichteren Weichteilen (z.B. Muskulatur). *Eben* sichtbar sind: Glas und Porzellan in dünnen, strahlendurchlässigeren Körperregionen (z.B. im Thoraxbereich), Steinsplitter, Knochenfragmente, Glasdrains, Haarzöpfe, Verbandstoffe an tangential getroffenen Stellen. Röntgenologisch *gut nachweisbar* sind: metallische Objekte, Salben und Medikamente mit Beigaben von Zink, Jod, Silber, Barium, Wismut, Kalzium u.ä. Heftpflaster, Gummidrains, Kautschuk. Zur Lokalisation von metallischen Fremdkörpern (Abb. 379a u. b), z.B. Granatsplittern, sind mindestens Aufnahmen in zwei Ebenen erforderlich. In der Glutäalmuskulatur werden manchmal tropfenförmige, streifige Schatten sichtbar, die nichtresorbiertem Wismut, Jodoform oder Glyzerin entsprechen.

Weichteilverkalkungen oder sogar Metallsplitter können durch Folien- oder Filmfehler vorgetäuscht werden. Eine Betrachtung des Röntgenfilmes in schräger Aufsicht läßt die Filmfehler leicht erkennen. Folienfehler sind nur durch Überprüfung der Folien auf Verschmutzungen, Fremdkörper in der Kassette oder Foliendefekte nachzuweisen.

Literatur zur fachlichen Weiterbildung

Abrams, H. L.: Angiography. Little, Brown, Boston 1971

Barth, G., J. Becker, R. Kraus, K. E. Scheer: Klinische Radiologie. Schattauer, Stuttgart 1968

Becker, W.: Atlas der Hals-Nasen-Ohrenkrankheiten. Thieme, Stuttgart 1969

Bergerhoff, W.: Atlas normaler Röntgenbilder des Schädels. Springer, Berlin 1961

Beuren, A. J.: Die angiokardiographische Darstellung kongenitaler Herzfehler. De Gruyter, Berlin 1966

Bom, J. D.: Radiological Atlas of Bone Tumours, Bd. II. Mouton, Paris 1973

Braun, H., Fr. Kossel, H.-A. Ladner, F.-E. Stieve (Hrsg.): Information über die Röntgenverordnung. (Strahlenschutz in Forschung und Praxis, Bd. 14) Thieme, Stuttgart 1974

Brocher, J. E. W.: Die Wirbelsäulenleiden und ihre Differentialdiagnose, 5. Aufl. Thieme, Stuttgart 1970

Decker, K.: Klinische Neuroradiologie. Thieme, Stuttgart 1960

Deuticke, P.: Die Röntgenuntersuchung der Niere und des Harnleiters in der urologischen Diagnostik. Banaschewski, München 1965

Dihlmann, W.: Gelenke – Wirbelverbindungen. Thieme, Stuttgart 1973

Ebel, K. D., E. Willich: Die Röntgenuntersuchung im Kindesalter. Springer, Berlin 1968

Feine, U., K. zum Winkel: Nuklearmedizin. Szintigraphische Diagnostik. Thieme, Stuttgart 1969

Felson, B.: Fundamentals of Chest Roentgenology. Saunders, Philadelphia 1960

Felson, B., A. S. Weinstein, H. B. Spitz: Röntgenologische Grundlagen der Thoraxdiagnostik, 4. Aufl. Thieme, Stuttgart 1976

Fletcher, G. H., B. S. Jing: The Head and Neck. An Atlas of Tumor Radiology. Year Book Medical Publishers, Chicago 1968

Friedmann, G., W. Wenz, K. D. Ebel, E. Bücheler: Dringliche Röntgendiagnostik. Thieme, Stuttgart 1974

Frischbier, H. J., U. Lohbeck: Frühdiagnostik des Mammakarzinoms. Thieme, Stuttgart 1976

Fritz-Niggli, H.: Strahlengefährdung – Strahlenschutz. Ein Leitfaden für die Praxis. Huber, Bern 1975

Gambarelli, J., G. Guerinel: Computerized Axial Tomography. Springer, Berlin 1976

Gebauer, A., J. Lissner, O. Schott: Das Röntgenfernsehen, 2. Aufl. Thieme, Stuttgart 1974

Gebauer, A., E. Muntean, E. Stutz, H. Vieten: Das Röntgenschichtbild. Thieme, Stuttgart 1959

Gershon-Cohen, J.: Atlas of Mammography. Springer, Berlin 1970

Glauner, R., W. Marquardt: Röntgendiagnostik des Hüftgelenks. Thieme, Stuttgart 1956

Glocker, R., E. Macherauch: Röntgen- und Kernphysik für Mediziner und Biophysiker, 2. Aufl. Thieme, Stuttgart 1965

Grashey, R., R. Birkner: Atlas typischer Röntgenbilder vom normalen Menschen, 10. Aufl. Urban & Schwarzenberg, München 1964

Haubrich, R.: Klinische Röntgendiagnostik innerer Krankheiten, Bd. I–III. Springer, Berlin 1963–1973

Hellner, H., H. Poppe: Röntgenologische Differentialdiagnose der Knochenerkrankungen. Thieme, Stuttgart 1956

Hodes, P. J.: An Atlas of Tumor Radiology. Year Book Medical Publishers, Chicago 1971 ff.

Hoeffken, W., M. Lanyi: Röntgenuntersuchung der Brust. Thieme, Stuttgart 1973

Jaeger, G., W. Hübner: Dosimetrie und Strahlenschutz, 2. Aufl. Thieme, Stuttgart 1974

Janker, R.: Röntgen-Aufnahmetechnik, 7. Aufl., Bd. I u. II. Barth, München 1971

Kjellberg, S. R., E. Mannheimer, H. Rudke, B. Jonsson: Diagnosis of Congenital Heart Disease, 2. Aufl. Year Book Medical Publishers, Chicago 1959

Köhler, A., E. A. Zimmer: Grenzen des Normalen und Anfänge des Pathologischen im Röntgenbild des Skeletts, 11. Aufl. Thieme, Stuttgart 1967

Lanksch, W., E. Kazner: Cranial-Computerized Tomography. Springer, Berlin 1976

Lester, W. P., H. J. John: The Essentials of Roentgen Interpretation. Harper & Row, New York 1965

Loepp, W., R. Lorenz: Röntgendiagnostik des Schädels, 2. Aufl. Thieme, Stuttgart 1971

Loose, K. E., R. J. A. M. van Dongen: Atlas of Angiography. Thieme, Stuttgart 1976

Lorenz, W.: Strahlenschutz in Klinik und ärztlicher Praxis. Thieme, Stuttgart 1961

Lüning, M., M. Wiljasalo, H. Weissleder: Lymphographie bei malignen Tumoren. Thieme, Stuttgart 1976

Matzen, P.-F., H. K. Fleissner: Orthopädischer Röntgenatlas. Thieme, Stuttgart 1976

May, R., R. Nissl: Die Phlebographie der unteren Extremität, 2. Aufl. Thieme, Stuttgart 1973

Mayer, E. G.: Diagnose und Differentialdiagnose in der Schädelröntgenologie. Springer, Wien 1959

Meschan, I.: Analysis of Roentgen Signs. Vol. 1–3. Saunders, Philadelphia 1973

Meschan, I., R. M. F. Farrer-Meschan: Röntgendiagnostik in Klinik und Praxis, Bd. I–III. Medica, Stuttgart 1962–1963

Mittermair, R.: Hals-Nasen-Ohren-Krankheiten im Röntgenbild, 3. Aufl. Thieme, Stuttgart 1969

Nagy, D.: Röntgenanatomie, 2. Aufl. Akadémiai Kiadó, Budapest 1965

Oberdalhoff, H., H. Vieten, H. Karcher: Klinische Röntgendiagnostik chirurgischer Erkrankungen. Springer, Berlin 1959
Paul, L. W., J. H. Juhl: Essentials of Roentgen Diagnosis of the Skeletal System. Harper & Row, New York 1967
Poppe, H., Ph. Lauwers, I. Lohstöter: Technik der Röntgendiagnostik, 3. Aufl. Thieme, Stuttgart 1972
Prévôt, R., M. A. Lassrich: Röntgendiagnostik des Magen-Darmkanals. Thieme, Stuttgart 1959
Psenner, L. B.: Differentialdiagnose der Erkrankungen des Schädelskelettes. Thieme, Stuttgart 1973
Reisner, K., J. Gosepath: Schädeltomographie. Thieme, Stuttgart 1973
Robbins, L. L.: Golden's Diagnostic Roentgenology, Bd. I–III. Williams & Wilkins, Baltimore 1964
Schad, N., R. Künzler, T. Onat: Differentialdiagnose kongenitaler Herzfehler. Thieme, Stuttgart 1963
Schäfer, K. H.: Pädiatrischer Röntgenatlas. Thieme, Stuttgart 1955
Schinz, H. R., W. E. Baensch, W. Frommhold, R. Glauner, E. Uehlinger, J. Wellauer: Lehrbuch der Röntgendiagnostik, 6. Aufl., Bd. I, III, IV/1, IV/2, V. Thieme, Stuttgart 1965–1973
Schlungbaum, W.: Medizinische Strahlenkunde, 5. Aufl. De Gruyter, Berlin 1973
Schmorl, G., H. Junghanns: Die gesunde und die kranke Wirbelsäule in Röntgenbild und Klinik, 5. Aufl. Thieme, Stuttgart 1968
Schoen, H.: Medizinische Röntgentechnik, 3. Aufl. Bd. I u. II. Thieme, Stuttgart 1960, 1961
Shanks, S. C., P. Kerley: A Text-Book of X-Ray Diagnosis, 3. Aufl., Bd. VI. Lewis, London 1971
Shirakabe, H.: Frühkarzinom des Magens. Thieme, Stuttgart 1969
Shirakabe, H.: Double Contrast Studies of the Stomach. Thieme, Stuttgart 1972
Sielaff, H.-J.: Internistische Röntgendiagnostik in Klinik und Praxis. Enke, Stuttgart 1963
Spiegler, G.: Physikalische Grundlagen der Röntgendiagnostik. Thieme, Stuttgart 1957

Squire, L. F.: Fundamentals of Roentgenology. Harvard University Press, Cambridge 1964
Squire, L. F., W. M. Colaiace, N. Strutynsky: Übungen in radiologischer Diagnostik, Bd. I: Thorax; Bd. II: Abdomen; Bd. III: Skelett, Bd. IV: Pädiatrie. Thieme, Stuttgart 1974/75
Sutton, D.: A Textbook of Radiology. Livingstone, Edinburg 1969
Swoboda, W.: Das Skelet des Kindes, 2. Aufl. Thieme, Stuttgart 1969
Teschendorf, W., H. Anacker, P. Thurn: Röntgenologische Differentialdiagnostik, 5. Aufl., Bd. I/Teil 1: Lunge und Pleura. Thieme, Stuttgart 1975; Bd. I/Teil 2: Herz, Hilus, Mediastinum, Ösophagus. Thieme, Stuttgart 1977
Turano, L.: Trattato di radiodiagnostica, Bd. I u. II. U.T.E.T., Turin 1965, 1967
Voegeli, E.: Die Angiographie bei Dünndarm- und Dickdarmerkrankungen. Thieme, Stuttgart 1974
Vogler, E.: Radiologische Diagnostik der Harnorgane. Thieme, Stuttgart 1974
Wagner, H. N.: Principles of Nuclear Medicine. Saunders, Philadelphia 1968
Weigen, J. F., S. F. Thomas: Complications of Diagnostic Radiology. Thomas, Springfield-Ill. 1973
Welin, S., G. Welin: The Double Contrast Examination of the Colon, Erg.Bd. 105, Fortschr. Röntgenstr. Thieme, Stuttgart 1976
Wenz, W.: Abdominale Angiographie. Springer, Berlin 1972
Wenz, W., D. Beduhn: Extremitätenarteriographie. Springer, Berlin 1976
zum Winkel, K.: Nierendiagnostik mit Radioisotopen. Thieme, Stuttgart 1964
Zdansky, E.: Röntgendiagnostik des Herzens und der großen Gefäße, 3. Aufl. Springer, Wien 1962
Zimmer, E. A., M. Brossy: Lehrbuch der röntgendiagnostischen Technik, 2. Aufl. Springer, Berlin 1974

Sachverzeichnis

Die **halbfetten** Zahlen verweisen auf ausführliche Textstellen.

A

Abdomen, akutes 373
– freie Luft 248, 393
Abdomenleeraufnahme, Leber 415
– Milz 421
– Nebennieren 458
– Nieren 435
– Pankreas 406
– in Seitenlage 373
– im Stehen 248, 373
– Urogenitalsystem 422
Ablatio mammae 480
Abscherfraktur 86
Absorption 18, 25, 184
Abszeß, appendizitischer 394
– peritonealer 248
– subphrenischer 248
Accretio pericardii 299 f
Achalasie 321, **323** f
Adamantinom 131
Adenomyomatose 455
Adrenogenitales Syndrom 461
Akromegalie 51
Akrozephalosyndaktylie Apert 115
Aktinomykose, Kiefer 130
– Kolon 392
– Lunge 199
Akustikusneurinom 134
Albers-Schönberg-Erkrankung 56
Albright-Syndrom 51, 59
Amplimat 19
Ampulla ösophagi 317
Anämie, Cooley-Anämie 101
– hämolytische 102
– Sichelzellenanämie 102
Anastomosenulkus 362
Anenzephalus 114, 465
Aneurysma, Aorta abdominalis 312
– – thoracica 175, 237, 244, **305** f
– Arcus aortae 312
– Arteria carotis interna 118
– – renalis 443
– Herzwandaneurysma 297
Angelhakenmagen 331
Angiographie s. Arterio- und Venographie

Angiographiegerät 21
Angiokardiographie 5, 27, 170 f, 222, 238, 246, 257 f, 280, **285** f, 310
Angioma racemosum 118
Angiosarkom 100
Ankylose 164
Anode 11, 33
Antrumgastritis **343**, 370
Antrumpolyp 370
Aorta abdominalis 312 f
– angusta 310
– Anomalien 291 f
– Atheromatose 305
– Ösophagogramm 305
– thoracalis 304 f
– Untersuchungsmethoden 304
– Verkalkung 312
Aortenaneurysma 174 f, 205, 237, 244, 246, **305** f, 310, 312
Aortenbogen, doppelter 293
– rechter 285, **293**, 305
Aortendilatation **244**, 305, 310, 312
Aortenelongation 310
Aortenfenster **263**, 265
Aortenisthmusstenose 173, 276, **278** f, 311
Aortenklappe, verkalkte 271
Aortenklappenfehler 269 f
Aortenklappeninsuffizienz **269**, 311
Aortenklappenstenose **269** f, 310
Aortenkonfiguration 268
Aortenpulsation 311
Aortensklerose 305, 310
Aortenstenose 276
Aortenverschluß 313
Aortenweite 305
Aortitis luetica 310
Aortographie, abdominale 5, **313**, 458, 461
– thorakale 175, 223, 246, 257, 271, 279, 283, **304** f
Aortopulmonaler Defekt 276
Apophysenkern 46
Apophysitis calcanei 156

Appendix 381 f
Appendizitis 377, 381
Arachnodaktylie 59
Areae gastricae **330**, 343
Arteriographie, Becken 313, 468
– Beine 5, **313**
– Gastrointestinaltrakt 346
– Gehirn 5, 77, 80, **118** f
– Knochen **92**, 160
– Leber 415 f
– Lunge 203, 260
– Milz 422
– Nebennieren 458
– Nieren **424**, 431 f, 443
– Pankreas 405, **414**
– Retroperitonealraum 461
– Wirbelsäule 145, **146**
Arteriosklerose 118, **313**, 443, 480
Arteriovenöse Fistel 220, **222**, 278, 313, 414
Arthritis, akute 162 f
– chronische 163
– mutilans 164
– rheumatische 151, **163**
– unspezifische 162
– urica 164
Arthrographie 5, 27, 76
Arthropathie, hämorrhagische 166
Arthrose, neuropathische **166**
Arthrosis deformans 163, **164**
Askariden 379
Atelektase 174, 186, **187** f, **195** f, 203 f, 218, 226, 316
Atelektasezeichen 194
Atheromatose 305
Atlasassimilation 137
Atlasfraktur 86
Atmungskymogramm 247
Atresie, anorektale 383
Aufnahme, gehaltene 76
Aufnahmeautomatik 15
Aufnahmetechnik, programmierte 15
Ausscheidungsurographie s. Urographie
Autotransformator 14
Azygographie 146

B

Baastrup-Syndrom 145
Balkenblase 446
Bambusstabwirbelsäule 144
Bandapparat **45**, 76
Bandscheibendegeneration 144
Bandscheibenhernie 147
Bariumsulfat 5, 314, **327**, 381, **471**
Barret-Syndrom 257
Basiläre Impression 110, 138
Bauhinsche Klappe 381
Bechterew-Erkrankung **143 f**
Becken 149 f
Beckenarterien 313
– Arteriographie 313, 468
– Verschlußkrankheit 313
Beckenfrakturen 88
Beckenniere 425
Beckenosteomyelitis 152
Beckenringbruch 88
Beckenvenographie 313, 468
Belastungsdiagramm 15
Belichtungsautomat 15
Belichtungsdaten 28
Bewegungsunschärfe 10, 25
Bezoar 355
Bildkontrast **25**, 28
Bildschärfe **25**, 28
Bildverstärkerfernsehtechnik 19, **22**, 27, 170, 257
Billroth-I-Operation 357 f
Billroth-II-Operation 357 f
Bilokularherz 278
Blende 19 f
Blockwirbel 143
– kongenitaler 138
Blow-out-Fraktur 81
Blutergelenk 166
Blutung, intestinale 326
Boeck-Erkrankung 219, **235**, s. a. Sarkoidose
Boxerstellung 261
Brachymetakarpie 155 f
Brachyösophagus **252**, 318
Brachyzephalus 56, **114**
Bremsspektrum 17
Brennfleck 26
– effektiver 10
– optischer **10 f**
Brodie-Abszeß 156, **160**
Bronchialadenom 207
Bronchialäste 180
Bronchialbaum 176
Bronchialkarzinoid 207
Bronchialkarzinom 103, 186, 197, 199, 205, **207 f**, 220 f, 226, 235, 237
Bronchiektasen 223, **226 f**
Bronchiolitis 211, 220
Bronchitis 226
Bronchitis, fibröse 211
Bronchographie 5, 27, 170 f, 175, **176**, 191 f, 226 f
Bronchopneumonie 218, **219**
Bronchusfremdkörper 186
Bronchustuberkulose 205
Bucky-Blende **20**, 317
Bucky-Tisch 382
Budd-Chiari-Syndrom 421
Bulbus duodeni **329**, 363
Bulbusaufnahme, skelettfreie 127
Bursa suprapatellaris 474
Bursitis calcarea 166

C

Caffey-Erkrankung 64
Calcinosis circumscripta 145
– interstitialis localisata 164
Camurati-Engelmann-Erkrankung 56
Canalis opticus 127
– vertebralis 145
Caries sicca 163
Cavum uteri 466
Chalasie 324
Chamberlain-Linie 138
Charcot-Gelenk 166
Cholangiographie **399 f**, 405, 410 f
– endoskopische retrograde 411
– intraoperative 400
– intravenöse 409
– perkutane transhepatische 400
– transjuguläre 400, 410
Choledochoduodenostomie 396
Choledochographie, retrograde 403
Choledochusstein 403
Cholelithiasis 400 f
Cholesteatom 134
Cholesterinstein 400
Cholezystektomie 399 f, 403
Cholezystitis, chronische 396, **404**
Cholezystoduodenostomie 396
Cholezystographie 5
– intravenöse 396, **398**
– Kontraindikationen 399
– Kontrastmittelzwischenfall 471 f
– orale 396, **397**
Cholezystokinin 398
Chondroangiopathia calcarea seu punctata 58
Chondroblastom 95
Chondrodystrophie 56
Chondrom 220
– juxtakortikales 95
Chondromyxoidfibrom 95
Chondropathia patellae 156
Chondroplasie, deformierende 55
Chondrosarkom 55, 95, **99**
Chondrose 145
Chordom 109
Coalitio vertebrae 138
Coarctatio aortae 276, **278**
Codman-Tumor 95
Coecum mobile 382
Cœur en sabot 285
Colitis ulcerosa 375
Comberg-Schale 127
Compton-Effekt 18
Computer-Tomographie 6, **33 f**, 124, 415, 421
Computerszintigraphie 31
Concretio pericardii 299 f
Conn-Syndrom 461
Cooley-Anämie 101
Coopersche Ligamente 477
Cor pulmonale 174, **303 f**
Corpus pineale s. Zirbeldrüse
Coxa valga 149
– vara 59, 149
Coxitis tuberculosa 151
Cubitus valgus 155
– varus 155
Cushing-Syndrom 60, 461
– Osteoporose 62

D

Dauerbruch 67
Dens axis 136
Densfraktur 86
Dermoid 220, 241, 244, 465
Dermoidtumor 114
Dermoidzyste 237
Deutschländer-Marschfraktur 68
Dextrokardie 293
Dextrokardiographie 257, **260**, 280, 285 f
Dextropositio cordis 293 f
Dextroversio cordis 293 f
Diagnostik, nuklearmedizinische 28 f
– – Strahlenbelastung 32
Dickdarm s. Kolon
Dietrich-Erkrankung 156
Dilatation, myogene 268
Diskographie 145, **147**
Dislokation ad axim 67
– ad latus 67
– ad longitudinem 67
– ad peripheriam 67
Divertikel, Duodenum 369, **371 f**
– Harnblase 446
– Kolon 383
– Magen 348
– Ösophagus 324 f
– Sigma 393
Dolichozephalus 114
Doppelfokusröhre **10**, 17

Doppelkarzinom 479
Doppelkontrastmethode 329, 330f, 382
Doppelkontrastzystographie 454
Doppelschlitzblende 19
Doppelulkus 367
Doppelwinkelröhre 11
Dosierte Kompression **330**, 340
Dosis, kritische 36
– letale 36
– zulässige 42
Drehanodenröhre 5, **10**, 25
Drucksteigerung, intrakranielle 114
Druckusuren 312
Ductus arteriosus apertus Botalli 269, 276, 278, **282**, 288
Dünndarm 342
– Adhäsionen 379
– Allergie 379
– Askariden 379
– Entzündungen 377f
– Ileus 373
– Karzinom 379
– Lageanomalien 377
– Relief 342
– Resorptionsstörungen 379
– Sarkom 379
– Tuberkulose 379
– Tumoren 342, 379
Duodenalatresie 371
Duodenaldivertikel 369, **371f**
Duodenalkompression, Mesenterialgefäße 376
Duodenalpolyp 370
Duodenalstase 370
Duodenalstenose, angeborene 371
Duodenitis 370
Duodenographie, hypotone 405, **406**
Duodenum 339, **363f**
– Lageanomalien 340
– mobile 371
– Motilitätsphasen 343
– Nische 340
– Prallfüllungsaufnahme 340
– Reliefaufnahme 340
– Tumoren 370
– Ulkus 373
– Verlaufsanomalien 341, 371
Durchleuchtung 14f, 19f, 24, **27f**
Durchwanderungsperitonitis 248
Dysostose, polytope enchondrale 56
Dysostosis cleidocranialis 115
– craniofacialis Crouzon 115
– mandibulofacialis Franceschetti 115
Dysphagie 313
Dysplasia epiphysialis punctata 58
Dysplasie, fibröse 59
– ossäre 55
– progressive diaphysäre 56

E

Early cancer 348
Ebstein-Anomalie 278, **287**
Echinococcus alveolaris 416
– cysticus 95, **221**, 223, 415, **416**, 422, 432
Effekt, photoelektrischer 31
Einflußstauung 301
Eintankapparat 13
Einventilapparat 13
Elektromagnetische Schwingungen 17
Elfenbeinwirbel 50, 103, **110**
Ellenbogenwinkel 155
Ellis-Damoiseau-Linie 212
Embolie, periphere arterielle 313
Emphysem **184f**, 219, 222f, 235, 304
– bullöses 222
– obstruktives 184
– vikariierendes 227
Enchondrom 94
Endokardfibrose 303
Endometriose, extragenitale 387
Energiedosis 19
Enostose 50
Enteritis chronica 377
– necroticans 375
– regionalis 377f
Entwicklungsmaschine 26
Enzephalographie 5, 27, **119**
– Radioisotopen- 122
Enzephalozele 114
Eosinophiles Granulom 102
Epipharynx 117
Epiphyse 45f
Epiphysiolysis 68
– capitis femoris 151
Epulis 131
Erbschaden 36
ERCP 405
Erguß s. Pleuraerguß
Ermüdungsfraktur 67
Erosion 343
ERP 410f
Ewing-Sarkom 92, **100f**
Exostosen, multiple kartilaginäre 5, 94
– subunguale 94
Extremitätenanomalien 154f

F

Fabella 52
Fallot-Tetralogie 276, **285**, 288
Fallot-Trilogie 276, **285**
Faltenkonvergenz 343
Faltenstern 366
Falxosteom 112

Fanconi-Syndrom 63
„Faux-profil"-Aufnahme 152
Fechterstellung 261
Feldeinblendung 37
Felty-Syndrom 164
Femoralisarteriographie 313
Femurfraktur 88
Femurkopfnekrose 88
Ferguson-Winkel 135
Fernaufnahme 26
Fernsehdurchleuchtung 19, **27f**, 171
Fersenbeinsporn 156
Festanodenröhre 10
Fettbürzel, Herz 298
Fibroadenom, Mamma 478
Fibroadenoma phyllodes 478
Fibrom, ossifizierendes 126
Fibrosarkom 99
– periostales 100
Fibrositis 166
Film, folienloser 25, 475
Filmentwicklung 26
Filmfehler 26, 481
Filmplakette 42
Filmschwärzung 19, **25**
Fischgold-Metzger-Bimastoidlinie 138
Fischwirbel **48**, 60
Fissur 45, **68**
Fistel, arteriovenöse 220, **222**, 278, 313, 414
– Dickdarm 383
– Dünndarm 379
– Gallensystem 396
– Harnröhre 456
Fistulographie 27
Fixierbad 25
Flächenkymographie 5, 257
Flüssigkeitsspiegel 373
Fokus **9**, 11, 20, 25
Folien **25**, 26, 37
Folienfehler 481
Folienunschärfe 25
Foramen supratrochleare 155
Foramina parietalia permagna 114
Fragilitas ossium hereditaria 58
Fraktur 44, 54, 65, **66f**
– Arten 67f
– Aufnahmetechnik 66
– pathologische 65, 67, **68**, 87
– wachsende 80
Frakturheilung, fehlende 75
– normale 72f
– verzögerte 75
Freiberg-Köhler-Erkrankung 156
Freiwahlapparat 15
Fremdkörper 27, 127, 211, 315, 481
Fruchttod, intrauteriner 465
Frühinfiltrat 199f

G

Frühkarzinom, Magen 348
Frühurogramm 442

Gabelrippe 174
Galaktographie 479
Gallenblase 328, **394 f**
– Formvarianten 400
– Lage 400
– Reizmahlzeit 404
Gallenblasentumoren 404
Gallenfistel 396
Gallengänge 396 f, **398 f**
Gallensteine 395 f, **400 f**
Gallensteinileus 404
Gallensystem 394 f
Ganzkörperbestrahlung 36, 42
Gasbrand 474
Gassichel **248 f**, 329
Gastrektomie 357 f
Gastritis 330, **343**, 346, 370
– Formen 343
Gastroenterostomie 357 f
Gastropathia gigantea 343
Geburtshilfe 465
– Röntgendiagnostik 465
– Strahlenbelastung 465
– Ultraschall 465
Geburtsreife 46
Gefäße, periphere 313
Gefäßverschluß 313
Gelenkchondromatose 56, **109**
Gelenkerguß 163, 474
Gelenkknorpel 45
Gelenkkörper, freier 49, **165**
Gelenkmaus 49, **165**
Gelenkspalt, anatomischer 45
– röntgenologischer 45
Gelenktumoren 109
Gelenkveränderungen, degenerative 164
– entzündliche 162
Genu valgum 62, 64, **155**
– varum 62, **155**
Geröllzysten 151, **153**, 163, 165
Gesichtsschädel 124 f
– Blutung 124
– Frakturen 81
– maligne Geschwülste 126
– Operation 126
Gewaltbruch 67
Gibbus 143
Gichttophus 164
Gießkannenphänomen 370
Gigantismus 51
Gleichrichter 13 f
Gleithernie, gastroösophageale 250 f
Glomerulonephritis 440

Glühkathode 8
Gonadenbelastung 37, 171, 476
– Tabelle 35
Gonadenschutz 37, 150
Granulom, eosinophiles 102
Grippepneumonie 199
Grünholzfraktur 68
Gynäkologie, Röntgendiagnostik 465

H

Haarnadelschlingen 374
Haglund-Ferse 156
Hahn-Spalten 136
Halbwellenapparat 13
Halbwertzeit, biologische 33
– effektive 32 f
– physikalische 33
Halbwirbel 138
Hallux valgus 156
Halo 478
Halslymphknoten, verkalkter 183
Halsrippe 174
Hämangioendotheliom 100
Hämangiom 56, 100
Hämarthros 76
Hämatom 124
– epidurales 77, **80 f**, 121
– subdurales 77, **80 f**, 121
Hämatothorax 174
Hämoblastose 101
Hämosiderose 219, **273**
– idiopathische 220
Hampton-Linie 345
Hand-Schüller-Christian-Erkrankung 102
Harnblase 445
– Divertikel 446
– Entzündung 446
– Fistel 446
– Innervationsstörung 445
– Konkremente 446
– Perforation 446
– Prolaps 445
– Ruptur 446
– Tumor 454
Harnleiter s. Ureter
Harnröhre s. Urethra
Hartstrahltechnik 5, **20**, 37, 170
Hautbelastung **39 f**
Hautemphysem 474
Heberden-Knötchen 164
Heizkreis 9
Hemivertebra 138
Hernie s. Gleithernie, Hiatushernie, Zwerchfellhernie
Herz 254 f
– Lageanomalien 293
– Untersuchungsmethoden 354

Herzbeuteltamponade 174 f
Herzbucht **265**, 268 f
Herzdilatation 264
Herzfehler, angeborene 276 f
– Differentialdiagnose 288
– mit vermehrtem Lungendurchfluß 290
– mit vermindertem Lungendurchfluß 290
– mit Zyanose 276
– ohne Zyanose 276
Herzfehler, erworbene 269
Herzfernaufnahme **257**, 260 f
Herzhöhlen, Topographie 260 f
– Vergrößerung 264
Herzhypertrophie 264
Herzinsuffizienz 214
Herzkatheterismus 257, **260**, 280, 282 f
Herzklappenverkalkung 271, 273
Herzkontusion 174
Herzwandaneurysma 297
Hiatushernie **250 f**, 318, 325 f, 346
– gastroösophageale **251**, **252**
– gemischte 250, **254**
– paraösophageale 250, **252**
Hiatusinsuffizienz 253, **317**
Hiluslymphknotenvergrößerung 235
– doppelseitige 235
– einseitige 235
Hilustanz 228, 265
Hilusvergrößerung 180, **228 f**
Hirnarteriographie 77, 80, **118 f**
Hirndrucksteigerung 116
Hirninfarkt 124
Hirnkontusion 124
Hirnödem 124
Hirnsklerose, tuberöse 118
Hirschsprung-Krankheit 383
Hochspannung 8 f
Hochspannungskreis 9
Hochspannungstransformator 9
Hochvakuum 8
Hochvakuum-Röhre 5, 8
Hodgkin-Erkrankung s. Lymphogranulomatose
Hohlvene, obere
– – Thrombose 326
Hörnchensymptom 455
Hufeisenniere 425
Hüftgelenkluxation, angeborene 65
Hüftkopfnekrose 153
– idiopathische 153
– posttraumatische 153
Humerusfraktur 88
Hydronephrose 439
Hydrosalpinx 466
Hydrozephalus 56, **115**, 465
Hyperaldosteronismus 461
Hyperämiehilus **228**, 235
Hyperkalzurie 63

Hypernephroides Karzinom 103,
  s. a. Nierenkarzinom
Hyperostose, infantile kortikale 64
Hyperostosis frontalis interna 116
– generalisata 56
Hyperparathyreoidismus 49, **63 f**,
  406, 481
Hyperperistaltik 337
Hyperphalangie 155
Hyperplasie, fibromuskuläre 343
Hypertension, portale 326, **421**
– – Block, intrahepatischer 421
– – – posthepatischer 421
– – – prähepatischer 421
– – Varizen 421
Hypertonie 269, 278, 310
– pulmonale arterielle 180, 203,
  235, **272**, 283, 304
– – venöse 273
– renale 440, **443**
Hypogonadismus 51
Hypopharynx 313 f
– Fremdkörper 315
– Perforation 315
– raumfordernde Prozesse 315
Hypopharynxkarzinom 314
Hypophyse 51
– Überfunktion 51
– Unterfunktion 51
Hysterosalpingographie 465

I

Ileitis terminalis 379
Ileozökaltuberkulose 392
Ileus 372, 393
– Abdomenleeraufnahme 373
– chronisch intermittierender 376
– Gallensteinileus 404
– Kontrasteinlauf 375
– mechanischer 374
– paralytischer 375
Iliosakraltuberkulose 151
Impression, basiläre 110, 138
Impressiones digitatae 112
Impressionsfraktur 77
Infarktkaverne **203**, 223
Infiltrat, eosinophiles 199
Infiltration, Lunge 187, **194 f**
Infraktion 68
Inhalationsszintigraphie 170
Inselzelladenom 414
Insertionszacken 247
Interlobärerguß **216**, 227
Interlobärschwiele 227
Intervertebralarthrose 145
Invagination **376**, 392 f
– Abdomenleeraufnahme 376
– Formen 376
Inversion 293

Involutionsmamma 476, 480
Involutionsosteoporose, senile 59
Ionendosis, Einheit 19
Ionisationskammer 19
Iontomat **15**, 19
Isotopendiagnostik s. nuklearmedi-
  zinische Diagnostik, Szintigraphie
Isotopenenzephalographie 122 f
Isotopennephrographie **30**, 422
Isotopenverdünnungsmethoden 30

J

Jaffé-Lichtenstein-Erkrankung 94
Jefferson-Fraktur 86
Jejunitis 362
Jejunumulkus 361
Jüngling-Erkrankung 161

K

Kahnschädel 115
Kalkgicht 164
Kalkmilchgalle 396
Kallus **72 f**, 174
Kamptodaktylie 156
Kardiainsuffizienz 254, 321
Kardiospasmus 321, **323**
Karies, Knochen 161
– Zähne 128
Kartenherzbecken 62 f
Karzinom s. einzelne Organe
– hypernephroides 103
Kaskadenmagen 333, **356**
Kassette 19
Kassettenwechsler 21
Kathetervenographie, lumbale 146,
  s. a. Wirbelsäulenvenographie
Kathode 11, 13
Kaverne 48, 219
– bronchiektatische 223
– tuberkulöse 222, 441
Kavographie 313, 421, **461 f**
Kehlkopftumoren 314
Keilwirbel 56, 60, **138**, 142
Kelchstein 433
Kephalhämatom 81
Kerckring-Falten 340, **342**, 370,
  377, 379
Kerley-Linien 227, 273
Kiefer-Aktinomykose 130
Kienböck-Lunatummalazie 156
Kinematographie 22
Kinokamera 19
Kittniere 442
Kleinhirnbrückenwinkeltumor 135
Klinodaktylie 156
Klippel-Feil-Erkrankung 139
Knochen, akzessorische 51 f

Knochenalter 46
Knochenarrosion 48
Knochenatrophie 48 f
Knochenbruchheilung 72 f
Knochenchondromatose, multiple
  55
Knochendystrophie 48
Knochenerkrankung, tuberkulöse
  160 f
Knochenfibrom 94
Knochenhypertrophie 50
Knocheninfarkt 49
Knochenkaries 48
Knochenkaverne 48, 143, 161
Knochenkernentwicklung 46
Knochenlymphogranulomatose
  102
Knochenmarksbelastung 39
Knochenmarksdosis 36
Knochennekrosen **49**, 75
– aseptische 65, 88, 139 f, **150 f**,
  156
Knochensequester 49
Knochentumoren 50, **92 f**, 481
– Differentialdiagnose 92
– Einteilung 94
Knochenusur 48
Knochenveränderungen, entzünd-
  liche 156
Knochenzyste **48**, 55, 95
– aneurysmatische 95
– latente 95
– posttraumatische 95
– solitäre, nicht gekammerte 95
Knotenmamma 479
Köhler I und II 156
Köhler-Tränenfigur 149
Kolitis 375, 383 f
Kolon 380 f
– Aktinomykose 392
– Divertikel **383**, 393
– Divertikulitis **383**, 393
– Divertikulose 383
– Endometriose 387
– Ileus 393
– Lageanomalien 382 f
– Polyp 384 f
– Polyposis, generalisierte 384
– Pseudopolyposis 384
– Tuberkulose 392
Koloninterposition 250
Kolonkarzinom 385 f
Kolonkontrasteinlauf 362, **380 f**
– Gonadenbelastung 381
– Schwangerschaft 381
– Technik 380 f
Kompakta 44
Kompaktainsel 50
Kompression, dosierte **330**, 340
Kompressionsatelektase 186, 200,
  205, 211 f, 244

Kompressionsfraktur 85
Kompressionstubus 20
Kondensatorapparat 13
Konfiguration, aortale **265,** 269
Konglomeratniere 425
Konkremente, gemischte 402, 433
– röntgennegative 400 f, 433, 437
– röntgenpositive 400 f, 433
Kontaktaufnahme 25
Kontraktionsatelektase 194, **205**
Kontrast 27, 28
Kontrastdepot **343,** 366
Kontrastmittel **5,** 27, 76, 124, 146, 183, 314, 327 f, **471 f**
– Überempfindlichkeit 400
– Vortestung 473
Kontrastmittelallergie 473
Kontrastmitteleinlauf 380
Kontrastmitteluntersuchung (allgemein) 471 f
Kontrastmittelzwischenfall 471 f
– Therapie 471 f
Koronaphänomen 478
Koronarographie 257, 260, **298**
Koronarsklerose 298
Kortikalis 44
Koxarthrose 88, 150, **152 f**
Koxitis, akute unspezifische 151
– tuberkulöse 151
Kraniopharyngeom 118
Kraniostenose 114
Kraniosynostose 114
Kretinismus 51
Kümmell-Verneuil-Erkrankung 87
Kymographie 5, **22,** 228, 238, 269, 273, 301
Kyphose 142
Kyphoskoliose 175

L

Lagerungstisch 19
Lamina dura 64
Landkartenschädel 102
Lappung, fetale, der Niere 428
Lateralbewegungen, systolische paradoxe 297
Lauenstein-Lagerung 151
Lävokardiographie 257, **260,** 271 f, 279, 282
Leber 415 f
– Untersuchungsmethoden 34, **415 f**
Leberabszeß 416
Leberhämangiom 416
Leberruptur 373
Lebertumoren 415 f
Leberverkalkungen 415
Leberzirrhose 326, 421
Le-Fort-Fraktur I, II, III 81
Leistenschädel 114

Leontiasis ossea 110
Letterer-Siwe-Erkrankung 102
Leuchtschirm 19
Leuchtschirmbild 24
Leukämie **102,** 235, 241, 464
Lienalisangiographie 422
Linienspektrum, charakteristisches 17
Links-rechts-Shunt 276
Lipomatosis renalis 440, **442**
Lobärpneumonie 197 f
Lobus venae azygos 182
Löfflersches eosinophiles Lungeninfiltrat 199
Looser-Umbauzone 62, **68**
Lordose 135
Low-Dose-System 476
Lückenschädel 114
Lues, Aorta 305, 310
– Knochen 50, 112, 115 f, **161**
Luft, freie, im Abdomen 248 f, 393, s. a. Gassichel
Lumbalarteriographie 461
Lumbalisation 137
Lumbosakralwinkel 135
Lunatummalazie 95
Lunge 170 f, s. a. Thorax
– Pulmonalisangiographie 260
– Röntgenanatomie 175 f
– Übersichtsaufnahme 171 f
– Untersuchungsmethoden 170 f
Lungenabszeß 223
Lungenarterien 176, 272
– Hypoplasie 186, 223
Lungenbiopsie 221
Lungenembolie 203
Lungenfibrose 205, **225 f**
– radiogene 226
Lungenfistel, arteriovenöse 220, **222,** 278
Lungengangrän 223
Lungengefäßzeichnung **176,** 186, 268, 271, 288, 296
Lungengumma 220
Lungenhämosiderose 219, **220,** 273
Lungenhilus 176
Lungeninfarkt 186, 194, **200 f,** 220, 222, 304
Lungeninfiltrat, eosinophiles 199
Lungenkontusion 174
Lungenlappengrenzen 175
Lungenmetastasen **219 f**
Lungenödem 186, 218, **223 f**
Lungenrundherde 220 f
Lungensarkom 220
Lungensegmente 176
Lungensequester 223
Lungenstauung 186, 218, 220, **223 f,** 272 f, 275, 296
Lungentuberkulose 171, 186, 194,

199 f, 216, **218 ff,** 221, **222 f,** 225, 235, 241
– exsudative **199 f,** 219
– produktive 219
– zirrhotische 225
Lungenvenen 178
– Fehleinmündung 276, 282, **283**
Lungenveränderungen, interstitielle 227
– intraalveoläre 227
Lungenzyste 220, 223
Lutembacher-Syndrom 280
Luxatio coxae congenita 149
Luxation 65, 72
– Formen 72
Luxationsfraktur **72,** 84, 86, 88
Lymphadenitis 464
Lymphangioadenographie 27
Lymphangiosis carcinomatosa **220,** 223, **225**
Lymphfistel 464
Lymphknotenmetastasen 237, 241 464
Lymphknotenneoplasie 241
Lymphknotentumoren 464
Lymphknotenvergrößerung, entzündliche 241
Lymphödem 464
Lymphogranulomatose
– Dünndarm 379
– Knochen 102 f
– Lunge 235, 241, 246
– Lymphographie 464
Lymphographie 6, 257, 461, **463 f,** 468
Lymphosarkom 235, 464

M

Madelung-Deformität 155
Mafucci-Syndrom 56
Magen 328 f
– Doppelkontrastuntersuchung 330 f, 348
– Entleerung 339
– Entleerungsverzögerung 336, 339
– Fremdkörper 355
– Formtypen 331
– Perforation 373
– Peristaltik 337 f
– Prallfüllung 329
– Reliefdarstellung 329
– Röntgenanatomie 328
– Untersuchungsgang 328 f
Magenatonie 339, 356
Magenausgangsstenose 355
Magenblutung, frische 345
Magendivertikel 348
Magenektasie 368
Magenfundusvarizen 350

Magenkarzinom 336, 344, **348 f**
- exophytisch-polypöses 350
- infiltratives 352
- ulzeröses 348
- zirrhöses **352**, 356
Magenoperation 356 f
- Methoden 357 f
- Tumorrezidiv 362
Magenpolyp 336, 353
Magenschleimhaut 329
- Areae gastricae 330, 343
- Entzündung 330, 343, 346, 370
- Erosion 343
- Prolaps 370
Magenspasmus 356
Magentumoren, gutartige 353
Magenulkus 330, **343 f**
- Penetration 345
- Perforation 373
Magenvolvulus 334, 356
Malgaigne-Fraktur 88
Malrotation 377
Malum coxae senile 153
Mamille 183
Mamma 474 f
- blutende 479
- Grundtypen 476
- Tumoren, gutartige 477 f
- Zysten 478 f
Mammakarzinom 103, 474, **479 f**
- Doppelkarzinom 479
- inflammatorisches 479
- intraduktales 479, 480
- Tumorverdoppelungszeit 480
Mammographie 474 f
- Indikation 480
- Parenchymdosis, mittlere 475 f
- Schrägaufnahme 479
- Strahlenbelastung 475 f
Marfan-Syndrom 59
Marmorknochenerkrankung 50, 56
Massenblutung, intrazerebrale 124
Mastitis 479
Mastoiditis 115, **134**
Mastopathie 478, 480
Mausbett 49, 165
Mayer-Aufnahme 133
Meckel-Divertikel 383
Mediastinalemphysem 174
Mediastinalerguß 246
Mediastinalhämatom 174
Mediastinalhernie 247
Mediastinaltumoren 205, **238 f**, 305, 310
Mediastinalverbreiterung **238 f**, 246
Mediastinalverdrängung 212
Mediastinalverlagerung 186, 191, 212
Mediastinoskopie 241

Mediastinum 237 f
- Entzündung 246
Megadolichokolon 383
Megakolon 454
- idiopathisches 383
Megalozephalie 115
Megaösophagus 246
Megaureter 439
Megazystis 454
Mehrlingsschwangerschaft 465
Melorheostose 58
Ménard-Shenton-Linie 149
Ménétrier-Syndrom 341
Meningeom 118
Meningozele 136
Meniskusläsion 76
Meniskuszeichen 349
Mesenterikographie, intestinale Blutung 346
- Pankreasdiagnostik 405, 414
Mesenterium commune 377
Mesozephalus 114
Metaphyse, Becherform 62
Metastasen
- Hilus 237
- Knochen 50, 92, **102 f**
- Lunge 218, **219 f**
Mikroverkalkung, Mamma 480
Mikrozephalus 114
Miktionszystographie 422, 455, 456
Milchgänge, Darstellung 479
- Karzinom, intraduktales 479
- Papillom 479
- Papillomatose 479 f
Miliartuberkulose 219, 220
Milkman-Syndrom 62 f, **68**
Miller-Abbott-Sonde 379
Milz 471 f
- Hämatom 422
- Untersuchungsmethoden 421
- Verkalkungen 422
- Zysten 422
Milzarteriographie 422
Milzinfarkt 422
Milzruptur 373
Milzszintigraphie 422
Mischtumor, embryonaler, Niere 432
Mißbildungen 38, s. a. einzelne Organe
- zerebrale 124
Mitralfehler 201, 220, 225, **271 f**
- kombinierter 272, **275**
- Mitralinsuffizienz **272**, 296
- Mitralstenose 227, **271 f**, 310
Mitralherz 222
Mitralklappe, verkalkte 273
Mittellappensyndrom 197
Möller-Barlow-Erkrankung 63
Molybdänröhre 475

Momentanbruch 67
Monteggia-Fraktur 67
Morbus s. Eigennamen
- caeruleus 285
Morgagni-Syndrom 116
Mörtelniere 442
Mukozele 126
Multiplanigraph 21
Mutation 36
Myelofibrose 102
Myelographie 5, 27, 87, **145 f**
Myelom 103
- multiples 101
- solitäres 101
Myelomeningozele 136
Myokarderkrankungen 294
Myokardinfarkt 297
Myokardschwiele 298
Myositis ossificans 99, 481

N

Nasennebenhöhlen 124 f
Nearthrose 75
Nebennieren 458
- Untersuchungsmethoden 458
Nebennierentuberkulose 458
Nebennierentumoren 458 f
- Marktumor 461
- Rindentumor 461
Nebennierenverkalkung 458
Nekrosen, aseptische 49, 65, 88, 139 f, 142, **150 f**, 156
Nephrokalzinose 63, **435**
Nephroptose 426
Nephroureterolithiasis 433
Netzangleicher 14
Neurinom 220
Neuroblastom 103
Neurofibromatose 109, s. a. Recklinghausen-Erkrankung
Niere 424 f
- Lappung, fetale 428
- Mißbildungen 425
- Röntgenanatomie 424
- stumme 443
- Untersuchungsmethoden 34, **422**
Nierenabszeß 440
Nierenangiographie 422, 424, 431, 443
Nierenarterie
- Aneurysma 443
- Stenose **442**, 461
- Verschluß 442
Nierenbecken, Ausgußstein 435
- Formen 424
- Karzinom 433
- Papillom 433
Nierenembolie 443
Niereninfarkt 443

Nierenkarzinom 432, s. a. hypernephroides Karzinom
Nierenrindenindex 440
Nierensarkom 432
Nierensteine 33, 395 f, **433 f**
Nierentrauma 445
Nierentuberkulose 441
Nierentumoren **332 f**, 394
Nierenzysten 34, **428 f**, 432
Nische **336**, 343
– versenkte 352
Non-Hodgkin-Lymphom 241, 464
Nonrotation 377
Nuklearmedizinische Diagnostik 28 f
– – Strahlenbelastung 32

O

Oberbauchtrauma 415
Oberlappenvene 273
Obturationsatelektase 183, 192, **203 f**, 211
Ochronose 145, **164**
Okzipitalwirbel 137
Olekranonsporn 155
Oligodaktylie 155
Ollier-Wachstumsstörung 55
Orbita 127
Os acetabuli 52
– acromiale 52
– centrale 52
– epilunatum 52
– hypolunatum 52
– naviculare pedis 156
– – – Nekrose 156
– odontoideum 136
– peronaeum 52
– radiale externum 52
– styloideum 52
– subfibulare 52
– subtibiale 52
– supranaviculare 52
– tibiale externum 52
– triangulare 52
– trigonum 52
– Vesalianum 52
Osgood-Schlatter-Erkrankung 156
Ösophagitis **323 f**
Ösophagotrachealfistel 318, 319
Ösophagus 316 f
– Dilatation 323
– Duplikation 318
– Engen, physiologische 317, 326
– Fremdkörper 326
– Kontrastmitteluntersuchung 238, 257, 269, 271, **316 f**
– Lageänderungen 326
– Mißbildungen 318
– Passage 329

Ösophagus, Passagestörung 317
– Perforation 321
– Röntgenkontrolle, postoperative 326
– Schluckakt 317
– Sklerodermie 323
– Ulcus pepticum 324
Ösophagusatresie 316, 318, **319**
Ösophagusdivertikel **324 f**
– epibronchiales 324
– epiphrenisches 324
– gemischtes 324
– pharyngoösophageales 324
– Pulsionsdivertikel 324
– Traktionsdivertikel 324, **325**
– Zenker-Divertikel 324
– zervikales 324
Ösophaguskarzinom 254, **319 f**, 326
Ösophagusmyom 321
Ösophagusstenose 318, **319**, 321
Ösophagusstriktur 321
Ösophagusvarizen **326**, 345, 421
Ossifikationskerne 46 f
Ossovenographie 146
Osteoarthrose Baastrup 145
Osteochondrodystrophie 56
Osteochondrom 55
Osteochondrose 145
Osteochondrosis deformans coxae juvenilis 150
– dissecans **49**, 165
Osteodystrophia fibrosa cystica generalisata Recklinghausen 59, **64**, 110
Osteoepiphysiolysis 68
Osteogenes Sarkom 92, **97 f**, 101 f, 160, 481
Osteogenesis imperfecta 58
Osteoidosteom 95
Osteoklastom **95**, 101
Osteolyse 48, **98**, 103
– kryptogenetische progressive lokalisierte 48
Osteom **95**, 126
Osteomalazie 49, **62**, 63, 149
Osteomyelitis 49 f, 68, 76, 92, 101, 112, **115**, 125, 130, **156 f**
– akute 156, **159**
– Brodie-Abszeß 156, **160**
– chronische 156, **159**
– gummöse 161
– hämatogene 151
– sklerosierende, Garré 156, **160**
Osteopathia hypertrophicans toxica 64
Osteophatie, toxische 50, **64 f**
Osteopetrosis 56
Osteophyt **50**, 86, 142, 145, 153, 165
Osteopoikilie 58

Osteoporose 48, **59 f**, 76, 87, 102, 127, 161, 163
– Cushing-Osteoporose 62
– hormonelle 59 f
– Involutionsosteoporose 59
– nach Kortikosteroidmedikation 62
– postklimakterische 60
– präsenile 60
– stoffwechselbedingte 62
Osteoporosis circumscripta 110
Osteopsathyrosis 58
Osteosarkom s. Osteogenes Sarkom
– parossales 99
Osteosklerose **50**, 56, 102
– enossale 58
Osteosynthese 72 f
Ostitis condensans 50
– – ilii 152
– deformans Paget 109 f, s. a. Paget-Erkrankung
– pubis 152
– tuberculosa cystoides 161
Ovarialzyste 394

P

Pacchioni-Granulationen 112
Pachydermie 56
Paget-Erkrankung
– Mamma 480
– Skelett 48, 59, 97, 103, **109 f**, 116
Paget-Sarkom 112
Panaritium ossale 160
Pancoast-Tumor 211
Pankreas 405 f
– anulare 371
– Untersuchungsmethoden 34, 405 f
– Vergrößerung 407
– Zöliakographie 414
Pankreasangiographie **405**, 414
Pankreasinseln 370
Pankreaskarzinom 103, 405, **407 f**
Pankreaskopf 407
Pankreaskörper 409
Pankreaspseudozyste 407
Pankreasschwanz 409
Pankreassteine 406
Pankreasszintigraphie 31, 405, **414 f**
Pankreaszysten 334, 394, **407 f**
Pankreatitis 407
– akute 406
– chronische 406, 410, 414
Panoramaaufnahme, Zähne 127
Panzerherz 301
Papilla duodeni major 363, 371, 373, 399, 403, 405, 411
Papillenkarzinom 405, 411

Papillennekrose 439, **442**
Papillenstenose 399, **403**
Papillitis, stenosierende 403
Papillomatose, Milchgang 479 f
Parodontopathie 130
Patella, Anomalien 155
– bipartita **52**, 155
– cubiti 52
– tripartita **52**, 155
Pektoralisschatten 182
Pellegrini-Stieda-Schatten 76
Pelotteneffekt 350
Pelvigraphie 466
Pelvimetrie 465
Perforationsfraktur 77
Perfusionsszintigraphie, Lunge 170
Periarthritis humeroscapularis 166
Perikard 298 f
Perikarddivertikel 237, **298 f**
Perikarderguß 275, 287, **298**
Perikarditis, konstriktive 301 f
Perikardverschwielung 298, **299 f**
Perikardzyste 241, **298 f**
Periodontitis 128 f
Periost 45
Periostitis luica 161
– ossificans 51
Periostose 50
Periostsporn 98
Peristaltik 337 f
Peromelie 156
Perthes-Calvé-Legg-Erkrankung 149, **150**
Pfannendachwinkel 149
Pfaundler-Hurler-Erkrankung 56
Pflastersteinrelief 379
Pfortaderhochdruck s. Hypertension, portale
Pfortaderkreislauf 420 f
Phäochromozytom 461
Pharmakoangiographie 414
Pharmokoradiographie 339
Phlebographie s. Venographie
Phlebolith 313, 446
Phokomelie 156
Photoeffekt 18
Photonen 18
Photoszintigramm 31
Phrenikusparese 249
Phrygische Mütze 400
Phtisis bulbi 368
Phytobezoar 355
Pierre-Marie-Bamberger-Erkrankung 64
Pilzpneumonie 195, **199**
Plagiozephalie 115
Planigraph 21
Plasmozytom 103, s. a. Myelom
Plateau, diastolisches 301
Plattenatelektase 223
Plattwirbel 48, 56, 60

Platybasie 63
Pleura 170
– interlobäre 182, 218
– mediastinale 237
– parietale 182
– viszerale 186, 218
Pleuraadhäsion 301
Pleuraerguß 34, 186 f, **194**, 203, 205, 207, **211 f**, 248, 250
– basaler **194**, 212, **214**
– freier **194**, 212, 217
– gekammerter 214 f
– interlobärer 215 f
– subpulmonaler 214
Pleuraschwarte 186, **217 f**
Pleuroperikarditis 301
Pneumobronchogramm **191**, 194, 205, 227
Pneumographie, Hirnventrikel 118
Pneumokolon 382
Pneumokoniose **219**, 225
Pneumomediastinum 27, 170, 238
Pneumonie 186 f, 194, **195 f**
– chronische 199, 205
– Formen 199
– käsige 200
Pneumopelvigraphie 468
Pneumoperitoneum 5 f, 27, 247, 248, 251, 373, 393, 415, 422
Pneumoradiographie 27
Pneumoretroperitoneum 27, **414 f**, 422, 458
Pneumothorax 27, 174 f, 186, 205, 211, 216 f, 250
Pneumozystographie 478
Podagra 164
Polyarthritis 145, 164, s. a. Arthritis
Polydaktylie 155
Polypen, Gastrointestinaltrakt 336, **353**, 370, **384 f**
Polyposis, generalisierte 384 f
Portographie s. Splenoportographie
Porzellangallenblase 396
Postcholezystektomie-Syndrom 399
Postthrombotisches Syndrom 313
Potter-Bucky-Blende 20
Prallfüllung 329, **330**, 382
Primärtuberkulose **199 f**, 235
Processus supracondylaris 155
Projektionsrichtungen 28
Prostataerkrankungen 455 f
Protrusio acetabuli 63, **149**
Pseudarthrose 49, 75
Pseudofraktur 63, 68
Pseudopolyposis, Kolon 384
Pseudospondylolisthesis 137
Pseudotruncus arteriosus 278, **288**, 291
Pseudotumor 216

Psoasrandphänomen 445
Psoasrandschatten 461
Psoriasis-Arthropathie 164
Pulmonalisarteriographie 260
Pulmonalisdilatation 180, **237**, 261, 272, 290, **303**
Pulmonalishypoplasie 285, 287
Pulmonalissegment **261**, 271, 303
Pulmonalklappeninsuffizienz 275
Pulmonalstenose 276, **279 f**, 285 f, 290
Pulsionsdivertikel 324
Pyelitis cystica 440
Pyelographie 5, 27, s. a. Urographie
– retrograde 422, 442
Pyelonephritis 439 f
Pyeloureteritis 440
Pylorus, Funktion 339
– Hypertrophie 343
– Ulkus 346
Pylorospasmus 371
Pylorusstenose 336, **355**
– hypertrophische 371
Pyonephrose 439

Q

Quadratgesetz **18**, 26

R

Rachitis **62 f**, 149, 481
– renale 49
Radiodermatitis 34
Radionuklid 30
Radiusaplasie 154
Radiusköpfchenluxation 67
Randleisten 136
Recessus piriformis 314
Rechts-links-Shunt 276
Recklinghausen-Erkrankung
– Neurofibromatose 109
– Osteodystrophia generalisata 59, **64**, 110
Reflux, lymphatischer 442
– parenchymatöser 442
– pyelovenöser 442
– vesikoureteraler 440, 446, **456**
Refluxösophagitis 254, **324**
Refluxstenose, Ösophagus 254
Reihenuntersuchung **23**, 171
Reiter-Syndrom 164
Reizmahlzeit 397
Rektumkarzinom 385 f
Relaxatio diaphragmatica 247, **249 f**, 251
Reliefdarstellung **329 f**, 340, 382
Renovasographie 422
Resorptionsatelektase 203

Retentionszyste, Nasennebenhöhlen 125
Retikulosarkom 102, 464
Retrokardialraum 261
Retroperistaltik 337, 370
Retroperitonealraum, Erkrankungen 461 f
– Untersuchungsmethoden 461 f
Retroposition, Wirbelsäule 137
Retrosternalraum 264
Rhese-Aufnahme 127
Rieder-Mahlzeit 5
Riesenwuchs, akromegaler 51
Riesenzelltumor 95, 109
Ringschatten, Lunge 222 f
Rippen, Röntgenanatomie 172 f
Rippenanomalie 173
Rippenfraktur 174
Rippenusuren 278
Röntgenapparat 7 f, 13
Röntgenaufnahme 28
– folienlose 25
Röntgenbild 24 f
– Bewegungsunschärfe 10, 25
– Bildkontrast 25, 28
– Bildschärfe 10, 25, 28
– Unschärfe, geometrische 10, 25
Röntgenfernsehen 19, 22
Röntgenfilm 19
– Filmkassette 19
– Verstärkerfolie 25
Röntgenkinematographie 6, 22
Röntgenreihenuntersuchung 23, 171
Röntgenröhre 4, 8 f, 15, 33
– Röhrenarten 10 f
– Röhrenspannung 8 f, 14
– Röhrenstrom 8 f, 14
Röntgenstereoskopie 22
Röntgenstrahlen 7 f, 33
– Eigenschaften 1, 17
– Einheit 18
– Erzeugung 7 f
– Härte 9, 17, 18
Rosenkranz, rachitischer 62, 68
Rotationsfehler, Frakturen 66

S

Säbelscheidentibia 161
Sakralisation 137
Saktosalpinx 466
Salpingitis 466
Samenblasenverkalkungen 454
Sanduhrmagen 333, 348
Sanduhrneurinom 147
Sarkoidose 219, 226, 235, 241
Sarkom, osteogenes 92, 97 f, 101 f, 160, 481
Schädel 77 f, 112 f

Schädel, Anomalien 112 f
– Diagnostik 33 f, 112, 118 f
– Entzündungen 115 f
– Formvarianten 112 f
– Gesichtsschädel 124 f
– Kalottenstrukturen 112
– Trauma 77 f
Schädelaufnahme, halbaxiale 28, 77
Schädelfrakturen 77 f
Schädelgerät 21
Schädelindex 114
Schaltknochen 112
Schalttisch 14 f
Schatzki-Ring 253
Schenkelhalsfrakturen 60, 88
Scheuermann-Erkrankung 142
Schichtaufnahmetechnik 21 f
Schichtgerät 21
Schichtungsphänomen 402
Schiefhals 137
Schilddrüse, Tumor 103, 314
– Überfunktion 51
– Unterfunktion 51
Schilddrüsenszintigramm 31
Schirmbildaufnahme 5, 171
Schirmbildkamera 23
Schläfenbein 133 f
Schleimzyste, Nasennebenhöhlen 126
Schleudertrauma 84
Schluckakt 317
Schlucklähmung 313
Schluckstörung 313 f, 317
Schlundlähmung 314, 317
Schmetterlingswirbel 138
Schmorl-Knötchen 142, 147
Schneegestöberlunge 219
Schnupfversuch 249
Schrotkugelmamma 479
Schrumpfniere 426, 439 f
Schüller-Aufnahme 133
Schwammniere 435, 437
Schwangerschaft 37 f, 465 f
Schwingungen, elektromagnetische 17
Sechsventilapparat 13, 465
Sella turcica 112, 117
Senkrechtstrahl 22
Senkungsabszeß 246
Septum interventriculare 263
Septumlinien, kostophrenische 273, s. a. Kerley-Linien
Sequester 115, 159, 161
Seropneumothorax 216 f
Shenton-Ménard-Linie 148 f
Shunt-Vitium 276 f
Shuntumkehr 276
Sialographie 5, 27, 132
Sichelzellanämie 102
Sicherheitsfilm 25

Sigmakarzinom 385 f, 393
Sigmastenose, divertikulitische 383
Silhouettenzeichen 176, 206
Silikose 205, 218, 219, 220, 225, 235
Simultankassette 21
Single ventricle 278
Sinus pericranii 114
Sinusitis 115, 124 f
Situs inversus abdominalis 334
– visceralis inversus totalis 293
Skaphozephalie 115
Skeletreife 45, 51
Skeletröntgendiagnostik 44 f
Sklerodermie, Knochen 164
– Ösophagus 323
– Weichteile 481
Skoliose 135, 246
Skorbut 63
Spalding-Zeichen 465
Spannungspneumothorax 174 f
Speicheldrüse 132 f
Speicherkrankheit 225
Spektrum, Bremsspektrum 17
– Linienspektrum 17
Spiegel, Dickdarm 329, 373 f
– Dünndarm 329, 373 f
Spiegelbilddextrokardie 294
Spina bifida 136
– ventosa 161
Spinalarteriographie 146
Splenomegalie 422
Splenoportographie 6, 27, 414 f, 420 f
Splitterfraktur 77
Spondylarthritis ancylopoetica 143, s. a. Bechterew-Erkrankung
Spondylitis 103, 142 f
Spondylodiszitis 144
Spondylolisthesis 137
Spondylolyse 137
Spondylosis deformans 145
– senile ankylosierende 145
Spongiosa 45
Spongiosanekrose 50, 159
Spontanfraktur 56, 59 f, 63, 67, 95, 101 f, 110
Sprengel-Deformität 139
Sprue 63, 379
Stauungshilus 228, 235
Stauungslunge 201, s. a. Lungenstauung
Stenvers-Aufnahme 133
Stereoskopie 22
Stierhornmagen 333, 339, 371
Stierlin-Zeichen 392
Still-Chauffard-Erkrankung 164
Strahlen s. Röntgenstrahlen
Strahlenabsorption 24

Strahlenbelastung 22, 32 f, 65, 171, 336, 381, 465
Strahlendosis, Einheiten 18 f
– genetisch-signifikante 37
– höchstzulässige 42
– kritische 36
– letale 36
– Toleranzdosen 42
Strahlenintensität 18
Strahlenschäden 34 f, 65
Strahlenschutz 19, 27, 34 f, 37, 39, 65, 150, 235, 336, 381
Strahlenschutzverordnung 42
Streifenschatten, Lunge 223 f
Streustrahlenblende 5, 20
Streustrahlung 18, 19 f, 22, 25, 27, 38, 336
Strichfokusröhre 10
String sign 379
Struma 183
– aberrierende 237
– substernale bzw. intrathorakale 238 f, 244
Stumpfgastritis 362
Sturge-Weber-Erkrankung 188
Subluxation 72, 163, 165
Sudeck-Knochenatrophie 49, 76
Summationsbild 22
Sympathikusneurinom 237
Syndaktylie 156
Syndesmophyt 144
Synostose, kongenitale (Unterarm) 154
Synovialom 109
Syringomyelie 166
Szintigraphie 30 f, s. a. Isotopen
– Leber 31, 415, 421
– Lunge 170, 203, 207
– Mediastinum 239
– Milz 422
– Niere 422, 431
– Pankreas 31, 405, 414 f
– Schilddrüse 31
– Skelet 103
Szintillationskamera 32

T

Tabes dorsalis 166
Tageslichtentwicklung 26
Talus secundarius 52
Teilkörperbestrahlung 36
Tendinitis calcarea 166
Teratom 109, 220, 237, 241, 465
Thermographie 474
Thiemann-Erkrankung 15
Thoraxaufnahme 171 f
– Gonadendosis 171
– Hautdosis 170

Thoraxdurchleuchtung 27, 170, 171, 257
Thoraxmagen 318
Thoraxorgane, s. a. Lunge
– Röntgenanatomie 175 f
– Röntgenreihenuntersuchung 23, 171
– Untersuchungsmethoden 170 f
Thoraxtransversaldurchmesser 269
Thoraxtrauma 174 f
Thymom 237, 241
Thymushyperplasie 239
Thyreoidea s. Schilddrüse
Tiefenblende 20
Toleranzdosis 42
Tomographie s. Schichtaufnahmetechnik 21 f
Tophus 164
Totalatelektase 206 f, 214
Totalendoprothese 153
Totenlade 159
Toxoplasmose 119
Trabekelblase 446
Trachealstenose 239
Tracheomalazie 239
Traktionsdivertikel 324, 325
Tränensack 127
Transposition, große Gefäße 278, 288, 290
Transversaltomograph 21
Trigeminusneurinom 135
Trikuspidalatresie 278, 286 f, 290 f
Trikuspidalinsuffizienz 275, 287
Trikuspidalklappenfehler 275
Trikuspidal-Mitral-Vitium, kombiniertes 275
Trikuspidalstenose 275, 287
Trommelschlegelfinger 64
Trümmerfeldzone 63
Truncus arteriosus (communis) 278, 288, 290 f
Tubenerkrankungen 466
Tubenruptur 373
Tuberkulom 221
Tuberkulose, Dünndarm 379
– exsudative 199 f, 219
– Haut 481
– Hiluslymphknoten 235
– Ileozökalregion 393
– Knochen 48, 160 f,
– Lunge 199 f, 218 f, 222 f, s. a. Lungentuberkulose
– Nebenniere 458
– Niere 441 f
– produktive 219
– Schädeldach 115
– Wirbelsäule 142 f
– zirrhotische 225
Tubus 19
Tumor s. einzelne Organe

Turmschädel 115
Turrizephalie 115

U

Übergangswirbel 137
Übertischröhre 19
Ulcus callosum 345
– pepticum 362
Ulkus s. einzelne Organe
– blutendes 346
– extrabulbäres 369
– maligne entartetes 346
Ulkuspenetration 345
Ulkusperforation 373
Ulnaaplasie 154
Ultraschall
– Geburtshilfe 465
– Mamma 474
Unkarthrose 145
Unschärfe
– Bewegungsunschärfe 25
– Folienunschärfe 25
– geometrische 25
Untersuchungsgeräte 19 f
Untertischröhre 19
Upside-down-stomach 253
Ureter, Anomalien 426 f
– Dilatation 439
– Divertikel 428
– Engen, physiologische 424
– Tumor 433
– Verlauf, retrokavaler 428
Ureteritis 440
– cystica seu plastica 440
Ureterolithiasis s. Ureterstein
Ureterozele 428
Ureterstein 313, 433 f
Urethra 456
Urethrographie 5, 456
Urethrozystographie 5, 455
Urogenitalsystem, Röntgenanatomie 424
– Untersuchungsmethoden 422
Urographie, i. v. 27
– Kontrastmittelzwischenfall 471 f
– Spätaufnahme 439
Urologentisch 20
Uterus 445, 465 f

V

Vakuumphänomen 145
Valleculae epiglotticae 314
Vanishing tumor 216
Variköser Symptomenkomplex 313
Varizen, Magenfundus 350
– Ösophagus 326, 345, 421

Varizen, Unterschenkel 313
Vasographie 27
Vena cava inferior, superior
  s. Kavographie
Venen 313
– weite, Zeichen der 480
Venographie, Becken 313, 468
– Extremitäten 313
– Leber **415**, 421
– lumbale 421, s. a. Wirbelsäulen-
  venographie
– Nebennieren 458
– Ossovenographie **146**, 313
– Vena cava 313, 421, **461 f**
– Wirbelsäule 87, **146 f**
  s. a. lumbale Venographie
Ventilpneumothorax 186
Ventilröhre 13
Ventrikel, Vergrößerung 264 f
Ventrikelseptumdefekt 276, **280**,
  283 f, 286, 288, **290** f
Ventrikulographie, Gehirn 5, 27,
  118
Veratmungsurogramm 441
Verkalkungen s. Weichteilverkal-
  kungen
Verkalkungszone, präparatorische
  62, 64
Verschlußikterus 400
Verschlußkrankheit, arterielle 313
Verstärkerfolie 25 f
Vertebra plana **86**, 102
– osteonecrotica 139
Vesikoureteraler Reflux 440, 446,
  456
Vestibulum gastroösophageale
  253, 254, 317
Vierventilapparat 13
Viruspneumonie **199**, 220
Vitamin-A-Hypervitaminose 64
Vitamin-C-Hypovitaminose 63
Vitamin-D-Hypervitaminose 64
Vitamin-D-Hypovitaminose 62
Vitium s. Herzfehler
Vollschutzhaube 11
Volvulus, Magen 356
Vorderblende 20

Vorhof, Vergrößerung 268 f
Vorhofseptumdefekt 276, **280**,
  283, 285 ff, **290** f, 310

W

Waagebalkenphänomen 249
Wachstumslinien 46, 62
Wanderniere 426
Warzenfortsatz 133 f
Weichteilverkalkungen 481
Weite Vene, Zeichen der 480
Wellenlänge, Röntgenstrahlen 17 f
Wilms-Tumor 432
Wimberger-Linien 63
Wirbelkörperhämangiom 100
Wirbelkörperrandleisten 136
Wirbelrandhernie 86
Wirbelsäule **84 f**, **135 f**
– Anomalien 135 f
– degenerative Veränderungen 144 f
– Diagnostik 84, 135, 145 f
– Funktionsaufnahmen 84
– Osteoporose 59
Wirbelsäulentrauma 84 f
– Abscherfraktur 87
– Atlasberstungsbruch 86
– Densfraktur 86
– Kompressionsfraktur 85 f
– pathologische Fraktur 87
Wirbelsäulenvenographie 87, **146 f**
Wolframanode 8, **9** f
Wurzelspitzengranulom 129

X

Xeroradiographie 6, **33**, 474
X-Strahlen 1

Z

Zahnerkrankungen 137 f
Zenker-Divertikel 324

Zentralprojektion 10, **24**
Zentralstrahl 10, **11**
Zerfall, radioaktiver 32
Zielgerät **19**, 20, 327
Zirbeldrüse 112
Zökaltuberkulose 392
Zökumkarzinom 392
Zöliakie 63
Zöliakographie, Blutung,
  intestinale 346
– Leber 415
– Milz 422
– Pankreas 405, **414**
Zweiventilapparat 13
Zwerchfell 184, 227, **247 f**
– Aplasie 254
– freie Luft 248
– Funktionsstörung 227, 247
– Neoplasma 247
Zwerchfelladhäsion 217, **247 f**
Zwerchfellbeweglichkeit, paradoxe
  249
– verminderte 184
Zwerchfellbuckel 247
Zwerchfellhernien 250 f
Zwerchfellhochstand 171, 207,
  214, **248 f**
Zwerchfellruptur 174
Zwerchfelltiefstand 184, 247,
  250
Zwergwuchs 51, 56, 62, 64
Zwiebelschalenmuster 101
Zyanose 276
Zysten s. a. Ecchinococcus
– bronchogene 220, 241
– follikuläre 129
– Knochen 48, 55, 95
– Mamma 478 f
– pyelogene 426
– radikuläre 129
Zystenlunge 223
Zystenniere 428
Zystikusverschluß 398,
  402
Zystographie 5, 27, 446,
  s. a. Miktionszystographie

Dringliche Röntgendiagnostik

Traumatologie und akute Erkrankungen

Von Prof. Dr. G. Friedmann, Köln
Prof. Dr. W. Wenz, Freiburg
Priv.-Doz. Dr. K.-D. Ebel, Köln
Prof. Dr. E. Bücheler, Bonn

1974. XII, 287 Seiten, 144 Abbildungen in 177 Einzeldarstellungen, 10 Tabellen
‹flexibles Taschenbuch› DM 16,80

ISBN 3 13 499801 7

Notfallsituationen in der Röntgendiagnostik

Erkennung und Behandlung

Von Priv.-Doz. Dr. M. Elke, Basel
Dr. A. Ferstl, Basel

1974. VIII, 120 Seiten, 19 Abbildungen
7 Tabellen
‹flexibles Taschenbuch› DM 9,80

ISBN 3 13 512401 0

Das Röntgenfernsehen

Technische Grundlagen und klinisch-röntgenologische Anwendung

2., neubearbeitete und erweiterte Auflage

Von Prof. Dr. A. Gebauer, Frankfurt/M.
Prof. Dr. J. Lissner, München
Dipl.-Ing. O. Schott, Erlangen

1974. XII, 222 Seiten, 159 Abbildungen
5 Tabellen, 17 x 24 cm
DM 78,–

ISBN 3 13 333302 X

Nuklearmedizinische Diagnostik und Therapie

Von Prof. Dr. D. Emrich, Göttingen

1976. XII, 248 Seiten, 24 Abbildungen
60 Tabellen
‹flexibles Taschenbuch› DM 17,80

ISBN 3 13 535501 2

 Georg Thieme Verlag Stuttgart

| Erkrankungen des Herzmuskels | Herausgegeben von
Prof. Dr. W. Frommhold, Tübingen
Prof. Dr. P. Gerhardt, Heidelberg
Unter Mitwirkung von K. Kochsiek, Tübingen
Mit Beiträgen von Fachgelehrten
1976. X, 161 Seiten, 129 Abbildungen
31 Tabellen, 17 x 24 cm
kartoniert DM 56,–
ISBN 3 13 539301 1
Klinisch-radiologisches Seminar, Band 5 |
|---|---|
| Erkrankungen des Mediastinum | Herausgegeben von
Prof. Dr. W. Frommhold, Tübingen
Prof. Dr. P. Gerhardt, Heidelberg
Mit Beiträgen von Fachgelehrten
1975. VIII, 113 Seiten, 97 Abbildungen
12 Tabellen, 17 x 24 cm
kartoniert DM 56,–
ISBN 3 13 522601 8
Klinisch-radiologisches Seminar, Band 4 |
| Entzündliche und degenerative Erkrankungen der Gelenke und der Wirbelsäule | unter Ausschluß der Tuberkulose
Herausgegeben von
Prof. Dr. W. Frommhold, Tübingen
Prof. Dr. P. Gerhardt, Heidelberg
Unter Mitarbeit von Fachgelehrten
1974. VIII, 156 Seiten, 155 Abbildungen
12 Tabellen, 17 x 24 cm
kartoniert DM 48,–
ISBN 3 13 513001 0
Klinisch-radiologisches Seminar, Band 3 |
| Erkrankungen des Dünndarms | Herausgegeben von
Prof. Dr. W. Frommhold, Tübingen
Prof. Dr. P. Gerhardt, Heidelberg
Unter Mitarbeit von Fachgelehrten
1973. VIII, 204 Seiten, 122 Abbildungen
23 Tabellen, 17 x 24 cm
kartoniert DM 48,–
ISBN 3 13 457801 8
Klinisch-radiologisches Seminar, Band 2 |

 Georg Thieme Verlag Stuttgart